痿病证治

主　编　张天文　刘　波
副主编　张有民　徐　楠
编　委　廉治军　程少民　王　洁　刘　阳
　　　　景方建　王　俊　董晓瑜

中国中医药出版社
·北京·

图书在版编目（CIP）数据

痿病证治 / 张天文，刘波主编 . —北京：中国中医药出版社，2020.9

ISBN 978 - 7 - 5132 - 5928 - 6

Ⅰ . ①痿… Ⅱ . ①张… ②刘… Ⅲ . ①痿证—辨证论治 Ⅳ . ① R255.6

中国版本图书馆 CIP 数据核字（2019）第 276177 号

中国中医药出版社出版

北京经济技术开发区科创十三街 31 号院二区 8 号楼

邮政编码 100176

传真 010-64405750

山东百润本色印刷有限公司印刷

各地新华书店经销

开本 787×1092 1/16 印张 23.75 字数 438 千字

2020 年 9 月第 1 版 2020 年 9 月第 1 次印刷

书号 ISBN 978 - 7 - 5132 - 5928 - 6

定价 86.00 元

网址 www.cptcm.com

社 长 热 线 010-64405720

购 书 热 线 010-89535836

维 权 打 假 010-64405753

微信服务号 zgzyycbs

微商城网址 https://kdt.im/LIdUGr

官 方 微 博 http://e.weibo.com/cptcm

淘宝天猫网址 http://zgzyycbs.tmall.com

如有印装质量问题请与本社出版部联系（010-64405510）

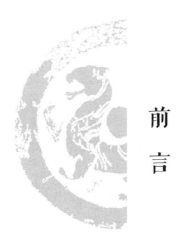

前　言

　　余临床近六十载，在偏远农村的基层地区医院工作九年，所遇疾病繁多复杂，内外妇儿、急危重症、常见病与疑难病皆有所见。初则心慌意乱，不知所措，渐渐随着临床之积淀、经验之积累，处置之举措不急不躁，心绪平静，应对泰然。此临床之教、实践之教，故临床实践乃医生第一要务。

　　开始尚不识痿病之疑难与危重，调回大连市中医医院，重点从事中医脑病的诊疗工作，故神经科疾病中之中医痿病常见。原以为只要足不能任地，手不能握物，肌肉萎缩者，按痿病治之便可获效，但实际情况远比所想复杂难医，获取疗效也并非易事。1982年，一位中年男性出租车司机以双手无力，下肢痿软、萎缩来诊。某市医院确诊为"运动神经元病"，经治三个月非但未有改善，反而越加严重，故请余诊治。初始尚可，勉强独立行走，一周后左下肢几乎不能离地，为生活计，足捆绳子，用手拉拽来控制离合器。此后不足一个月，左下肢完全瘫痪。三个月后，因肺内感染而离世。类此之例，并非独一，实在令人痛心。然亦有枯木逢春，大难不死者。1984年，一位中年运动神经元病患者因生活困难，请余针灸治疗。吾选粗长针，以督脉为中心，分上、中、下三段沿皮刺，十五次为一个疗程，每周让患者家属协助拔火罐一次，从大椎依次向下至骶部，结果半年病未见明显进展。继用上法一年多，病情稳定，自动放弃治疗。五年后偶遇，乃如常人。还有一位王姓男患，亦用此法治疗近一年，结果至今已十年，患者虽孱弱，然仍维持生活。虽在众多患者中仅有2例，也让吾看到一丝曙光。有一必有二，有二必有三，有三便可广而及之。如若集广大同仁之力，将各自有效方法、方药、经验、心得等云集一起，将会进一步为开创运动神经元病之有效治疗提供帮助。此余编辑本书目的之一，抛砖引玉，以期后来。

痿病难医，古今皆知。由于历史原因，古医对痿病的认知较为笼统，宏观认知多，微观认知少，理论讲得多，变无形为有形之实际少。历经两千多年，痿病之治疗发展缓慢，余以为过于泥古是其中一因也。今著此书，目的是衷中参西，洋为中用，古为今用，鉴古厚今，用西医规范之长、微观之长补吾之短。用己之长，开发痿病新认知、新方药。

痿病难医，但并非不治。在诸多痿病中，如重症肌无力、脊髓炎、吉兰－巴雷综合征等，近三十余年，中医治疗显示了优势，效果良好。之所以如此，余以为与灵活辨证、按单病种诊治有关。故本书以痿病为总论，与中医痿病相关的西医主要疾病为各论，病因病机、辨证论治、方药与配穴等各自论述，然又有合有分，有异有同，有中有西，试图把古今与中西融合在一起，变无形为有形，变微观为宏观，这是余之追求，也是余之梦想。

今与弟子习经典痿病之旨，究古贤痿病之治，参当今文献之华，学现代精英之长，目的是温故知新，更上一层楼，为早日攻克痿病尽绵薄之力。虽微不足道，然星星之火可以燎原。

由于时间仓促，又忙于诊务，加之水平有限，难免谬误，故再次重申，此抛砖引玉也。

张天文

2019 年 5 月 6 日

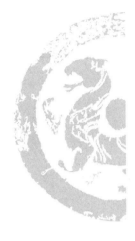

目 录

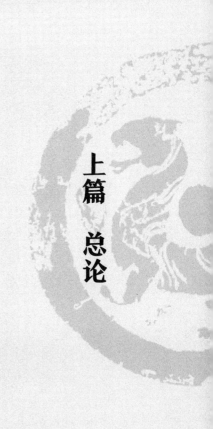

上篇　总论

痿病的源流和发展

痿病亦称痿证，是以肢体筋脉弛缓，软弱无力，足不任地，手不能举等功能缺失、废用为主要表现，亦可伴见肌肉萎缩的一种病症。我国中医文献对痿病的认识源远流长，《黄帝内经》就引用了上古时代的《本经》《上经》《下经》中关于痿病的论述，说明先秦时代就已有"痿"的病名。

一、秦汉时期奠定痿病的理论基础

有关痿病的记载，首见于《黄帝内经》。粗略统计有24篇涉及痿病，其中以专病专题成篇的是《素问·痿论》。

《素问·痿论》论述了痿病的病因、病机、证候分类及有关治疗大法。根据肺主皮毛、心主血脉、肝主筋膜、脾主肌肉、肾主骨髓等所属关系，提出"痿躄""脉痿""筋痿""肉痿""骨痿"等不同名称，并分别描述其症状。脉痿"枢折挈，胫纵而不任地"，筋痿"筋膜干则筋急而挛"，肉痿"肌肉不仁"，骨痿"腰脊不举，骨枯而髓减"。分述其病因，如痿躄总因"肺热叶焦"，是由于"有所失亡，所求不得"；筋痿因为"思想无穷，所愿不得，意淫于外，入房太甚"；脉痿可从肌痹传变而来，多因"悲哀太甚，则胞络绝，胞络绝则阳气内动"或"大经空虚"。而肉痿因"有渐于湿，以水为事"引起"若有所留，居处相湿"所致，由"有所远行劳倦，逢大热而渴"导致"渴则阳气内伐，内伐则热舍于肾"，而"肾者水脏也，今水不胜火，则骨枯而髓虚"引起骨痿，故五痿总因情志或外感引起的五脏虚弱导致。

《黄帝内经》的其他篇章对痿病的病因也有论述。

外邪致痿有风、寒、燥、湿、热等因素。《素问·生气通天论》指出"因于湿，首如裹，湿热不攘，大筋软短，小筋弛长，软短为拘，弛长为痿"，提出了湿热致痿。《素问·气交变大论》载"岁土太过，雨湿流行……甚则肌肉萎，足痿不收"，提出了湿邪致痿。《素问·五常政大论》载"阳明司天，燥气下临，……筋痿不能久立"，为燥邪致痿；"厥阴司天，风气下临，……体重，肌肉痿"，为风邪致痿。《素问·六元正纪大论》载"凡此太阴司天之政，……风湿相薄，雨乃后，民病血溢，筋络拘强，关节不利，身重筋痿"，为风湿致痿；"凡此太阳司天之政，……民病寒湿，发肌肉萎，足萎不收"，为寒湿致痿。

内伤致痿有经络脏腑阴阳失调病因。《素问·四气调神大论》载"冬三月，此谓闭藏，……逆之则伤肾，春为痿厥"，为阳气受伤致痿。《素问·阴阳别论》载"三阳为病发寒热，下为痈肿，及为痿厥腨㾓"，为太阳发病致痿。"三阳三阴发病，为偏枯痿易，四肢不举"，为太阳、太阴发病致痿。《素问·脏气法时论》载"脾病者，身重，善肌，肉痿，足不收行"，为脾病致痿。

《黄帝内经》最早提出痿病的治疗原则，指出"治痿独取阳明"的重要法则，针刺治疗以"各补其荥而通其俞，调其虚实，和其顺逆"的原则，在筋、脉、骨、肉各自当旺的月份进行治疗，病可治愈。这些理论原则，至今仍一直有效地指导着临床实践。

继《黄帝内经》之后，《难经》发展了痿病理论。《难经·十四难》提出"损脉传变致痿"，指出损脉"一损损于皮毛，皮聚而毛落；二损损于血脉，血脉虚少，不能荣于五脏六腑；三损损于肌肉，肌肉消瘦，饮食不能为肌肤；四损损于筋，筋缓不能自收持；五损损于骨，骨痿不能起于床"，明确指出了"痿"的传变规律以及估计预后等方面的认识，阐《黄帝内经》之未发，扩展了关于"痿"病理传变方面的内容。

汉代张仲景创立了六经辨证，对痿病辨治有一定补充。《伤寒论·辨太阳病脉证并治》160条："伤寒吐下后，发汗，虚烦，脉甚微，八九日心下痞硬、胁下痛、气上冲咽喉、眩冒、经脉动惕者，久而成痿。"这论述太阳表证误用吐下后又复发汗，阴阳气血俱虚，不能濡养筋脉，久而失治成痿。《金匮要略·中风历节病脉证并治》有"咸则伤骨，骨伤则痿，名曰枯"的记载，从五味太过方面讨论了病因，过食咸则伤肾，肾伤则骨伤髓枯，骨伤则痿弱不能行立，所以谓之"枯"。

秦汉时代，明确提出了痿病的概念、病因病机及治则治法，是后世痿病论治的理论基础和依据，对痿病理论做出了巨大贡献。

二、隋、唐、宋时期痿病理论初步发展

隋代巢元方已明确从外感、内伤两方面分析痿病病因，《诸病源候论·风身体手足不随候》即论述其主因是外受风邪，内由脾胃亏虚，并运用脏腑经络理论，对其病机进行阐发。书载："手足不随者，由体虚腠理开，风气伤于脾胃之经络也。足太阴为脾之经，脾与胃合；足阳明为胃之经，胃为水谷之海也。脾候身之肌肉，主为胃消行水谷之气，以养身体四肢。脾气弱，即肌肉虚，受风邪所侵，故不能为胃通行水谷之气，致四肢肌肉无所禀受，而风邪在经络，搏于阳经，气行则迟，关机缓纵，故令身体手足不随也。"

唐·孙思邈描述了痿病的脉象特征，《备急千金要方·卷十九·肾脏脉论第一》云："肾脉急甚为骨痿癫疾，……微滑为骨痿，坐不能起，目无所见，视见黑花。"这补充了《黄帝内经》痿病脉诊的不足。

宋代医家补充了《黄帝内经》无治痿方药的不足。王怀隐在其所著《太平圣惠方》中载诸多治"痿"方，有石斛丸、独活散、桑寄生散、补肾丸、羌活散、牛膝丸、羌活丸、萆丸方等，成为最早记载治"痿"的方书。《圣济总录·肾脏虚损骨痿羸瘦》中论述了肾虚导致的骨痿，载有鹿茸丸、补骨脂丸、肉苁蓉丸、巴戟天丸等十二首方。陈无择在《三因极一病证方论》中重申《素问·痿论》之旨，强调内脏虚损致痿，提出"若随情妄用，喜怒不节，劳役兼并，致内脏精血虚耗，荣卫失度"，由于"人身五体之皮毛、血脉、筋膜、肌肉、骨髓内属五脏"，因此"使皮毛、筋骨、肌肉痿弱无力以运动，故致痿躄"。并明确区分了痿与柔风、脚气，指出"柔风、脚气皆外所因，痿躄则属内脏气不足之所为也"。其所论五痿治法，仍宗《黄帝内经》之旨："诸治痿法，当养阳明与冲脉。"并且创制了治痿的著名方剂，如加味四斤丸、麋角丸、藿香养胃汤等，被后世所推崇。

隋唐宋时期，对本病的病因病机、诊法、方药进一步发展和补充，将痿病从风、痹、虚劳中独立出来，强调了痿病与风、痹、虚劳的不同病机，痿病理论由此而进一步发展。

三、金元时期痿病理论充分发展

金元时期，中医各家争鸣，诞生了金元四大家。

刘完素在《素问玄机原病式》中认为，肺与痿病密切相关。提出"诸气膹郁，病痿，皆属肺金"，因"肺居上部，病则其气膹满奔迫，不能上升，至于手足痿弱，不能收持，由肺金本燥，燥之为病，血液衰少，不能荣养百骸故也"，"秋金旺则雾气蒙郁，而草木萎落，病之象也。萎，犹痿也"。这里强调了燥热致痿的重要性，认为燥邪最易化热伤津耗液。

张从正在《儒门事亲·指风痹痿厥近世差玄说二》中点明了"风、痹、痿、厥"的区别，并强调火热治痿，提出"痿病无寒"，认为痿病"皆因客热而成，好以贪色，强力过极，渐成痿疾"，而"由肾水不能胜心火，心火上烁肺金，肺金受火制，六叶皆焦，皮毛虚弱，急而薄著，则生痿躄，躄者，足不能伸而行也"。张从正还重视肺热病因，认为："总因肺受火热叶焦之故，相传于四脏，痿病成矣。"在治疗上，其认为痿病可用汗、下、吐三法，曰："余尝用汗、下、吐三法治风痹痿厥，以其得效者众。"

李东垣在《脾胃论·湿热成痿肺金受邪论》中指出："燥金受湿热之邪，绝寒水生化之源，源绝则肾亏，痿厥之病大作。腰以下痿软瘫痪不能动，行走不正，两足歆侧，以清燥汤主之。"此以清湿热，润肺燥，独注重阳明胃气之法治疗湿热成痿，有"治痿独取阳明"之意。东垣治法不同于寒凉派医家，其在《脾胃论·脾胃胜衰论》中指出"脾病则下流乘肾"的骨痿，为"阴气重迭，此阴盛阳虚之证"，反对攻下法，而应"用辛甘之药滋胃，当升当浮，使生长气旺"。可见东垣注重顾护脾胃，不拘于前人痿病无寒论，能辨证灵活地制方用药。

朱丹溪在《局方发挥》中纠正了《和剂局方》"多以治风之药，通治诸痿"的错误认识，强调治疗痿病不可作风治而用风药。他说："不思诸痿皆起于肺热，传入五脏，散为诸证，大抵只宜补养，若以外感风邪治之，宁免实实虚虚之祸乎？"在《脉因证治》中其指出痿病的病因为"肾水不能胜心火，火上烁肺金，六叶皆焦，皮毛虚弱，急而薄着者，则生痿躄。皆因贪欲好色之故，湿痰亦能为之"；并强调"柔风脚弱，病同而证各异"。他根据"泻南方，补北方"的治痿原则，提出了"以甘寒泻火，苦寒泻湿热"的治法。在《丹溪心法》中其指出痿证有湿热、湿痰、气虚、血虚、瘀血五种不同情况，并列出相应方药："湿热，东垣健步丸加燥湿降阴火，苍术、黄芩、黄柏、牛膝之类；湿痰，二陈汤加苍术、白术、黄芩、黄柏、竹沥、姜汁；气虚，四君子汤加黄芩、黄柏、苍术之类；血虚，四物汤加黄柏、苍术，煎送补阴丸；亦有食积、死血妨碍，不得下者，大率属热，用参术四物汤、黄柏之类。"

金元时期，痿病理论得到了极大丰富，金元四大家在痿病病机、鉴别、治则等方面多有发展和创见，也丰富了治疗方药。

四、明清时期痿病理论全面发展

明清医家在继承金元医家的痿病论治的基础上，在治则治法上又有进一步的发展。

明代朱橚等编撰的《普济方》在卷二百二十六"诸虚门五痿篇"中，详列五痿治疗方药，尤重骨痿，创制了治骨痿诸方，如用龙骨丸治疗"膀胱肾冷"的骨痿，金刚丸治肾损骨痿，牛膝丸治肾肝损骨痿等。

明代龚廷贤在《寿世保元·卷五·痿躄》中强调"治精血亏损，下部痿软无力，不能步履"要注重补元气，以五子益肾养心丸"大补元气，培填虚损"，提示培补元气对虚痿的治疗意义。

明代吴昆在《医方考·痿痹门第四十五》中认为"痿证亦有寒者，痹证亦有热者，此不可泥也"，若为寒证，"非温药不足以疗之也"。在痿病与经脉的关系论述方面，明代吴昆还强调了痿病中肾与督脉的关系："肾主督脉，督脉者行于脊里，肾坏则督脉虚，故令腰脊不举。"

明代张景岳在《景岳全书·卷三十二·痿证》中指出，痿病"非尽为火证"，"生火者有之，因此而败伤元气者亦有之。元气败伤则精虚不能灌溉，血虚不能营养者，亦不少矣。若概从火论，则恐真阳亏败，及土衰水涸者，有不能堪，故当酌寒热之浅深，审虚实之缓急，以施治疗，庶得治痿之全矣"。这是强调脏腑精血亏虚是形成痿病的重要原因。张景岳针对痿证主火之说，在《质疑录》中指出："阳明之虚，非阳明之本虚，而火邪伏于胃中，……阳明之邪热，原是肺热中传来，故治痿独取阳明者，非补阳明也，治阳明之火邪，毋使干于气血之中，则湿热清而筋骨强，筋骨强而足痿以起。"其主张"降火清金"为治疗大法。

明代李中梓在《医宗必读·卷十·痿》说"痿者重疾也"，指出痿病为难治性疾患。虽病因病机仍不离五脏之热，而独重太阴肺经，治法虽诸经各调，而独重阳明胃经。但其治疗之法趋于多样，如"心气热则脉痿，铁粉、银箔、黄连、苦参、龙胆草、石蜜、牛黄、龙齿、秦艽、白鲜皮、牡丹皮、地骨皮、雷丸、犀角之属。肝气热则筋痿，生地黄、天门冬、百合、紫葳、白蒺藜、杜仲、萆薢、菟丝子、川牛膝、防风、黄芩、黄连之属。脾气热则肉痿，二术、二陈、霞天膏之属。肾气热则骨痿，金刚丸、牛膝丸、加味四斤丸、煨肾丸；肺热痿，黄芪、天麦门冬、石斛、百合、山药、犀角、通草、桔梗、枯芩、山栀、杏仁、秦艽之属。挟湿热，健步丸加黄柏、苍术、黄芩或清燥汤。湿痰，二陈、二妙、竹沥、姜汁。血虚，四物汤、二妙散、补阴丸。气虚，四君子汤合二妙散。气血俱虚，十全大补汤。食积，木香槟榔丸。死血，桃仁、红花、莪术、穿山甲（用猪蹄甲代）、四物汤。实而有积，三化汤、承气汤，下数十遍而愈。肾肝下虚，补益肾肝丸、神龟滋阴丸、补益丸、虎潜丸。"这些都大大丰富了治痿病的方药。

明代秦景明撰《症因脉治·卷三·痿症论》中将痿病分为风湿痿软、湿热痿软、燥热痿软以及内伤五脏热痿软等八种类型，并且分述了各类的症、因、脉、治，在每型中又能根据不同兼证的症、脉，对应不同的治疗方剂。如风湿痿中"身发热，脉浮紧"，用羌活胜湿汤；"关节重痛，寒气胜"，用家秘桂枝汤；"热气胜，脉浮数者"用荆防平胃散；"脉沉数者"用荆防二妙丸；"皮肤不仁，脉浮缓者"用苍防五皮饮等。另外，他所提出的五痿诸方又与其他医家不同，如肺热痿软用知柏天地煎、二丹二冬汤合家秘泻白散；心热痿软用导赤各半汤、泻青丸合龙胆泻肝汤、六味丸合丹溪大补丸；肝热痿软用清肝顺气饮、补阴丸、舒筋活络丹、家秘肝肾丸；脾热痿软用栀连平胃散、栀连二陈汤、川连枳壳汤或泻黄散；肾热痿软用人参固本丸、知柏天地煎、坎离既济丸等。

清代陈士铎在《辨证录·卷之六·痿症门》中强调"痿症无不成于阳明之

火"，根据胃火成痿的不同病机，针对阳明之火上冲于肺、胃火上冲于心、阳明之火固结于脾、肝火、肾火引动胃火、热中有湿、肺胃热盛阴伤等病机，提出了从胃论治的治则和治法，创制了生津起痿汤、清胃生髓丹、调脾汤、伐木汤、起痿降火汤、散余汤、释痛汤、滋涸汤等一系列方剂，析理详尽。

清代叶天士在《临证指南医案·卷七·痿》的诸医案中体现了对痿病的认识，"不外乎肝、肾、肺、胃四经之病"，"治痿无一定之法，用方无独执之见"。叶天士重视奇经在痿病治疗中的作用，对冲任虚寒、肾阳奇脉兼虚、胃阳肾督皆虚的痿病，均提出了治疗原则和方法，并常常对痿病久病入络的虚实夹杂的情况，提出了具体的治疗方法。

清代王清任在《医林改错·痿痿论》中批评古人只重视"阳明胃经湿热，上蒸于肺，肺热叶焦，皮毛憔悴，发为痿症"的病机，"概用清凉攻下之方"治疗。他认为痿病多因元气亏虚，不能周流一身，治应益气活血逐瘀通络，创补阳还五汤。

清代林佩琴在《类证治裁·卷之五·痿证论治》中明确从奇经论治痿病，分别就肾督阳虚、太阳督脉虚、跷维不用的痿病提出相应的治疗方法，且奇络并治，为临床拓展了思路。

清代费伯雄在《医醇賸义·卷四·痿》中将《黄帝内经》痿病理论概括为"诸痿起于肺，治痿重阳明"，并分析其原因，主张"五脏之痿，可以次第区别矣"，创制了玉华煎、调营通脉汤、水木华滋汤、坤顺汤、滋阴补髓汤等治疗五痿的方剂。

清代唐容川在《血证论·六卷·痿废》中指出痿病"总系阴虚热灼，筋骨不用之所致"，提出"欲热之退莫如滋阴，欲阴之生莫如独取阳明"。他提倡用滋阴降火的琼玉膏或玉女煎加减治疗，同时指出"痿废之原虽在于胃，而其病之发见则在于筋骨"，主张"凡虎骨、龟板、鹿筋、猪脊髓、牛骨髓、狗脊、骨碎补、牛膝、薏苡仁、枸杞子、菟丝子、续断皆可加入，以为向导"（虎骨可用狗骨代替），选药多用补益精髓壮骨之品。强调五痿分治，以天王补心丹、四物汤、地黄汤、大补阴丸、清燥救肺汤等治疗。

清末民初医家张锡纯在《医学衷中参西录·医方·治肢体痿废方》中将痿病分为三类，即大气虚损致痿、宗筋失养、肾虚骨痿，首倡大气虚损致痿论，创制了专方振颓汤及振颓丸，并且提出用马钱子治疗肢体麻痹。

明清以来，众多医家在继承金元四大家对痿病认识和治疗的同时，对骨痿、五痿、火热致痿的治疗有较大的丰富和发展，并从实践出发，又提出了痿病有寒论，纠正了独"补"阳明的认识误区，又从奇经虚损、元气不足、大气虚损、气虚血瘀等角度论治痿病，对后世痿病的治疗有重要的指导意义。

五、小结

综上，痿病理论始于《黄帝内经》，在秦汉时期奠定基础，经历了隋唐宋时期的初步发展，痿病从风、痹、虚劳中独立出来，通过金元时期的诸家争鸣和创新，痿病的病机分析、鉴别和治疗得到了充分发展，在明清医家不断地纠正和完善痿病辨证论治之后，痿病治疗趋于成熟，形成理论体系。历代医家对痿病的论述为后世医家认识痿病提供了丰富的资料，做出了巨大的贡献。

痿病的病因病机

痿病的病因分外感与内伤两方面。外感或见于温热病中，或见于热病后期，邪热耗伤气阴，筋脉失于濡养；或因湿热内侵，浸淫筋脉肌肉，而弛纵不用。内伤或因劳倦太过，元气耗伤；或因体虚久病，肝肾亏虚，精血不足，不能濡养肌肉筋骨；或因瘀血、痰浊内生，瘀阻络脉等而成。本病与肺、脾、胃、肝、肾等脏腑关系密切，亦与奇经八脉相关。痿病的病机主要有以下几点。

一、肺热叶焦，津气耗伤

感受温热之邪，致肺热熏灼，《素问·痿论》云："肺热叶焦，则皮毛虚弱急薄，著则生痿躄也。"《儒门事亲》亦云："痿之为状……总因肺受火热叶焦之故，相传于四脏，痿病成矣。"《医宗必读·痿》又指出："五脏之热火熏蒸，则金被克而肺热叶焦，故致疾有五脏之殊。"这说明五脏病热亦可累及肺。此类痿病多发于温热病中或病后。燥邪伤肺，也是津枯成痿的原因之一。如《素问玄机原病式》说："手足痿弱，不能收持，由肺金本燥，燥之为病，血液衰少，不能营养百骸故也。"《症因脉治·卷三·痿症论》亦云："燥热痿软之因，或赫曦之年，燥火行令，或秋燥之时，燥气烁人，阴血不能荣养宗筋，则痿软之症作矣。"在正常情况下，后天水谷精微经脾气散精，上归于肺，肺宣化津气，输转于全身，使筋骨经脉得其濡养，则能维持正常的运动功能。若邪热犯肺，或病后邪热未清，肺金受邪热熏灼，则津液受伤，水亏火旺，高源津气生化无源，以致筋脉失其濡养，故手足痿弱不用，痿病乃成。

二、脾胃虚弱

素体脾胃虚弱或因病致虚，可使脾胃受纳和运化功能失常，气血生化不足，肢体筋肉失于濡养致痿。《素问·太阴阳明论》云："脾病而四肢不用，何也？岐伯曰：四肢皆禀气于胃，而不得至经，必因于脾，乃得禀也。今脾病不能为胃行其津液，四肢不得禀水谷气，气日以衰，脉道不利，筋骨肌肉皆无气以生，故不用焉。"《素问·痿论》说："阳明者，五脏六腑之海，主润宗筋，宗筋主束骨而利机关也。……故阳明虚则宗筋纵，带脉不引，故足痿不用也。"《证治汇补·卷之七·腰膝门》进一步指出："气虚痿者，因饥饿劳倦，胃气一虚，肺气先绝，百骸溪谷，皆失所养，故宗筋弛纵，骨节空虚。"《医宗金鉴·杂病心法要诀》说："五痿皆因肺热生，阳明无病不能成。"这指出肺热叶焦是形成痿病的基础，而脾虚胃弱，阳明脉衰，不能主润宗筋是发病的关键。

三、肝肾亏虚

肾藏精，主骨，作强之官，伎巧出焉。肝藏血，主筋，罢极之本。若先天禀赋不足；或久病体虚，阴精气血亏损；或房劳过度，耗伤阴精；或热入少阴，真阴被劫等；或情志怫郁，木气刚燥，伤及阴血，均可损伤肝肾，致肾精肝血亏虚，筋骨失濡，而成痿病。《素问·痿论》指出："肝气热，则胆泄口苦筋膜干，筋膜干则筋急而挛，发为筋痿；……肾气热，则腰脊不举，骨枯而髓减，发为骨痿。""思想无穷，所愿不得，意淫于外，入房太甚，宗筋弛纵，发为筋痿。"《证治汇补·卷之七·腰膝门》指出："阴虚痿者，酒色过度，下焦肝肾之火，燔灼筋骨，自觉两足极热，上冲腿膝，痿弱痿软，行步艰难，不能久立。"《医门法律·卷一·申明〈内经〉法律》说："肾伤则肝木失其所生，肝主筋，故当春令而筋病为痿。"

四、湿热浸淫

久处湿地，或涉水淋雨，感受外来之湿邪，著而不去，郁而生热，致湿热浸淫筋脉，脉道不利，肢体弛缓不用，成为痿病。《素问·生气通天论》说："因于湿，首如裹，湿热不攘，大筋软短，小筋弛长，软短为拘，弛长为痿。"《素问·痿论》说："有渐于湿，以水为事，若有所留，居处相湿，肌肉濡渍，痹而不仁，发为肉痿。……肉痿者，得之湿地也。"《素问·气交变大论》又说："岁土太过，雨湿流行，肾水受邪。……甚则肌肉痿，足痿不收。"《张氏医通·卷六·痿痹门》说："六七月之间，湿令大行，湿热相合，痿厥之病大作。"

另外，还有内生湿热致痿。如过食肥甘厚味，饮食不节，损伤脾胃，以致湿热蕴积，壅滞络脉，影响气血运行，亦可渐至成痿。《症因脉治》说："脾热痿软之因，或因水饮不谨，水积热生，或因膏粱积热，湿热伤脾，脾主肌肉，故常不仁，脾主四肢，故常痿软。"《证治汇补·痿躄》亦指出："湿痰痿者，肥盛之人，血气不能运动其痰，致湿痰内停，客于经脉，使腰膝麻痹，脉来沉滑，故膏粱酒湿之故，所谓土太过，令人四肢不举是也。"

五、寒湿内阻

寒为阴邪，易伤阳气，其性凝涩，寒主收引，故温煦之力减弱，脉络滞涩，筋脉拘急。《素问·举痛论》云："寒气入经而稽迟，泣而不行，客于脉外则血少，客于脉中则气不通。"《素问·调经论》云："血气者，喜温而恶寒，寒则泣不能流"。湿性黏滞重着，易伤阳气，阻滞气机。《素问·阴阳应象大论》云："地之湿气，感则害皮肉筋脉。"《素问·气交变大论》云："岁土太过，雨湿流行，……体重烦冤，……其则肌肉痿，足痿不收，行善瘈，脚下痛，饮发中满食减，四肢不举。"《外感温热篇》云："湿胜则阳微也。"寒湿内阻，经脉不畅，易使病变部位疼痛、麻木，浮肿，肢体沉重无力，甚则瘫痪，还可见拘紧抽搐。

六、气血亏虚

久病不愈，气血耗损；或先有失血，气随血耗；或先因气虚，不能生血；或脾胃素虚，气血乏源，致气血亏虚。气虚不能温分肉，充肌肤；血虚不能充经脉，濡养关节肌肉，则痿病乃成。《素问·五脏生成》云："足受血而能步，掌受血而能握，指受血而能摄。"《证治准绳·杂病·痿》云："气海无所受，则卫气不能温分肉，充皮肤，肥腠理，司开阖。血海无所受，则上下内外之络脉空虚，……故百体中随其不得受水谷气处，则不用而为痿。"《景岳全书·杂证谟·痿病》亦说："痿证之义……元气败伤则精虚不能灌溉，血虚不能营养者亦不少矣。"

七、痰湿阻滞

素体痰盛，或过食肥甘，酿生痰湿；或六淫化热，津液煎熬成痰；或六淫化寒，津液凝滞成痰；或七情郁结，气机郁滞，津液不行，凝结成痰；或倦怠少动，津液运行不畅，聚而生痰。痰湿客于经脉，留而不去，阻滞气血运行，久则肢体、脉络、经筋失养致四肢痿弱不用。《王九峰医案·痿躄》中提出脾虚生湿则成痰饮，"痰气上升，肺之治节无权，于是二便不畅，两足软弱难行"。《证治汇补·卷之七·腰膝门》中论及了痰湿体质发痿："湿痰痿者，肥盛之人，血气不能运动其痰，致湿痰内停，客于经脉，使腰膝麻痹，四肢痿弱。"

八、瘀血阻络

跌扑损伤，或产后恶露不去，瘀血存内；或情志内伤，气病令气滞或气损致瘀；或久病气虚，无力推动血液运行；或湿热、他病使津液亏耗，血行不畅甚则壅塞而成瘀血；或因诸病生痰，阻于经脉，致痰瘀互结。瘀血不行，脏腑、经筋肌肉、关节失于濡养，痿病乃成。《证治汇补·卷之七·腰膝门》指出："血瘀痿者，产后恶露未尽，流于腰膝，或跌扑损伤，积血不消，四肢痛而不能运动。"《医林改错·瘫痿论》说："元气亏五成，……不能行于下，则病两腿瘫痿。"

九、奇经病损

奇经八脉虚损或失调亦可致痿，如《临证指南医案·虚劳》提到："肝血肾精受戕，致奇经八脉中乏运用之力。"《临证指南医案·痿》指出："肝肾内损，渐及奇经诸脉，乃痿痹之症。"

（一）督脉亏虚

《难经·二十八难》："督脉者，起于下极之俞，并于脊里，上至风府，入属于脑。"督脉下络于肾，行于脊柱之内，上通于脑，总督诸阳。督脉亏虚，则肾精亏损，肾阳虚衰，无以生髓充骨，血气不得温运，乃见腰脊酸软，肢体痿弱不用。明代吴昆《医方考》创脾肾不足督脉为病说，强调督脉为病，使痿病的经脉病机得以阐发："肾主督脉，督脉者行于脊里，肾坏则督脉虚，故令腰脊不举。"

（二）冲任虚损，带脉失养

冲任虚损即冲任脉中气血不足，或由先天禀赋薄弱，或多产、崩漏、产后失血过多，房劳过度，损伤肝肾。冲任虚损则血海不盈，精血衰少，致百脉失养，宗筋弛缓，肢体痿软。

带脉起于季胁，绕腰腹一周，约束冲、任、督三脉。若气血不足或失血过多，血海不充，冲脉空虚而带脉不引，则下肢不能自收持而弛缓不用。若督脉亏虚，督阳衰损，带脉失于温养而失去约束作用，亦可导致下肢痿弱不用。若脾胃素亏，亦将引起带脉失用。

如《素问·痿论》说："阳明者，五脏六腑之海，主润宗筋，宗筋主束骨而利机关也。冲脉者，经脉之海也，主渗灌溪谷，与阳明合于宗筋，阴阳总宗筋之会，会于气街，而阳明为之长，皆属于带脉，而络于督脉。故阳明虚则宗筋纵，带脉不引，故足痿不用也。"《临证指南医案·痿》中亦载有"冲任虚寒而成痿者""肾阳奇脉兼虚者""精血内夺，奇脉少气而成痿者。"

（三）跷维不用

阴跷脉是足少阴肾经的别脉，阳跷脉是足太阳膀胱经的别脉。阴阳跷脉具有交通一身阴阳之气和调节肢体运动的功能。二跷失和，则可引起肢体筋肉屈伸和眼睑开合失常，而见肢体拘挛筋急、弛缓不用、眼睑下垂等症。《难经·二十九难》曰："阴跷为病，阳缓而阴急；阳跷为病，阴缓而阳急。"

阴维脉维系诸阴经，阳维脉维系诸阳经，调节气血盛衰。若阴阳维脉不相维系，则失意不快，全身疲乏无力，动作不能自主。《难经·二十九难》："阳维维于阳，阴维维于阴，阴阳不能自相维，则怅然失志，溶溶不能自收持。"

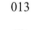

十、情志内伤

人的情志活动与五脏有密切关系。《素问·阴阳应象大论》："人有五脏化五气，以生喜怒悲忧恐。"内伤五志、七情，或致气机逆乱，脏腑气血失调，气血郁滞，肌肉筋脉失养；或致暗耗精血，精血亏虚，气血津液匮乏，肢体筋脉失于濡润，而生痿病。其中情志不舒，郁而化火和恼怒是七情中导致痿病发生的重要病因。正如《症因脉治·卷三·痿证论》所言："有志不遂，所求不得，郁而生火，火来克金，肺热叶焦，清化不行，金不生水，则肺热痿躄之症作矣。……恼怒伤肝，肝气怫郁，木燥火生，则筋膜干急，而肝热痿弱之症作矣。"

痿病的诊断

凡肢体痿软无力，不能支撑身体，足不任地，手不能握物，渐渐肌肉萎缩，或起病较急，局部在较短时间内出现肌肉萎缩，应首先考虑痿病。再经中医四诊之综合分析加以印证，可以确诊。

一、痿病的四诊

（一）望诊

望诊为四诊之首，是指运用视觉观察患者的神色形态、舌质舌苔、二便及其他排出物等，从而获得与疾病相关的辨证资料。

1. **望神** 痿病多见神气不足，表现为精神不振，神情低落，语言低怯，懒于动作。

2. **望色** 望色包括望面色与肤色，以望面色为主。《灵枢·邪气脏腑病形》说："十二经脉，三百六十五络，其血气皆上于面而走空窍。"特别是多气多血的足阳明胃经分布于面。凡脏腑的虚实、气血的盛衰，皆可通过面部色泽的变化而反映于外。 痿之为病，虚多实少，尤其经渐进发展，日久不愈，虚衰之程度越加明显。就痿病而言，面色无华者居多，面红色鲜者少见；后期多见面黄色萎、晦暗无泽。临床之中，面白、面黄、面青、面色黧黑、暗淡无光者皆有之。五色虽各有所属，但应灵活辨析，需结合四诊所见，合参而定。痿病者面黄、面白、其色不华应为主色。

3. **望形态** 此即观察患者形体与姿势步态。 痿病多见手足软弱无力，肌肉瘦削，行动不灵。

肌肉瘦削，四肢软弱无力，多属脾胃气虚，气血不足。筋弱无力，关节屈伸不利，属肝血不足，筋失血养。形瘦皮焦者，多属阴血不足。拘挛、颤抖多为肝风。不能久立，行则动摇，为肾精衰惫。大骨枯槁，大肉陷下，为脏腑精气衰竭。

4. **望舌** 望舌内容主要有三，即舌苔、舌质、舌下络脉。舌苔是胃气上泛之征，故与脾胃相关甚密。在人体经脉中，手少阴之别系舌本，足少阴之脉挟舌本，足厥阴之脉络舌本，足太阴之脉连舌本，散舌下，足太阳之筋结于舌本，任脉、手足阳明之脉又都通于面，与舌相近。故痿之为病，皆可通过舌，表现出心、肝、脾、肺、肾之病理状态。看舌质可辨脏腑之虚实，视舌苔可察六淫之深浅，望舌有助于诊断与判断预后。

痿病之舌常见以下几种表现。

（1）舌质淡胖有齿痕，舌苔多薄白、水滑，亦可见厚腻苔。

临床多见于脾虚湿盛，脾虚胃弱，脾虚湿阻，热滞中州，脾肾亏虚，气血双亏之痿。

（2）舌淡瘦小，苔多薄白，或舌红瘦小，无苔少津。

临床多见于肝肾阴虚，气阴两虚，脾胃虚弱之痿。若舌苔黄白厚腻，易并有湿热、痰浊或寒湿。

（3）舌质淡白，舌肌萎缩，舌伸、舌卷不能，舌苔白或黄白厚腻，或水滑无苔。

临床多见于脾肾阳虚，肝肾阴虚，气血双亏，肺脾肾俱损之痿病进展后期。

（4）舌红绛无津，干涩无苔。

临床多见于肝肾阴虚，肺热津伤，阴亏津枯之痿。

（二）闻诊

闻诊主要分两项，闻气味和听声音。

痿病先期，发声气多短急，有底气不足之象。随着病情发展，虚象渐渐明显，其语音变低微细弱，含糊不清。再后则气不接续，甚则无力言语。病程后期，出现脑病，尚可闻错语、郑声。

痿病之气味，凡虚证者，其初期与常人无明显差别。若病因湿热、肺热津伤者，口味浑浊臭秽为常见。

（三）问诊

问诊在于收集其他三诊无法取得的辨证资料，是临床诊察疾病的第一步。

1. 首问痿病之病变部位，无力痿软以及肌肉萎缩的程度。确定与脏腑经脉的关系。

2. 问痿病的起始状况，诊治经过，直至来诊时的前后差别。

3. 问平素生活饮食习惯、情志禀性及喜恶，患病后的病情变化。

4. 其他如胸腹、二便、妇人月经、既往病史、家族史、工作性质、生活与工作环境、季节变化与病情关系等，以及有助于与其他疾病鉴别的主要症状。

（四）切诊

切诊包括脉诊和按诊。脉诊是按脉搏；按诊是在患者身躯上一定的部位进行触、摸、按、压，以了解疾病的内在变化或体表反应。就痿病而言，常见之脉有沉、弦、滑、细、弱、迟、涩、数、疾、缓、虚、软、濡、促、结等，其辨证亦无特殊。如：脉细数多为阴血亏虚、肝肾不足或热邪伤津；脉濡为湿，濡数或滑数为湿热；脉细涩为血瘀；脉沉、脉弱为气虚、阳虚或气血俱虚。兼脉需综合分析，如弦紧为寒，弦缓为湿，弦滑为痰，弦细为阴虚、血虚。

按诊肌肤濡软者，为虚证；肤燥干瘪者，为津液不足；肌肤枯涩者，为气血两伤；皮肤甲错者，为伤阴或有瘀血；肌肤寒冷者，为阳气衰少；肌肤初扪不热，扪久觉热者，多为湿热蕴结。

二、痿病的诊断标准

主要参考以下标准：

1.肢体筋脉弛缓，软弱无力，活动不利，甚则肌肉萎缩，不能持重或不能久立、久行，以至痿废，可有睑废，视歧，声嘶低暗，抬头无力等。可伴有肢体麻木、疼痛或拘急痉挛。严重者可见排尿障碍、呼吸困难、吞咽无力等。

2.常有久居湿地或涉水淋雨史，或有药物史，或有家族史，或有跌仆损伤史，或有外感温热病史，或有腹泻病史，或有疫苗接种史，或有情志不遂诱因。

3.结合现代医学神经系统检查，有肌力减低，肌肉萎缩。其他如影像学、血液生化检查、基因检测、肌电图、肌肉活检等有助于明确诊断。

三、痿病的病证鉴别

（一）痿病与偏枯

偏枯亦称半身不遂，是中风之症。多突然起病，病见一侧上下肢偏废不用，常伴有语言謇涩、口眼㖞斜，久则患肢肌肉枯瘦。亦可病发突然昏仆、不省人事，伴一侧肢体痿软瘫痪。而痿病多为四肢不用，非偏侧发病，尤以双下肢为多，且发病较缓，并无精神神志的症状。

（二）痿病与痹病

痹病与痿病在临床上都有肢体运动障碍和肌肉萎缩。但痹病多由于正气不足，感受外邪，痹阻经络关节之间，使气血运行不畅，引起肌肉、筋骨、关节的肿胀疼痛、麻木、酸楚、强直、畸形、活动受限，甚则肌肉萎缩。痹病有明显的疼痛，而痿病很少有疼痛、肿胀、强直、畸形。

（三）痿病与痱病

《灵枢·热病》："痱之为病也，身无痛者，四肢不收，智乱不甚。"《医学纲目·总论》："痱病有言变志乱之证，痿病则无之也，……痱病发于击仆之暴，痿病发于怠惰之渐也。"由此可见，痿病与痱病主要鉴别是痱病有神志病变，起病突然，而痿病无神志症状，起病缓慢。

痿病的治则治法

痿病的病因病机不同，临床表现各异，当谨守病机，随证治之。常用的痿病治则治法有以下诸项。

一、清肺润燥

清肺润燥治法适用于肺热叶焦型痿病。多见于温热病后，突然出现下肢痿软无力，皮肤枯燥，心烦口渴，咳呛少痰，咽干不利，小便黄少，大便干燥，舌红苔黄，脉细数。

肺主气，布津液，为水之上源。水津之布散，有赖于肺气之宣降。肺热叶焦，高源化绝，不能布送津液以润泽五脏，遂致四肢筋脉失养。清肺润燥法甘凉滋润、辛宣清肃，可润燥清热而保肺金，使水出高源，肺主宣肃，则津随气布，以润泽五脏，濡养筋脉，痿可振起。津液之布散在肺，发源于胃，肺燥津伤可引起胃土涸燥。而甘凉养阴，润金燥亦润土燥，使阳明受益，有治痿取阳明之意，阳明得旺，土以生金，输胃津上达以润肺。

清肺润燥法的常用方剂有清燥救肺汤、沙参麦冬汤、清燥汤等。此三方皆属甘寒清上之剂，能清润肺金，治肺热叶焦，津失敷布之痿病。但清燥救肺汤清燥热作用强，养阴生津作用稍逊；沙参麦冬汤清燥热不及清燥救肺汤，但养阴润肺作用为优；清燥汤则柔刚并用，虽清燥热不及清燥救肺汤，养肺阴不及沙参麦冬汤，但能除温热且补脾气，寓有治痿取阳明之意。

临证若发热、心烦口渴、干咳喘逆、咽干鼻燥、舌干无苔等燥热伤肺突出者，选清燥救肺汤；咽喉干燥、咳呛少痰、咯痰不爽、心烦口渴、舌红少苔等燥伤肺津明显者，选沙参麦冬汤；若燥热伤肺，兼有阳明湿热者，用清燥汤；若身热退净，食欲减弱，口燥咽干较甚者，证属肺胃阴伤，可用益胃汤。

二、清热化湿

清热化湿治法适用于湿热型痿病。症见肢体痿软无力，以下肢为常见，或兼浮肿、手足麻木、顽痒，扪之微热，身重面黄，胸脘痞闷，小便短赤热痛，苔黄腻，脉细数。

湿热阻滞，气血运行不利，筋脉肌肉失濡，弛纵不收而成痿。清热化湿法融苦寒燥利于一体，借苦寒降泄之性，清热泻火，直挫热势，泻热于湿内。而湿由脾所生，燥利并进，使湿邪燥化下渗，脾复健运，气机斡旋升发，输转津液，上达四布以濡五脏而润筋脉，痿渐自愈。

此外，湿热久留不解，湿碍液而热化燥，可伤及阴液，而久用清利亦可伤阴，从而形成湿热未除、阴液已伤的病理局面，此时可纳养阴于苦寒燥利之内以顾及阴液，使清化无伤阴之虑。

清热化湿法的常用方剂有加味二妙散。该法清化下焦湿热并通络养阴血。

三、温化寒湿

温化寒湿治法适用于寒湿困阻型痿病。病初起可有恶寒发热或病前有冒雨涉水、露宿湿地之经历，症见四肢困重、酸痛，或见肢体拘挛，行动笨拙，乃至瘫痪，肢体不温，得热稍舒，颜面虚浮，肢体水肿，腰脊酸楚，胸闷纳呆，泛恶欲吐，或有肌肤瘙痒、麻木，大便稀溏，舌体胖大有齿痕，舌淡苔薄白腻，脉弦滑或濡滑。

寒湿困阻阳气，经脉壅滞不畅，湿邪重浊黏滞，肢体肌肉失于温煦濡养而成痿。寒湿多由外受，然成痿多为时日已久，非外散可解，当温中祛湿，使寒湿之邪，温而化之。温以逐寒，利以渗湿，佐以健脾祛湿，通利经脉。

温化寒湿法的常用方剂有甘姜苓术汤、附子汤、薏苡仁汤等。寒湿重，选甘姜苓术汤；阳虚重，选附子汤；湿重者，选薏苡仁汤。

四、补脾益气

补脾益气治法适用于脾胃亏虚型痿病。症见肢体痿软无力，逐渐加重，食少便溏，腹胀，面浮而色不华，气短，神疲，苔薄白，脉细弱。

中焦脾胃为水谷之海，气血生化之源，筋脉肌肉源于脾胃转输的水谷精微濡养。若脾胃虚弱，受纳运化失常，气血生化不足，可致筋脉肌肉失养而发痿病。治当补中益气，扶脾益胃，以振痿废。该法主以甘温，鼓舞后天脾胃，激发生化之源，促纳运而化精微，输津液濡五脏而润筋肌，化精血益肝肾以养筋骨，痿弱可起。

脾胃之转输，赖气机之振奋。气机不振，输转不利则湿聚，故本法植理气化湿于甘温补益之内，借其辛散宣化以宣利气机，调理升降，使脾胃气机宣展振奋，斡旋开运，湿滞随化，以利于脾气的健运输转。

补脾益气法常用方剂有补中益气汤、参苓白术散等。此两方皆能扶脾益胃，补健中气，治脾胃亏虚、精微不运的痿病。补中益气汤属甘温升运之剂，甘温补中之力大，且补中有升；参苓白术散属甘温淡渗之剂，甘温补中不及补中益气汤，但除脾湿作用为优。临证时，中气虚陷气短，神疲乏力，面色不华，舌淡脉虚明显者，选补中益气汤；属脾胃亏虚痿病，虚而兼湿，腹胀、便溏、脉濡突出者，选参苓白术散。

五、滋阴降火

滋阴降火治法适用于肝肾阴虚型痿病。症见起病缓慢，腿胫大肉渐脱，膝胫痿弱不能久立，甚至步履全废，兼有腰膝酸软，遗精，咽干，头昏目眩，脉细数，舌红绛。

肾主骨而藏精，肝主筋而藏血，精虚则不能灌溉诸末，血虚则不能荣养筋骨，而足痿不用。补肝肾阴精，使肝肾精血充旺，则筋骨强健。肝肾阴虚则水不制火，虚热内起，虚火灼液伤津亦是足痿的加重因素。故佐苦寒降泄于阴柔养阴之内，直清虚火，坚护肾阴。

滋阴降火法的常用方剂为虎潜丸。该方填补阴精而壮筋骨，兼降虚火，若属肝肾精血内亏、阴虚火旺、灼筋损骨的痿病可用之。若肝肾精血亏损，阴损及阳，且气血衰少者，也可用河车大造丸。

六、益气化瘀

益气化瘀治法适用于气虚瘀阻型痿病。症见四肢痿软无力，手足麻木不仁，抽掣作痛，口唇青紫，肌肤甲错，舌暗有瘀斑，脉涩不利。

肢体筋脉肌肉依靠血濡之，气煦之。若气虚不能推动血液运行，血液凝滞，脉络瘀阻，便生痿病。治当益气化瘀。该法甘温补气与辛散活血并用。甘温补气，推动血运，但瘀血已成，只益气而不化瘀，则瘀滞难通，反使越补越壅，故化瘀当植于补气之内。气血流畅，经脉通利，则濡五脏，荣筋肌，痿自渐起。

益气化瘀法的常用方剂有补阳还五汤、圣愈汤加味方、振颓汤、振颓丸等。诸方皆能补益元气，活血化瘀，治气虚瘀阻之痿病。

补阳还五汤以补气为主，化瘀为辅；圣愈汤加味方之益气养营作用较优，而化瘀作用较弱；振颓两方补益作用不及圣愈汤加味，但化瘀通络作用强。临证时，气虚瘀阻痿病，若气虚血瘀以气虚为重，则选补阳还五汤；气血不足明显而瘀滞较轻者，选圣愈汤加味；若气血虚弱不著，经脉瘀阻甚，痿并麻木或肢痛，其轻者选振颓汤，重者选振颓丸。

七、温补脾肾

温补脾肾治法适用于脾肾阳虚型痿病。一般起病慢，病程长，症见四肢无力，或肌肉萎缩，甚则瘫痪，伴形寒畏冷，面浮肢肿，头晕耳鸣，腰膝酸软，脘腹胀满，食少纳呆，小便不利，大便溏薄，舌质淡胖，苔白滑，脉沉弱。

先天不足，后天失养，脾肾亏虚，或久病脾肾两伤，或劳累过度损伤脾肾，而致脾肾两虚，阳气不足，不能温煦形体及运化精微，阴精亏虚，肌肉、筋脉失养，发为痿病。该法健脾温肾并用，补脾使气血生化有源，温补下元使命火旺盛，三阳经气充足，痿病可起。

温补脾肾的常用方剂有金匮肾气丸合四君子汤，或左归丸合附子理中汤加减。

八、温补肾督

温补肾督治法适用于肾督阳虚痿病。症见下肢痿躄发凉，两腘肌肉萎缩，伴性欲减退，阳痿早泄，食少便溏，面色㿠白或晦暗，两目无神，下陷而黯，舌质淡少苔，脉沉细尺弱。

肾主骨生髓，藏阴精而寓元阳，督脉夹腰脊而统全身诸阳。筋骨失于肾督阳气的温煦，便成肾虚阳衰痿病，当用温补肾督法。该法将阴柔填补植于温热壮阳之内，佐以辛散通络，组成刚柔相济、补中寓通之剂。肾阳乃水中之阳，其化生有赖阴精资培，故补肾阳需在阴中求阳，用阴柔养阴，填精补髓，滋生肾水，再以温热壮阳，温煦下元，温育督脉，激发命门之火，使肾阳得振，命火复燃，督脉阳气充沛，筋骨肌肉得真阳温煦，痿软可起。又需于温补之中佐以通络，因痿病肾督阳虚，经络失于温通，则留湿生痰致瘀，使络滞不通，痿病加重，而辛散通络可疏通经络凝滞，使经脉通利，气血流通。

温补肾督法的常用方剂有加味金刚丸、鹿角胶丸等。此两方皆能温肾阳，补督脉，强筋健骨，治肾督阳虚之下肢痿躄，腿胫肌肉萎缩，发凉且有虚寒见症者。但加味金刚丸温补作用强，且能通络；鹿角胶丸温补不及加味金刚丸，但育阴补阳，且兼补气血。临证时，肾督阳虚痿病，温补肾督之阳兼通经络者，选加味金刚丸；若阴损及阳，气血双亏，温补督阳兼补后天脾胃气血者，选鹿角胶丸。

九、阴阳双补

阴阳双补治法适用于肾阴阳两虚型痿病。症见肢体痿软无力，不能久立，腰脊酸软，咽干口燥，舌强语謇，目眩发落，头晕耳鸣，畏寒肢冷，遗精或阳痿早泄，甚者步履全废，腿胫大肉渐脱，舌淡或舌红少苔，脉细数或沉细无力。

肾为水火之脏，命火肾水共居于此，二者相互协调，阳以温煦，阴以柔润。

病及肾脏时，初病可伤阴或伤阳，日久阳病及阴、阴病及阳而致二者俱虚。下元虚衰，虚阳上浮，痰浊上泛，堵塞窍道，则见诸症。治疗上要补肾水、壮肾阳，温补下元以摄纳浮阳，使水火相济，佐以轻清利咽，化痰开窍。

阴阳双补法的常用方剂是地黄饮子加减。

十、燥湿化痰

燥湿化痰治法适用于痰湿阻滞型痿病。症见四肢痿弱，身体沉重，腰膝麻痹，胸闷纳呆，大便稀溏，舌淡苔白腻，脉滑。

素体肥盛，脾胃虚弱，痰湿内生，客于经脉，阻滞气血运行，肢体、经筋失养致痿病。治以燥湿化痰，兼以通利经脉，筋肉得养而痿起。

燥湿化痰法的常用方剂为导痰汤加减。

十一、疏肝解郁

疏肝解郁治法适用于肝气郁结型痿病。患者常多愁善感，一遇郁怒而突发肢体瘫痪，伴胸闷不舒，两胁胀痛，善叹息，嗳气纳呆，口苦，舌淡红，脉弦细。

肝主疏泄，喜条达而恶抑郁。肝郁不舒，疏泄失职，气血郁滞，经脉不畅，筋脉失养则痿。疏肝理气，条畅气血，使经脉郁滞得通，气血得调而痿起。

疏肝解郁法的常用方剂有柴胡疏肝散加减。

治疗痿病的常用方剂

痿病治方繁多，以下仅针对常见分型，列举古代文献中的部分代表方剂。

一、清燥救肺汤（《医门法律》）

组成用法：桑叶三钱（9g），石膏二钱五分（7.5g），甘草一钱（3g），人参七分（2g），胡麻仁一钱（3g），阿胶八分（2.5g），麦门冬一钱二分（3.5g），杏仁七分（2g），枇杷叶一片（3g）。水一碗，煎六分，频频二、三次滚热服。

功用：清肺润燥，益气养阴。

主治：温燥伤肺，气阴两伤证。干咳无痰，气逆而喘，头痛身热，鼻燥咽干，胸满胁痛，心烦口渴，舌干无苔，脉虚大而数。

方义：秋伤于燥，金受火刑，先伤华盖，发病为诸气膹郁，诸痿喘呕。方以桑叶质轻气寒，清透肺中燥热之邪。石膏甘寒，润肺滋燥，辛寒清泄肺热。麦冬甘寒清热，润肺生津。杏仁、枇杷叶利肺气，使肺行治节，则膹郁自解。燥伤肺气，故以人参、甘草补之，二药又能补脾和中，培土生金。阿胶、胡麻仁滋燥润肺，补血养阴。全方宣肺、清热、益气、滋阴并用，宣中有清，泻中有补，祛邪扶正，津气兼顾。

二、四妙丸（《成方便读》）

组成用法：川黄柏、薏苡仁各八两（各240g），苍术、怀牛膝各四两（各120g）。水泛为丸，每服10g，温开水送下。

功用：清热利湿，强健筋骨。

主治：湿热下注痿病。两足麻木，痿软，肿痛。

方义：湿热下注，阻于经脉，筋脉弛缓，两足痿软无力成痿。黄柏苦寒，清热燥湿，善祛下焦之湿热。苍术燥湿健脾，祛已成之湿，杜湿邪之源。牛膝补肝肾，强筋骨，祛风湿，引药下行，领苍术、黄柏入下焦而祛湿热。薏苡仁独入阳明，祛湿热而利筋络。

三、薏苡仁汤（《类证治裁》）

组成用法：薏苡仁 15g，当归、川芎、生姜、桂枝、羌活、独活、防风、白术、草乌、川乌各 9g，甘草 6g，麻黄 4.5g。水煎服。

功用：祛风除湿，散寒通络。

主治：寒湿痹阻证。关节疼痛重着，痛有定处，手足沉重，或有麻木不仁，舌苔白腻，脉象濡缓等。

方义：风寒湿邪留驻关节，痹阻经脉成痹。薏苡仁、白术健脾渗湿；白术配防风、羌活、独活祛风胜湿；川乌、麻黄、桂枝、生姜温经散寒，除湿止痛，通络搜风；当归、川芎辛散温通，养血活血兼以行气，有"治风先治血，血行风自灭"之意；甘草健脾和中。本方以散寒除湿、温经止痛为主，佐以健脾之品，诸药合用，有良好的祛风、散寒、除湿功效。

四、补中益气汤（《脾胃论》）

组成用法：黄芪［病甚，劳役，热甚者一钱（30g）］，甘草（炙），以上各五分（15g），人参三分（9g），当归身二分（6g），橘皮二分或三分（6g 或 9g），升麻二分或三分（6g 或 9g），柴胡二分或三分（6g 或 9g），白术三分（9g）。右（上）件药㕮咀，都作一服，水二盏，煎至一盏，量气弱、气盛，临病斟酌水盏大小，去渣，食远稍热服。如伤之重者，不过二服而愈。若病日久者，从权立加减法治之。

功用：补中益气、升阳举陷。

主治：脾虚气陷证。饮食减少，体倦肢软，少气懒言，面色萎白，大便溏泄，脉大而虚软；或脱肛，或子宫脱垂，或久泻，或久痢，或崩漏等，气短乏力，舌淡，苔薄，脉虚弱；或气虚发热证，如身热，自汗，渴喜热饮，气短乏力等。

方义：脾胃虚弱，运化失司，气血生化乏源，清阳不升，脏腑经络无以为养。方中人参、黄芪补中益气，升阳固表。白术健脾益气，生化气血。当归补养阴血，得参、芪、术益气生血之助，补血之力益彰。升麻、柴胡辛散升举，助人参、黄芪升举阳气。陈皮理气和胃，调理气机。甘草益气和中，调和诸药。方中补气药与升举药相伍，补中寓升；补益药与理气药相伍，使补不壅滞。

五、虎潜丸（《丹溪心法》）

组成用法：黄柏半斤（240g），龟甲四两（120g），知母二两（60g），熟地黄二两（60g），陈皮二两（60g），白芍二两（60g），锁阳一两半（45g），虎骨（用狗骨代）一两（30g），干姜半两（15g）。上为末，酒糊丸。一方加金箔一片，一方用生地黄，懒言语者加山药。

功用：滋阴降火，强壮筋骨。

主治：肝肾不足，阴虚内热之痿病。症见筋骨痿弱，步履乏力，腰膝酸软，腿足消瘦，或晕眩，耳鸣，遗精，遗尿，舌红少苔，脉细弱。

方义：治疗因肝肾精血不足，阴虚内热，不能濡养筋骨所致之痿病。方中熟地黄补血养阴，填精益髓，龟甲滋阴潜阳，强肾坚骨，两者相须为用，补阴而固元阴之本，滋水以制虚炎之火。配白芍滋阴养血，且有柔肝之功，以养肝体，使精血得以封藏。相火须清降，故用黄柏、知母清降相火，且两药均入肾经，可滋肾清虚热。陈皮、干姜温中健脾，理气和胃。以虎骨强壮筋骨。全方共奏滋肝肾之阴、起筋骨之痿之功。全方以填补肝肾精血之品为主，辅以质润滋肾之药以清虚热，滋阴与降火并举，培本清源，而不苦寒直折。

六、补阳还五汤（《医林改错》）

组成用法：黄芪（生）四两（120g），当归尾二钱（6g），赤芍一钱半（5g），地龙一钱（3g），川芎一钱（3g），红花一钱（3g），桃仁一钱（3g）。水煎服。

功用：补气，活血，通络。

主治：气虚血瘀证。半身不遂，口眼㖞斜，语言謇涩，口角流涎，小便频数，或遗尿不禁，或肢体麻木，或肢体疼痛，或肢体困重，下肢痿废，舌暗淡，苔白，脉虚弱或细涩。

方义：正气虚亏，脉络瘀阻，经隧不通，气不能行，血不能荣，筋脉肌肉失养。方中重用生黄芪补益元气，使气旺则血行。以当归尾活血养血，化瘀而不伤正。佐以桃仁、红花、赤芍、川芎，助当归活血祛瘀。以性善走窜之地龙通经活络，畅通血脉。本方重用补气药，与少量活血药相伍，使气旺血行以治本，祛瘀通络以治标，标本兼顾。补血药与活血药合用，使血虚得补，血瘀得行，补血而不壅滞，行血而不伤正。

七、圣愈汤（《脉因症治》）

组成用法：熟地黄七钱五分（23g），白芍（酒拌）七钱五分（23g），川芎七钱五分（23g），人参七钱五分（23g），当归（酒洗）五钱（15g），黄芪（炙）五钱（15g）。水煎服。

功用：益气，补血，摄血。

主治：气血两虚证。妇女月经超前，量多色淡，心慌气促，四肢乏力，体倦神衰，纳谷不香，舌质淡，苔薄润，脉细弱。

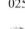

方义：气血亏虚，肢体、经脉、脏腑失濡。方由四物汤加人参、黄芪组成。方中熟地黄甘温味厚，滋养阴血、补肾填精。当归辛温，补血活血，养血调经。白芍养血益阴。川芎活血行气、调畅气血。有形之血生于无形之气，人参、黄芪大补脾肺之气，补气以生血。全方补中有行，动静结合，阴阳互济，填精益髓，补血益气。

八、左归丸（《景岳全书》）

组成用法：大怀熟地八两（240g），山药（炒）四两（120g），枸杞子四两（120g），山茱萸四两（120g），川牛膝（酒洗，蒸熟）三两（90g），菟丝子（制）四两（120g），鹿角胶（敲碎炒珠）四两（120g），龟胶（切碎炒珠）四两（120g）。上先将熟地黄蒸烂杵膏，加炼蜜丸，如桐子大，每食前，用滚汤或淡盐汤送下百余丸。

功用：滋阴补肾，填精益髓。

主治：真阴不足证。腰酸腿软，头晕目眩，遗精滑泄，自汗盗汗，口燥舌干，舌红少苔，脉细。

方义：肾阴亏损，精髓不充，封藏失职。方中熟地黄补肾益精，滋补真阴。肾精失固，以山茱萸养肝滋肾，固精敛汗。气能摄精，以山药益气化阴，滋肾固精。阴精亏虚，以枸杞子补肾益精，养肝明目。肾精不足，以龟甲胶、鹿角胶峻补精髓，龟甲胶偏于补阴，鹿角胶偏于补阳，补阴之中配用补阳药，体现了阴中求阳的法则。筋骨软弱，以川牛膝、菟丝子益肝肾，强筋骨，壮腰膝。本方是"育阴以涵阳"之剂而不是"壮水以制火"之剂，纯补无泻，故补力较峻。

九、加味金刚丸（《不知医必要》）

组成用法：菟丝子七钱（21g），牛膝（盐水炒）五钱（15g），木瓜五钱（15g），肉苁蓉（酒洗淡）七钱（21g），杜仲（盐水炒）六钱（18g），萆薢五钱（15g）。炼蜜为丸，如绿豆大。每服二钱（6g），淡盐汤下。

功用：补肝肾，强筋骨，起痿软。

主治：肝肾亏虚型痿病。下肢痿软无力，腰酸困痛，关节疼痛，肢体麻木不仁，筋脉拘急，行动困难，尿频遗尿。

方义：肝肾亏虚，筋脉失养，发为痿病。方中萆薢利湿去浊，祛风除痹，善治腰膝痹痛，筋脉屈伸不利。木瓜舒筋活络，祛湿除痹。菟丝子补养肝肾，固精止遗。肉苁蓉补肾阳，益精血。牛膝、杜仲补肝肾，强筋骨，其中牛膝又能通经络，利关节，引药下行直达病所。本方补益肝肾，强壮筋骨，又清利湿浊，舒筋通络。

十、地黄饮子（《黄帝素问宣明论方》）

组成用法：熟干地黄、巴戟天、山茱萸、石斛、肉苁蓉、制附子、五味子、肉桂、茯苓、麦门冬、石菖蒲、远志，各等分。上为末，每服三钱（9g），水一盏半，生姜五片，枣一枚，薄荷五、七叶，同煎至八分，不计时候。

功用：滋肾阴，补肾阳，化痰开窍。

主治：肾阴阳两虚，痰浊上泛而致喑痱。舌强不能言，足废不能用，口干不欲饮，脉沉细弱。

方义：肾阴阳俱虚，痰浊内生，阻塞经气脉络，则舌强不能言；肾虚不能主骨，则足废不能用。方用熟地黄、山茱萸以填补肾精，麦冬、石斛、五味子以养阴增液，以上诸药共用以补阴。附子、肉桂助阳益火，肉苁蓉、巴戟天温养肾阳，以上诸药共用以补阳。远志、菖蒲、茯苓开窍化痰，交通心肾。薄荷辛凉轻散，善利咽喉，引诸药上行以宣窍。姜、枣健胃和中，调和诸药。全方滋补肾中阴阳，为治肾之本；轻清利咽，化痰利窍，为治病之标。

十一、柴胡疏肝散（《证治准绳》）

组成用法：柴胡、陈皮（醋炒）各二钱（各6g），川芎、枳壳（麸炒）、芍药、香附各一钱半（各4.5g），甘草（炙）五分（1.5g）。水二盅，煎八分，食前服。

功用：疏肝解郁，行气止痛。

主治：肝气郁结证。胁肋胀痛，胸闷善太息，情志抑郁易怒，或嗳气，脘腹胀满，脉弦。

方义：情志不遂，木失条达，肝气郁结，经气脉络阻滞。方中柴胡疏肝解郁，调理气机。香附疏肝行气止痛；川芎行气活血、开郁止痛；二药共助柴胡疏肝解郁，且有行气止痛之效。陈皮理气行滞而和胃，醋炒以入肝行气；枳壳行气止痛以疏理肝脾；芍药养血柔肝，缓急止痛，与柴胡相伍，养肝之体，利肝之用，且防诸辛香之品耗伤气血。甘草调和药性，与白芍相合，则增缓急止痛之功。本方辛疏酸敛相配，肝脾气血兼顾，主以辛散疏肝，辅以敛阴柔肝。

痿病的针灸治疗

早在《黄帝内经》中就提到了针灸治疗痿病的原则，如《素问·痿论》载"治痿者独取阳明"，"各补其荥而通其俞，调其虚实，和其逆顺"。后世历代医家又对针灸治痿提出了具体的取穴和治法，如皇甫谧的《针灸甲乙经》、孙思邈的《备急千金要方》、王焘的《外台秘要》、杨继洲的《针灸大成》、吴尚先的《理瀹骈文》等，应用针刺、艾灸、刺血、穴位贴敷等多种方法。这些论述对目前的痿病治疗仍具有重要的指导意义。

痿病的针灸治疗是在四诊合参的基础上辨证施治，在选穴和施术上有自己的特点。目前常用的方法有毫针、艾灸、刺血、电针、水针、头针、耳针等。

一、针灸治疗取穴

（一）经络辨证取穴

经络辨证的特点是根据疾病出现的症状，结合经络的循行分布和脏腑络属，作为辨证归经的依据。取穴遵循"经脉所过，主治所及"的道理。肌肉痿软瘫痪、麻木不仁，可根据沿经分布，按照所涉经络取穴。如痿病出现上眼睑下垂，抬举不利，根据足太阳经筋为"目上冈"，可以取膀胱经穴位眉冲、曲差等。

（二）脏腑辨证取穴

脏腑辨证是以脏腑学说为基础，根据四诊所得，对疾病证候进行分析归纳，辨别病变属于何脏何腑、疾病的性质、正邪盛衰等的一种辨证方法。如患者表现为肢体软弱无力，麻木不仁，伴发热口渴，呛咳少痰，咽干不利，辨证为肺热伤津，治疗可选手太阴肺经穴尺泽、太渊、鱼际等。

（三）病变部位取穴

按病变部位取穴多结合现代医学解剖学选取穴位。属于脊髓病变的，在病变节段选取督脉穴、夹脊穴、膀胱背俞穴等，如累及胸髓 T3～T5 的脊髓炎，选身柱、神道、夹脊、肺俞、厥阴俞、心俞。属于周围神经病变的，可在神经分布区取穴，如腓总神经麻痹，取阳陵泉、丰隆、悬钟。还可按照瘫痪肌群取穴，如上臂外展肌群（三角肌、冈上肌）瘫痪，取臑俞、肩髎、秉风；大腿伸肌群（股四头肌等）瘫痪，取髀关、迈步（髀关穴下 2.5 寸）、伏兔。

二、针灸方法

（一）毫针

1. 通用取穴

上肢：肩髃、肩髎、曲池、合谷、外关、中渚。

下肢：环跳、髀关、伏兔、梁丘、血海、足三里、丰隆、三阴交、昆仑、太溪。

随证加减：肺热加尺泽、肺俞、大椎；湿热加阴陵泉、脾俞、内庭；脾胃虚弱加脾俞、胃俞、中脘；肝肾亏损加肝俞、肾俞、阴陵泉、悬钟。

刺灸法：以取阳明经、足太阴脾经腧穴为主。上肢多取手阳明，下肢多取足阳明。针刺手法以虚则补之、实则泻之为原则，或通用平补平泻之法即可，通常实证不用灸，虚证可用。

2. 辨证取穴

（1）肺热津伤

治法：清热润燥，益气生津。

取穴：肺俞、肩髃、曲池、尺泽、合谷、太渊、髀关、足三里。

随证配穴：咳呛咽干加廉泉、列缺、照海。

刺法：泻法为主或平补平泻。

（2）湿热浸淫

治法：清热利湿，通脉强筋。

取穴：曲池、合谷、阴陵泉、足三里、丰隆。

刺法：泻法为主，足三里用平补平泻。

（3）脾胃虚弱

治法：补益脾胃，荣润筋脉。

取穴：脾俞、胃俞、曲池、合谷、气海、足三里、解溪。

随证配穴：头晕加百会。

刺法：皆用补法。

（4）肝肾亏损

治法：补益肝肾，填精补髓。

取穴：肝俞、肾俞、关元、足三里、三阴交、太溪。

刺法：皆用补法。

（5）脾肾阳虚

治法：温补脾肾。

取穴：脾俞、肾俞、命门、关元、足三里、三阴交。

刺法：皆用补法。

（6）瘀阻脉络

治法：行气活血，疏通经脉。

取穴：膈俞、气海、血海、委中、足三里、三阴交。

刺法：泻法为主，足三里、气海用补法。

（二）艾灸

灸法多与针刺配合，也可单独应用，通常适用于气血亏虚、肝肾不足、寒湿侵袭之痿病。

取穴：大椎、肩髃、肩井、曲池、合谷、髀关、伏兔、足三里、阳陵泉、血海、脾俞、胃俞、肝俞、肾俞、气海、关元。

灸法：艾炷灸 3 ～ 5 壮或温针灸。

（三）刺血

刺血疗法主要适用于湿热、肺热、血瘀等证型。

取穴：大椎、曲池、尺泽、委中、血海、三阴交。

方法：三棱针点刺出血，亦可加拔火罐出血。

（四）电针

根据针刺处方，选取每 2 个腧穴为 1 组，可选 2 ～ 3 组。在针刺得气后，连接电针治疗仪，选适宜波形和强度，通电 15 ～ 20 分钟，隔日 1 次。

（五）水针

根据痿病的病变部位，选取腧穴。常使用的药物有维生素 B_1、维生素 B_{12}、黄芪、当归等注射液。每穴注射 0.5 ～ 1mL，每日 1 次。

（六）头针

取穴：运动区、感觉区、足运感区。

方法：快速进针，推至帽状腱膜下层，以 200 次 / 分频率捻针，持续 1 ～ 3 分钟，留针 30 分钟，每隔 10 分钟运针 1 次，每日 1 次。

（七）耳针

取穴：肝、脾、胃、肾、肺、大肠、神门、相应部位。

方法：每次选 3 ～ 5 穴，针刺用捻转法强刺激，留针 15 ～ 30 分钟，隔日 1 次。用王不留行籽、磁珠贴压耳穴亦可。

痿病古代文献选录

《素问·生气通天论》：因于湿，首如裹，湿热不攘，大筋软短，小筋弛长，软短为拘，弛长为痿。

《素问·痿论》：五脏使人痿，何也？岐伯对曰：肺主身之皮毛。心主身之血脉，肝主身之筋膜，脾主身之肌肉，肾主身之骨髓。故肺热叶焦，则皮毛虚弱急薄，著则生痿躄也。心气热，则下脉厥而上，上则下脉虚，虚则生脉痿，枢折挈，胫纵而不任地也；肝气热，则胆泄口苦筋膜干，筋膜干则筋急而挛，发为筋痿；脾气热，则胃干而渴，肌肉不仁，发为肉痿；肾气热，则腰脊不举，骨枯而髓减，发为骨痿。

帝曰：何以得之？岐伯曰：肺者，脏之长也，为心之盖也。有所失亡，所求不得，则发肺鸣，鸣则肺热叶焦。故曰，五脏因肺热叶焦，发为痿躄，此之谓也……

帝曰：治之奈何？岐伯曰：各补其荥而通其俞，调其虚实，和其逆顺，筋脉骨肉，各以其时受月，则病已矣。

《儒门事亲·指风痹痿厥近世差玄说二》：痿之为状，两足痿弱，不能行用。由肾水不能胜心火，心火上烁肺金。肺金受火制，六叶皆焦，皮毛虚弱，急而薄著，则生痿躄。躄者，足不能伸而行也。肾水者，乃肺金之子也。今肾水衰少，随火上炎。肾主两足，故骨髓衰竭，由使内太过而致。

《脾胃论·湿热成痿肺金受邪论》：六七月之间，湿令大行，子能令母实而热旺，湿热相合而刑庚大肠，故寒凉以救之，燥金受湿热之邪，绝寒水生化之源，源绝则肾亏，痿厥之病大作，腰以下痿软瘫痪不能动，行走不正，两足欹侧，以清燥汤主之。

《局方发挥》：诸痿皆起于肺热，传入五脏，散为诸证，大抵只宜补养，若以外感风邪治之，宁免实实虚虚之祸乎……

……诸痿生于肺热，只此一句，便见治法大意。《经》曰：东方实西方虚，泻南方补北方。此固是就生克言补泻，而大经大法不外于此。东方木，肝也；西方金，肺也；南方火，心也；北方水，肾也。五行之中，惟火有二，肾虽有二，水居其一。阳常有余，阴常不足。故《经》曰：一水不胜二火，理之必然。

肺金体燥而居上，主气，畏火者也。脾土性湿而居中，主四肢，畏木者也。火性炎上，若嗜欲无节，则水失所养，火寡于畏而侮所胜，肺得火邪而热矣。木性刚急，肺受热则金失所养，木寡于畏而侮所胜，脾得木邪而伤矣。肺热则不能管摄一身，脾伤则四肢不能为用，而诸痿之病作。泻南方，则肺金清而东方不实，何脾伤之有？补北方，则心火降而西方不虚，何肺热之有？故阳明实则宗筋润，能束骨而利机关矣。治痿之法，无出于此。

《丹溪心法·痿五十六》：痿证断不可作风治而用风药。有湿热、湿痰、气虚、血虚、瘀血。湿热，东垣健步丸加燥湿降阴火，苍术、黄芩、黄柏、牛膝之类；湿痰，二陈汤加苍术、白术、黄芩、黄柏、竹沥、姜汁；气虚，四君子汤加黄芩、黄柏、苍术之类；血虚，四物汤加黄柏、苍术，煎送补阴丸；亦有食积、死血妨碍不得下降者，大率属热，用参术四物汤、黄柏之类。

《医学纲目·卷之十肝胆部》：然《局方》所述中风，手足不随，起便须人，神魂恍惚，不语、语涩等证，即《内经》热病相同。至于异处，不得不察。《针经·刺节真邪》云：真气去，邪独留，发为偏枯。《痿论》云：阳明虚则宗筋纵，带脉不引，而足痿不用。由是知手足不随者在偏枯，手足为邪气阻塞脉道而然。在痿病，则阳明虚，宗筋纵，带脉不引而然也。痱病有言变志乱之症，痿病则无之也。痱病又名风痱，而内伤外感兼备，痿病独得于内伤也。痱病发于击仆之暴，痿病发于怠惰之渐也。凡此皆明痱与痿，明是两疾也。

《景岳全书·贯集·杂证谟·痿证》：痿证之义，《内经》言之详矣。观所列五脏之证，皆言为热，而五脏之证，又总于肺热叶焦，以致金燥水亏，乃成痿证。如丹溪之论治，诚得之矣。然细察经文，又曰悲哀太甚则胞络绝，传为脉痿；思想无穷，所愿不得，发为筋痿；有渐于湿，以水为事，发为肉痿之类，则又非尽为火证。此其有余不尽之意，犹有可知。故因此而生火者有之，因此而败伤元气者亦有之。元气败伤，则精虚不能灌溉，血虚不能营养者，亦不少矣。若概从火论，则恐真阳亏败，及土衰水涸者，有不能堪。故当酌寒热之浅深，审虚实之缓急，以施治疗，庶得治痿之全矣。

《张氏医通·痿》：痿证脏腑病因，虽曰不一，大都起于阳明湿热，内蕴不清，则肺受热乘而日槁，脾受湿淫而日溢，遂成上枯下湿之候，举世靡不以肾虚为事，阳明湿热，从无齿及之者。或云：痿病既属湿热，何古方多用附子辛热而愈者？殊不知湿热沉滞既久，非借辛热之力，不能开通经隧，原非为肾脏虚寒而设。若真阳未衰，概行温补，而不知清热渗湿，宁无反助湿热之患耶？

《石室秘箓·卷一·礼集》：不若用补气血之药，大剂煎饮，使水足而火自熄。方中宜用元参、麦冬、甘菊之品，纯是退阳明之味，而阳明即有火势之燎原，亦能扑灭，况又重加之当归生血之类，以滋化源乎？但诸药若小其剂，则不特无益，而反助火势之飞扬，此大治之所以妙也。大约大治之法，施之于虚症最宜，乘其初起，胃火有余，即以大剂与之，可以转败为胜。若因循时日，畏首畏尾，初时不敢用大剂，及至胃气已衰，而后悔悟，始用大剂，迟矣。

《医林改错·痿痹论》：奈古人论痿症之源，因足阳明胃经湿热，上蒸于肺，肺热叶焦，皮毛憔悴，发为痿症，概用清凉攻下之方。余论以清凉攻下之药，治湿热腿疼痹症则可，治痿症则不相宜。岂知痹症疼痛日久，能令腿瘫，瘫后仍然腿疼；痿症是忽然两腿不动，始终无疼痛之苦。倘标本不清，虚实混淆，岂不遗祸后人。

《验方新编·卷八·腿部》：两腿不能动作卧床不起，此亦痿证。如不起床席已成废人者，内火炽盛以熬干肾水也。苟不补肾，惟图降火，亦无生机。虽治痿独取阳明，是胃火不可不降，而肾水尤不可不补也。今传一奇方，补水于火中，降火于水内，合胃与肾而两治之，自然骨髓增添，燔热尽散，不治痿而痿自愈。方名降补丹。熟地、玄参、麦冬各一两，甘菊花、生地、沙参、地骨皮各五钱，车前子二钱，台党一钱，水煎服。此方降中有补，补中有降，所以为妙。胃火不生，自不耗肾中之阴，肾水既足，自能制胃中之热，两相济而两相成，起痿之功，孰有过于此者乎？

《临证指南医案·痿》：经云：肺热叶焦，则生痿躄。又云：治痿独取阳明，以及脉痿、筋痿、肉痿、骨痿之论。《内经》于痿证一门，可谓评审精密矣。奈后贤不解病情，以诸痿一症，或附录于虚劳，或散见于风湿，大失经旨。赖丹溪先生特表而出之，惜乎其言之未备也。夫痿证之旨，不外乎肝、肾、肺、胃四经之病。盖肝主筋，肝伤则四肢不为人用，而筋骨拘挛。肾藏精，精血相生，精虚则不能灌溉诸末，血虚则不能营养筋骨。肺主气，为高清之脏，肺虚则高源化绝，化绝则水涸，水涸则不能濡润筋骨。阳明为宗筋之长，阳明虚，则宗筋纵，宗筋纵则不能束筋骨以流利机关，此不能步履、痿弱筋缩之症作矣。故先生治痿无一定之法，用方无独执之见。如冲任虚寒而成痿者，通阳摄阴，兼实奇脉为主；湿热沉着下焦而成痿者，用苦辛寒燥为主；肾阳奇脉兼虚者，用通纳八脉、收拾散越之阴阳为主；如下焦阴虚，及肝肾虚而成痿者，用河间饮子、虎潜诸法，填纳下焦、和肝熄风为主；阳明脉空，厥阴风动而成痿者，用通摄为主；肝肾虚而兼湿热，及湿热蒸灼筋骨而成痿者，益下佐以温通脉络，兼清热利湿为主；胃虚窒塞，筋骨不利而成痿者，用流通胃气及通利小肠火腑为主；胃阳、肾督皆虚者，两固中下为主；阳明虚、营络热及内风动而成痿者，以清营热、熄内风为主；肺热叶焦而成痿者，用甘寒清上热为主；邪风入络而成痿者，以解毒宣行为主；精血内夺，奇脉少气而成痿者，以填补精髓为主。

与痿病相关的西医疾病

中医对痿病的认识虽然有 2000 多年，但其分类缺乏系统和标准。随着现代医学的普及，痿病所对应的西医疾病分类更加细化。西医疾病表现有肢体痿弱废用症状的涉及数十种，症状表现也各有特点，现选择部分疾病简列如下。

一、运动神经元病

运动神经元病是慢性进行性神经系统变性疾病，以上、下运动神经元损害为突出表现。临床表现有肌肉萎缩、无力，构音不清，吞咽困难，逐步进展加重，患者多在数年内死于呼吸肌麻痹或肺部感染。

二、多系统萎缩

多系统萎缩是一组成年期发病、散发性的神经系统变性疾病，表现为自主神经功能障碍、帕金森综合征、小脑性共济失调和锥体束征等症状。临床表现有运动迟缓、肌强直、震颤或姿势不稳、步态和肢体共济失调、尿频、尿失禁、性功能障碍、反复发作的晕厥、眩晕等。

三、多发性硬化

多发性硬化是一种免疫介导的中枢神经系统慢性炎性脱髓鞘性疾病。呈缓解与复发病程，主要表现有不对称肢体瘫痪、感觉异常、视力下降、共济失调，自主神经功能障碍的尿潴留、尿失禁、便秘、腹泻、性欲减退等，精神症状的抑郁、易怒、兴奋、智能低下等，发作性症状的痛性痉挛、眩晕、耳鸣、头痛等。以症状和体征的空间多发性和病程的时间多发性为特点。

四、视神经脊髓炎

视神经脊髓炎是免疫介导的主要累及视神经和脊髓的原发性中枢神经系统炎性脱髓鞘病。视神经炎及急性脊髓炎是本病主要表现，症状有视力下降，双下肢截瘫或四肢瘫，感觉障碍，尿潴留等，一般急性或亚急性起病，呈进行性加重或缓解与复发病程。

五、急性脊髓炎

急性脊髓炎是指各种感染后引起自身免疫反应所致的急性横贯性脊髓炎性病变。临床表现为损害平面以下运动、感觉和自主神经功能障碍，急性起病，出现肢体瘫痪、感觉障碍、尿便障碍等。

六、多发性神经病

多发性神经病是不同病因引起的表现为四肢远端对称性的或非对称性的运动、感觉以及自主神经功能障碍性疾病。运动障碍表现有肢体远端对称性无力，轻瘫甚至全瘫，病久可有肌萎缩。感觉障碍表现有肢体远端感觉异常，如刺痛、蚁走感、灼热、触痛等，可有手套－袜套型的感觉减退。自主神经功能障碍表现有肢体末端皮肤菲薄、干燥、变冷、苍白或发绀，汗少或多汗，指（趾）甲粗糙、松脆。

七、吉兰－巴雷综合征

吉兰－巴雷综合征是一种免疫介导的周围神经病，主要损害多数脊神经根和周围神经，也常累及脑神经。急性起病，进行性加重，2周左右达高峰，表现为肢体对称性弛缓无力，可有面瘫、声音嘶哑、吞咽困难，严重者呼吸麻痹。

八、慢性炎性脱髓鞘性多发性神经根神经病

慢性炎性脱髓鞘性多发性神经根神经病是免疫介导的炎性脱髓鞘疾病，呈慢性进展或复发性病程。临床表现与吉兰－巴雷综合征相似，表现为对称性肢体无力，少见吞咽困难、呼吸困难。部分可伴自主神经功能障碍，表现为体位性低血压、括约肌功能障碍及心律失常等。

九、重症肌无力

重症肌无力是神经肌肉接头传递障碍的免疫性疾病。隐袭发病，早期可为眼外肌无力、咽部肌肉无力或肢体肌无力，常从一组肌群无力开始，逐步累及到其他肌群，直到全身骨骼肌，严重者累及呼吸肌。肌无力特点为不耐疲劳或呈波动性。

十、周期性瘫痪

周期性瘫痪是以反复发作的骨骼肌弛缓性瘫痪为特征的肌病，与钾代谢异常有关。肌无力可持续数小时或数周，发作间歇期完全正常，临床上以低钾型者

多见。

十一、多发性肌炎

多发性肌炎是与免疫异常有关的弥漫性骨骼肌炎症性疾病，临床表现为急性或亚急性起病，对称性四肢近端为主的肌肉无力伴压痛，血清肌酶增高。

十二、进行性肌营养不良

进行性肌营养不良是一组遗传性肌肉变性疾病，主要临床特征为缓慢进行性对称性肌肉无力和萎缩，血清肌酶升高，具有遗传性。根据遗传方式、起病年龄、萎缩肌肉分布、病程进展速度和预后分为多种类型。

十三、腓骨肌萎缩症

腓骨肌萎缩症属遗传性周围神经病，临床主要表现为慢性进行性四肢远端肌无力和肌萎缩、感觉减退和腱反射消失，伴高弓足和脊柱侧弯等骨骼畸形，可呈典型的"鹤腿"样畸形。多数进展缓慢，为轻至中度功能损害。

十四、癔症性瘫痪

癔症性瘫痪属精神疾患中的分离障碍，发生于有癔症特殊性格基础的患者，由于精神刺激、不良的环境暗示和自我暗示的作用而发病，肢体瘫痪多为急性或亚急性起病，可伴发其他癔症症状，如感觉障碍、弱视或黑蒙、震颤、痉挛、语言及精神障碍等。

参考文献

[1] 王永炎，严世芸.实用中医内科学.2 版.上海：上海科学技术出版社，2009.

[2] 王永炎，鲁兆麟.中医药学高级丛书·中医内科学.2 版.北京：人民卫生出版社，2011.

[3] 邓铁涛.高等中医药院校教学参考丛书·中医诊断学.2 版.北京：人民卫生出版社，2008.

[4] 沈舒文.中医内科病证治法.北京：人民卫生出版社，1993.

[5] 李飞.中医药学高级丛书·方剂学.2 版.北京：人民卫生出版社，2011.

[6] 张吉.高等中医药院校教学参考丛书·针灸学.2 版.北京：人民卫生出版社，2006.

[7] 石学敏 . 中医药学高级丛书·针灸治疗学 . 2 版 . 北京：人民卫生出版社，2011.

[8] 郭霭春 . 黄帝内经素问校注语译 . 贵州：贵州教育出版社，2010.

[9] 许敬生 . 儒门事亲校注 . 郑州：河南科学技术出版社，2015.

[10] 李东垣 . 脾胃论 . 北京：中国中医药出版社，2018.

[11] 朱丹溪 . 格致余论；局方发挥 . 北京：中国医药科技出版社，2011.

[12] 朱丹溪 . 丹溪心法 . 北京：中国医药科技出版社，2012.

[13] 楼英 . 医学纲目 . 北京：中国医药科技出版社，2011.

[14] 张景岳 . 景岳全书 . 北京：中国医药科技出版社，2011.

[15] 张璐 . 张氏医通 . 北京：人民卫生出版社，2007.

[16] 陈士铎 . 石室秘箓 . 北京：人民卫生出版社，2006.

[17] 王清任 . 医林改错 . 北京：人民卫生出版社，2005.

[18] 鲍相璈 . 验方新编 . 北京：人民卫生出版社，2007.

[19] 叶天士 . 临证指南医案 . 北京：人民卫生出版社，2006.

[20] 贾建平，苏川 . 神经病学 . 8 版 . 北京：人民卫生出版社，2018.

上篇 总论·与痿病相关的西医疾病

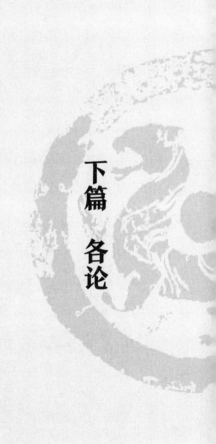

下篇 各论

运动神经元病

运动神经元病（MND）是一组病因未明的选择性侵犯脊髓前角细胞、脑干运动神经元、皮层锥体细胞及锥体束的慢性进行性神经变性疾病。临床分为四型：肌萎缩侧索硬化、进行性脊肌萎缩、原发性侧索硬化、进行性延髓麻痹。肌萎缩侧索硬化是运动神经元病中最多见类型，同时可见上、下运动神经元受损的表现。多数患者以不对称的局部肢体无力起病，如走路发僵、拖步、易跌倒，手指活动（如持筷、开门、系扣）不灵活等；也可以由吞咽困难、构音障碍等球部症状起病；少数患者以呼吸系统症状起病。随着病情的进展，逐渐出现肌肉萎缩、"肉跳"感（即肌束震颤）、抽筋，并扩展至全身其他肌肉。进入病程后期，除眼球活动外，全身各运动系统均受累，累及呼吸肌，出现呼吸困难、呼吸衰竭等。多数患者最终死于呼吸衰竭或其他并发症。因该病主要累及运动神经系统，故病程中一般无感觉异常及大小便障碍。统计显示，起病以肢体无力者多见，较少数患者以吞咽困难、构音障碍起病。不同的疾病亚型，其起病部位、病程及疾病进展速度也不尽相同。其发病率为每年 1/10 万～ 3/10 万，患病率为每年 4/10 万～ 8/10 万。由于多数患者于出现症状后 3 ～ 5 年内死亡，因此，该病的患病率与发病率较为接近。MND 病因尚不清楚，一般认为是随着年龄增长，由遗传易感个体暴露于不利环境所造成的，即遗传因素和环境因素共同导致了运动神经元病的发生。

中医并无运动神经元病相关的病名，但根据该病的肌无力、肌萎缩等临床证候特点，多数医家将本病归属于"痿病"范畴。亦有少数同道根据其肢体痿废不用、延髓麻痹、构音不清的基本特征，归属为"喑痱"。

【病因病机病理】

（一）中医

脾为后天之本，气血生化之源，主四肢肌肉。脾失健运，四肢肌肉失于濡养，则肌肉瘦削，软弱无力，甚则痿废不用；肝为罢极之本，主筋，其华在爪，肝血充足，筋得滋濡，方可运动灵活有力。若肝血亏虚，筋经失养，则关节不利，或见手足震颤，肢体麻木等症；肾藏精，主骨生髓，肾虚精亏，骨枯髓竭，则骨软弱无力。肾阳衰微，不能温养脾土，生化无权，肢体失濡则痿废不用；肺朝百脉，主治节，为水之上源，使津液随其宣发肃降转输全身，筋骨肌肉得其濡养，才能维持正常的运动功能。肺金虚弱，则上源壅滞，津液聚而成痰，而筋脉失于濡养，则手足萎废不用。由此可见，MND发病多与脾、肾、肝、肺有关。此外，MND的发病尚与湿和瘀有明显关系，《素问·痿论》云："有渐于湿，以水为事，若有所留，居处相湿，肌肉濡渍，痹而不仁，发为痿。"《杂病广要》曰："血瘀痿者，产后恶露未尽，流于腰膝，或跌扑损伤，积血不消，四肢痛而不能运动，致脉涩而芤者，宜养血行瘀。"气为血之帅，脾虚气弱，气虚鼓动无力，加之脾虚运化无力，痰浊内生，阻滞脉道，血行不畅，留而成瘀；或久病迁延，气虚血瘀，经脉瘀滞；肝血亏虚，肾精不足，无水行舟，脉道不充，滞而成瘀。湿，或为外湿中人，或为内湿自生。外湿中人，可由久居湿地、天气阴雨等环境因素所致；内湿自生，可因肺、脾、肾功能失调，水液代谢失常而成。

（二）西医

目前，关于MND的病因和发病机制假说主要有遗传机制、氧化应激、兴奋性毒性、神经营养因子障碍、自身免疫机制、病毒感染及环境因素等。当前较为统一的认识是，在遗传背景基础上的氧化损害和兴奋性毒性作用，共同损害了运动神经元，主要是影响了线粒体和细胞骨架的结构及功能。有资料显示，老年男性、外伤史、过度体力劳动（如矿工、重体力劳动者等）都可能是发病的危险因素。

病理上，肉眼可见脊髓萎缩变细。光镜下脊髓前角细胞变性脱失，以颈髓明显，胸腰髓次之；大脑皮质运动区的锥体细胞也发生变性、脱失。脑干运动神经核中以舌下神经核变性最为突出，疑核、三叉神经运动核、迷走神经背核和面神经核也有变性改变，动眼神经核则很少被累及。病变部位可见不同程度的胶质增生，吞噬活动不明显。脊神经前根变细，轴索断裂，髓鞘脱失，纤维减少。锥体束的变性自远端向近端发展，出现脱髓鞘和轴突变性。有时还可见到其他传导束的变化。肌肉呈现失神经支配性萎缩。晚期，体内其他组织如心肌、胃肠道平滑肌亦可出现变性改变。

【临床表现】

通常起病隐匿，缓慢进展，偶见亚急性进展者。由于损害部位的不同，临床表现为肌无力、肌萎缩和锥体束征的不同组合。损害仅限于脊髓前角细胞，表现为无力和肌萎缩而无锥体束征者，为进行性肌萎缩（PMA0）。单独损害延髓运动神经核而表现为咽喉肌和舌肌无力、萎缩者，为进行性延髓麻痹（PBP）。仅累及锥体束而表现为无力和锥体束征者，为原发性侧索硬化（PLS）。如上、下运动神经元均有损害，表现为肌无力、肌萎缩和锥体束征者，则为肌萎缩侧索硬化（ALS）。但不少病例先出现一种类型的表现，随后又出现另一类型的表现，最后演变成 ALS。

1. 肌萎缩侧索硬化　肌萎缩侧索硬化为最多见的类型，大多数为获得性，少数为家族性。发病年龄多在 30 ～ 60 岁，多数 45 岁以上发病。男性多于女性。呈典型的上、下运动神经元同时损害的临床特征。常见首发症状为一侧或双侧手指活动笨拙、无力，随后出现手部小肌肉萎缩，以大鱼际肌、小鱼际肌、骨间肌、蚓状肌为明显，双手可呈鹰爪形，逐渐延及前臂、上臂和肩胛带肌群。随着病程的延长，肌无力和萎缩扩展至躯干和颈部，最后累及面肌和咽喉肌。少数病例肌萎缩和无力从下肢或躯干肌开始。受累部位常有明显肌束颤动。双上肢肌萎缩，肌张力不高，但腱反射亢进，Hoffmann 征阳性；双下肢痉挛性瘫痪，肌萎缩和肌束颤动较轻，肌张力高，腱反射亢进，Babinski 征阳性。患者一般无客观的感觉障碍，但常有主观的感觉症状，如麻木等。括约肌功能常保持良好。患者意识始终保持清醒。延髓麻痹一般发生在本病的晚期，在少数病例可为首发症状。舌肌常先受累，表现为舌肌萎缩、束颤和伸舌无力。随后出现腭、咽、喉、咀嚼肌萎缩无力，以致患者构音不清，吞咽困难，咀嚼无力。由于同时有双侧皮质延髓束受损，故可有假性延髓性麻痹。面肌中口轮匝肌受累最明显。眼外肌一般不受累。ALS 患者的疾病进展常有一定的模式，通常从首先受累的上肢（下肢）发展到对侧的上肢（下肢），到同侧的下肢（上肢），到对侧的下肢（上肢），最后是球部受累。预后不良，患者多在 3 ～ 5 年内死于呼吸肌麻痹或肺部感染。

2. 进行性肌萎缩　发病年龄在 20 ～ 50 岁，多在 30 岁左右，略早于 ALS，男性较多。运动神经元变性仅限于脊髓前角细胞和脑干运动神经核，表现为下运动神经元损害的症状和体征。首发症状常为单手或双手小肌肉萎缩、无力，逐渐累及前臂、上臂及肩胛带肌群。少数病例肌萎缩可从下肢开始。受累肌肉萎缩明显，肌张力降低，可见肌束颤动，腱反射减弱，病理反射阴性。一般无感觉障碍和括约肌功能障碍。许多患者后期会出现上运动神经元损害的体征，而且通常是在首发症状出现的两年内出现，被称为下运动神经元起病的 ALS。本型进展较慢，病程可达 10 年以上或更长。晚期发展至全身肌肉萎缩、无力，生活不能自理，最后常因肺部感染而死亡。

3. 进行性延髓麻痹　本病少见。发病年龄较晚，多在 40 ～ 50 岁以后起病。主要表现为进行性发音不清、声音嘶哑、吞咽困难、饮水呛咳、咀嚼无力。舌肌明显萎缩，并有肌束颤动，唇肌、咽喉肌萎缩，咽反射消失。有时同时损害双侧皮质脑干束，出现强哭强笑、下颌反射亢进，从而真性和假性延髓麻痹共存。后期常出现其他节段上下运动神经元受累的表现，此时称为球部起病的 ALS。病情进展较快，多在 1～2 年内因呼吸肌麻痹或肺部感染而死亡。

4. 原发性侧索硬化　原发性侧索硬化在临床上罕见。多在中年以后发病，起病隐袭。常见首发症状为双下肢对称性僵硬、乏力，行走呈剪刀步态。缓慢进展，逐渐累及双上肢。四肢肌张力呈痉挛性增高，腱反射亢进，病理反射阳性，一般无肌萎缩和肌束颤动，感觉无障碍，括约肌功能不受累。如双侧皮质脑干束受损，可出现假性延髓麻痹表现。部分患者后期会出现下运动神经元损害的表现，此时称为上运动神经元起病的 ALS。进展慢，可存活较长时间。

既往认为 MND 是一种纯运动系统的疾病，没有智能、感觉系统、锥体外系及自主神经系统损害的临床表现。但是，经临床观察确实发现了一小部分 MND 患者出现了运动系统以外的表现，如痴呆、锥体外系症状、感觉异常和膀胱直肠功能障碍等，小部分患者还可出现眼外肌运动障碍。习惯上，将伴有这些少见表现的 MND 称为不典型 MND。其确切发病机制仍不清楚，可能 MND 患者伴有其他疾病，或者 MND 疾病累及其他系统。

【辅助检查】

1. 肌电图　肌电图有很高的诊断价值，呈典型的神经源性损害，ALS 患者往往在延髓、颈、胸与腰髓不同神经节段所支配的肌肉出现进行性失神经支配和慢性神经再生支配现象。主要表现为静息状态下可见纤颤电位、正锐波，小力收缩时运动单位时限增宽、波幅增大、多相波增加，大力收缩时募集相减少，呈单纯相；运动神经传导检查可能出现复合肌肉动作电位（CMAP）波幅减低，较少出现运动神经传导速度异常，感觉神经传导检查多无异常。

2. 脑脊液检查　腰椎穿刺（简称腰穿）压力正常或偏低，脑脊液检查正常或蛋白有轻度增高，免疫球蛋白可能增高。

3. 血液检查　血常规检查正常。血清肌酸磷酸激酶活性正常或者轻度增高而其同工酶不高。免疫功能检查，包括细胞免疫和体液免疫均可能出现异常。

4. CT 和 MRI 检查　脊髓变细（腰膨大和颈膨大处较明显），余无特殊发现。

5. 肌肉活检　可见神经源性肌萎缩的病理改变。

【诊断】

根据中年以后隐袭起病，慢性进行性加重的病程，临床主要表现为上、下运动神经元损害所致肌无力、肌萎缩、肌束震颤、延髓麻痹及锥体束征的不同组合，无感觉障碍，肌电图呈神经源性损害，脑脊液正常，影像学无异常，一般不难作出临床诊断。

世界神经病学联盟于1994年首次提出该病的EL Escorial诊断标准，2000年又发表此标准的修订版，具体如下：

1. 诊断ALS必须符合以下3点

（1）临床电生理或病理检查显示下运动神经元病变的证据。

（2）临床检查显示上运动神经元病变的证据。

（3）病史或检查显示上述症状或体征在一个部位内扩展或者从一个部位扩展到其他部位。

2. 同时必须排除以下2点

（1）电生理或病理检查提示患者有可能存在导致上下运动神经元病变的其他疾病。

（2）神经影像学提示患者有可能存在导致上述临床或电生理变化的其他疾病。

3. 进一步根据临床证据的充足程度，可以对ALS进行分级诊断

（1）确诊ALS：至少有3个部位的上、下运动神经元病变的体征。

（2）很可能ALS：至少有2个部位的上、下运动神经元病变的体征，而且，某些上运动神经元体征必须位于下运动神经元体征近端（之上）。

（3）实验室支持很可能ALS：只有1个部位的上、下运动神经元病变的体征，或一个部位的上运动神经元体征，加肌电图显示的至少两个肢体的下运动神经元损害证据。

（4）可能ALS：只有1个部位的上、下运动神经元病变的体征，或有2处或以上的上运动神经元体征，或者下运动神经元体征位于上运动神经元体征近端（之上）。

注：将ALS神经元变性的部位分为4个：延髓、颈髓、胸髓、腰骶髓。

【鉴别诊断】

1. 颈椎病或腰椎病　颈椎病可出现手部肌肉萎缩，压迫脊髓时还可导致下肢腱反射亢进、双侧病理反射阳性等上、下运动神经元病变的症状和体征，亦可呈慢性进行性病程。两者鉴别有时较困难，但颈椎病的肌萎缩常局限于上肢，多见手肌萎缩，不像ALS那样广泛，常伴上肢或肩部疼痛，客观检查常有感觉障碍，可有括约肌障碍，无延髓麻痹表现。腰椎病也常局限于单下肢，伴有腰或腿部疼痛。

胸锁乳突肌及胸椎椎旁肌针极肌电图检查无异常。颈椎X线片、CT或MRI显示颈椎骨质增生、椎间孔变窄、椎间盘变性或脱出，甚至脊膜囊受压，有助于

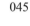

下篇　各论·运动神经元病

鉴别。对于老年人，颈椎病同时合并腰椎病时，临床与肌电图更易与 ALS 混淆，此时 ALS 的胸椎椎旁肌针极肌电图异常自发电位有助于鉴别。

2. **延髓和脊髓空洞症**　延髓和脊髓空洞症在临床上也常有双手小肌肉萎缩，肌束颤动，可进展为真性延髓性麻痹，也可出现锥体束征，但临床进展缓慢，常合并其他畸形，且有节段性分离性感觉障碍。MRI 可显示延髓或脊髓空洞，有助于鉴别。

3. **多灶性运动神经病**　多灶性运动神经病呈慢性进展的局灶性下运动神经元损害，推测是与抗神经节苷脂（GM1）抗体相关的自身免疫性疾病。其临床表现多为非对称性肢体无力、萎缩、肌束颤动，而感觉受累很轻。腱反射可以保留。节段性运动神经传导测定可显示有多灶性运动传导阻滞，血清抗 GM1 抗体滴度升高，静脉注射免疫球蛋白有效，可与 ALS 鉴别。

4. **颈段脊髓肿瘤**　颈段脊髓肿瘤可有上肢萎缩和四肢腱反射亢进，双侧病理反射阳性，但一般无肌束颤动，常有神经根痛和传导束性感觉障碍。腰穿可发现椎管阻塞，脑脊液蛋白含量增高。椎管造影、CT 或 MRI 显示椎管内占位病变有助于确诊。

5. **上肢周围神经损伤**　上肢周围神经损伤可有上肢的肌无力和肌萎缩，但多累及一侧，且有感觉障碍，可与 ALS 鉴别。

6. **良性肌束颤动**　正常人有时可出现粗大的肌束颤动，但无肌无力和肌萎缩，肌电图检查正常。

7. **脊肌萎缩症**　脊肌萎缩症是一组遗传性疾病，大部分为隐性遗传。临床上以进行性对称性近端肌无力萎缩为主要表现，选择性累及下运动神经元，没有上运动神经元受累。其中最严重的脊肌萎缩症发病在婴儿期，多数 2 岁内死亡。起病于儿童、青少年或成人的脊肌萎缩症则预后良好。

【中医治疗】

（一）辨证论治

1. 脾胃气虚

主症：肢体无力、肌肉萎缩，甚则四肢不用，吞咽困难，神疲倦怠，少气懒言，不思饮食，排便无力。面色萎黄，舌质淡，胖大有齿痕，苔薄白或少苔，脉细弱。

治法：健脾和胃，补中益气。

主方：补中益气汤加减。

基本处方：生黄芪 30 ～ 100g，人参 10g，炒白术 15g，茯苓 15g，当归 10,

山药 30g，枳实 10g，升麻 3g，柴胡 6g，陈皮 10g，炙甘草 10g。

加减：若气虚畏寒者，以红参 10g 易人参，桂枝 10g；若食后腹胀者，加焦神曲 10g，焦麦芽 10g；若大便溏黏者，可加白扁豆 10g，防风 10g；若腹中痛者，加白芍 15g，延胡索 10g；脘腹痞满者，加木香 5g，砂仁 5g（后下）。

2. 肝肾阴虚

主症：肌肉萎缩，痿软无力，筋骨拘挛，肌肉跳动，头晕耳鸣，烦热盗汗，腰膝酸软，眠差多梦，小便短赤，大便干结，舌质红，舌苔少，脉弦细。

治法：补益肝肾，养阴柔筋。

主方：虎潜丸加减。

基本处方：狗骨 50g，怀牛膝 20g，熟地黄 15g，山茱萸 15g，黄精 15g，龟甲 15g，知母 10g，陈皮 10g，黄柏 20g，当归 10g，阿胶 10g（烊化）。

加减：健忘痴呆者，加益智仁 20g，核桃仁 10g；风动肢颤者，加羚羊角粉 0.5g（冲服），钩藤 15g（后下）；若筋肌挛急者，可加地龙 10g，白芍 20g；若掌热颧红者，可加玄参 10g，赤芍 10g；若腰膝疼痛者，可加炒杜仲 15g，川续断 15g；若齿摇发落者，可加补骨脂 10g，制首乌 20g；若目干视昏，可加枸杞子 15g，沙苑子 15g。

3. 脾肾阳虚

主症：肢体萎弱，肌肉跳动，畏寒肢冷，精神疲惫，腰膝酸软，口淡纳少，小便清长，大便稀溏，面色㿠白，舌苔薄白，舌体淡胖，脉沉细。

治法：温补脾肾，养血荣肌。

主方：右归丸合附子理中汤加减。

基本处方：熟地黄 20g，山药 20g，山茱萸 10g，枸杞子 15g，制附子 15g（先煎），肉桂 10g（后下），当归 15g，菟丝子 10g，肉苁蓉 15g，炒杜仲 15g，鸡血藤 20g，鹿茸 2g（研末冲服），补骨脂 10g，炒白术 15g，茯苓 15g，炮姜 10g，炙甘草 10g。

加减：若气短乏力者，可加红参 10g，黄芪 30g；若食积纳呆者，可加焦神曲 10g，焦麦芽 10g；若头晕悸动者，可加桂枝 10g，生姜 10g；若大肉已脱者，可加黄精 15g，制首乌 20g；若骨痿肢软者，可加狗脊 15g，川续断 15g；若尿频滑精者，可加益智仁 20g，覆盆子 10g；若阳痿早泄者，可加仙灵脾 15g，巴戟天 10g。

4. 痰瘀互结

主症：肢体无力，肌肉萎缩，肌肉跳动，肢体僵硬，痰多，吞咽不利，舌强不能言，足废不能用。舌质暗红、苔黄腻，脉弦滑或脉沉细。

治法：化痰活血通络。

主方：涤痰汤合通窍活血汤加减。

基本处方：半夏10g，陈皮10g，茯苓15g，制南星10g，石菖蒲10g，竹茹10g，枳实10g，红花10g，当归10g，地龙10g，桃仁10g，川芎10g。

加减：胸闷气阻加瓜蒌15g，枳壳10g；咳嗽咳痰加杏仁10g，浙贝10g；身痛肢麻加怀牛膝20g，鸡血藤20g。

5. 津亏燥热

主症：肢体无力，筋肌挛缩，声音嘶哑，肌肤干枯，心烦口渴，咽干不利，呛咳少痰，小溲短赤，大便偏干。舌质红，苔黄，脉细数。

治法：清热生津，润燥柔筋。

主方：沙参麦冬汤加减。

基本处方：沙参15g，麦冬15g，玉竹15g，天花粉15g，生地黄15g，木瓜15g，玄参10g，石斛10g，白芍10g，当归10g，伸筋草10g，生甘草10g。

加减：若燥热较甚者，可加黄柏10g，知母10g；若咽痛生疮者，可加桔梗10g，连翘10g；若大便干结者，可加火麻仁15g，柏子仁15g；若血燥生风，肌束颤动者，可加羚羊角粉0.5g（冲服），钩藤15g（后下）。

6. 气虚血瘀

主症：病程日久，肌肉萎缩，手指僵直或拘挛呈爪形，语言謇涩，神疲懒言，气短乏力，肌肤甲错。舌质暗或有瘀点瘀斑，舌底脉络瘀滞，舌体萎缩，脉细涩。

治法：益气活血柔筋。

主方：补阳还五汤加减。

基本处方：生黄芪30～100g，桃仁10g，红花10g，当归15g，赤芍15g，川芎10g，鸡血藤30g，地龙10g，木瓜10g，伸筋草10g，炙甘草10g。

加减：气虚重者，重用黄芪加人参10g；瘀血重，加丹参20g，穿山甲（用猪蹄甲代）10g，三七10g。

（二）针灸治疗

1. 针灸辨证治疗

（1）脾胃气虚

治法：健脾和胃，补中益气。

处方：取足阳明胃经、足太阴脾经、任脉、背俞穴为主。脾俞、胃俞、中脘、气海、关元、髀关、伏兔、血海、足三里、丰隆、三阴交、公孙。

方义：脾俞、胃俞为脾胃之气转输之处，可健运脾胃，益气补虚，均为治疗脾胃疾病的要穴。中脘属任脉之穴，是任脉、手太阳与少阳、足阳明之会，胃之募穴，八会穴之腑会，有健脾和胃、补中益气之功。气海为元气之海，扶阳益气。关元位居丹田，补元真不足，救脏气衰惫。髀关、伏兔均属于足阳明胃经，有健脾除湿，固化脾土之功。足三里是足阳明胃经之合穴，长于健脾和胃、扶助正气。丰隆穴系足阳明胃经的络穴，有调和胃气、祛湿化痰之效，可助脾胃运化以生气血。血海、三阴交属足太阴脾经，益脾生血。公孙穴为足太阴之络穴，八脉交会穴之一，通冲脉，健脾益胃，助血化气。

操作方法：背俞穴向脊柱斜刺，行提插捻转补法。中脘、气海、关元行灸法。髀关、伏兔、血海、足三里、丰隆、三阴交、公孙均直刺，行提插捻转补法，均行可温针灸或灸法。

（2）肝肾阴虚

治法：滋阴柔筋，补益肝肾。

处方：取足厥阴肝经、足少阴肾经及背俞穴为主。肝俞、肾俞、膏肓俞、期门、悬钟、三阴交、蠡沟、太溪、复溜。

方义：肝俞、肾俞皆为背俞穴，是肝血、肾精在背部输注之处，刺之可补益肝肾。膏肓俞主羸瘦虚损，劳伤积病，可益阴补气。期门为肝经的最上一穴，由于下部的章门穴无物外传而使本穴处于气血物质的空虚状态，针刺本穴补肝经之气血最速。悬钟为八会穴之髓会，有填精益髓之功，善治下肢痿痹。蠡沟属足厥阴肝经之络穴，具有养肝疏肝、滋阴养血之效。太溪为足少阴肾经之原穴、输穴，复溜属足少阴肾经之经穴，配合三阴交重在滋补肝肾之阴。

操作方法：背俞穴向脊柱斜刺，行提插捻转补法，可行灸法。期门穴斜刺、浅刺，可灸，皮层点刺。悬钟、三阴交、蠡沟、太溪、复溜等穴可直刺，行捻转补法。

（3）脾肾阳虚

治法：温补脾肾，养血荣肌。

处方：取足太阴脾经、足少阴肾经、督脉、任脉及背俞穴为主。脾俞、肾俞、关元、气海、命门、太白、公孙、太溪、三阴交、足三里、阴陵泉、阴谷、血海。

方义：脾俞、肾俞属背俞穴，为脾肾经气聚集之处，温针灸可温肾暖脾；气海、关元为任脉之穴，灸气海可扶阳益气，灸关元暖丹田，补元阳。命门属督脉，灸之可补肾壮阳、培元固本、强健腰膝。太白、公孙、三阴交、阴陵泉、血海均为足太阴脾经之穴，温针灸共奏温阳健脾、理气和胃、益肾固精、养血荣肌之效。太溪、阴谷皆为足少阴肾经之穴，温针灸可温肾益精、强骨壮筋。

操作方法：背俞穴向脊柱斜刺，行温针灸；气海、关元、命门行灸法；余穴皆可直刺，行温针灸。

（4）痰瘀互结

治法：化痰活血通络。

处方：取足阳明胃经、足太阴脾经及背俞穴为主。天枢、足三里、丰隆、阴陵泉、内庭、膈俞、血海、三阴交、太冲、合谷。

方义：天枢穴属于足阳明胃经，是手阳明大肠经募穴，主疏调肠腑、理气化痰、消食化湿。足三里是足阳明胃经之合穴，长于健脾助运，以达化痰除湿之效。丰隆穴系足阳明胃经的络穴，有调和胃气、祛湿化痰、通经活络之效。阴陵泉穴属足太阴脾经之合穴，具有利湿化痰的作用。内庭是足阳明胃经的常用腧穴之一，可通腑排浊。膈俞为背俞穴，是八会穴之髓会，善于养血活血、理气止痛。治上半身瘀血以膈俞为主穴，治下半身瘀血常以血海为主穴，三阴交则主治全身瘀血证。太冲、合谷为四关穴，功能调气血，通经络。

操作方法：膈俞穴向脊柱斜刺，其余诸穴均可直刺，行平补平泻之法。

（5）津亏燥热

治法：清热生津，润燥柔筋。

处方：取督脉、手太阴肺经、足太阴脾经、手阳明大肠经、足阳明胃经之穴为主。百会、大椎、人中、尺泽、血海、三阴交、曲池、合谷、解溪。

方义：百会为督脉经穴，穴性属阳，又于阳中寓阴，能通达阴阳脉络，连贯周身经穴，对于调节机体的阴阳平衡起着重要的作用。大椎为手足三阳与督脉之会。督脉统摄全身阳气，而太阳主开，少阳主枢，阳明主里，故本穴可清阳明之里热，散太阳之表热，和解少阳之郁热，祛邪外出而主治全身热病及外感之邪。人中为督脉经穴，而督脉入络于脑，为醒脑开窍的重要穴位。尺泽属手太阴肺经之合（水）穴，调理肺气，清热和中。血海属足太阴脾经，有养血活血凉血之效。三阴交为足太阴脾经腧穴之一，为足三阴经（肝、脾、肾）的交会穴，可益阴清热润燥。曲池属于手阳明大肠经之合（水）穴，有清热生津，调和气血，疏经通络之功。合谷为手阳明大肠经之原穴，属阳主表，解表通络，宣泄气中之热，升清降浊，宣通气血。解溪属足阳明胃经之经（火）穴，可清阳明之热，润阳明之燥。

操作方法：百会平刺，行快速捻转手法；人中斜刺，行雀啄手法；大椎、合谷、尺泽、解溪直刺，行提插捻转泻法。血海、三阴交直刺，行捻转补法。

（6）气虚血瘀

治法：益气活血柔筋。

处方：以取手足阳明经、足太阴脾经、任脉穴及背俞穴为主。合谷、太冲、足三里、气海、关元、三阴交、血海、膈俞。

方义：足三里、气海、关元以益气，合谷、太冲行气通经。膈俞、血海、三阴交以活血化瘀。

操作方法：合谷、太冲直刺，行平补平泻法。足三里直刺，行提插捻转补法或温针灸。气海、关元行灸法。血海、三阴交直刺，行平补平泻法。膈俞向脊柱斜刺，平补平泻法。

2.其他体针治疗

取穴以督脉、头部腧穴为主。以开窍醒神，舒筋活络为主要治法。

穴位处方：大椎、水沟、风池、完骨、天柱。

刺法：针刺用补法。

加减：上肢肌无力配肩井、肩髃、曲池、合谷、阳溪；下肢肌无力配髀关、梁丘、足三里、解溪。

3.头手足三联针法

取穴：

头部：百会透正营；正营透曲鬓；正营透囟会；目窗透神庭。

手部：内关透外关，合谷透劳宫。

足部：太冲透涌泉，太溪透昆仑。

方法：头部用 φ0.4×50mm 毫针，按上述穴位分四段透刺，针后捻转，每根针捻转 2 分钟，捻转频率 150～200 转 / 分钟，间隔 15 分钟后再捻转，共留针 1 小时。在头部穴位针刺后，针刺患侧内关透外关，合谷透劳宫，太冲透涌泉，太溪透昆仑，得气后再大幅度提插并捻转，稍停数秒，再小幅度轻轻捻转，使针感不散，留针 0.5 小时。留针期间鼓励患者主动或被动活动患肢，不能活动者用意念想象患肢运动。最后较缓起针，按捺针孔。

4.耳针

取穴：脑、脾、胃、肝、肾。

配穴：言语不利取舌；吞咽困难取咽喉；呼吸困难取肺。

方法：选 2～3 个主穴和 1～2 个配穴，用毫针、揿针或压丸治疗，毫针隔日治疗 1 次，埋针宜不超过 3 天，压丸可 3 天换一次。

5.眼针

取穴：脾区、胃区、肝区、肾区。

配穴：上肢活动不利加上焦区；下肢活动不利加下焦区；吞咽困难加中焦区；呼吸困难加肺区、上焦区。

6. 穴位注射

（1）方法一

取穴：脾俞、胃俞、肾俞。

配穴：上肢取肩髃、曲池、手三里、阳溪、大椎；下肢取髀关、梁丘、足三里、解溪、腰阳关。

药物：变构蛇毒（500～600mg/mL）2mL 加入注射用水 2mL。

治疗方法：取 5mL 一次性注射器 1 支，抽取药液，穴位常规消毒，将针刺入穴位，得气后，回抽无血，将药液缓慢注入，每穴位注射 0.5mL，每日 1 次，15次为 1 疗程，休息 10 天后再进行第 2 个疗程。

（2）方法二

取穴：曲池、合谷、足三里、三阴交、血海。

药物：维生素 B_{12} 2mL、当归注射液 2mL、黄芪注射液 2mL。

治疗方法：依照穴位注射操作常规，每穴任选一种注射药，每日 1 次，10 日为 1 疗程。

7. 灸法

（1）方法一

取穴：关元、气海、足三里、肾俞、大肠俞。

治疗方法：以隔姜灸法，令患者先取仰卧位，穴位经常规消毒，将鲜姜切成厚 0.3～0.4cm 的 5 分硬币大小（以针刺孔若干），分别置于穴位上，放上中等艾炷，每穴灸 5 壮。以上治疗 1 次 / 天，10 次为 1 个疗程，共 3 个疗程。

（2）方法二

取穴：督脉胸 1 到腰 5，每棘突下为穴。

治疗方法：第 1 组穴，用艾灸温通，行雀啄法，每穴灸 1～2 分钟，使病者有下行温热感为佳。每日 1 次，14 日为 1 个疗程。

8. 埋线治疗

取穴：关元、气海、脾俞、肝俞、肾俞、胃俞及病变侵犯相应节段的华佗夹脊穴。

治疗方法：依照穴位埋线疗法操作常规，每次可用 2～3 个穴位，一般20～30 天埋线 1 次。

（三）单方验方

1. 一把抓 30g，伸筋草 30g，每日 1 剂，水煎服，每日 2 次，适用于气虚血瘀证。

2. 鹿角片 300g，酒浸一夜，熟地黄 120g，附片 45g，用大麦米和蒸熟，焙干为末，大麦粥和为丸，每次 7g，每日 3 次，米饭送服。适用于脾肾两虚证。

3. 紫河车粉，每服 6g，每日 2 次。治肾精亏虚证。

（四）名医经验方

1. 周绍华经验方　组方：熟地黄 30g，山药 12g，山茱萸 12g，茯苓 15g，怀牛膝 15g，炒杜仲 12g，巴戟天 12g，肉苁蓉 12g，枸杞子 12g，五味子 10g，益母草 12g，天麻 10g，全蝎 5g，大枣 6 枚。

用法：水煎，每日 1 剂，分 2 次服。

主治：肝肾阴虚证运动神经元病。

2. 马佩琼经验方　组方：龟甲 10g，枸杞子 15g，首乌 15g，僵蚕 6g，怀牛膝 15g，杜仲 15g，黄芪 30g，川芎 12g，地龙 6g，当归 15g，生地黄、熟地黄各 15g，水蛭 6g，白术 20g，鸡血藤 15g，泽泻 9g，三七 6g。

用法：水煎，每日 1 剂，分 2 次服。

主治：气血双亏、肝肾不足、伴痰瘀阻络证运动神经元病。

3. 冯彦臣经验方　组方：桂枝 30g，凤仙草 30g，豨莶草 30g，怀牛膝 30g，丹参 30g，桃仁 10g，红花 10g，当归 12g，甘草 6g。

用法：水煎，每日 1 剂，分 2 次服。

主治：瘀血阻络证运动神经元病。

4. 秦华经验方

组成：黄芪 30g，党参 20g，白术 10g，茯苓 20g，薏苡仁 15g，木瓜、泽泻、熟地黄、杭白芍、杜仲、续断、怀牛膝、锁阳、菟丝子各 10g，红花 5g。

用法：水煎，每日 1 剂，分 2 次服。

主治：脾虚湿盛、肝肾亏损证运动神经元病。

5. 刘茂才经验方

组成：黄芪 45g，党参、太子参、丹参各 20g，何首乌、白芍、鸡血藤各 30g，紫河车、山茱萸、杜仲、巴戟天各 15g，陈皮 6g。兼语謇、吞咽困难者，加全蝎 6g，石菖蒲 12g，马钱子粉（冲）0.5g 以涤痰开窍；兼肌肉震颤者，加龟甲胶（烊）20g，当归 10g，木瓜 30g；兼咽干、心烦不寐者，加玄参、生地黄、麦冬各 15g。

用法：水煎，每日 1 剂，分 2 次服。

【西医治疗】

西医对 MND 的治疗包括病因治疗、对症治疗和各种非药物治疗。当前，病因治疗的发展方向包括抗兴奋性氨基酸毒性、神经营养因子、抗氧化和自由基清除、新型钙通道阻断剂、抗细胞凋亡、基因治疗及神经干细胞移植等。至今仍缺乏能够有效逆转或控制病情发展的药物。

（一）药物治疗

1. 抗兴奋性毒性

（1）利鲁唑片：抑制谷氨酸对神经元的毒性损伤，可以延缓病程，延长生存期，但不能改善症状或逆转进行性恶化的趋势。每次 50mg，每天 2 次。

（2）支链氨基酸（亮氨酸、异亮氨酸、缬氨酸、苏氨酸）：能促进谷氨酸脱氨，减少其生成，形成对神经元的保护。

（3）加巴喷丁：抑制支链氨基酸转移酶而阻断谷氨酸的生物合成，实验观察疗效不肯定。

2. 神经营养因子 神经营养因子有脑源性神经营养因子（BDNF）、睫状神经营养因子（CNTF）、胰岛素样生长因子（IGF-I）、胶质细胞源性神经营养因子（GDNF）等，可促进运动神经元的生长和存活，但临床试验均未得出有效的结论。

3. 自由基清除剂和抗氧化

（1）维生素 E：被认为可以对抗氧化应激，大剂量服用可能对 ALS 起到预防和治疗作用。

（2）依达拉奉：是临床广泛应用的自由基清除剂，疗效尚待证实。

4. 对症治疗 肌肉痛性痉挛者，可使用卡马西平、苯妥英钠、地西泮等，也可配合物理治疗。严重球部症状经常流涎者，可使用抗胆碱能制剂，辅以家庭吸引装置、雾化、蒸汽吸入、腮腺注射肉毒杆菌、唾液腺注射等。肌张力增高者，给予巴氯芬、替扎尼定、丹曲林及 A 型肉毒杆菌素，配合物理治疗。抑郁情绪者，可使用阿米替林、舍曲林、氟西汀、帕罗西汀及西酞普兰等药物。焦虑症状显著者，可给予劳拉西泮，辅以心理支持和心理咨询。对失眠患者，经常使用阿米替林、唑吡坦、佐匹克隆等，并适度安慰。疼痛者，可根据疼痛程度选择镇痛药、非甾体类抗炎药、阿片类药物，适度安慰、摆正姿势使患者处于放松的体位、调整护理方法等。喉头痉挛者，可给予普通剂量劳拉西泮。晚期出现语言交流困难者，由语言康复医生指导语言训练，辅助交流工具也非常重要；此外，局部可使用冰块或巴氯芬帮助患者减轻舌肌痉挛，行软腭修复/软腭抬高手术等。

（二）基因治疗和干细胞移植

基因治疗和干细胞移植在理论上是合理的，但应用于临床，证明疗效，还要走很长的路。

【预后与转归】

运动神经元病的预后因不同的疾病类型和发病年龄而不同。原发性侧索硬化进展缓慢、预后良好；部分进行性肌萎缩患者的病情可以维持较长时间的稳定，但不会改善；肌萎缩侧索硬化、进行性延髓麻痹以及部分进行性肌萎缩患者的预后差，病情持续性进展，多于 5 年内死于呼吸肌麻痹或肺部感染。

【调摄与护理】

1. 注意调畅情志，保持心情愉快；饮食宜清淡有营养，宜富含蛋白质和维生素，少食辛辣、生冷、肥甘之品，避免烟酒。

2. 早期运动神经元病患者，可适当进行锻炼，但应避免过量运动，以防加重病情

3. 吞咽出现困难者，宜进食半固体食物或流食，以免呛咳。

4. 因肌肉萎缩影响日常活动的患者，应及早使用保护及辅助器械，防止受伤和保持适当的活动量。

5. 对患肢宜保暖，有肌肤麻木、感觉迟钝者，应防止冻伤、烫伤。

【食疗方】

1. **雪梨百合粥**　雪梨 1 个，百合 30g，糯米 50g，冰糖 10g。共煮成粥，分 1 次或 2 次服食。用于本病燥热伤津型。

2. **薏米红豆粥**　薏米 50g，红豆 30g，洗净浸泡 2～3 个小时，放入高压锅内，大火烧开，上气后改小火煮 20 分钟，关火自然排气，分 1 次或 2 次温服食。用于本病湿热浸淫型。

3. **沙苑子鱼胶汤**　沙苑子 15g，杜仲 15g，狗脊 15g，鱼胶 30g。用两层纱布包上前三味，扎紧，鱼胶切碎，共煲汤。饮汤食鱼胶，每日 1 剂。用于本病肝肾阴虚型。

4. **苁蓉山药粥**　肉苁蓉 15g，山药 30g，党参 15g，粳米 100g，白糖少许。上料共入砂锅中煮食。每日 1 剂。用于本病脾肾两虚型。

【医家经验】

（一）王永炎经验

王永炎院士集多年诊治本病经验，指出脾肾肝三脏虚损是发病的内在原因，湿邪、毒邪侵犯或内生是发病重要因素，瘀血阻络或痰瘀阻络是邪气为害的主要途径，络病是本病缠绵难愈的主要机制，虚风内动是本病进展的重要病理环节。

络病是病邪内侵，客于十五别络、孙络、浮络而发生的病变，是以络脉阻滞为特征的一类疾病。该学说在叶天士的《临证指南医案》中得到了系统的阐述，认为凡久病、久痛诸症，多因络脉瘀滞而引起。虚损、邪毒、瘀血客于络脉，败坏形体，继而又常加重病情，变生诸病，形成恶性循环，缠绵难愈。所以"络病"是本病的病位，又是其核心机制。

王永炎院士认为，本病的治疗以控制病情进展为基础，以促进好转为目标。在疾病各个时期，根据标本缓急情况，在补益、通络、祛湿、降浊、解毒等方面权衡用药。补益脾胃常用方有参苓白术散、补中益气汤等。其中用到人参时，最好用红参、野山参、多年生西洋参，不可用党参代，否则效果较差。方中白术还是对症之药，《本经》谓其能治"死肌"，大剂量（30～60g）用于肌肉瘫痪者有效。同时要注意脾胃气虚者多易夹食积，用补益之法，要适当配伍消食理气和胃之品如焦三仙、陈皮、枳壳等。

补益肝肾：本病的表现多属筋骨萎弱。治当补益肝肾、滋阴清热，常用《丹溪心法》虎潜丸。无论有无脾虚见证，均可加上补益脾胃之品，并少佐消食和胃之品。疾病缓慢进展过程中，有肌束震颤的表现，伴肌张力增高，锥体束征阳性，或有舌肌震颤，此皆肝肾精血不足，筋脉、肌肉失于濡养所致的虚风内动之象，当在补益肝肾的基础上，加用平肝息风之品，如钩藤、天麻、羚羊角等，但要注意以滋补肝肾为主。

化湿祛湿、健运中焦：临床发现部分患者，舌象多为腻苔、滑腻苔、厚腻苔、腐苔。治当以芳香化湿与燥湿运脾并用，可用达原饮与二妙散合用，并加千年健、威灵仙等舒筋活络之品；若湿重者，可用淡渗利湿之品，如茯苓、泽泻、猪苓等。部分患者腻苔顽固难去者，可在上述治疗基础上，加通阳或温阳之品，所谓启一点真阳运化全身气机。

化痰清热、固护脾胃：本病热象往往与湿浊相兼，胶着不解，当谨慎使用清法。热不重者，可以偏重渗湿，加用清心利尿之品如竹叶、芦根等，使小便利则热邪与湿邪俱从小便而解。热象稍重者，可佐清热之品，如黄芩、连翘、石膏等，但不可一味寒凉攻伐。痰热之象较重者，治当清化热痰，临床上常用黄连温胆汤加伸筋通络之品。

通络息风和解毒贯穿始终。虚、毒、瘀互结，脉络不通（络病）为本病基本病理。治疗应针对病理因素。要注意探究络病形成的原因，在补益脾胃、滋补肝肾、荣养阴血以及祛除毒邪、痰浊或湿浊的基础之上，运用活血化瘀、活血通络及舒筋活络之法。可用辛香通络、甘缓补虚、辛泄宣瘀之法以配合扶正之剂。常用桃红四物汤、丹参、葛根养血活血为基本方，加千年健、豨莶草、白芥子等品以通络，甚者可用全蝎、僵蚕、蜈蚣等虫类药物以加重通络之功，并有息风解毒之效。

（二）邓铁涛经验

邓铁涛教授根据本病首发症状是渐进性手足痿弱无力，病前无明显外感温热之邪灼肺耗津的过程，结合中医学脾主四肢、脾主肌肉，先天禀赋不足等理论，认为MND基本病机是脾肾亏虚为本，风动、痰阻、血瘀为标。

脾肾亏虚，纳化失职，精血化生乏源，则肾精不能化生肝血。加之病程日久，患者多有情志抑郁，化火伤阴耗血，致水不涵木，肝失所养，肝阳亢逆而致虚风内动。患者可出现肌束颤动，肢体关节僵硬，肌肉痉挛，腱反射亢进和锥体束病理征阳性等，这又是MND与一般痿病的不同之处。这些症状和体征越明显，表明病情进展越快。

此时，虚风内动之征象是标，其根本原因在于脾肾亏虚。脾虚运化失职，水湿内停反为痰浊，肝风夹痰走窜经脉，痹阻经脉窍道，则可出现舌謇不能言、吞咽不利、喉间痰鸣等。脾虚日久，气血化生乏源，胸中宗气日渐亏虚，无力"走息道以司呼吸"和"贯心脉以行气血"，从而呼吸和行血功能减退，瘀血内停，痹阻经脉，可见气短、少气和舌质紫暗等，终至呼吸肌麻痹而亡。可见，脾肾亏虚是MND的基本病机，贯穿病程始终，风动、痰阻、血瘀是病变不同阶段所派生的标象。

辨证论治以健脾益肾为主，息风、化痰、祛瘀随证配用，方以四君子汤合右归丸化裁。处方：黄芪30～120g，五爪龙30～100g，白术12g，茯苓、杜仲、川牛膝、白芍各15g，熟地黄20g，山药、鸡血藤、菟丝子各30g，胆南星、山茱萸各10g，全蝎（研末，分2次冲服）6g。每天1剂，水煎，分2次服。

加减：伴纳差、腹胀、便溏等脾气虚明显者，去熟地黄加砂仁（后下）6g，鸡内金12g，炒白扁豆15g；伴肢冷、尿清、腰酸痛、舌淡嫩、脉沉细无力等肾阳虚症状者，加用鹿角霜30g，巴戟天、狗脊、肉苁蓉各15g；伴肌束颤动、肢体关节僵硬等肝风症状者，加生龙骨（先煎）、生牡蛎（先煎）各30g，制龟甲（先煎）15～30g，蜈蚣（研末分2次冲服）1～2条；伴吞咽不利、呛水、舌謇、言语不利等风痰上扰、痹阻经脉窍道者，加法半夏、僵蚕、石菖蒲各10g，远志6～12g；伴舌紫暗或有瘀点、瘀斑，或舌下脉络迂曲紫暗、四肢固定疼痛性痉挛等瘀血痹阻经脉者，加赤芍15g，水蛭、桃仁各10g。

（三）顾明昌经验

顾明昌认为，运动神经元病的早期阶段，症状单一，仅涉及单一肢体、单侧肢体，或仅现吞咽、语言困难，以经络病变为主，脏腑之气未见大衰，临证分析应为阴血亏虚、内风扰动、筋骨失养、痰热内盛、经络阻滞之虚实夹杂证。治疗原则以补益肝肾、疏通经络、涤痰化瘀祛邪为主，以黄芩、天竺黄、竹茹等泄热豁痰去其实，远志、石菖蒲豁痰开窍，配以丹参活血通络。以生地黄、熟地黄、白芍、益智仁、山药顾其肝肾而治本，标本兼治，收效益彰。

中期，病情加重，病损范围扩大。由于病程日久，病情缠绵，患者多兼气血瘀滞之象，治疗时应酌加莪术、丹参、当归、桃仁、红花等活血通络之品。瘀象明显者，须加搜剔络中瘀血的全蝎、蜈蚣、乌梢蛇等虫类药物。

晚期，易合并呼吸肌麻痹，以脏腑病变为主，病势由浅入深，脏腑之气衰败，病情较复杂。治疗原则以填精补髓、培补肝肾、化痰息风、开窍补虚为主，能稳定病情，或延缓病情的发展，延长生命。若伴见膝胫痿弱不能站立，甚至举步维艰、腰酸遗尿、遗精早泄、月事稀少、发枯毛脱，甚至步履全废、腿胫大肉渐脱等症状，则以补肾壮骨、填精生髓为法；若出现脾肾两虚的症状，则脾肾双补。此时，尚要兼顾脏腑之间关系，在出现其他脏腑功能失调症状时，也应在健脾补肾的基础上加以考虑。如肾虚不能制火，火克肺金，出现痿躄，足不能用，干咳声嘶，应佐以养阴润肺。

（四）石学敏经验

石学敏院士认为，运动神经元病虽与脾胃肝肾有关，但其病位在脑与脊髓，与脑神失司有着密切的关系。他以"醒神、调神、安神"为理论基础，指出脑之神主宰着人体的一切生命活动，神不仅能调节精、气、血、津液的代谢，还能调节脏腑的生理功能及人体阴阳的平衡；百病始生，皆源于神，神机异常是疾病发生的根源。凡刺之法，必先治神。只有使脑髓充盈，神机调和，才能使机体恢复正常，说明治神在本病的治疗中起着关键的作用。故石院士提出脑神失司应是该病发病的关键所在，治疗宜着眼于根本，以治神为主，辅以调整经筋。

醒脑开窍针法是石院士在治神时所应用的基础方，取内关、水沟、风池、完骨、天柱作为治疗本病的基础穴。其中，针刺内关、水沟能有效改善脑循环以开窍启闭，宁心安神；风池、完骨、天柱可改善椎-基底动脉供血、降低外周阻力以健脑养神。研究表明，此法能有效提高本病病灶侧的神经细胞活性，恢复其传导和反射功能，促进损伤部位自动调节机制的恢复。而本病病位不仅在脑，还在脊髓，调神的同时，还应配合针刺大椎及夹脊穴。大椎为督脉及手足三阳之会，连接上下，统率一身之阳；夹脊穴内夹督脉，外贯膀胱经，针刺可疏通脊背经气，能直接刺激脊神经根，调节局部代谢，促进脑脊液循环，加快神经功能恢复，治疗脊髓病变。

运动神经元病表现出肌肉萎缩等症状，应为经筋受累。石院士认为，久病多虚，肝肾阴血内耗，肝藏血主筋，肾藏精主骨，肝肾精血亏虚，筋骨失养，发为痿痹，证属肝肾亏虚，所以应以整体治疗为主，取筋会阳陵泉配肝俞，髓会悬钟配肾俞，以滋补肝肾；血海以调补气血，足三里滋补后天；配合经筋刺法，即取受累肢体的阳明经筋，采取排刺及一针多向透刺等经筋刺法，以宁宗筋。经筋刺法是石院士针对经筋受病所创立的一种针刺方法，此针法可有效调整萎缩肌群经筋的生理功能，促进局部经气运行及血液循环，以舒筋活筋，促进肌肉萎缩的恢复，有效改善其运动功能。

【医家医案】

（一）丁甘仁医案

李左，两足痿软，不便步履，按脉尺弱寸关弦数，此乃肺肾阴亏，络有蕴热，经所谓肺热叶焦，则生痿是也。阳明为十二经之长，治痿独取阳明者，以阳明主润宗筋，宗筋主束骨而利机关也。症势缠绵，非易速痊。

南沙参、北沙参（各一钱五分），鲜生地黄（三钱），川黄柏（一钱五分），丝瓜络（二钱），川石斛（三钱），生薏苡仁（三钱），肥知母（一钱五分），大麦冬（三钱），陈木瓜（二钱），络石藤（三钱），虎潜丸（包煎，三钱）。

按语： 本案患者两足痿软，不便步履，症状类似运动神经元病。其脉尺弱提示肾精不足，寸关弦数提示上中二焦有郁热。肺居上焦，属金性凉，恶火热之邪，热灼于肺，肺热叶焦，水之上源干涸，津液不能输布于四肢，筋脉肌肉不能得以濡养，故发为痿病。中焦有热，胃中津亏、脾阴不足，宗筋失养，机关不利，故痿而不用。方中沙参、生地黄、石斛、知母、麦冬大补肺胃之津，以润其燥，以清其热；黄柏清肾阴不足之虚热；丝瓜络、薏苡仁、木瓜、络石藤通经活络、疏利关机；配以虎潜丸滋阴降火，强壮筋骨。

（二）邓铁涛医案

林某，男，54岁，2002年10月初诊。

患者两年前无明显诱因相继出现双下肢乏力，肌肉跳动，无肌肉萎缩，尚可行走，乏力进行性加重。10个月前开始出现双上肢乏力，肌肉跳动，右上肢不能进行持碗、持筷、系纽扣等精细活动。相继在广州各大医院治疗，诊断为运动神经元病（肌萎缩侧索硬化症），均于病情稳定后出院。出院后坚持中药治疗。6个月前尚能右手持笔写字，但4个月前肢体乏力再次加重，右手不能持笔。

诊见：二便尚调，睡眠差，舌淡红、苔白，脉细。

查体：神清，言语尚清晰，舌肌萎缩，可见肌束颤动，伸舌不能，咽反射迟钝，右侧胸锁乳突肌肌力下降，颅神经检查未见明显异常。双侧大鱼际肌及冈上肌萎缩，双上肢肌张力正常，双下肢肌张力高，左上肢肌力2级，右上肢肌力1级，双下肢肌力1级，深浅感觉无异常。腱反射亢进，双侧罗索里莫征（＋），双侧髌阵挛、踝阵挛（＋），双下肢病理征未引出。

肌电图示：右下神经及右正中神经运动传导波幅偏低，其余所查神经传导未见异常改变。所查肌肉见神经电位轻收缩明显延长，波幅高，重收缩募集少，峰值可；双股四头肌、右第一骨间肌、右胸锁乳突肌示神经源性损害，右正中神经运动传导周围性损害，以轴突损害为主。

请邓老会诊，认为本病属中医痿病范畴，证属脾肾阳虚夹瘀。予补中益气汤加减口服，静滴黄芪注射液，加服强肌健力口服液，配合艾灸百会、足三里、三阴交。

内服方：黄芪120g，党参、五爪龙、桑寄生、鸡血藤各30g，白术20g，巴戟天、当归头各12g，赤芍15g，川芎、水蛭、全蝎、僵蚕各10g，柴胡、升麻各9g，陈皮6g，水煎服。每天2剂，每次久煎至1小时。

经治疗后，患者有肌肉跳动感，纳食尚可，二便调，守上方加地龙、土鳖虫各10g，以活血通络。

2002年11月复诊：患者出现外感咳嗽，咽痛，恶风。邓老辨证为体虚外感风寒，拟方：豨莶草12g，北杏仁、桔梗各10g，紫苏叶、薄荷叶、防风、甘草各6g，大枣6枚，五爪龙30g，一次服2剂，诸症消失后，续以初诊方治本。

2002年12月复诊：患者出现吞咽困难、痰黏难咯等症，邓老根据病情变化，选加化痰行气之品。处方：黄芪150g，五爪龙60g，党参、白术各30g，巴戟天15g，续断、僵蚕、茯苓、全蝎、当归头各12g，紫菀、百部、桔梗、炙甘草各10g，柴胡、升麻各9g，陈皮6g。每天1剂，水煎服。悬灸百会，每天2次。药后患者痰涎减少，吞咽困难改善，食量增加。至12月底，患者可自行抬腿，肌力增至2级。此后，维持原治疗方案，选用巴戟天、杜仲、菟丝子、肉苁蓉等补肾之品交替使用。

2003年1月至6月随诊：病情稳定，每餐进食2碗流食。服用中药基本方：黄芪120g，五爪龙60g，党参30g，熟地黄24g，茯苓、白术、当归、白芍、巴戟天、当归各15g，川芎、僵蚕、土鳖虫、全蝎各10g，陈皮5g。

按语：邓老认为，本病是一种慢性顽固性疾病，属于中医虚损的范畴，故其康复也非旦夕之功，必须坚持治疗，才有可能完全治愈。邓老主张以健脾益肾为主，息风、化痰、祛瘀随证配用。基于这一原则，邓老在治疗本病时，不主张分型过细，而是以补益脾肾统治其本，随症加减，权衡其标。临证治疗中，常用黄芪、五爪龙、白术、茯苓等健脾益气，补骨脂、肉苁蓉、熟地黄、巴戟天等补肾益髓，陈皮理气消滞，选用虫药如全蝎、僵蚕、地龙、土鳖虫祛风通络。

同时，该病患者体质虚弱，卫外功能低下，极易感受外邪。按照急则治标的原则，此时一般应先治外感疾病，再治本病。邓老根据张仲景"四季脾旺不受邪"理论，对于此类感冒患者，既不用荆防银翘之类，也不用参苏饮类方。因为荆防类祛邪而不扶正，参苏饮虽扶正解表，但重在益肺卫之虚，祛胸中之痰。此类患者是脾虚受邪，根据"培土生金"的原则，仍守补益脾胃之方（剂量减至平常用量的 1/3），另加豨莶草、桑叶、扁豆花之属，以健脾益气，祛风解表。一般服 1～3 剂药，感冒即可告愈。

（三）周仲瑛医案

朱某，29 岁，农民，2008 年 3 月 26 日初诊。

患者自诉 2007 年 5 月开始两腿软弱无力，肌肉萎软。2008 年 1 月 17 日在北京某医院住院，诊断为"运动性神经元病，进行性肌萎缩症"，目前两手亦有肌萎缩现象、鱼际、合谷肌肉萎缩，握手无力，腰酸，行路不稳，蹲后难立，足底麻木，四肢肌肉跳动，口干，小便正常，大便不实，每日 1 次，苔淡黄薄腻、质偏红，脉濡滑。拟从脾气虚弱，气血不能灌注，湿热瘀阻治疗。

方药：生黄芪 50g，党参 15g，生白术 15g，炒苍术 10g，生薏苡仁 20g，汉防己 15g，当归 15g，鸡血藤 15g，黄柏 6g，怀牛膝 10g，炙全蝎 6g，炙蜈蚣 3 条，炙僵蚕 10g，乌梢蛇 10g，石斛 10g，续断 20g，制南星 12g，淫羊藿 10g，山药 15g，煅龙骨 20g（先煎），煅牡蛎 25g（先煎），每日 1 剂，煎两次。另：马钱子胶囊每次 3 粒，每日 3 次口服，嘱坚持服用（由于药源短缺，第 2 次就诊时始服）。

2008 年 4 月 25 日复诊，服上药后，上半身、手臂、背后肌肉仍跳动，两下肢活动稍有力，肌肉无明显萎缩，但软弱无力，口干，大便不成形，每日 1 次，苔薄黄腻、质偏暗，脉濡滑。原方改生黄芪 60g，加赤芍、白芍各 10g，葛根 15g，巴戟天 10g，地龙 10g，每日 1 剂，服法如上。

2008 年 6 月 6 日再诊，经治后肌肉跳动好转，较前稍有力，大便不实，腹中气胀，饮食正常，尿黄不甚，苔薄黄腻，质暗，脉细滑。上方加山茱萸 10g，证治相符，诸症好转，继服。

2008 年 7 月 25 日复诊，最近活动、行走基本正常，肌肉跳动少有出现，手指少有蠕动，汗多，口腔黏膜有溃疡，食纳尚可，二便正常，苔中部黄薄腻、质暗，脉弦滑，经辨证为脾气虚弱，湿热瘀阻，3 月 26 日方去淫羊藿，加知母 10g，肿节风 15g，白残花 5g，马勃 5g，继续服药巩固。

按语： 周老从本例患者肌肉萎缩、四肢乏力等症出发，四诊合参，按痿病辨

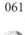

治，条理清晰。脾为后天之本，气血生化之源，主四肢肌肉；肾为先天之本，藏精而主骨生髓。肝主筋，藏血，筋脉之所宗。三脏之中以脾肾为本，尤重脾胃。脾肾可互资相济，若先天禀赋不足或后天失养，或感受外邪，均可致气血津液不能润养筋脉，使宗筋弛纵无力，甚至痿废不用。而脾虚不能生血，则肝木不荣，肝气横逆亦可成肝风。脾肾亏虚是其发病本源，湿热瘀阻是本病主要病理因素。

周老指出：五脏虚损，湿热浸淫，经脉气血阻滞，势必生瘀成痰，湿、热、瘀交结不解，气血阻滞更甚；湿热瘀久又可伤津耗液，脾肾亏虚更甚，而致气血津液不足，加重筋脉失养，如此恶性循环。主要病机为气血虚弱，气血不能灌注，兼湿热瘀阻。若单补气血，易助湿生热；单清热，则苦寒败胃损气；单化湿，则多燥而助火耗气伤津。湿热不去，正气难复。故治当以补益脾肾、清热化湿、活血化瘀为基本大法。重在健脾补气，补后天，实先天，故重用生黄芪、党参、山药、白术、薏苡仁等健脾益气；加淫羊藿、巴戟天、续断、怀牛膝等温补肝肾；加当归、石斛、山茱萸、鸡血藤等以养阴补血；加龙骨、牡蛎等平肝潜阳祛风。合用四妙散和防己黄芪汤，清热化湿祛风而不耗气伤阴。加炙全蝎、炙蜈蚣、炙僵蚕、乌梢蛇、地龙等祛风活血通络，地龙尚有清络中邪热之功；加制南星化痰通络。全方补益脾肾肝，调和气血阴阳，清热化湿、活血化瘀通络，补不滞邪，攻不伤正，相得益彰。但运动神经元病毕竟属顽固之疾，病情易反复，需要长期巩固，方得全功。

（四）顾锡镇医案

唐某，女，78 岁，2013 年 5 月 13 日初诊。

患者诉咀嚼无力，言语不清进行性加重 3 月余，吞咽困难，四肢无力，伴肌肉萎缩，咽反射迟钝，肌张力增高，肌电图示广泛神经源性损害。诊断为"运动神经元病"。经多方求治效果不显，遂来寻求中医治疗。刻下纳差寐安，二便调，舌淡，苔薄白，脉弦细。辨证属脾肾亏虚，气血不和。

药用：黄芪 30g，太子参 10g，炒白术 30g，白芍 30g，枸杞子 10g，川芎 10g，红景天 15g，乌梢蛇 10g，杜仲 10g，升麻 6g，山药 30g，炒谷芽、炒麦芽各 15g，鸡内金 10g，灵芝 10g，炙甘草 3g。日一剂，水煎服，30 剂。药后患者诉病程未见明显加重。此后患者长期门诊就诊，每周随症加减，复查肝肾功能、血常规等各项指标未见异常。

2013 年 12 月 27 日复诊：诉食滞不消，便溏，大便一日 2～3 行，加赤石脂 15g，芡实 20g，炮姜 3g，莱菔叶 10g，并将黄芪加量至 45g。药后诸症减轻。

2014 年 5 月 14 日复诊：诉 1 年来病情未见加重，病情稳定，吞咽、言语等情况皆较初诊时好转，未诉其余特殊不适。顾师遵原方加减：黄芪 60g，炒白术

30g，白芍 30g，红景天 15g，全蝎 3g，乌梢蛇 10g，杜仲 10g，升麻 6g，山药 30g，炒谷芽、炒麦芽各 15g，鸡内金 10g，炙甘草 3g，焦六曲 20g，葛根 15g，芡实 20g，薏苡仁 20g，炮姜 3g，补骨脂 10g。患者例行常规检查未发现明显异常。

按语：患者四肢无力，伴肌肉萎缩，提示脾气亏虚。脾运不健则见纳差，气血生化乏源而致肌肉痿弱无力；肾气不足，精亏血少，不能濡养肌肉，也可致痿而无力。据证分析，当属脾肾两虚，气血不足。故治以健脾益肾，补气升阳。方中重用黄芪，与升麻、白术、甘草合用，有补中益气汤之义，以补正气为要。更予枸杞子、杜仲补益肝肾，灵芝、谷芽、麦芽，鸡内金，健运脾胃。方中佐以红景天、全蝎、川芎等活血通络之品，连续服药半年，即稳定住病情发展。守方调治 1 年余，诸症皆有所减轻。

（五）张天文医案

王某，男，45 岁，2010 年 6 月 2 日初诊。

患者 1 年余前无明显诱因出现四肢无力，并进行性加重伴肌肉萎缩，后又出现言语不清。曾于 2009 年 5 月 11 日以"渐进性四肢无力近六个月，伴言语不清"为主诉，由我市某医院收住院治疗。入院后完善相关检查，诊为"运动神经元病"，并予对症营养神经、清除自由基、抗氧化等治疗，效果不佳。出院后，又经中西医多方治疗，并同时服利鲁唑，均无效果，后经朋友介绍于 2010 年 6 月就诊于我院联合路专家门诊。

来诊时症见：四肢无力，上肢较重，不耐久站，行走困难，言语不清，时有呛咳，周身肌肉瞤动，畏寒喜热，不欲饮食，小便尚可，大便稀溏，日二三行。面黄形瘦，舌淡苔薄白，舌无萎缩，脉沉细无力。

查体：右手大、小鱼际肌，骨间肌明显萎缩，左手肌肉亦轻度萎缩，双下肢无明显肌肉萎缩。肌电图示：广泛神经源损害。

诊断为痿病，证属气血亏虚，脾胃虚弱，治以补益气血，健运脾胃。处方以补中益气汤加减。

黄芪 40g，生晒参 15g，炒白术 15g，当归 15g，白芍 15g，远志 10g，生山药 20g，云苓 15g，陈皮 15g，枳实 15g，熟地黄 20g，砂仁 5g，肉桂 5g，川芎 15g，炙甘草 10g。日一剂，水煎，早晚分服。

针刺取穴分两组。1 组：百会（交叉刺）、风池、完骨、大椎、中脘、气海、足三里、合谷、曲池、阳池、八邪；2 组：大椎（选用 3 寸粗长针向下沿皮刺，留针 1 小时）、夹脊、脾俞、胃俞、肩井、风池、完骨。两组穴位每 2 周更换 1 次，另足三里、气海、中脘加用灸法。

2个月后，症状逐渐平稳，肢体无力好转，肌肉跳动如前，常有咳呛，改用血府逐瘀汤加减：柴胡10g，生地黄20g，枳壳15g，川芎15g，桃仁15g，天麻15g，葛根15g，生晒参15g，红花15g，桔梗10g，当归15g，木瓜15g，三七粉3g（冲服），远志10g，生山药20g，怀牛膝15g，赤芍15g，甘草5g。日一剂，水煎，早晚分服。

坚持针药并用，再治疗2个月，肉跳、咳呛基本缓解，诸症平稳，停口服中药，继用针灸治疗。1个月后，症状平稳，但仍便溏，舌淡，脉沉细，再用补气养血、健脾助化之法。从发病到今年（2017年）共计9年，坚持治疗，病情平稳，生活可自理。

按语：本病属于中医"痿病"范畴，肝脾肾亏损是发病的常见原因，主要表现为肌肉萎缩，痿软不用。本患者以脾胃虚损、气血亏虚为主。脾胃为后天之本，气血生化之源，主四肢与肌肉。故方中以黄芪、生晒参甘温补虚，共为君药，黄芪"补益中土，温养脾胃"，人参"补五脏，安精神"，重在补益脾胃。白术、茯苓、山药助参芪补脾益气；当归、白芍、熟地黄、川芎四物补益阴血。以上共为臣药。枳实、砂仁、陈皮入脾胃，行气导滞，使脾升胃降，气机条畅；且枳实配合参芪术等品，又助参芪术益气之力，王好古在《汤液本草》中论述枳实："益气，则佐之以人参、干姜、白术。破气，则佐之以大黄、牵牛、芒硝。"远志祛痰开窍，"补不足，除邪气，利九窍，益智慧……强志倍力"。肉桂鼓舞气血，温通经脉，《玉楸药解》谓本品："温暖条畅，大补血中温气"。炙甘草调和诸药。症状平稳后，以益气养血、活血通脉为主要治法。以人参、山药益气，血府逐瘀汤养血活血，行气祛瘀，加牛膝、三七活血通经，天麻通经络，葛根升清阳活血脉，木瓜舒筋活络，远志祛痰开窍。

针灸治疗，组穴1中，百会为"手足三阳、督脉之会"，益气升阳。风池、完骨宣畅经气，清脑健脑。大椎振奋阳气，益阳固表。中脘为胃之募穴，是胃经经气聚集之处，生化气血，健运脾胃。气海培补元气。足三里为胃经"合穴"，健脾养胃，补中益气。合谷是手阳明大肠经之"原穴"，有补气之功。补气可固脱，益气可回阳，行气可散滞。曲池是手阳明大肠经之"合穴"，阳池为手少阳三焦经之"原穴"，二穴补虚通络；八邪祛邪通络，共治上肢不利。

组穴2中，大椎长针沿皮刺，久留针，旨在振奋督脉，激发阳气。夹脊穴调和五脏。脾俞、胃俞补益脾胃，生发气血。风池、完骨健脑清窍。肩井为足少阳胆经与阳维脉之会，祛风通络，主治肩臂不举。

针药并用，治疗如斯，虽未痊愈，然近十年之生活同前，病情平稳，似无发展，也属少见。

参考文献

[1] 贾建平，陈生弟.神经病学 [M].7 版.北京：人民卫生出版社，2013：213-217.

[2] 李焰生，黄坚.运动神经元疾病 [M].上海：第二军医大学出版社，2002：53-90.

[3] 贾建平，苏川.神经病学 [M].8 版.北京：人民卫生出版社，2018：261-265.

[4] 王永炎，张伯礼.中医脑病学 [M].北京：人民卫生出版社，2007：866-875.

[5] 刘友章，李保良，潘华峰.邓铁涛教授治疗肌萎缩侧索硬化症经验介绍 [J].新中医，2004，36（4）：9-10.

[6] 安红梅，靳淼，史云峰.顾明昌治疗运动神经元疾病的经验 [J].中医杂志，2006，47（11）：825-827.

[7] 覃小兰，杨志敏.重用补气药治疗运动神经元病 31 例疗效观察 [J].新中医，2001，33（8）：12-13.

[8] 李小云，路永坤.温针灸治疗运动神经元病临床研究 [J].中医学报，2017，32（9）：1802-1805.

[9] 王少卿，高颖.从中医整体观辨治和调护运动神经元病 [J].吉林中医药，2017，32（9）：809-811.

[10] 尤国章，施俊.针灸配合水针治疗运动神经元性肌萎缩 [J].湖北中医杂志，2004，20（9）：37.

[11] 张秀国.温灸督脉为主治疗肌萎缩侧索硬化症 10 例临床观察 [J].天津中医，2002，19（2）：22.

[12] 马淑芳，武祥恩，丁长林.穴位注射治疗运动神经元病 30 例疗效观察 [J].中医药信息，2001，18（2）：36-37.

[13] 秦华.自拟益足辟汤治疗原发性侧索硬化症 6 例 [J].浙江中西医结合杂志，2002，12（12）：775-776.

[14] 徐仁伵，陶玉慧，吴成斯，等.肌萎缩侧索硬化的病因研究进展 [J].临床荟萃，2007，22（1）：69-70.

[15] 樊东升，张俊，邓敏，等.肌萎缩侧索硬化/运动神经元病的基础与临床研究 [J].北京大学学报，2009，41（3）：279-281.

[16] 李晓光，崔丽英，刘明生 . 国际肌萎缩侧索硬化临床实践指南解读 [J]. 中国实用内科杂志，2009，29（2）：114-116.

[17] 王倩，乐卫东 . 肌萎缩侧索硬化的药物治疗进展 [J]. 中国新药与临床杂志，2008，27（1）：54-58.

[18] 王建宁，沈宏锐 . 肌萎缩侧索硬化的研究进展 [J]. 国际神经病学神经外科学杂志，2013，40（2）：172-175.

[19] 李晓光，邹漳钰 . 肌萎缩侧索硬化的分子遗传学 [J]. 协和医学杂志，2001，3（3）：337-343.

[20] 姚军 . 浅谈针刺活血化瘀的理论及临床应用 [J]. 中国针灸，2015，35（4）：389-392.

[21] 刘晓敏，李爱东，胡俊 . 针灸治疗肌萎缩侧索硬化症临床研究现状 [J]. 亚太传统医药，2017，13（5）：73-75.

[22] 周鹏，马晓明 . 针灸治疗运动神经元病的进展及展望 [J]. 云南中医学院学报，2009，32（2）：68-70.

[23] 陈峥，陈慧敏，王康军，等 . 肌萎缩侧索硬化的治疗进展 [J]. 现代实用医学，2013，25（4）：478-479.

[24] 周诗远，石学敏 . 石学敏院士针刺治疗运动神经元病经验介绍 [J]. 上海针灸杂志，2017，39（11）：1372-1375.

[25] 丁甘仁 . 丁甘仁医案 [M]. 北京：人民卫生出版社，2007：36.

[26] 刘志宇，周学平 . 周仲瑛治疗运动神经元病验案 1 例 [J]. 中医杂志，2009，50（6）：565-566.

[27] 巫遥，顾锡镇 . 顾锡镇辨治运动神经元病经验 [J]. 辽宁中医杂志，2015，42（5）：941-943.

[28] 张天文 . 张天文临证经验集 [M]. 北京：中国中医药出版社，2017：118-121.

多系统萎缩

多系统萎缩（MSA）是一组成年期发病、散发性的神经系统变性疾病，临床表现为不同程度的自主神经功能障碍、对左旋多巴类药物反应不良的帕金森综合征、小脑性共济失调和锥体束征等症状。由于在起病时累及这三个系统的先后不同，所以造成的临床表现各不相同。但随着疾病的发展，最终出现这三个系统全部损害的病理和临床表现。

MSA 平均发病率为 0.6/10 万～ 0.7/10 万人，患病率为 3.4/10 万～ 4.9/10 万人，40 岁以上人群患病率为 7.8/10 万人，50 岁以上人群患病率为 3/10 万人。

MSA 目前尚无统一的中医病名，但根据其症状特点，可将语声不出，足废不用者诊断为"喑痱"；根据头部或肢体摇动颤抖，诊断为"颤证"；针对患者出现行走不稳、肢体拘急、共济失调等表现，诊断为"骨摇""风痹"；以头晕、晕厥和尿便障碍为主要表现者，分别归于"眩晕""厥证"及"遗尿""便秘"等范畴。亦有学者认为，MSA 无论何种分型，最终均会出现肢体痿废不用、吞咽及言语不能、尿失禁等，应按"痿病"论治。

【病因病机病理】

（一）中医

本病多由先天禀赋不足，或后天劳损，或年老体衰，或中气虚弱等所致，精气不能上充于脑，或夹以风、痰、瘀，致脑髓失养。

MSA 多发于中老年人，发病与肾密切相关。肾为先天之本，藏精而化肾气。肾所藏之精又有先、后天之别，二者互滋互助，化髓充脑，为生命之本原。《黄帝内经》曰："肾主骨生髓。"《医经精义》亦云："盖髓者，肾精所生，精足则髓足，髓在骨内，髓足则骨强，所以能作强，而才力过人也。精以生神，精足神强，自多伎巧，髓不足者力不强，精不足者智不多。"肾精充足，则精血化生有源，若匮乏无以充髓荣筋，则多表现为眩晕头昏，视物昏花，耳鸣健忘，言语不利，行走不稳，肢软乏力等。足少阴肾经入肺循喉夹舌本，肾精血虚衰，官窍百骸失养，则肢体拘急，步态障碍，声嘶，夜间喉中喘鸣，吞咽困难，饮水呛咳。日久病损及肝，肝木失养则风气内动，故肢体强直、震颤、姿势步态异常、行动迟缓。若患者畏寒喜暖、二便失禁、腰膝发凉，多因肾阳虚衰，命门之火无以助阳化气，致膀胱气化失司，大肠固摄无权。脾虚则中气不足，清阳不升，血不上达，精明失养，可见起则头眩，甚至发为厥证。肾失温煦，脾失运化，则津液输布失常，聚而为痰，阻滞脉络，瘀血内结，痰瘀互结，痹阻舌窍，可见说话缓慢，言语欠清。

本病病位涉及脾、肝、肾诸脏，以本虚为主，或虚中夹实。

（二）西医

MSA 病因及发病机制尚不明确。目前认为发病机制可能有两条途径：一是原发性少突胶质细胞病变假说，即先出现以 α-突触核蛋白阳性包涵体为特征的少突胶质细胞变性，导致神经元髓鞘变性脱失，激活小胶质细胞，诱发氧化应激，进而导致神经元变性死亡；二是神经元本身 α-突触核蛋白异常聚集，造成神经元变性死亡。α-突触核蛋白异常聚集的原因尚未明确，可能与遗传易感性和环境因素有关。

MSA 通常被认为是一种散发病，然而近年来发现亦有遗传易感性。全基因组关联分析显示，α-突触核蛋白基因（SNCA）的多态位点 rsl1931074、rs3857059 和 rs3822086 与 MSA 发病相关。环境因素的作用尚不十分明确，有研究提示，职业、生活习惯（如有机溶剂、塑料单体和添加剂暴露、重金属接触、从事农业工作）可能增加 MSA 发病风险，但这些危险因素尚未完全证实。

MSA 基本病理特点是脊髓中间外侧柱、脑桥桥横纤维、脑桥基底部核团、延髓下橄榄核、小脑中脚、小脑半球、中脑黑质、苍白球、壳核等处的神经细胞变性、脱失和胶质细胞增生以及特定白质纤维的变性。其病理学显著特征是少突胶质细胞的胞浆内出现成分为 α 突触核蛋白的包涵体（GCIs）。因此，MSA 和帕金森病、路易体痴呆 起被归为突触核蛋白病。

【临床表现】

成年期发病，50～60 岁多见，平均发病年龄为 54.2 岁（31～78 岁），男性发病率稍高，缓慢起病，逐渐进展。首发症状多为自主神经功能障碍、帕金森综合征和小脑性共济失调，少数患者也有以肌萎缩起病的。不论以何种神经系统的症状群起病，当疾病进一步进展，都会出现两个或多个系统的神经症状群。既往 MSA 包括 Shy-Drager 综合征（SDS）、纹状体黑质变性（SND）和橄榄脑桥小脑萎缩（OPCA）。目前 MSA 主要分为两种临床亚型，其中以帕金森综合征为突出表现的临床亚型称为 MSA-P 型，以小脑性共济失调为突出表现者称为 MSA-C 型。

1. 运动症状

（1）MSA-P 亚型：MSA-P 亚型以帕金森症状为突出表现，主要表现为运动迟缓，伴肌强直、震颤或姿势不稳，双侧同时受累，可轻重不同。但帕金森病的"搓丸样"震颤少见，50% 患者出现不规则的姿势性或动作性震颤。大部分 MSA 患者对左旋多巴类药物反应较差，但约 40% 患者对左旋多巴短暂有效。

（2）MSA-C 亚型：MSA-C 亚型以小脑性共济失调症状为突出表现，主要表现为步态和肢体共济失调，从下肢开始，以下肢表现突出，伴小脑性构音障碍、小脑性眼动障碍，晚期可出现自发性诱发性眼震。

（3）其他症状：16% ～ 42% 患者可伴有姿势异常（脊柱弯曲、严重的颈部前屈、手足肌张力障碍等）、流涎以及吞咽障碍等。

2. 自主神经功能障碍　自主神经功能障碍往往是首发症状，也是最常见的症状之一，最常累及泌尿生殖系统和心血管系统。

泌尿生殖系统受累，主要表现为尿频、尿急、尿失禁、夜尿频多、膀胱排空障碍和性功能障碍等，男性患者出现勃起功能障碍可能是最早的症状，女性患者为尿失禁。

心血管系统受累，主要表现为体位性低血压，反复发作的晕厥、眩晕、乏力，头颈痛亦很常见；50% 患者可伴有餐后低血压、仰卧位或夜间高血压。

其他自主神经功能症状还包括便秘、瞳孔运动异常、泌汗及皮肤调节功能异常等。斑纹和手凉是自主神经功能障碍所致，有特征性。

3. 其他症状　睡眠障碍是 MSA 患者早期出现的特征性症状，主要包括快动眼睡眠期行为障碍（RBD）、睡眠呼吸暂停、白天过度嗜睡及不宁腿综合征。

呼吸系统功能障碍也是 MSA 的特征性症状之一，有 50% 的患者出现白天或夜间吸气性喘鸣，尤其是在晚期患者中更多见。夜间吸气性喘鸣常与睡眠呼吸暂停同时存在。

MSA 患者通常不伴有痴呆表现，但约 1/3 患者存在认知功能障碍伴注意力缺陷，情绪失控以及抑郁、焦虑、惊恐发作等，行为异常亦存在。

肌张力障碍、软腭阵挛和肌阵挛皆可见，手和面部刺激敏感的肌阵挛是 MSA 的特征性表现。部分患者出现肌肉萎缩，后期出现肌张力增高、腱反射亢进和巴宾斯基征阳性，有时出现视神经萎缩。少数有眼肌麻痹、眼球向上或向下凝视麻痹。

【辅助检查】

1. 神经影像学检查

（1）结构影像学：头颅 MRI 主要表现为壳核、小脑、脑桥萎缩。T2 加权像脑桥十字形增高影（十字征）、壳核尾部低信号伴外侧缘裂隙状高信号（裂隙征），为 MSA 相对特异的影像学表现。高磁场（1.5T 以上）MRI T2 加权像可见壳核背外侧缘条带状弧形高信号、脑桥基底部十字征和小脑中脚高信号。

（2）功能影像学：^{18}氟 – 脱氧葡萄糖 PET 技术（FDG-PET）可显示壳核、脑干或小脑的低代谢，有助于诊断，且区分 PD（帕金森病）、MSA 及其亚型的敏感性及准确率较 MRI 平扫更高。

单光子发射计算机断层成像术（SPECT）检查可发现突触前黑质纹状体多巴胺能失神经改变。

磁共振弥散加权成像对 MSA 具有较高的特异性和敏感性，其 Trace（D）值（即弥散系数）可作为诊断 MSA 并区分其亚型的有效指标，MSA-P 患者壳核区域 Trace（D）值明显升高，而 MSA-C 患者小脑和小脑中脚区域 Trace（D）值明显增高。

颅脑氢质子磁共振波谱、弥散张量成像、基于体素形态学测量、磁敏感成像、经颅多普勒超声等检查对于 MSA 的分型和鉴别诊断可能有一定的帮助。

2. 自主神经功能检查

（1）膀胱功能评价：膀胱功能评价有助于发现神经源性膀胱功能障碍。尿动力学检查可发现膀胱逼尿肌过度活跃，逼尿肌 – 括约肌协同失调，膀胱松弛；膀胱超声检测残余尿量有助于膀胱排空障碍的诊断，残余尿量大于 100 mL 有助于 MSA 的诊断。

（2）心血管自主反射功能评价：卧 – 立位血压检测（测量平卧位和直立位的血压和心率，站立 3 分钟内血压较平卧时下降 ≥ 30/15mmHg，且心率无明显变化者为阳性）及直立倾斜试验有助于评价患者的直立性低血压；24 小时动态血压监测有助于发现患者夜间高血压。

（3）呼吸功能评价：睡眠下电子喉镜检查有助于早期发现患者的夜间喘鸣，亚临床声带麻痹等。

（4）肛门 – 括约肌肌电图（EAS-EMG）：EAS-EMG 往往出现不同程度的肛门括约肌神经源性受损改变，包括自发电位的出现、MUP 波幅增高、时限延长、多项波比例增多、卫星电位比例增多等。EAS-EMG 是一种评价 MSA 自主神经功能状况的客观检测手段，对 MSA 具有支持诊断的作用。

3. ^{123}I- 间碘苄胍（^{123}I-MIBG）心肌显像　此检查可区分自主神经功能障碍是交感神经节前还是节后病变，PD（帕金森病）患者心肌摄取^{123}I-间碘苄胍能力降低，而 MSA 患者主要是心脏交感神经节前纤维的病变，节后纤维相对完整，无此改变。

【诊断】

根据成年期缓慢起病、无家族史、临床表现为逐渐进展的自主神经功能障碍、帕金森综合征和小脑性共济失调等症状及体征，应考虑本病。临床诊断可参照 2008 年修订的 Gilman 诊断标准。

1. **很可能的 MSA**　成年起病（＞30 岁）、散发、进行性发展，同时具有以下表现：

（1）自主神经功能障碍：尿失禁伴男性勃起功能障碍，或体位性低血压（站立 3 分钟内血压较平卧时下降≥30/15mmHg）。

（2）下列两项之一：①对左旋多巴类药物反应不良的帕金森综合征（运动迟缓，伴强直、震颤或姿势反射障碍）；②小脑功能障碍：步态共济失调，伴小脑性构音障碍、肢体共济失调或小脑性眼动障碍。

2. **可能的 MSA**　成年起病（＞30 岁）、散发、进行性发展，同时具有以下表现：

（1）下列两项之一：①帕金森综合征：运动迟缓，伴强直、震颤或姿势反射障碍；②小脑功能障碍：步态共济失调，伴小脑性构音障碍、肢体共济失调或小脑性眼动障碍。

（2）至少有 1 项提示自主神经功能障碍的表现：无其他原因解释的尿急、尿频或膀胱排空障碍，男性勃起功能障碍，或体位性低血压（但未达"很可能的 MSA"标准）。

（3）至少有 1 项下列表现：

1）可能的 MSA-P 或 MSA-C：①巴氏征阳性，伴腱反射活跃；②喘鸣。

2）可能的 MSA-P：①进展迅速的帕金森综合征；②对左旋多巴类药物不敏感；③运动症状之后 3 年内出现姿势反射障碍；④步态共济失调、小脑性构音障碍、肢体共济失调或小脑性眼动障碍；⑤运动症状之后 5 年内出现吞咽困难；⑥ MRI 显示壳核、小脑脑桥脚、脑桥或小脑萎缩；⑦ FDG-PET 显示壳核、脑干或小脑低代谢。

3）可能的 MSA-C：①帕金森综合征（运动迟缓和强直）；② MRI 显示壳核、小脑脑桥脚、脑桥萎缩；③ FDG-PET 显示壳核、脑干或小脑低代谢；④ SPECT

或 PET 显示黑质纹状体突触前多巴胺能纤维失神经改变。

3. 确诊的 MSA 需经脑组织尸检病理学证实，在少突胶质细胞胞浆内存在以 α-突触核蛋白为主要成分的嗜酸性包涵体，并伴有橄榄脑桥小脑萎缩或黑质纹状体变性。

4. MSA 诊断的支持点和不支持点 MSA 诊断的支持点和不支持点见表 1。

表 1　MSA 诊断的支持点和不支持点

支持点	不支持点
1. 口面部肌张力障碍	1. 经典的搓丸样静止性震颤
2. 不相称的颈项前屈	2. 临床符合周围神经病
3. 脊柱严重前屈或（和）侧屈	3. 非药物所致的幻觉
4. 手足挛缩	4. 75 岁以后发病
5. 叹气样呼吸	5. 有共济失调或帕金森综合征家族史
6. 严重的发音障碍	6. 符合 DSM-Ⅳ痴呆诊断标准
7. 严重的构音障碍	7. 提示多发性硬化的白质损害
8. 新发或加重的打鼾	
9. 手足冰冷	
10. 强哭强笑	
11. 肌阵挛样姿势性或动作性震颤	

【鉴别诊断】

在疾病早期，特别是临床上只表现为单一系统症状时，各亚型需要排除各自的相似疾患。在症状发展完全，累及多系统后，若能排除其他疾病则诊断不难。

1.MSA-P 应与下列疾病鉴别

（1）血管性帕金森综合征：双下肢症状突出的帕金森综合征，表现为步态紊乱，上肢受累很轻，并有锥体束征和假性延髓性麻痹。

（2）进行性核上性麻痹（PSP）：特征表现为垂直性核上性眼肌麻痹，特别是下视麻痹。

（3）皮质基底节变性（CBD）：有异己手（肢）综合征、失用、皮质感觉障碍、不对称性肌强直、肢体肌张力障碍、刺激敏感的肌阵挛等有鉴别价值的临床表现。

（4）路易体痴呆：较早出现的认知功能障碍，特别是注意力和警觉性波动易变最突出。锥体外系症状中，肌强直比运动缓慢和震颤严重，自发性幻觉，对抗精神病药物过度敏感，极易出现锥体外系等不良反应。

2. MSA-C 应与下列疾病鉴别

（1）家族性 OPCA：发病年龄小于 MSA，而存活时间较 MSA 长。具有家族遗传的倾向，表现为常染色体显性或隐性遗传。眼肌麻痹更常见，可出现视网膜变性和视神经萎缩，80% 以上的患者可出现不同程度的痴呆，而 MSA 则无。

（2）Friedreich 共济失调：是最常见的遗传性共济失调，为常染色体隐性遗传。临床特征是在儿童后期发病，也可在成人期出现，常以步态不稳起病，伴脊柱侧凸，后期出现肢体共济失调。大多数病例后索受累，伴位置觉缺失。某些病例伴视神经病或耳聋，也可伴心肌病和充血性心力衰竭。

（3）脊髓小脑性共济失调：为常染色体显性遗传，多在成年期发病。临床表现除小脑性共济失调外，可伴有眼球运动障碍、视神经萎缩、视网膜色素变性、锥体束征、锥体外系体征、肌萎缩、周围神经病和痴呆等。

【中医治疗】

（一）辨证论治

1. 中气不足

主症：走路不稳，起则头晕，甚则晕厥，四肢沉软无力，倦怠懒言，溲频便秘，甚则遗尿。舌淡苔白，脉沉弱。

治法：补中益气，健脾升清。

主方：补中益气汤加减。

基本处方：人参 10g，炙黄芪 30 ～ 100g，陈皮 10g，生白术 30g，当归 10g，升麻 3g，柴胡 3g，炙甘草 10g。

加减：胸脘痞闷，痰多苔腻者，去当归，加法半夏 10g，石菖蒲 10g，砂仁 5g（后下）；食欲不振，食后脘腹胀满者，可加用枳壳 10g，鸡内金 10g，或改用香砂六君子汤；脘腹虚冷者，加干姜 5g，高良姜 5g，或合良附丸。

2. 脾肾阳虚

主症：肢体萎废不用、震颤，走路不稳，头晕目眩，吞咽障碍，言语謇涩，声音嘶哑，语声低微，纳呆神疲，畏寒肢冷，男子阳痿，女子宫冷，尿频，大便费力，溏结失调，甚至大小便失禁。舌质淡嫩，苔白，脉沉细迟。

治法：温补脾肾，益气助阳。

主方：金匮肾气丸加减。

基本处方：山茱萸 15g，山药 10g，熟地黄 30g，牡丹皮 10g，白术 10g，茯苓 15g，泽泻 10g，炮附子 10g（先煎），肉桂 3g（后下），黄芪 20g，党参 15g。

加减：腰膝酸软者，加怀牛膝 20g，杜仲 10g，川续断 10g；肢体浮肿者，加猪苓 10g，大腹皮 10g；小便失禁者，加益智仁 20g，桑螵蛸 10g，金樱子 10g；大便溏薄或失禁者，加补骨脂 10g，肉豆蔻 10g；病久精亏脑髓失养，或阳虚及阴，阴虚风动导致肢体拘急颤动等虚风内动之象，可改用地黄饮子以填补肝肾，息风定颤。

3. 肝肾阴虚

主症：头晕，耳鸣，筋脉拘急，肢体强直、颤动，步态不稳，腰膝酸软，溲频便秘。舌红少苔，脉细数。

治法：滋养肝肾，填精益髓。

主方：左归丸加减。

基本处方：生地黄、熟地黄各 15g，当归 10g，白芍 20g，山茱萸 15g，山药 15g，枸杞子 15g，怀牛膝 20g，龟甲胶 10g（烊化），鹿角胶 10g（烊化），菟丝子 10g。

加减：头晕眼花者，加菊花 10g，桑叶 10g，密蒙花 10g；腰膝酸软明显者，加杜仲 10g，桑寄生 10g，川续断 10g；盗汗明显者，加地骨皮 10g，知母 10g，黄柏 10g。

4. 风痰阻络

主症：四肢拘急，走路不稳，肢体颤动，头晕目眩，言语不清，吞咽障碍，口角流涎，溲频便干。舌体胖大，苔白腻，脉弦滑。

治法：息风化痰，祛浊通络。

主方：半夏白术天麻汤加减。

基本处方：天麻 10g，生白术 30g，苍术 10g，法半夏 10g，陈皮 10g，钩藤 10g（后下），川牛膝 20g，石菖蒲 10g，枳壳 10g，茯苓 10g，泽泻 10g。

加减：拘急震颤重者，加全蝎 6g，生龙骨、生牡蛎各 20g（先煎），地龙 10g，木瓜 10g；痰热便闭者，加瓜蒌 20g，大黄 10g（后下）；胸闷纳呆者，加鸡内金 10g，砂仁 5g（后下），焦三仙各 10g；体倦乏力者，去天麻、钩藤，加党参 10g，黄芪 10g。

5. 气虚血瘀

主症：头晕目眩，走路不稳，肢僵行迟，疲乏无力，面色晦暗，舌謇语涩，溲频便干。舌紫黯或夹有瘀斑，脉弦涩。

治法：补气活血通络。

主方：补阳还五汤加减。

基本处方：生黄芪 30～100g，党参 15g，赤芍 10g，川芎 10g，地龙 10g，当归 10g，桃仁 10g，红花 10g。

加减：言语不利者，加石菖蒲 10g，枳壳 10g，郁金 10g；大便秘结者，加大黄 10g（后下），瓜蒌 20g，生白术 30g；心烦失眠者，加栀子 10g，莲子心 5g。

6. 阴阳两虚，痰瘀互阻

主症：肢体僵硬，动作迟缓，行则振摇，表情呆板，舌强语謇，吞咽困难，口角流涎，头晕乏力，面色无华，皮肤粗糙，肢凉畏寒，纳呆失眠，溲频便秘或二便失禁。舌边齿痕，舌淡黯，脉沉细弱。

治法：阴阳双补，化痰通络。

主方：地黄饮子加减。

基本处方：生地黄 15g，山茱萸 15g，石斛 10g，麦冬 10g，石菖蒲 10g，远志 10g，郁金 10g，枳壳 10g，茯苓 10g，杜仲 10g，五味子 10g，肉苁蓉 15g，肉桂 5g（后下），制附子 10g（先煎），当归 10g，川芎 10g。

加减：心烦失眠者，加炒酸枣仁 15g，夜交藤 10g；动作僵硬、迟缓者，加白芍 10g，川断 10g，木瓜 10g；后期出现呆滞愚笨者，加熟地黄 15g，黄精 10g，益智仁 20g。

（二）针灸治疗

1. 针灸辨证治疗

（1）中气不足

治法：补中益气，健脾升清。

处方：取足阳明胃经、任脉穴及背俞穴为主。百会、气海、关元、膻中、脾俞、胃俞、足三里。

方义：百会益气升阳。气海、关元大补元气，培本扶阳。膻中为气之会穴，宗气所聚之处，可补益宗气。脾俞、胃俞、足三里补脾益气。

操作方法：百会、膻中平刺，脾俞、胃俞向脊柱斜刺，余穴直刺，针用补法，可加灸法。

（2）脾肾阳虚

治法：温补脾肾，益气助阳。

处方：取任脉穴及背俞穴为主。脾俞、肾俞、命门、关元、中极、足三里、三阴交、太溪。

方义：脾俞、足三里益气扶土，振奋脾阳。肾俞、命门温肾壮阳，益火生土。关元、中极温补肾阳，固约膀胱。三阴交为足三阴之会，健脾益肾。太溪为肾经原穴，补肾阳益肾气。

操作方法：脾俞、肾俞向脊柱斜刺，余穴直刺，针用补法，可加灸法。

（3）肝肾阴虚

治法：滋养肝肾，填精益髓。

处方：取足厥阴肝经、足少阴肾经穴为主。肝俞、肾俞、曲泉、复溜、太溪、三阴交、关元。

方义：肾俞、复溜、太溪补肾益阴。肝俞、曲泉补养肝阴。关元为元气之关，足三阴与任脉之会，补三阴经气，益阴填精。三阴交为足三阴经之会穴，调补三阴，滋肾补精。

操作方法：肝俞、肾俞向脊柱斜刺，余穴直刺，针用补法。

（4）风痰阻络

治法：息风化痰，祛浊通络。

处方：取足阳明胃经穴为主。百会、风府、风池、内关、脾俞、胃俞、丰隆、足三里、太冲。

方义：百会位居巅顶，为诸阳之会，针而泻之，平冲降逆，息风开窍。风府为督脉与足太阳、阳维之会，风池为足少阳与阳维之会，均为治风之要穴，祛风醒脑。太冲为肝经原穴，息风通络。内关为心包经络穴，别走三焦，理气降逆。丰隆为胃经络穴，别走脾经，为治痰要穴，涤痰蠲浊。脾俞、胃俞、足三里健脾益气，治生痰之源。

操作方法：百会平刺，脾俞、胃俞向脊柱斜刺，余穴直刺。脾俞、胃俞、足三里针用补法，余穴针用泻法。

（5）气虚血瘀

治法：补气活血通络。

处方：取手阳明大肠经、足阳明胃经、足太阴脾经穴及背俞穴为主。百会、合谷、气海、脾俞、膈俞、血海、足三里、三阴交、太冲。

方义：百会益气升举。气海补益元气。脾俞、足三里补脾益气。膈俞为血会，配血海行血化瘀。合谷为大肠经之原穴，理气活络；太冲为肝经之原穴，行气活血。二穴相配为四关穴，气血同调。三阴交为足三阴经之会，补气理血通经。

操作方法：百会平刺，脾俞、膈俞向脊柱斜刺，余穴直刺。百会、脾俞、足三里针用补法，余穴针用泻法。

（6）阴阳两虚，痰瘀互阻

治法：阴阳双补，化痰通络。

处方：取任脉、督脉、足阳明胃经、足太阴脾经穴为主。百会、肾俞、命门、中极、关元、气海、血海、足三里、丰隆、三阴交、太溪。

方义：百会位居巅顶，为"三阳五会"，可升阳益气。肾俞、命门补肾培元，温阳益气。中极、关元、气海大补元气，温阳固脬。血海行血祛瘀。足三里健脾益气。丰隆健脾化痰。三阴交、太溪滋补肝肾，育阴补虚。

操作方法：百会平刺，肾俞向脊柱斜刺，余穴直刺。血海、丰隆针用泻法，余穴补法。肾俞、命门、中极、关元、气海、足三里等穴可加灸法。

2. 其他体针治疗

（1）方法一

取穴：足少阳胆经的风池（双侧）、完骨（双侧），足太阳膀胱经的天柱（双侧）及督脉的风府。以上述7个腧穴为起点，分别沿着胆经、膀胱经、督脉3条经脉、7条线路向上，再以双侧耳尖的水平连线与这7条经脉线路的交点为终点，将此7条经脉每条分为3等分，选择3个进针点。

方法：选取俯伏坐位，使枕部充分暴露，选用0.25×40毫米针灸针针刺，风池、完骨、天柱、风府等穴常规刺，7条经脉上的3个进针点向下沿皮刺入13～25毫米，得气后，使用捻转补法，行针3分钟后留针20～30分钟，每周3次，共治疗4周。

此法适用于MSA-C型。

（2）方法二

取穴：风府、哑门、风池、脑空、平衡、四神聪、新设（位于项部，当第3、4颈椎之间，旁开1.5寸）、舌三针、阴陵泉、三阴交、太溪、足三里、阳陵泉、关元俞、阳交、昆仑。

方法：取俯卧位，风府、哑门、风池、脑空、平衡、四神聪、新设、阴陵泉、三阴交、太溪、阳陵泉、阳交、昆仑等穴用0.3mm×50mm毫针，针刺0.3～0.5寸，用平补平泻手法。然后取仰卧位，针刺舌三针和足三里，舌三针刺入1.5寸，足三里刺入1寸，用平补平泻手法。30天为1个疗程。

（3）方法三

取穴：百会、神庭、印堂为每次必取穴位。在此基础上，取如下处方。处方一：合谷、内关、曲池、三阴交、足三里、阳陵泉；处方二：中脘、上脘、下脘、气海、天枢、足三里、关元；处方三：风府、大椎、陶道、身柱、神道、至阳、筋缩、脊中、悬枢、命门、腰阳关、长强。脾肾阳虚者，仰卧位针刺时，中脘、关元加艾盒灸；痰瘀内阻者，仰卧位时，加取血海、丰隆；肝肾亏虚者，仰卧位时，加取太冲、太溪。

方法：治疗首周，患者仰卧位，取处方一；次周，患者仰卧位，取处方二；第三周，患者侧卧位，取处方三；第4～6周，分别重复1～3周治疗。头面部

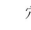

穴位每次必取，采用平补平泻法，脾肾阳虚、肝肾亏虚者采用补法，痰瘀内阻者采用泻法。留针30分钟。每周连续治疗5天后，休息2天，共治疗6周。

此法适用于MSA-C型。

3. 电针

取穴：上印堂、风府、百会、太阳、神庭、头维。

方法：风府直刺1寸，上印堂、百会、神庭、头维刺入骨膜，太阳穴直刺1.2寸。太阳穴、百会、神庭、头维穴加电针，频率20Hz，等幅波，电流量以患者能耐受为度。每天针灸1次，每次留针30分钟，每周治疗5次，1个月为1个疗程。

4. 灸法

取穴：中脘、下脘、气海、关元、督脉风府至腰阳关、风池、百劳、五脏俞。

方法：取纯艾绒，捏制成直径2mm，高3mm圆柱状艾炷备用。于穴位处涂擦万花油后，放置艾炷，用线香点燃艾炷，以患者自觉灼热感，局部皮肤红晕潮红为度，每穴灸2壮。

5. 拔罐
选用任督二脉穴位及膀胱经穴位为主。任督二脉交替使用。主要选取大椎、脾俞、膈俞、肾俞、关元、中极、气海、中脘、天枢、水道等，每次留罐10分钟。起罐后，于背部膀胱经行走罐治疗，以皮肤潮红为度。

（三）单方验方

1. 紫河车粉
紫河车粉，每服6g，每日2次。适用于肝肾不足证。

2. 温肾健脑方
肉桂6g，附子10g，熟地黄15g，山茱萸10g，五味子10g，巴戟天10g，沙苑子10g，菟丝子10g，补骨脂10g，枸杞子10g，牛膝15g，杜仲10g等共19味药。根据不同兼证加减用药，直立性低血压增加附子、肉桂用量；尿频、尿失禁加用锁阳、金樱子；便秘加用当归。加减药味或剂量不超过原方20%。

3. 益髓汤
红参10g，黄芪30g，鹿角胶10g（烊化），熟地黄30g，仙鹤草30g，枸杞子10g，当归15g，麦冬10g，肉苁蓉15g，火麻仁10g，熟附片6g，肉桂3g，山茱萸10g，陈皮10g。每日1剂，水煎，分2次服。

【西医治疗】

目前尚无特异性治疗方法，主要是针对自主神经障碍和帕金森综合征进行对症治疗。

（一）体位性低血压

首选非药物治疗，如弹力袜、高盐饮食、夜间抬高床头等。若无效可选用药物治疗。

1. **血管 α – 受体激动剂盐酸米多君** 血管 α – 受体激动剂盐酸米多君能迅速升高血压（30 ~ 60 分钟），给予 2.5mg，每日 2 ~ 3 次，最大剂量是 40mg/d，忌睡前服用（以免卧位高血压）。

2. **氟氢可的松** 氟氢可的松口服，0.1 ~ 0.6mg/d，也有改善低血压的效应。

3. **其他** 有麻黄碱、非甾体抗炎药如吲哚美辛等。鉴于这两类药物副作用较多，不推荐用于 MSA 患者体位性低血压的常规治疗。

（二）排尿功能障碍

曲司氯铵（20mg，每日 2 次）、奥昔布宁（2.5 ~ 5mg，每日 2 ~ 3 次）、托特罗定（2mg，每日 2 次）能改善早期出现的逼尿肌痉挛症状。

（三）帕金森综合征

左旋多巴的最大作用是对疑似 MSA 的患者与原发帕金森病进行鉴别。仅有少数 MSA 患者对左旋多巴治疗有效，但疗效并不持久；应用多巴胺受体激动剂和金刚烷胺亦无显著疗效。帕罗西汀可能有助于改善患者的运动功能。双侧丘脑基底核高频刺激对少数 MSA–P 亚型患者可能有效。

（四）其他

肌张力障碍可选用肉毒杆菌毒素。氯硝西泮是治疗 RBD 的一线临床药物，二线药物包括褪黑素、加巴喷丁、普瑞巴林等。伴有喘鸣的 MSA 患者，采用无创性呼吸道正压通气，多能显著改善氧饱和度，减少夜间致死率。病程后期，MSA 患者生活自理能力多下降，多数患者合并焦虑抑郁状态，适当的抗焦虑或抗抑郁药可一定程度减缓病情。

【预后与转归】

MSA 的患者多数预后不良。从首发症状进展到运动障碍（锥体系、锥体外系和小脑性运动障碍）和自主神经系统功能障碍的平均时间为 2 年（1 ~ 10 年）；从发病到需要协助行走、坐轮椅、卧床不起和死亡的平均间隔时间各自为 3 年、5 年、8 年和 9 年。研究显示，MSA 对自主神经系统的损害越重，患者的预后越差。

【调摄与护理】

1. **常规护理** 行动不便的患者要做好安全措施，防止跌伤。长期卧床患者，做好口腔、尿道口、皮肤等部位护理。饮食给予高蛋白质、维生素、纤维素、碳水化合物食物，避免碱性、高胆固醇饮食，少食多餐。对吞咽困难患者，应尽早给予鼻饲，鼻饲营养丰富、易于消化的流食。

2. **呼吸道护理** 长期卧床患者应及时清除呼吸道分泌物，吸痰，加强翻身、叩背排痰。监测血氧饱和度，观察呼吸的节律、频率。如呼吸困难严重，必要时行气管切开，给予气管切开护理。吞咽困难患者应注意保持呼吸道通畅，防止误吸，必要时留置胃管。

3. 泌尿系护理 对出现尿潴留、尿失禁等情况的患者，给予小腹热敷、膀胱功能训练，无效时可留置尿管，做好尿管护理，防止尿路感染。

4. 伴晕厥、体位性低血压的护理 避免突然采取直立体位。平卧时，一般抬高床头 15°～30°，或躯干与床面呈 45°角的半卧位。平时可穿弹力袜和紧身裤。酌情进食高盐及富含酪胺的饮食。每日做倾斜台面运动等。

5. 心理护理 鼓励患者及家属正确面对疾病，进行疾病知识宣教，多鼓励，多安慰，帮助患者树立面对疾病的勇气，减轻心理压力。

【食疗方】

1. 益气粥 黄芪 30～60g，人参 5～10g（或党参 15～20g），粳米 60～90g，白糖少许。

将黄芪、人参（党参）切成薄片，用冷水浸泡半小时，放入砂锅煎沸后，改用小火煎 30 分钟，去渣，加入粳米及适量清水，煮至粥成，加入少许白糖调味。

每日 1 剂，分 2 次于空腹时饮食，可长期食之。功能补气健脾，适用于中气不足证。

2. 羊肉鹿胶苁蓉粥 羊肉 120g，肉苁蓉 30g，粳米 80g，鹿角胶 12g，葱白段 7 茎，鸡蛋 1 枚。

先将肉苁蓉放入砂锅，加水，煎煮 1 小时，滤渣留汁，加入羊肉、粳米，煮至粥熟，再下鹿角胶、鸡蛋、葱段搅匀后，稍煮至溶，调味即可。

每日 1 剂，分 2 次于空腹时食之。功能补气助阳，温肾健脾，养血填精，润肠通便。适用于脾肾阳虚证。

3. 桑椹粥 鲜桑椹子 30～60g，糯米 60g，冰糖少许。

先将桑椹浸泡片刻，洗净后，与米同放入砂锅，加清水适量，煮至粥熟，加冰糖稍煮即可。

每日 1 剂，分 2 次于空腹时食用。功能补肝滋肾，适用于肝肾阴虚证。

【医家经验】

（一）周绍华经验

周绍华认为，多系统萎缩无论何种分型，最终均会出现肢体萎废不用，吞咽不能，言语不能，尿失禁等，须辨病与辨证相结合，临床多以"痿病"论治。在疾病发展过程中，其临床症状分有不同证候，临床表现多种多样，不能单提出一个症状简单辨证，应抓住其病因治疗。

痿病的发病与元气衰败、肾阳虚密切相关。肾脾又互相依赖，肾阳虚，脾脏不得肾阳的温煦，运化功能失调，气血津液生成减少，又导致肾精亏虚，髓海空虚，二者互相影响。总之，脾肾阳虚，肾精亏虚，气血津液失于濡养为该病的总病机，"益气温阳"为多系统萎缩的治疗大法。

临床上，有偏气阴两虚、偏肾阳虚为主两个分型。

1. 气阴两虚证　肢体萎废不用、震颤、头晕、步履不稳、吞咽障碍、言语謇涩、声音嘶哑、尿失禁、常伴见倦怠乏力，心悸气短，肢体僵硬，自汗，便秘，舌质淡，苔薄白，脉细弱。

治以益气养阴，补肾填精。选用生脉饮合左归丸加减。

方药：人参10g（另煎兑服），麦冬12g，五味子6g，熟地黄30g，山药10g，山茱萸10g，枸杞子15g，龟甲胶12g（烊化），鹿角胶10g（烊化），菟丝子12g，怀牛膝15g，补骨脂12g，川续断12g，杜仲12g，阿胶10g（烊化），黄精30g。

2. 肾阳虚证　四肢无力，头晕、步履不稳、震颤、吞咽障碍、言语謇涩、声音嘶哑、语声低微、喉中有痰、小便不利或尿失禁、大便无力秘结、出汗异常，伴见精神萎靡，耳鸣、畏寒肢冷，舌淡胖，苔白或腻，脉沉迟缓。

治以温阳益肾，大补元气。选用右归丸合生脉饮为主方加减。

方药：附子6g（先煎），肉桂6g（后下），鹿角胶12g（烊化），熟地黄30g，山茱萸10g，枸杞子15g，山药10g，菟丝子12g，杜仲12g，当归15g，人参10g，麦冬12g，五味子6g，怀牛膝15g，补骨脂12g，川续断12g。

本病临床症状多种多样，须根据具体情况加减用药。两型患者均可采用以下加减用药：肢体萎废不用，步履艰难，不能行走者，加用牛膝、补骨脂、川续断补肾强筋壮骨；遗尿者，加用锁阳、桑螵蛸、益智仁、巴戟天、抽葫芦温阳固涩；小便不利者，加用车前子、麻黄利尿；头晕明显者，加入黄芪、葛根益气升清阳，加入阿胶、鹿角胶、黄精等补肾填精；肢体震颤，筋脉拘挛者，从血虚肝风内动入手，加入四物汤、天麻、虫类药如全蝎、蜈蚣、地龙、白僵蚕以养血息风止痉；阳痿、性功能减低者，合用五子衍宗丸补肾益精；吞咽障碍、言语謇涩、语声低微者，为气虚痰阻所致，加用炙枇杷叶、旋覆花、代赭石降气化痰，条畅气机；若有痰热之象，可用川贝清热化痰，解语丹、人工牛黄清热祛风化痰，解语开窍；大便困难者，视其缓急，择用大黄、枳实、厚朴泻热通肠，或肉苁蓉、锁阳、火麻仁等药补肾润肠通便。

此外，患者常常伴有心情抑郁，焦虑失眠，心理病与躯体病交织而处于恶性循环状态，处方时酌用柴胡、凌霄花、代代花、麦门冬、五味子、酸枣仁等药疏肝解郁，养心安神以兼顾调理，扭转枢机。

临床若见舌红苔黄腻者，不可一味苦寒燥湿，仍需在益气温阳基础上，加用四妙散清热燥湿，标本同治。

（二）刘茂才经验

刘茂才借鉴西医的分类，将以帕金森症状为主要表现的患者诊断为拘病/颤拘病，以小脑共济失调症状为主要表现的患者诊断为骨摇。

1.颤拘病证治　颤拘病临床多见表情呆钝，反应迟慢，肢体拘挛，手足颤抖不能自主，肘膝僵硬，活动困难，更兼言语低微含糊，行走跌冲向前，小便余沥不尽，大便无力难解。

颤拘病以肝肾脾虚、阳亢风动、痰瘀阻滞经络为主要病机，属于本虚标实。本虚为肝肾亏虚，兼有脾虚不运，筋脉失却濡润滋养；标实为痰浊瘀血，阻滞经络筋脉。因此本病论治强调滋补肝肾、补益气血，可兼以滋阴潜阳、息风止颤为法。

刘茂才对本病的治疗有以下特点：①固本补虚是根本，补气益肾是常法。益气常选用黄芪、五爪龙、党参、太子参、白术等；补血多用当归、熟地黄、白芍、大枣、阿胶等；补肾则可根据肾阴虚、肾阳虚之不同，分别选用山茱萸、菟丝子、补骨脂、巴戟天、杜仲、牛膝、黄精、续断、何首乌，还可选用血肉有情之品如龟甲、鹿角胶、紫河车等。②标实为患勿轻视，活血涤痰以通络。活血祛瘀多用川芎、赤芍、丹参、姜黄、鸡血藤、郁金等；涤痰祛湿多用二陈汤之属，如茯苓、石菖蒲、法半夏、陈皮、枳实；痰湿蕴热还可加用化橘红、天竺黄、胆南星。③辨证辨病相结合，对症选药效尤佳。重视虫类药的应用，多选用蜈蚣、全蝎、地龙，虫类药搜风通络力大效宏，叶消久病入络之痰瘀，从而使筋脉柔畅，顽痰得解。肢体震颤乃治疗难点，临床选用天麻、木瓜、伸筋草、白蒺藜、豨莶草等柔筋止痉；合用补血活血通络法，如酌加当归、白芍、川芎、鸡血藤之属，"血行风自灭"，收效更佳。对于肢体强直者，治疗同法。

2.骨摇病证治　骨摇病临证多见步履蹒跚不稳，头颈四肢酸软乏力，头摇肢颤，活动困难，动作缓慢，更有表情木讷，语声低微难辨，言语抑扬顿挫，身倦乏力，头晕重坠，形寒肢冷，腰膝酸痛，严重者在家人搀扶下仍无法端坐，床上翻身乏术。该类病患还有如下突出症状：多有夜眠鼾声如雷，小便滴沥不尽，大便无力难解。

刘茂才认为，骨摇病与颤拘病略有不同，其主要病位在脑，与肾肝脾三脏相关，亦属本虚标实之证，病机为气血肝肾阳虚，痰瘀阻滞经络。刘茂才参合古代医家经验及临床心得，从气血不足、肝肾阳虚着眼，兼以活血化痰通络，并强调本病"须大补气血"。

诊治特点为：①重用黄芪。常用量为 60～120g，较普通用量取效尤佳。②精细辨证，避免陷入"虚虚实实"的误区。对于部分患者见黄腻苔、甚者伴有口干苦，选用渗湿利水或燥湿药疗效不佳者，刘茂才考究该类患者，虽舌苔黄腻，但多不喜饮，尤其不喜冷饮，故认为此为肾阳亏虚，脾阳不足，脾失运化，水湿上泛。因此治疗上需避免苦寒燥湿，应升阳运脾、温化水饮。对于该病后期，病家多见夜眠鼾声如雷，此为阳虚生内寒之象，治疗上注意加强温阳，可加用附子、干姜之品。同时嘱患者日常可服用紫河车、鹿茸、鹿角霜、龟甲等血肉有情之品以滋补肝肾。

（三）裴昌林经验

MSA 病位在脑，多由虚损所致，兼或实邪为患，乃本虚标实之证，以肝肾亏虚为本，以血瘀、湿热为标。精亏于下，无以上充于脑，致使脑髓、元神失养，脑络痹阻。故以补肾生髓为治本之法，同时认清兼夹实邪的性质，辅以祛瘀通络或化痰利湿之剂，标本兼顾。

1. 临床分型

（1）肾元亏虚：此型临床最为多见，符合本病以肝肾亏虚为本的病机，贯穿于疾病始终。症见肢体僵硬、活动受限，倦怠乏力，头摇肢颤，腰膝酸软，耳鸣头晕，甚至发为厥证，言语含糊，吞咽困难，自汗盗汗，夜寐不安，大便不畅，小便不利或失禁，舌红少苔，舌体痿软瘦薄，脉细弦。治宜补益肝肾，填精益髓，方用地黄饮子加减。

（2）湿热浸淫：肾为先天之本，脾为后天之源，二者辅车相依。肾虚则脾脏不得肾阳之温煦，故而脾之运化失调；而后天气血津液生成的减少，又导致肾精亏虚，肾脏代谢水液之力减弱，湿邪聚而生热，阻碍营血运行，久则筋脉失于濡养而迟缓不用，出现本虚而以标实为主的症状：肢体痿软重着，脘闷发热，喉中有痰，声音嘶哑，小便赤涩，频次增多，舌红苔黄腻，脉濡数。治以清热利湿，通利筋脉，方用四妙散加减。

（3）阴虚内热：患者肝肾亏虚而以阴虚为主，阴虚则阳亢；或久病致气血阴阳不足，正气无力抗邪，致使瘀痰内结，郁而化热。症见形体消瘦，动摇震颤，肌肤干枯，潮热盗汗，头晕耳鸣，情绪不稳，声音嘶哑，口燥咽干，夜寐不安，大便秘结，舌红少津，舌体瘦薄有裂纹，脉细数或沉细弦数。治拟滋补肝肾，育阴清热，方用虎潜丸加减。

（4）肾阳虚衰：晚期患者，肝肾俱虚而以阳虚为主者，治疗相对困难。症见精神萎靡，面浮气短，畏寒肢冷，肌肉萎缩，痿废不用，语声低微，吞咽障碍，夜尿频繁或失禁，大便无力而秘结，阳痿早泄，舌淡胖，苔白滑，脉沉迟。治拟温阳益肾，荣血养肌，方用右归丸加减。

2. 临证心法

（1）补肾填精为治本之法：肾藏精化髓，髓聚而成脑。肾精不足，则髓海空虚，脑失所养，神机失用，诸病始生。中医所言之脑髓，在现代生物学中大抵指的是颅内神经元和神经营养因子，正是神经细胞萎缩和神经营养因子丢失，造成"髓海不足"，引起诸如MSA在内的众多神经系统变性疾病。故在本病的治疗上，应强调以"补"为主，阴阳双补；先后天同治，更重视先天之本"肾"的功用；乙癸同源，则肝肾同调；脾虚则后天生化乏源，五脏无以为养，故辅以健脾益气，巩固后天之本，充养先天之资。

（2）化瘀通络，病久施之：MSA患者肝肾素虚，正气无力奋起抗邪外出，故而邪毒内陷，瘀血停滞于络脉而成络病。病久络脉瘀滞，则又加重病情，变生他证。如此恶性循环，缠绵不愈，迁延加重。依据"久病必瘀，久病入络"的理论，针对络病"易入难出、易滞易瘀、易积成形"的病机特点，以"络以通为用"的原则为指导，常多用、重用搜风通络和活血化瘀药，其中虫类药的运用更是治疗的特色所在。裘老善用全蝎、蜈蚣、蕲蛇，并有其独特的用法用量，此外尤喜用土鳖虫，因其活血祛瘀通络之力强，是以每每取效。

（3）升压定眩，从肾论治：体位性低血压作为MSA最常见的自主神经功能障碍症状之一，常导致患者头晕，甚或晕厥。此乃肾虚精亏阳衰，脏腑失于濡养和温煦，致心肺气虚，鼓动无力而成。此外，脾虚健运失司，气血生化乏源，气虚血亏，不能上荣于面则面色不华，也导致头晕，甚或晕厥；气虚无力率血运行，脉道不充，则脉多细弱乏力。故以补肾健脾为法，裘老自拟升压汤（仙灵脾、党参、制黄精、甘草），治疗MSA引起的体位性低血压。诸药相配，补肾之余注重顾护脾胃之气，化气生血，填充脉管，温煦五脏，则阴平阳秘，血脉畅达，升压定眩。

（四）王新志经验

王新志认为，本病多责之于脾肾亏虚，阳气不足，故出现肢体痿废不用、肢体颤动、言语謇涩、眩晕等症状。临床以温肾健脾、扶正助阳为治法，选方多用金匮肾气丸合地黄饮子加减，并根据其病机特点及临床症状，随症加减。金匮肾气丸微微生火，鼓舞肾气，以达到滋补肝肾、健脾益气、扶正温阳之效。地黄饮子有滋肾阴、补肾阳、开窍化痰之功，既可温补下元以强壮筋骨肌肉，缓解肌肉萎缩症状，又可益肺肾、通心窍治疗吞咽困难、饮水呛咳等症状。

随症加减：肌张力高者加桑枝、桂枝、白芍、牛膝、木瓜、葛根等温阳通络；肢体麻木、震颤者加全蝎、蜈蚣等养血息风止痉；头晕甚者加天麻、钩藤、黄芪益气升清；腰酸腿软甚者加杜仲、桑寄生、牛膝补肾壮腰；阳痿者加巴戟天、肉苁蓉补肾益精；腹胀纳差者加白术、党参、甘草健脾益气；舌强言謇者加解语丹温经通络，息风开窍；眠差者加磁石、朱砂镇静安神；大便秘结者加麻子仁、石决明润肠通便。

【医家医案】

（一）符文彬医案

男患，52岁。2015年10月8日就诊。

主诉：行走不稳伴头晕1年余。

刻下症：行走有踩棉花感，头晕与体位改变相关，伴言语不利，眠差，小便滴沥不尽，便秘。舌暗苔厚腻，脉沉细。

查体：闭目难立试验（±），指鼻试验（−），双手快速轮替试验（−）。既往有体位性低血压。辅助检查：外院头颅MR提示MSA。

西医诊断：MSA；中医诊断：骨摇。

处方：①针刺：百会、印堂、人中、承浆、廉泉、内关、阳陵泉、三阴交、引气归元、滑肉门；②发泡灸：天柱、风府、百劳、肩中俞、肩井各2壮；③精灸：四花、膏肓、引气归元、十二井穴、原穴、络穴接经、绝骨（即悬钟，下同）、气穴、足窍阴、涌泉各2壮。

上方治疗5次后，患者行走不稳伴头晕好转，行走仍有踩棉花感，仍有言语不利、书写困难、遗尿等症状。针刺穴位去滑肉门，加天枢；发泡灸加志室、五脏俞；精灸肾俞穴。治疗10次后，患者脚踩棉花感好转，后方加命门、腰阳关、督脉风府至腰阳关每椎间、十二井穴大接经等，继续守方治疗。第26次后，患者整体症状好转。间隔3月余进行第27次就诊，守方。共针灸47次，患者症状改善。随访一年，患者病情稳定。

按语：本案重灸风府、天柱、百劳、肩中俞、肩井等颈项部穴位，改善患者头晕等症状，以及五脏俞、命门、志室、督脉风府至腰阳关等督脉与膀胱经穴位，重在培补肾中阳气，可填精益髓，大补阳气，使脑有所充，神有所养，从而纠正该患者阳虚状态，改善二便及睡眠状况。精灸选穴以腹部引气归元、气穴为主，与督脉发泡灸相对应，从阳引阴，使患者不至于阳气重而阴不足。同时精灸十二井穴、原穴、络穴大接经，调整全身气血大循环，改善患者行走不稳等症状。本病在中医治疗上应注意扶正，兼顾祛邪，注意补益肝脾肾、填精益髓，兼顾化痰

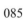

通络，从患者的整体状态考虑，辨证论治。

治疗该病的经验主要包含以下几个方面：①重视补阳，重用灸法；②从督脉与脑论治，重视调整五脏，治病求本；③善用大接经疗法；④重视辨证加减，根据患者症状制定个性化针灸方案。

（二）王松龄医案

患者工某，男，76岁。2015年5月3日初诊。

头晕1年，加重伴行走不稳、言语不清3个月。患者于1年前无明显诱因出现头晕，头部有昏沉不适感，不伴恶心、呕吐、视物旋转等，常服用"晕痛定""敏使朗"等药物治疗，效不佳。3个月前头晕加重，并出现下肢无力，行走不稳，如醉酒状，言语缓慢，吐字费力，欠清晰。纳少，眠差。舌淡红、苔薄白，脉沉细。

神经系统检查：卧位血压160/90mmHg，立位血压120/80mmHg。神志清，精神差，近事记忆力减退，言语不利。颅神经检查水平眼震（＋），余未见明显异常。四肢肌力、肌张力正常，腱反射正常，双侧巴宾斯基征（－）。双侧指鼻试验、双侧跟膝胫试验欠稳准，闭目难立征（＋）。四肢深、浅感觉未见异常。脑膜刺激征（－）。头颅磁共振示小脑萎缩。

诊断为多系统萎缩。辨证为肾精亏虚，脾胃虚弱，痰浊闭阻，机窍不利。

治以填精益髓，益气健脾，涤痰开窍为法，方选左归丸合龟鹿二仙胶加减。

处方：大熟地黄30g，生山药30g，山茱萸18g，枸杞子30g，肉苁蓉18g，龟甲胶12g，鹿角胶6g，怀牛膝10g，红参6g，石菖蒲10g，远志10g，白芥子8g，砂仁6g（后下），甘草6g。14剂，水煎服，日1剂，分早晚2次温服。

2015年5月20日二诊，服上药后，自觉下肢较前稍有力，余症状改善不明显。为增强填精益髓功效，酌加血肉有情之品，守前方加紫河车6g（另包冲服），继服2月余。

2015年7月21日三诊，患者头晕较前明显减轻，行走较前平稳，言语较前流利。将此方制成丸药常服，随访至今，未见病情加重。

按语：此例患者已近耄耋之年，四诊所见为肾精亏虚之证。脑为髓海，头颅核磁提示小脑萎缩，此亦为髓海不足之象。故以左归丸合龟鹿二仙胶为基础方加减。方中大熟地黄、枸杞子、山茱萸、肉苁蓉为君，填精益髓。龟甲胶峻补精血；鹿角胶温补肾阳、益精养血，阳中求阴。督脉贯脊入脑，总督一身阳经，输布肾精，充养髓海；任脉行于腹面正中，总任一身之阴经。肾之元阴元阳，有赖于任督二脉布达全身。龟能通任脉以养阴，鹿能通督脉以养阳。紫河车能大补阴阳气血，能先后天同补。此三味，共用为臣药。怀牛膝强健腰膝，红参、山药益气健脾，石菖蒲、远志醒神开窍；白芥子豁痰利气，皮里膜外之痰无不能消，且少有耗气之虞；砂仁醒脾化滞，防止滋腻之药碍胃。此七味为佐药。甘草调和诸药为使。全方共奏填精益髓、益气健脾、祛痰开窍之功。然虚损之证非长期治疗不能获效，故制丸剂常服缓图，以收全功。

（三）郑绍周医案

姜某，女，62岁。2006年6月因渐进性四肢无力，行走不能，送入当地医院，查CT示小脑萎缩。此后逐渐出现表情呆滞，站立不稳，动作僵硬，言语不利，吞咽困难，饮水发呛，便秘，小便失禁等症状。当地按帕金森治疗，效果不佳。

2010年2月初诊，诊断为MSA。初诊症见：表情呆滞，呈"面具脸"，站立不稳，动作僵硬，步态蹒跚，吞咽困难，强哭强笑。查体：躯体四肢肌张力增高，指鼻及跟膝胫试验（＋），Romberg征（＋）。舌质暗，苔白腻，脉沉。

证属脾肾亏虚，痰瘀阻滞。治以补脾肾，化痰瘀，兼祛风。

方药：黄芪30g，党参20g，水蛭12g，仙灵脾30g，巴戟天12g，覆盆子20g，山茱萸20g，生蒲黄12g，全蝎10g，僵蚕15g，石菖蒲15g，藿香12g，水煎服，日1剂。

经数次复诊调方，患者表情增多，动作僵硬、步态蹒跚症状好转，便秘、小便失禁症状改善。后以此方制作成丸剂，口服，6克／次，日3次。随访至今，未再加重。

按语：多系统萎缩的发生，或以年迈久病肾亏，或以劳欲太过，致使肾气不足，肝肾阴精亏耗，或精气虚损，命门火衰。故出现髓海、筋骨、清窍失养，肾司二便功能丧失，而见肢体强直，行动迟缓，言语缓慢不清，震颤，小便失禁。治疗当以填精益髓为主，药物多用菟丝子、女贞子、枸杞子、山茱萸、五味子、蒸首乌等；风盛者加用全蝎、僵蚕、白芍、甘草等以祛风舒筋。同时，肝肾功能的减退，也会影响到后天脾胃的功能，脾胃衰则气血津液化生不足，脏腑亏虚，肾精乏源，造成他脏功能障碍，进而出现肢体筋脉失养、肌肉瘦削、头晕、气短乏力等症状。

多系统萎缩亦与痰、瘀密切相关，痰、瘀既是病理产物，又是致病因素，多因虚而致。老年肾精渐亏，五脏六腑日衰，阴阳气血不足，使肾无所藏，导致气血津液的输布失常。

治疗以化痰祛瘀，补肾健脾为主，方药主要用石菖蒲、泽泻、半夏、生蒲黄、当归、赤芍、党参、白术、茯苓、川断、菟丝子；元阳亏虚偏重者，加用仙灵脾、巴戟天；元阴亏虚偏重者，加用女贞子、蒸首乌。本案即从脾肾亏虚，痰瘀阻滞着手施治。

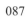

（四）张天文医案

姚某，男，35 岁。1991 年 10 月 25 日初诊。

患者动作迟缓，行走不稳 2 年余。2 年前无明显诱因经常出现头晕，行动缓慢。初起仅口服西比灵、天麻丸、眩晕停等对症治疗，无效且逐渐加重。自觉肢体沉重，步履不稳，走路常不自主偏斜，偶有跌倒，头晕持续，神疲乏力。赴多家市级医院诊断为"帕金森综合征"，按此治疗亦罔效。后去中国医科大学就诊，诊为"多系统变性"，因无特效治疗且病情进一步加重而放弃西医，来市中医院门诊求治。

来诊时症见：动作迟缓，行走艰难，步履摇摆，头晕较甚，言语欠流利，腰膝酸软，情绪低落，阳痿不举，纳食欠佳，夜寐尚可，小溲频数，大便时溏。面黄形瘦，舌淡苔薄白，脉象沉细。

诊断为脾肾两虚，髓海失养之风痹。治以健脾益肾，益气活血。

方药：黄芪 30g，丹参 15g，葛根 15g，炒白术 10g，陈皮 15g，生晒参 10g，云茯苓 15g，熟地黄 20g，巴戟天 15g，牛膝 15g，赤芍 15g，天麻 15g，菊花 15g，石菖蒲 10g，炒麦芽 15g，泽泻 20g。7 剂，日 1 剂，水煎，早晚分服。

针灸治疗每周 5 次。取穴：百会（交叉刺）、前顶、风池、平衡区、足三里、丰隆、太溪、合谷、太冲、内庭。

针药治疗 3 个月后，主症稳定，不再进展。停药继用针刺治疗一年多，再用中药 3 个月，病情基本稳定。再停药，继续用针，至目前已有 20 余年，诸症虽未痊愈，然生活可自理。20 余年来仍坚持每周 1 至 2 次针灸治疗。

按语：本患者以帕金森综合征为主要表现，发病年龄较早，属禀赋不足，且以行迟不稳等作强技巧失用为主要表现。该病首先定位在肾，病程久而不愈，且逐渐加重，虚劳枳损，又现脾气虚弱之证。故治疗以补益脾肾为主。以黄芪、生晒参补气健脾，熟地黄益肾填髓，共为君药。炒白术、云茯苓助参芪益气；巴戟天补肾助阳；牛膝补肝肾强筋骨，共为臣药。陈皮、炒麦芽理气健脾，补中寓通；葛根升发清阳，鼓舞脾胃之气；久病入络，以丹参、赤芍活血散瘀；天麻助阳气，补五劳七伤，通血脉；菊花轻清上达，善清头脑而止头晕；石菖蒲通利清阳，化痰开窍，治言不利。以上诸药共为佐助。

针刺主要选取头部及阳明经、足少阴经诸穴。以升阳益气，补益脾肾为则。百会位于巅顶，是"手足三阳、督脉之会"，能贯通诸阳之经；前顶为"督脉气所发"。二穴可升阳益气。风池为胆经穴，可清宣少阳经气，补虚而健脑，定眩而清窍。足三里为胃经"合穴"，"合治内腑"，可补中益气，健运脾胃。丰隆为胃经"络穴"，可健脾祛痰，宣窍通络。太溪为肾经"输穴"，可补肾填精。内庭为胃经

"荥穴"，可清宣阳明经气，配太溪补养阴津。合谷、太冲为大肠经和肝经的"原穴"，二者相配为"开四关"，可调整脏腑气血，通达三焦气机，健脾养肝强肾，扶正培元固本。平衡区主治平衡障碍。

参考文献

[1] 王永炎，张伯礼．中医脑病学 [M]．北京：人民卫生出版社，2007：875-883.

[2] 吴江，贾建平．神经病学 [M]．3 版．北京：人民卫生出版社，2015：279-282.

[3] 唐北沙，陈生弟．多系统萎缩诊断标准中国专家共识 [J]．中华老年医学杂志，2017，36（10）：1055-1060.

[4] 徐昭，贾玉洁．枕三经排刺法治疗多系统萎缩小脑型患者 15 例临床观察 [J]．中医杂志，2016，57（20）：1764-1767.

[5] 焦永波，李伟，张庆茹．针药结合康复疗法治疗多系统萎缩 30 例 [J]．陕西中医，2010，31（11）：1517-1518.

[6] 孙敬青．王乐亭经验方合调神穴位治疗多系统萎缩 –C 型 8 例临床观察 [J]．北京中医药，2013，32（1）：60-62.

[7] 曹于，刘志顺．电针调理髓海方法治疗多系统萎缩 4 例 [J]．辽宁中医杂志，2007，34（5）：651-652.

[8] 张文丽，王俊雄，符文彬．精灸结合针刺治疗多系统萎缩 12 例疗效观察 [J]．中医药导报，2018，24（14）：50-52.

[9] 陈霄，张敏，高青铭．中医辨证综合治疗多系统萎缩临床观察 [J]．吉林中医药，2012，32（4）：374-376.

[10] 王粟实，陈路，任珊，等．温肾健脑经验方治疗多系统萎缩的临床疗效观察 [J]．中华中医药杂志，2017，32（5）：2005-2010.

[11] 张沛然，郭改会，顾卫红．益髓汤为主的综合方案治疗多系统萎缩疗效分析 [J]．中国中药杂志，2014，39（15）：2968-2970.

[12] 周丽丽，王文昭．多系统萎缩的诊断和治疗的临床研究进展 [J]．世界临床药物，2018，39（7）：445-450.

[13] 郝建新．新编中国药膳食疗秘方全书 [M]．北京：科学技术文献出版社，2005：32-59.

[14] 司维．周绍华益气温阳法治疗多系统萎缩经验总结 [J]．中西医结合心脑血

管病杂志，2016，14（6）：669-671.

[15] 许浩游，李霞，方素鹏 . 刘茂才辨证论治多系统萎缩经验介绍 [J]. 新中医，2019，51（1）：268-270.

[16] 陆佳宁，张丽萍，冯秀珍，等 . 基于肾脑相济理论探析裘昌林教授辨治多系统萎缩的临证经验 [J]. 浙江中医药大学学报，2019，43（1）：14-18.

[17] 杨海燕，刘彩芳 . 王新志应用温补脾肾法治疗多系统萎缩的经验总结 [J].2018，26（8）：12-13.

[18] 刘晶，张继福，符文彬 . 符文彬治疗 2 例多系统萎缩病例分析 [J]. 中医药通报，2018，17（2）：40-43.

[19] 胡洋，何华 . 王松龄教授治疗多系统萎缩经验 [J]. 中国中医药现代远程教育，2016，14（3）：72-74.

[20] 刘国芳，赵科科，郑绍周 . 郑绍周教授论治多系统萎缩经验 [J]. 中医药学报，2015，43（1）：92-93.

[21] 张天文 . 张天文临证经验集 [M]. 北京：中国中医药出版社，2017：102-104.

多发性硬化

多发性硬化（MS）是一种免疫介导的中枢神经系统慢性炎性脱髓鞘性疾病。本病多在成年早期发病，女性多于男性，大多数患者表现为反复发作的神经功能障碍，多次缓解与复发，病情每况愈下。最常累及的部位为脑室周围白质、视神经、脊髓、脑干和小脑。主要临床特点为中枢神经系统白质散在分布的多病灶与病程中呈现的缓解及复发，即症状和体征的空间多发性和病程的时间多发性。

历代中医文献中没有"多发性硬化"的病名，多数医家根据其临床表现而归属于不同病证。临床出现肢体软弱无力，活动不便，以致瘫痪，甚至肌肉萎缩，归于"痿病"范畴；表现为手足动作笨拙，走路不稳，共济失调，归于"骨繇"范畴；表现为腰背痛不能伸，肢体疼痛，有麻冷感，辨为"痹症"；若以视力障碍，视物不清为主，归为"视瞻昏渺"；若突然失明者，归属"青盲"；若表现语言障碍，归为"喑厥"；若四肢瘫痪，归为"风痱"；若语言障碍伴有肢体无力或瘫痪，归为"喑痱"。

【病因病机病理】

（一）中医

中医认为本病以气血内虚、脏腑功能失调为基础，因内伤外感，劳倦色欲而发。

外感湿热之邪，湿热浸淫，上犯于脑，损害脑髓，蔽覆精神，气血运行不畅，脑功能失调而肢痿不用；或湿热蕴结，三焦气化不利而致气不化津，津聚成痰，痰热互结，气滞血瘀，筋脉失养而成痿。

病久体虚，正气亏损，五脏功能失调，气血耗损，上不能荣养高巅，脑失所养，而伴见视力下降、视物昏花甚至失明，或眩晕耳鸣等；下不能灌溉四末，则筋失所养而痿废。

病久终必及肾，肾精不足，肝肾阴虚，无以濡养骨髓、筋脉、肌肉而肢痿无力，甚则出现筋脉拘急疼痛。髓海空则目眩昏花，虚风内动，上扰清空，而眩晕更作。日久肾阳不足，则见畏寒肢冷、小便失禁或夜尿频繁等。

也有因过度劳累伤脾，恼怒伤肝而致肝脾两虚，气血生化不足，筋脉失养而肢体无力；肝失条达，气失疏泄而气滞血瘀，肢体麻痹或不仁；或肝郁抑脾，耗伤心气，心失所养，神失所藏而出现哭笑无常的情感异常等。本病与肾、肝、脾、心、脑关系密切。

（二）西医

多发性硬化的确切病因及发病机制迄今不明，可能与病毒感染、自身免疫反应、环境及遗传等因素有关。目前认为，可能是一些携有遗传易感基因的个体，在病毒感染或外伤等外因的作用下，引发对中枢髓鞘成分的异常自身免疫应答而致病。

1. 病毒感染与自身免疫反应 病毒感染可能在 MS 的发病机制中发挥作用。一些病毒如 EB 病毒、人类疱疹病毒 6 型（HHV-6）、麻疹病毒、人类嗜 T 淋巴细胞病毒 I 型（HTLV-I）曾被高度怀疑，但未在 MS 患者脑组织中证实或分离出病毒。

目前的资料支持 MS 是自身免疫性疾病。MS 的组织损伤及神经系统症状被认为是直接针对髓鞘抗原的免疫反应所致，如针对自身髓鞘碱性蛋白（MBP）产生的免疫攻击，导致中枢神经系统白质髓鞘的脱失，临床上则出现各种神经功能的障碍。

分子模拟学说认为，患者感染的病毒可能与 MBP 或髓鞘少突胶质细胞糖蛋白（MOG）存在共同抗原，推测外界病原体感染机体后，体内激活 T 细胞并生成相应抗体，在攻击外界病原体的同时，可与神经髓鞘多肽片段发生交叉免疫反应，从而导致脱髓鞘病变。

2. 遗传因素 MS 有明显的家族倾向，两同胞可同时罹患，约 15% 的 MS 患者有一个患病的亲属。患者的一级亲属患病风险较一般人群高 12 ～ 15 倍。MS 遗传易感性可能受多数微效基因的相互作用影响，与 6 号染色体组织相容性抗原 HLA-DR 位点相关。

3. 环境因素 高纬度寒冷地区的 MS 发病率高，生活环境、生活方式、食物和毒素等对 MS 的发病及复发也有影响。

MS 病理特点为炎性脱髓鞘，进展阶段主要病理为神经元变性。病理可见中枢神经系统白质内多发性脱髓鞘斑块，多位于侧脑室周围，伴反应性神经胶质增生，也可有轴突损伤。病变可累及大脑白质、视神经、脊髓、脑干和小脑。在脑和脊髓的冠状切面，肉眼可见较多粉灰色分散的形态各异的脱髓鞘病灶，大小不一，直径为 1 ～ 20mm，以半卵圆中心和脑室周围，尤其是侧脑室前角最多见。镜下可见急性期髓鞘崩解和脱失，轴突相对完好，少突胶质细胞轻度变性和增生，可见小静脉周围炎性细胞（单核、淋巴和浆细胞）浸润。病变晚期轴突崩解，神经细胞减少，代之以神经胶质形成的硬化斑。

【临床表现】

起病年龄多在 20 ～ 40 岁，10 岁以下和 50 岁以上患者少见，男女患病之比约为 1 ：2。起病方式以亚急性多见。绝大多数 MS 患者在临床上表现为空间和时间上的多发性。空间多发性是指病变部位的多发，时间多发性是指缓解 – 复发的病程，整个病程可复发数次或十余次，缓解期可长可短，最长可达 20 年，每次复发通常都残留部分症状和体征，逐渐累积，致使病情加重。少数病例在整个病程中呈现单病灶征象。单相病程多见于以脊髓相关症状起病的缓慢进展型 MS 和临床少见的病势凶险的急性 MS。

由于 MS 患者大脑、脑干、小脑、脊髓可同时或相继受累，故其临床症状和体征多种多样。MS 的体征多于症状，体检常显示有神经系统功能障碍的体征，而并无该部位相对应的神经症状。部分病例可有上呼吸道感染、过劳、妊娠分娩、创伤、精神紧张、药物过敏和寒冷等诱发因素，有些病例有头痛、头晕、疲劳等前驱症状。

MS 的临床经过及症状、体征的主要特点：

1. 肢体无力　肢体无力最多见，大约 50% 的患者首发症状为一个或多个肢体无力。运动障碍一般下肢比上肢明显，可为偏瘫、截瘫或四肢瘫，其中以不对称瘫痪最常见。腱反射早期正常，以后可发展为亢进。腹壁反射消失，病理反射阳性。另一常见的症状是疲劳，程度可轻可重，有时稍微活动即感觉极度疲劳，可为 MS 的首发症状，也可见于急性复发前。

2. 感觉异常　浅感觉障碍表现为肢体、躯干或面部针刺麻木感，异常的肢体发冷、蚁走感、瘙痒感以及尖锐、烧灼样疼痛及定位不明确的感觉异常。疼痛感可能与脊髓神经根部的脱髓鞘病灶有关，具有显著的特征性。亦可有深感觉障碍。此外，被动屈颈时会诱导出刺痛感或闪电样感觉，从颈部放射至背部，称之为 Lhermitte 征，是因屈颈时脊髓局部的牵拉力和压力升高，脱髓鞘的脊髓颈段后索受激惹引起，是 MS 特征性的症状之一。

3. 眼部症状　眼部症状常表现为急性视神经炎或球后视神经炎，多为急性起病的单眼视力下降，双眼同时受累少见。一侧受累后 2 ～ 3 周，出现另一侧受累，常伴眼球疼痛。眼底检查，早期可见视乳头水肿或正常，以后出现视神经萎缩。约 30% 的病例有眼肌麻痹及复视。眼球震颤多为水平性或水平加旋转性。病变侵犯内侧纵束，引起核间性眼肌麻痹；侵犯脑桥旁正中网状结构，导致一个半综合征。视束或视交叉的髓鞘脱失，能够引起不同类型的视野缺损，如同向性偏盲和双颞偏盲，但象限盲不常见，因为病灶极少累及视辐射。

4. 共济失调　30% ～ 40% 的患者有不同程度的共济运动障碍，但 Charcot 三主征（眼球震颤、意向性震颤和吟诗样语言）仅见于部分晚期多发性硬化患者。

5. 自主神经功能障碍　自主神经功能障碍的常见症状有尿频、尿急、尿潴留、尿失禁、便秘或者便秘与腹泻交替出现、性欲减退，此外还可出现半身多汗和流涎等。

6. 精神症状　精神症状在多发性硬化患者中较常见，多表现为抑郁、易怒和脾气暴躁，部分患者出现欣快、兴奋，也可表现为淡漠、嗜睡、强哭强笑、反应迟钝、智能低下、重复语言、猜疑和被害妄想等。可出现记忆力减退、注意力损害。

7. 发作性症状　发作性症状是指持续时间短暂、可被特殊因素诱发的感觉或运动异常。发作性的神经功能障碍每次持续数秒至数分钟不等，频繁、过度换气、焦虑或维持肢体某种姿势可诱发，是多发性硬化比较特征性的症状之一，多见于复发缓解期，极少以首发症状出现。较常见的发作性症状是构音障碍、共济失调、单肢痛性发作及感觉迟钝、面肌痉挛、闪光、阵发性瘙痒和强直性发作等，一般持续数秒或数分钟，有时一日之内反复发作。其中，局限于肢体或面部的强直性痉挛，常伴放射性异常疼痛，亦称痛性痉挛，发作时一般无意识丧失和脑电图异常。发生于年轻人的短暂性面部感觉缺失或三叉神经痛，常提示 MS，是三叉神经髓鞘及髓内纤维受累所致。发作性眩晕、耳鸣、偏头痛也较为常见。2% ～ 3% 的 MS 患者在病程中有 1 次或多次癫痫发作，为邻近皮质的白质病灶所致。

8. 其他症状　MS 尚可伴有周围神经损害和多种其他自身免疫性疾病，如风湿病、类风湿综合征、干燥综合征、重症肌无力等。MS 合并其他自身免疫性疾病的机制是由于机体的免疫调节障碍引起多个靶点受累的结果。

【临床分型】

美国多发性硬化协会 1996 年根据病程将 MS 分为以下四种亚型：复发 – 缓解型、原发进展型、继发进展型和进展复发型，该分型与 MS 的治疗决策及预后有关。根据病情转归和预后，将 MS 分为良性型和恶性型，良性型患者在发病 15 年内几乎不留任何神经系统残留症状及体征，日常生活和工作无明显影响；恶性 MS 又名暴发型 MS，疾病呈暴发起病，短时间内迅速达到高峰，神经功能严重受损甚至死亡。

1. 复发 – 缓解型 MS（RRMS）　此种类型最常见，80% ～ 85% 的 MS 患者最初表现为复发 – 缓解病程。发作为急性或亚急性发病，急性进展，病情进展持续几天到几周，于其后几周到几个月症状完全或部分恢复。其后，以不规律的间隔多次复发。在发作间隔期，神经系统症状和体征稳定。假如从复发中恢复不完全，患者的神经缺损和残废可积累。高达42%的患者在多次复发后，残留的神经系统缺损和残废逐渐增加，说明复发对神经功能缺损的影响。

RRMS的发病年龄为20～30岁，女性多见，男：女＝1：2，典型症状和体征在几天内发展完全，随后在几周内经历病情稳定和随后改善的过程，改善可以是自发性的或经皮质类固醇治疗后。皮质类固醇促进复发病程恢复的效果随时间的推移而减小。

2. 继发进展型MS（SPMS） 大约50%的RRMS患者在患病10～15年后疾病不再有复发－缓解，呈缓慢进行性加重过程。SPMS患者仍可有复发出现于进行性病程中。

3. 原发进展型MS（PPMS） PPMS的特征是发病后即呈进行性恶化病程，无复发和缓解出现，神经功能缺损或残废随病程积累增加。PPMS占MS患者的10%～15%，与RRMS相比，性别比例更加均等，发病更晚（平均年龄达40岁），残疾进展更快。

4. 进展复发型MS（PRMS） 约5%的MS患者表现为本类型。疾病最初呈缓慢进行性加重，病程中偶尔出现较明显的复发及部分缓解过程。

5. 其他分类和命名

（1）良性MS：15%的RRMS患者发病后15年具有缓和的病程和很少的残废，称为良性多发性硬化。

（2）临床孤立综合征（CIS）：是相对于临床确诊MS（CDMS）而言，是指在单次发作后，经改善疾病的药物治疗后，第一个脱髓鞘事件转化为CDMS的情况，这一名词见于临床试验和治疗讨论时。有临床试验发现，当接受某药物治疗后，很少患者第2次发作，但还不能肯定长期效果，即多少患者在更长时期后转化为第2次发作CDMS。现有结果证实，多数患者在首次发作后，转化为CDMS在头5年，特别是头2年。

【辅助检查】

磁共振成像、脑脊液检查和诱发电位三项检查对多发性硬化的诊断具有重要意义。

1. 核磁共振成像（MRI） 分辨率高，可识别无临床症状的病灶，使MS诊断不再只依赖临床标准。可见大小不一、类圆形的T1低信号、T2高信号，常见于侧脑室前角与后角周围、半卵圆中心及胼胝体；或为融合斑，多位于侧脑室体部，视神经可见水肿、增粗。脑干、小脑和脊髓可见斑点状不规则 T1 低信号及 T2 高信号斑块。病程长的患者，多数可伴脑室系统扩张、脑沟增宽等脑白质萎缩征象。

2.**脑脊液检查（CSF）** 可为原发进展型 MS 的临床诊断以及 MS 的鉴别诊断提供重要依据。

（1）CSF 单个核细胞（MNC）数：轻度增高或正常，一般在 $15×10^6$/L 以内，约 1/3 急性起病或恶化的病例可轻至中度增高，通常不超过 $50×10^6$/L，超过此值应考虑其他疾病而非 MS。约 40% MS 病例 CSF 蛋白轻度增高。

（2）IgG 鞘内合成检测：MS 的 CSF-IgG 增高主要为中枢神经系统（CNS）内合成，是 CSF 重要的免疫学检查。

① CSF-IgG 指数：是 IgG 鞘内合成的定量指标，约 70% 以上 MS 患者增高，测定这组指标也可计算 CNS 24 小时 IgG 合成率，意义与 IgG 指数相似。

② CSF-IgG 寡克隆区带（OB）：是 IgG 鞘内合成的定性指标，OB 阳性率可达 95% 以上。应同时检测 CSF 和血清，只有 CSF 中存在 OB 而血清缺如，提示寡克隆 IgG 是鞘内合成，支持 MS 诊断。

3.**诱发电位** 包括视觉诱发电位（VEP）、脑干听觉诱发电位（BAEP）和体感诱发电位（SEP）等，50% ～ 90% 的 MS 患者可有一项或多项异常。诱发电位检查有助于发现亚临床和隐匿的病灶，可协助早期诊断，但均无特异性，应结合临床综合分析。

【诊断】

多年来习惯采用的诊断标准完全基于临床资料。

1.病史和神经系统检查表明，中枢神经系统白质内同时存在着两处以上的病灶。

2.起病年龄在 10 ～ 50 岁之间。

3.有缓解与复发交替的病史，每次发作持续 24 小时以上；或呈缓慢进展方式而病程至少 1 年以上。

4.可排除其他病因。

如符合以上四项，可诊断为"临床确诊的多发性硬化"；如 1、2 中缺少一项，可诊断为"临床可能的多发性硬化"；如仅为一个发病部位，首次发作，诊断为"临床可疑的多发性硬化"。

目前推荐使用 2017 年 McDonald MS 诊断标准（表 2），适合于典型发作 MS 的诊断，以往 2001 年、2005 年及 2010 年 McDonald MS 诊断标准同样适用。

表2   2017年McDonald MS诊断标准

临床表现	诊断MS所需辅助指标
≥2次发作；有≥2个以上客观临床证据的病变	无[a]
≥2次发作；1个（并且有明确的历史证据证明以往的发作涉及特定解剖部位的一个病灶[b]）	无[a]
≥2次发作；具有1个病变的客观临床证据	通过不同CNS部位的临床发作或MRI检查证明了空间多发性
1次发作；具有≥2个病变的客观临床证据	通过额外的临床发作，或MRI检查证明了时间多发性，或具有脑脊液寡克隆带的证据
有1次发作；存在1个病变的客观临床证据	通过不同CNS部位的临床发作或MRI检查证明了空间多发性，并且通过额外的临床发作，或MRI检查证明了时间多发性或具有脑脊液寡克隆带的证据[c]
提示MS的隐匿的神经功能障碍进展（PPMS）	疾病进展1年（回顾性或前瞻性确定）同时具有下列3项标准的2项：（1）脑病变的空间多发证据；MS特征性的病变区域（脑室周围、皮层/近皮质或幕下）内≥1个T_2病变；（2）脊髓病变的空间多发证据：脊髓≥2个T_2病变；（3）脑脊液阳性（等电聚焦电泳显示寡克隆区带）

注：如果患者满足2017年McDonald标准，并且临床表现没有更符合其他疾病诊断的解释，则诊断为MS；如有因临床孤立综合征怀疑为MS，但并不完全满足2017年McDonald标准，则诊断为可能的MS；如果评估中出现了另一个可以更好解释临床表现的诊断，则排除MS诊断。

a：不需要额外的检测来证明空间和时间的多发性。然而除非MRI不可用，否则所有考虑诊断为MS的患者均应该接受脑MRI检查。此外，临床证据不足而MRI提示MS，表现为典型临床孤立综合征以外表现或具有非典型特征的患者，应考虑脊髓MRI或脑脊液检查，如果完成影像学或其他检查（如脑脊液）且结果为阴性，则在做出MS诊断之前需要谨慎，并且应该考虑其他可替代的诊断。

b：基于客观的2次发作的临床发现做出诊断是最保险的。在没有记录在案的客观神经系统发现的情况下，既往1次发作的合理历史证据可以包括具有症状的历史事件，以及先前炎性脱髓鞘发作的演变特征；但至少有一次发作必须得到客观结果的支持。在没有神经系统残余客观证据的情况下，诊断需要谨慎。

c：尽管脑脊液特异性寡克隆带阳性本身并未体现出时间多发性，但可以作为这项表现的替代指标。

下篇　各论·多发性硬化

【鉴别诊断】

1. **急性播散性脑脊髓炎** 急性播散性脑脊髓炎常发生于感染或疫苗接种后，好发于儿童，起病较多发性硬化急，更凶险，常伴发热、剧烈头痛或神经根放射性痛、脑膜刺激征、精神异常、意识障碍等，球后视神经炎少见，病程比多发性硬化短，多无缓解 – 复发病史。

2. **脑白质营养不良** 脑白质营养不良是指遗传因素所致的中枢神经系统髓鞘发育异常的疾病，多发生于儿童或青少年，起病隐袭，进行性加重，无缓解 – 复发，临床表现多样，包括发育迟缓，智能减退、抽搐和局灶性症状等，MRI 显示病灶对称，确诊主要依靠病理和生化酶学检查。本病预后不良。

3. **脊髓肿瘤** 脊髓肿瘤为慢性起病，症状进行性加重，腰椎穿刺奎氏试验常不通畅，脑脊液蛋白明显升高，MRI 可显示病变有占位效应。

4. **热带痉挛性截瘫** 热带痉挛性截瘫又称 HTLV–1 相关脊髓病，是人类嗜 T 淋巴细胞病毒 –I 型感染引起的自身免疫反应。多在 35 ～ 45 岁发病，女性稍多。起病隐袭，病情进行性加重，痉挛性截瘫是突出的临床特点，颇似 MS 脊髓型，CSF 细胞数可增高，淋巴细胞为主。多数患者 CSF 可见寡克隆带，VEP、BAEP 和 SEP 异常。放射性免疫法或酶联免疫吸附法可检出血清和脊液中 HTLV–1 抗体。

5. **原发性中枢神经系统淋巴瘤** 原发性中枢神经系统淋巴瘤是一种少见的高度恶性非霍奇金淋巴瘤，病理上表现为浸润整个脑实质、脊髓及软脑膜等多个部位的弥漫性病变。头颅 MRI 可显示病变明显增强，室管膜下浸润时脑室周围增强，占位效应明显。

6. **脑血管病** 多灶性缺血性脑血管病的临床表现、CT 或 MRI 与 MS 有许多类似之处，尤其是由动脉炎引起脑梗死或脑干血管畸形的年轻患者更应慎重鉴别。脑血管病如 Binswanger 病的 MRI 特点是病灶不像 MS 那样紧贴脑室管膜，且外观平滑，不累及胼胝体，基底节和脑皮质亦可见梗死灶。CSF 中 OB、IgG 检测有助于鉴别。

7. **自身免疫性疾病** 自身免疫性疾病如系统性红斑狼疮（SLE）、结节性多发性动脉炎、类肉瘤病等，均具有中枢神经系统损伤后的表现，尤其是 MRI 的改变也类似 MS。但这些疾病的非神经系统症状往往有助于临床的鉴别。再者，特异性的血清学检测，如 SLE 的抗 DNA 抗体，或适当部位的活检，如结节性多发性动脉炎，都有助于找到诊断依据而做出诊断。

【中医治疗】

（一）辨证论治

1. 湿热浸淫

主症：头晕昏沉，恶心呕吐，胸脘痞闷，发热或身热不扬，目珠疼痛，言语不利，双腿沉重，肢体逐渐出现麻木无力，尤以下肢多见，舌体胖大，舌苔黄或黄腻，脉濡数或滑数。多见于急性发作期。

治法：清热除湿，散风活络。

主方：四妙散加味或三仁汤加减。

基本处方：黄柏15g，苍术15g，薏苡仁15g，川牛膝15g，厚朴10g，法半夏10g，大腹皮10g，砂仁5g（后下），忍冬藤30g，桑枝15g，络石藤10g，老鹳草15g。

加减：若湿偏盛，胸闷腹胀，舌苔白厚者加泽泻10g，白蔻仁10g；若恶寒发热者加柴胡15g，黄芩10g，羌活10g；若热偏盛，口苦咽干，目珠赤痛者，加野菊花10g，决明子10g，密蒙花10g；若湿热下注，小便赤涩疼痛可加滑石20g，竹叶10g；痰热腑实不通者加大黄10g，芒硝10g，全瓜蒌30g；有心悸易惊、虚烦不眠等痰郁化火之象，酌加黄连温胆汤。

2. 痰湿阻络

主症：头重如裹，呕吐痰涎，言语不利，视物双影，下肢困重，肢体肿胀，麻木不仁，痿软无力或失用，脘腹胀满，纳呆食少，口淡黏腻不爽，大便稀溏。舌体胖大，舌淡红苔白腻或黄腻，脉滑或濡。

治法：燥湿化痰，开窍通络。

主方：半夏白术天麻汤和涤痰汤化裁。

基本处方：半夏10g，胆南星15g，橘红10g，枳实10g，炒白术15g，天麻15g，石菖蒲10g，竹茹10g，茯苓15g，炙甘草5g。

加减：肌肤麻木者加桑枝15g，桂枝15g，豨莶草15g；肢体肿胀、沉重者加泽泻20g，大腹皮10g，泽兰10g；口眼㖞斜者加僵蚕10g，白附子10g；有胸脘痞闷，咳痰黄稠，舌苔黄腻，脉滑数等痰热互结之结胸证者，合小陷胸汤。

3. 瘀阻脉络

主症：四肢痿软、麻木僵硬、痉挛、抽掣作痛，或有明显痛点，唇紫舌黯或见瘀点瘀斑，脉涩。

治法：益气养营，活血通络。

主方：圣愈汤加味。

基本处方：熟地黄 15g，当归 10g，赤芍 10g，川芎 10g，红花 10g，桃仁 10g，黄芪 30g，党参 15g，川牛膝 15g。

加减：四肢发凉者加桂枝 10g，熟附片 10g（先煎）；肢僵麻木者加天麻 15g，地龙 15g，三七粉 3g（冲服）；肢体拘急抽搐者，加全蝎 5g，蜈蚣 3 条，白芍 15g；下肢瘫软无力者加炒杜仲 15g，补骨脂 15g。

4. 气血亏虚

主症：肢体痿软无力，甚则肌肉萎缩，肢体麻木不仁，背部和肢体可有灼热感或寒冷感，心悸气短，神疲乏力，少气懒言，眩晕耳鸣，视力减退，尿频尿急，后期可出现尿潴留或失禁，大便秘结，舌质红或淡，苔薄白，脉细弱。

治法：益气养血。

主方：黄芪桂枝五物汤加减。

基本处方：黄芪 20g，桂枝 10g，白芍 15g，当归 10g，川芎 10g，怀牛膝 15g，鸡血藤 20g，熟地黄 15g，陈皮 10g，炙甘草 10g。

加减：神疲乏力，少气懒言较明显者，加党参 15g，炒白术 15g，茯苓 15g 益气健脾；心悸气短，五心烦热，腰膝酸软者，加女贞子 10g，旱莲草 10g，生地黄 15g 滋阴清热；肌肉萎缩者，加补骨脂 10g，淫羊藿 15g，巴戟天 10g 补肾阳。

5. 肝肾亏虚

主症：四肢痿软无力，腰膝酸软，不能久立，甚至步履全废，股胫大肉渐脱，或伴头昏耳鸣，视物不清，两目干涩，少寐健忘，咽干烦躁，遗精或遗尿，舌红少苔或苔薄黄，脉细数。

治法：滋补肝肾，潜阳活络。

主方：左归饮或杞菊地黄汤加减。

基本处方：生地黄 30g，枸杞子 15g，山茱萸 15g，杭菊花 15g，知母 15g，白芍 15g，龟甲 20g（先煎），桑寄生 20g，当归 15g，黄精 30g，盐黄柏 15g，怀牛膝 15g。

加减：头晕、耳鸣甚者加灵磁石 30g（先煎），生龙骨 30g（先煎）；视物障碍，眼球震颤者加决明子 15g，白蒺藜 15g；腰膝酸软无力者加续断 15g，炒杜仲 15g；筋脉拘急者，白芍加量至 30g；肢体震颤痉挛者加僵蚕 10g，全蝎 5g，络石藤 15g；心烦多梦者加酸枣仁 20g，夜交藤 20g，合欢皮 15g；大便秘结者加肉苁蓉 15g，火麻仁 15g；若久病阴损及阳，阴阳俱虚，则配用淫羊藿 10g，补骨脂 10g，巴戟天 10g，鹿角胶 10g（烊化）。

6. 肾阳虚损

主症：反复缓解 - 复发，肢体痿软无力，或痉挛拘急，腰膝冷痛，畏寒怕冷，四末欠温，肢体麻木，尿频尿急，或尿失禁，便干便难，舌质淡，苔薄白、白腻或黄腻，脉细尺弱。

治法：温补肾阳。

主方：右归丸加减。

基本处方：制附子10g（先煎），肉桂3g（后下），熟地黄30g，炒杜仲15g，怀山药15g，当归10g，枸杞子15g，龟甲30g（先煎），僵蚕15g，全蝎5g。

加减：腰背部有疼痛、僵硬、束带感者加狗脊30g，炒杜仲15g，丹参15g；四肢麻凉者加桂枝10g，鸡血藤30g；气短乏力者加黄芪30g，党参15g；肢体痉挛疼痛者加土鳖虫10g，全蝎5g；尿失禁者加益智仁10g，覆盆子10g，桑螵蛸10g。

（二）针灸推拿治疗

1. 体针辨证治疗

（1）湿热浸淫

治法：清热除湿，散风活络。

处方：取手阳明大肠经、足阳明胃经、足太阴脾经穴为主。肩髃、曲池、合谷、外关、髀关、梁丘、委中、足三里、解溪、阴陵泉、脾俞、环跳、商丘、膀胱俞。

方义：阳明多气多血，主润宗筋，故主取手足阳明经穴。肩髃为肩部要穴，可疏通肩部之气血；曲池为合土穴，功能调畅局部及本经之气血，主治手肘无力，上肢不遂；合谷为原穴，亦能疏调阳明经气血。《胜玉歌》云："两手酸痛难执物，曲池合谷共肩髃"。髀关可疏通股前部之气血；梁丘为郄穴，为阳明经经气深聚之处，可调本经气血；足三里为合土穴，既调本经局部气血，又补益脾胃后天之本；解溪为经火穴，泻之则清足阳明之热；外关是三焦经的络穴，清热祛邪通经；阴陵泉为脾之合水穴，商丘为脾之经金穴，配脾俞健脾利湿；环跳为胆经要穴，位于髀枢，善治转枢活动不利；取膀胱经委中配膀胱俞，清热利湿。

操作方法：四肢诸穴直刺，背俞穴向脊柱斜刺。足三里、脾俞用补法，余穴用泻法。

（2）痰湿阻络

治法：燥湿化痰，开窍通络。

处方：取手阳明大肠经、足阳明胃经穴为主。百会、头维、曲池、合谷、阴陵泉、丰隆、足三里、中脘、脾俞、胃俞。

方义：百会位于巅顶，贯通诸阳经，升阳益气；配胃经头维穴通经利湿。阳明经诸穴曲池、合谷、丰隆、足三里主润宗筋，化湿通经，健脾祛痰。阴陵泉运化水湿。中脘为胃之募穴、腑之会穴，配脾俞、胃俞健脾和胃，化痰祛湿。

操作方法：百会平刺，脾俞、胃俞向脊柱斜刺，余穴直刺。百会、足三里、脾俞、胃俞用补法，头维、中脘平补平泻，余穴用泻法。

（3）瘀阻脉络

治法：益气养营，活血通络。

处方：取手阳明大肠经、足阳明胃经穴为主。百会、气海、肩髃、曲池、合谷、心俞、膈俞、血海、髀关、足三里、三阴交、太冲。

方义：百会升阳益气，配元气之海气海穴益气补虚，使气行则血行。心主血脉，取心俞行气化瘀，和营通脉。血会膈俞，针之调气行滞，活血化瘀。血海为脾血归聚之海，可祛瘀生新，和营调经。三阴交为脾、肝、肾三经交会之处，能行气血散瘀结，益津血，畅经脉。阳明经多气多血，取肩髃、曲池、合谷、髀关、足三里诸穴行气调血，通畅脉络。太冲为肝经原穴，配合谷为"四关穴"。太冲主血，养血使血行而不虚；合谷主气，行气使血行而不滞。

操作方法：百会平刺，心俞、膈俞向脊柱斜刺，余穴直刺。百会、气海用补法，余穴用平补平泻或泻法。

（4）气血亏虚

治法：益气养血。

处方：取手阳明大肠经、足阳明胃经穴及背俞穴为主。百会、气海、肩髃、曲池、合谷、髀关、足三里、三阴交、太溪、脾俞、胃俞。

方义：百会升阳，气海益气。手足阳明经诸穴补益气血，行气通经。三阴交、太溪善补阴血。脾俞、胃俞健运脾胃，运化水谷，化生气血。

操作方法：百会平刺，脾俞、胃俞向脊柱斜刺，余穴直刺。诸穴针用补法，气海、足三里、脾俞、胃俞可加灸法。

（5）肝肾亏虚

治法：滋补肝肾，潜阳活络。

处方：取足厥阴肝经、足太阴脾经穴为主。肩髃、曲池、合谷、阳陵泉、足三里、解溪、三阴交、悬钟、太溪、照海、肝俞、肾俞。

方义：太溪为肾经原穴，照海为肾经荥穴，补益肾阴。三阴交为肝、脾、肾三经交会穴，补益肝肾。肝俞、肾俞为肝肾经气输注之处，补肝养血，益肾生精。阳陵泉为筋之会穴，壮筋补虚。悬钟为髓之会穴，补益精髓。手足阳明经诸穴，主润宗筋，疏调气血。

操作方法：肝俞、肾俞向脊柱斜刺，余穴直刺。针用补法。

（6）肾阳虚损

治法：温补肾阳。

处方：取任脉穴为主。肾俞、命门、气海、关元、曲池、合谷、梁丘、足三里、三阴交、太溪。

方义：肾俞为藏精之关，培元固本，助阳化气。命门为脏腑之本，生命之源，温肾助阳，补元益火。气海为生气之海，益真元之不足，补脏腑之虚损。关元为元气之关，益真阳之不足，补肾阳之虚衰。三阴交、太溪补肾填精，阴中求阳。手足阳明经诸穴润宗筋，益气血。

操作方法：肾俞向脊柱斜刺，余穴直刺。针用补法，肾俞、命门、气海、关元诸穴可加灸法。

2. 其他体针治疗

（1）方法一

取穴以督脉、阳明经穴及背俞穴为主。以补益肝肾，通督养髓为主要治法。

处方：百会、印堂、风池、大椎、筋缩、命门、肝俞、脾俞、肾俞、三阴交、足三里、阳陵泉、太溪。

刺法：①百会穴，用两根针，以百会为交点，交叉刺入，并大幅度快速捻转，转速200次/分以上，角度180度以上，捻转3分钟。②大椎、筋缩、命门，选用3根35号3寸的粗长针，自大椎向下，顺督脉沿皮刺入。余穴用补法。

加减：视力障碍加太阳、阳白、丝竹空、瞳子髎；肢体无力加肩髃、曲池、合谷、外关、环跳、伏兔；感觉异常加八邪；情志异常加膻中、神门、内关、太冲。

（2）方法二

选穴以手足阳明、足太阴经为主。

主穴：曲池、合谷、新三里（阳陵泉与足三里连线的中点）、阴陵泉。

随证配穴：湿热弥漫证加梁丘、丘墟、侠溪、内庭，针用泻法或平补平泻，肝俞至大肠俞走罐。视物昏花加风池、太阳、太冲；眩晕加四神聪；胸闷，腹胀加内关、公孙；便溏溲赤加小肠俞。痰瘀阻络证加丰隆、外关、地机、膻中，针用泻法或平补平泻，肝俞、脾俞拔留罐。言语不清加风府、廉泉；上肢瘫加肩髃、治瘫穴1或2（三角肌正中或曲泽与大陵连线中点）；下肢瘫加迈步穴、治瘫穴3（髌骨上缘中点上3寸）；足内翻针补申脉，泻照海；足外翻，针补照海，泻申脉。肝肾阴虚证加三阴交、太溪，针用补法，肝俞至肾俞闪拉罐，命门、中极、四关穴小艾灶灸。口眼㖞斜加地仓、颊车；足不任地加承山、昆仑。心肝血虚证加心俞、肝俞、足三里，五心穴（百会、双劳宫、双涌泉），针用补法或小艾灶灸，督脉大椎－筋缩闪拉罐。脾肾阳虚证加百会、涌泉、足三里、气海或关元，针用补法或小艾炷灸，脾俞、肾俞、命门闪罐或小艾炷灸，温和灸；眼睑下垂加攒竹或阳白、风池。

3. 头针

（1）方法一

取穴：运动区、感觉区。视力障碍加视区，下肢运动困难加足运感区。（焦氏头针）

方法：快速进针，迅速推进至帽状腱膜下层，以200次/分频率捻转针体，持续1～3分钟，留针30分钟，每隔10分钟运针1次。每日1次，10次为一疗程，疗程间隔5～7天。

（2）方法二

取穴：顶颞前斜线、顶颞后斜线。视力障碍加顶旁1线。（国标头针）

方法：快速进针，迅速推进至帽状腱膜下层，以200次/分频率捻转针体，持续1～3分钟，留针30分钟，每隔10分钟运针1次。每日1次，10次为一疗程，疗程间隔5～7天。

4. 耳针

取穴：脑、肝、脾、肾、神门、肾上腺、内分泌。

配穴：视力障碍取眼；肢体活动困难取相应的肩、膝、肘、腕、指。

方法：选2～3个主穴和1～2个配穴，用毫针、揿针或压丸治疗，毫针隔日治疗1次，埋针宜不超过3天，压丸可3天换一次。

5. 眼针

取穴：脾区、肝区、肾区。

配穴：视力障碍、头晕头痛、上肢麻痛加上焦区；下肢萎软无力加下焦区。

6. 灸法

取穴：脾俞、肾俞、命门俞、至阳、足三里。

治疗方法：令患者先取仰卧位，穴位常规消毒，将附子切细研末，以黄酒调和做饼，厚约0.4cm，中间用针刺孔，放于足三里上。将艾绒制作成底径约2cm，高为2.5cm锥状之艾炷，以1枚置于附子饼中心，点燃后安于所选穴区行灸，艾炷燃尽更换。如热度使患者难以忍受时，可将附片提起数秒后放下。一般情况下，每次灸3壮，以穴区局部出现红晕为度。灸毕，令患者取俯卧位，如前法灸脾俞、肾俞、命门俞、至阳。以上治疗1次/天，10次为1个疗程，共3个疗程。适用于脾肾阳虚证。

7. 推拿疗法

上肢：拿肩井筋，揉捏臂臑、手三里、合谷部肌筋，点肩髃、曲池等穴，搓揉臂肌来回数遍。

下肢：拿承山、昆仑筋，揉捏伏兔、承扶、殷门部肌筋，点腰阳关、环跳、足三里、委中、犊鼻、解溪、内庭等穴，搓揉股肌来回数遍。手劲刚柔并济，以深透为主。

8. 蜂毒疗法　根据病情选择经穴，应用蜜蜂尾针机械性刺激，同时每只蜜蜂能自动注入人体 0.15～0.30mg 蜂毒，注入后能使局部产生红、肿、热、痒反应，具有针刺、药物穴位注射、温针三位一体的功能。蜂毒液是一种强抗原，进入机体后，使机体产生抗体，借以战胜体内毒素。应用"以毒攻毒"理论，蜂毒成为调动人体免疫机制的天然兴奋剂，尤其是对细胞免疫的作用更为突出。因此，用蜂毒治疗 MS 是治本的有效方法。

9. 穴位注射

（1）方法一

取穴：肾俞、关元、外关、合谷、阴陵泉、足三里。

治疗方法：取维生素 B_{12} 注射液 0.5mg（1mL）3 支，平均注入每穴，隔日 1 次，7 次为 1 疗程。可选择双侧穴位同时或交替进行。

（2）方法二

取穴：脾俞、肾俞、曲池、风市、丰隆、阳陵泉。

治疗方法：取黄芪注射液（2mL）2 支及当归注射液（2mL）1 支混合，每穴注射 0.5～1mL，隔日 1 次，7 次为 1 疗程。可选择双侧穴位同时或交替进行。

（3）方法三

取穴：膈俞、曲池、合谷、血海、足三里、三阴交。

治疗方法：黄芪注射液（2mL）2 支及复方丹参注射液（2mL）1 支混合，每穴注射 0.5～1mL，隔日 1 次，7 次为 1 疗程。可选择双侧穴位同时或交替进行。

（三）单方验方

1. 补肾固髓片　本方由淫羊藿 15g，肉苁蓉 12g，仙茅 10g，生地黄 15g，制首乌 15g，郁金 10g，丹参 15g 等组成，含生药量 0.5g/ 片。每次 6 片，每日 3 次，1 个月为 1 个疗程，服用 3 个疗程。

2. 平复汤　黄芪、生鳖甲各 12～15g，党参、女贞子、白芍、麦冬、茯苓、生地黄、枸杞子、知母各 10～12g，柴胡、黄芩各 9～10g，当归、白术、制半夏各 8～9g，炙甘草 3～5g，大枣 8 枚。每周 2～3 剂，水煎服。长期服用。

3. 火把花根片　主要成分为昆明山海棠，口服每次 3 片，每日 2 次，服用 1 个月。

4. 地黄合剂　由熟地黄 25g，山茱萸 10g，麦冬 15g，肉苁蓉 10g，白芍 10g，肉桂 3g，胆南星 8g，地龙 10g，郁金 15g 等药物组成，每片含生药 1.5g，每次 6 片，每日 3 次口服，1.5 个月为 1 个疗程，连续服用 3 个疗程。

5. 参鹿益髓汤　人参 12g，鹿茸粉 2g（冲服），菟丝子 20g，何首乌 24g，枸杞子 15g，当归 12g，鸡血藤 30g，全蝎 2g（冲服）。水煎服。

（四）名医经验方

1. 周绍华经验方

组成：制附子 10g（先煎），红参 10g，嫩桂枝 10g，酒熟地黄 30g，鹿角胶 12g（烊化），阿胶 10g（烊化），全当归 12g，山茱萸 10g，怀山药 10g，枸杞子 10g，盐杜仲 12g，牡丹皮 10g，怀牛膝 15g。

加减：下肢无力者加川续断、川萆薢以强筋壮骨；视力障碍者加当归、沙苑子、石斛、白菊花养血补肝明目；肢体麻木者参合黄芪桂枝五物汤、桃红四物汤加减，益气养血，温阳活血；肌张力高者择加木瓜、白芍柔筋，止痉散、广地龙、白僵蚕等虫类药息风止痉；眩晕加黄芪、天麻、四物汤、葛根益气养血，升举清阳；小便失禁者加黄芪、益智仁、桑螵蛸益气固肾，并据经验加用炙麻黄；大便困难者视其缓急，择大黄、枳实、厚朴、肉苁蓉、锁阳、火麻仁等药。吞咽困难者加生脉散益气养阴；束带感加香附、陈皮调理气机。上肢病变用羌活、片姜黄、威灵仙、桑枝；下肢病变用杜仲、牛膝、续断、狗脊。肢体疼痛用桃红四物汤加细辛、桂枝，养血温阳通络。

用法：每日 1 剂，早晚分 2 次服用。

主治：多发性硬化肾阳虚损型。

2. 朱进忠经验方

组成：钩藤 30g，桑枝 30g，地龙 10g，木瓜 10g，连翘 10g，香橼皮 10g，佛手 10g，枳壳 10g，丝瓜络 10g。

用法：水煎，每日 1 剂，分 2 次服。

主治：多发性硬化属风痰阻络者。

3. 陆曦经验方

组成：熟地黄、生地黄、枸杞子、山茱萸、鹿角胶、龟甲胶、川牛膝、女贞子各 10g，巴戟天、五味子各 9g，何首乌 12g，生甘草 5g。

用法：水煎，每日 1 剂，分 2 次服。

主治：多发性硬化属肝肾阴虚者。

【西医治疗】

多发性硬化的治疗包括急性发作期治疗、缓解期治疗即疾病修饰治疗

（DMT）、对症治疗和康复治疗。急性期治疗以减轻症状、尽快减轻神经功能缺失、残疾程度为主。疾病调节治疗以减少复发、减少脑和脊髓病灶数、延缓残疾累积及提高生存质量为主。

（一）急性期治疗

主要目标为减轻恶化期症状、缩短病程、改善残疾程度和防止并发症。

1.糖皮质激素 在 MS 急性发作期，治疗上首选糖皮质激素，使用原则为大剂量短疗程，不主张小剂量长时间应用激素。

成人大剂量甲泼尼龙冲击治疗从 1g/d 开始，静脉滴注 3～4h，共 3～5d。如临床神经功能缺损明显恢复，可直接停用；如临床神经功能缺损恢复不明显，可改为口服醋酸泼尼松或泼尼松龙 60～80 mg，1 次 /d，每 2d 减 5～10mg，直至减停，原则上总疗程不超过 3～4 周。若在减量的过程中，病情明显再次加重或出现新的体征和（或）出现新的 MRI 病变，可再次给予甲泼尼龙冲击治疗或改用二线治疗。

儿童甲泼尼龙冲击治疗，按体质量 20～30mg/（kg·d），静脉滴注 3～4h，1 次 /d，共 5d。症状完全缓解者，可直接停用，否则可继续给予口服醋酸泼尼松或泼尼松龙，1 mg/（kg·d），每 2d 减 5mg，直至停用。口服激素减量过程中，若出现新发症状，可再次甲泼尼龙冲击治疗或给予 1 个疗程静脉大剂量免疫球蛋白治疗（IVIG）。

2.血浆置换 血浆置换属于二线治疗。急性重症或对激素治疗无效者，可于起病 2～3 周内应用 5～7 天的血浆置换。血浆置换对既往无残疾的急性重症 MS 患者有一定治疗效果。

3.免疫球蛋白 应用免疫球蛋白缺乏有效证据，仅作为一种备选治疗手段，用于妊娠或哺乳期妇女，不能用激素治疗的成人患者，或对激素治疗无效的儿童患者。推荐用法为：静脉滴注 0.4g /（kg·d），连续用 5 d 为 1 个疗程。5 d 后如果无效，则不建议继续使用；如果有效但疗效不是特别满意，则可继续每周用 1 d，连用 3～4 周。

（二）缓解期治疗

MS 为终身性疾病，其缓解期治疗以控制疾病进展为主要目标，推荐使用 DMT 治疗。对复发型 MS，目标在于抑制和调节免疫，控制炎症，减少复发；对进展型 MS，一方面要控制复发，一方面神经保护和神经修复可能有效。

1.复发型 MS 包括复发缓解型和进展复发型 MS，缓解期一线治疗药物包括 β－干扰素（IFN-β）和醋酸格拉默（GA）。对疾病活动性较高或对一线药物治疗效果不佳的患者，可选用二线药物治疗，包括那他珠单抗和米托蒽醌。此外

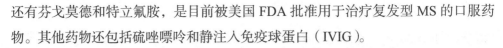

还有芬戈莫德和特立氟胺，是目前被美国 FDA 批准用于治疗复发型 MS 的口服药物。其他药物还包括硫唑嘌呤和静注入免疫球蛋白（IVIG）。

（1）β 干扰素：其作用机制是免疫调节，包括对细胞因子的调节、抑制炎性细胞迁移进入脑内、抑制 T 淋巴细胞活化等。包括 IFN-β 1a 和 IFN-β 1b 两类重组制剂。IFN-β 1a 可用 44μg 皮下注射，3 次 / 周；不能耐受高剂量的患者，22μg 皮下注射，3 次 / 周。IFN-β 1b 常用剂量为 250μg 皮下注射，隔日 1 次。IFN-β 1a 和 IFN-β 1b 通常均需持续用药 2 年以上。因 MS 患者使用干扰素 - β 治疗，能产生中和抗体，通常用药 3 年后临床疗效下降。

常见不良反应为流感样症状（疲倦、寒战、发热、肌肉疼痛、出汗）及注射部位红肿、疼痛、肝功能异常、恶心、呕吐、嗜睡、白细胞减少等，大多数症状可逐渐消失，采用逐渐增量的方法可减少流感样症状的发生，睡前注射或注射前服用非甾体类抗炎药可减轻流感样症状。IFN-β 禁用于妊娠或哺乳期妇女。

（2）醋酸格拉默：一种结构类似于髓鞘碱性蛋白的合成氨基酸聚合物，可能通过激活其反应性 Th2 细胞，促进抗炎性细胞因子的产生，诱导髓鞘反应性 T 细胞的免疫耐受而发挥抗炎作用。用于治疗 RR-MS 患者。用法：20mg 皮下注射，1 次 / 日。此药耐受性较好，但可引起局部注射反应，包括红肿、硬结、压痛、发热、瘙痒。

（3）那他珠单抗：为重组 α4- 整合素（淋巴细胞表面的蛋白）单克隆抗体，能阻止激活的 T 细胞通过血脑屏障。因其增加进行性多灶性白质脑病发生的风险，通常被推荐用于对其他治疗效果不佳或不能耐受的患者。用法：300mg 静脉注射，每 4 周 1 次。

（4）米托蒽醌：一种具有细胞毒性和免疫抑制作用的蒽醌衍生物。通过减少 B 淋巴细胞，抑制辅助性 T 淋巴细胞功能，促进抑制性 T 细胞的活性而发挥免疫抑制作用。推荐用于 SPMS、PRMS 患者及重症 RRMS 患者。对心脏功能正常的患者，通常按 $12mg/m^2$ 给药，静脉滴注，每 3 个月一次，总累积剂量 $140mg/m^2$（大约为 2 ～ 3 年内 8 ～ 12 次给药剂量）。常见副作用包括胃肠道反应、肝功能异常、脱发、感染、白细胞和血小板减少等，少见但严重的副作用包括心脏毒性和白血病，治疗期间需监测心脏功能、肝功能和血象。

（5）芬戈莫德：一种针对淋巴细胞鞘氨醇 1- 磷酸（s1P）受体的免疫调节剂，促使淋巴细胞回迁至淋巴组织，减少中枢神经系统淋巴细胞的浸润。2010 年被美国 FDA 批准用于治疗 RRMS 患者。用法：0.5mg 口服，1 次 / 日。常见不良反应有头痛、流感、腹泻、背痛、肝转氨酶升高和咳嗽等。

（6）特立氟胺：嘧啶合成酶抑制剂和免疫调节剂，通过抑制二氢乳清酸脱氢酶（DHODH）从而抑制嘧啶合成，进而抑制活化的淋巴细胞增殖。用法：7mg 或 14mg 口服，1 次 / 日。两种剂量均能降低复发率，高剂量能延缓残疾进展。常见不良反应有腹泻、肝功能损害、流感、恶心、脱发。

（7）硫唑嘌呤：具有细胞毒性及免疫抑制作用，对降低年复发率可能有效，但不能延缓残疾进展。对没有条件应用一、二线治疗药物或治疗无效的患者，在充分评估疗效 / 风险比的前提下，可选择硫唑嘌呤治疗。推荐剂量为 1 ～ 2mg/（kg·d）口服，1 ～ 2 次 / 日，治疗 2 年。

2. 继发进展型 MS　米托蒽醌为目前被美国 FDA 批准用于治疗 SPMS 的唯一药物，能延缓残疾进展。其他药物如环孢素 A、甲氨蝶呤、环磷酰胺等可能有效。

3. 原发进展型 MS　目前尚无有效的治疗药物，主要是对症治疗和康复治疗。β- 干扰素及血浆置换治疗无效。环孢素 A、甲氨蝶呤、环磷酰胺可能有效。

（三）对症治疗

1. 痛性痉挛　痛性痉挛是 MS 患者行走困难的主要原因。

（1）巴氯芬：为首选药物，从小剂量开始，逐渐增加，一般从 5mg，每日 3 次开始，增加至 40 ～ 75mg，一般日剂量不应超过 100mg。在严重强直时，可睡前服用最大剂量以提高疗效。使用 1 个月以上仍无效时，应逐渐减量停药。本品对轻微痉挛状态患者效果不明显。

（2）卡马西平：起始剂量为 100 ～ 200mg/d，分 2 ～ 3 次口服，缓慢加至 600 ～ 800mg/d。亦可选用加巴喷丁或普瑞巴林。

（3）替扎尼定：初始剂量为每日 2mg，3 天后每日可增加 2mg，分 3 ～ 4 次服用，日总剂量不超过 36mg。

（4）地西泮和氯硝西泮：可缓解强直，但易产生依赖性，主要用于夜间镇静。

2. 膀胱直肠功能障碍　尿潴留可选用拟胆碱药，如氯化卡巴胆碱或氯化乌拉碱，每次 5mg，每日 4 次。副作用为恶心、呕吐、腹泻、心动过缓和低血压。尿失禁者宜选用抗胆碱药，如普鲁本辛或溴苯辛，无效时改用丙咪嗪，每次 10mg，每日 4 次，可逐渐增加至 25mg，每日 4 次。药物治疗无效或严重尿潴留者，可采用间歇性导尿。直肠功能障碍的治疗包括增加饮水量和补液量（3000 ～ 4000mL），改变饮食习惯，以高纤维素和粗粮为主，适当增加运动量，可使用缓泻药物，严重便秘可间断灌肠。

3. 疲劳　可用金刚烷胺或莫达非尼，用量均为 100 ～ 200mg/d，早晨服用。

4. 震颤　可应用苯海索，每次 2mg，每日 3 次，或阿罗洛尔，每次 5 ～ 10mg，每日 2 次。

5. 认知障碍　针对认知障碍缺乏疗效肯定的治疗方法。可应用胆碱酯酶抑制

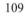

剂如多奈哌齐以及认知康复治疗。

6. 抑郁、焦虑 可应用选择性 5- 羟色胺再摄取抑制剂（SSRI）、5- 羟色胺和去甲肾上腺素再摄取抑制剂（SNRI）、去甲肾上腺素和特异性 5- 羟色胺能抗抑郁药（NaSSA）类药物以及心理辅导治疗。

【预后与转归】

MS 是一种致残率较高的疾病，多发于青壮年，严重影响患者的生活质量，发病次数越多，残疾越重。50% 的 RRMS 患者 10 年后发展为 SPMS。90% 以上的患者 20 年后发展为 SPMS。MS 诊断后 15 年，患者行动需要帮助。60% 的 MS 患者有认知障碍。发病时 MRI 病灶多，则残疾出现早。

预后良好的证据：以视神经炎为首发症状；发病年龄在 40 岁以下；缺乏锥体束征；首次发病后，缓解期在 1 年以上；起病后前 5 年仅有一次加重。

预后不良的证据：发病后即为进展性病程；起病时即出现运动及小脑体征；前 2 次复发的间隔期短；复发后恢复差；呈慢性进展型和急性爆发型；首次发病时 MRI T_2WI 呈多发性病灶。

【调摄与护理】

1. 饮食上要营养丰富，易于消化，进食要慢，防止呛咳。

2. 视觉障碍、感觉障碍时，外出要有陪伴，保证患者安全。

3. 避免诱发因素，如情绪激动、劳累、感染、创伤、应激等。

4. 疼痛性强直性痉挛发作时，应保持室内安静，尽量减少不必要的声响和皮肤激惹，遵医嘱服药。

5. 发作期应卧床休息，要加床栏。恢复期，要鼓励做适当的体育锻炼，但不宜做剧烈运动。

6. 避免热、冷和压力对皮肤的刺激，经常检查感觉障碍部位有无损伤，定时更换体位，做好皮肤、会阴部护理。

7. 多与别人沟通，鼓励患者表达自己的感受，耐心进行解释。

【食疗方】

1. **麦薏土茯苓粥** 薏苡仁 60g，大麦米去皮 60g，土茯苓 90g，同煎为粥，煮熟后去土茯苓，常服有益，适用于湿热浸淫型。

2. **泥鳅薏米红豆苦瓜汤** 泥鳅鱼 250g，薏苡仁 50g，赤小豆 50g，苦瓜 50g，洗净，放砂锅中，水适量，炖 1 小时后，加油盐等调味品食之，适用于湿热浸淫型。

3. **当归猪蹄汤** 猪蹄 2 只，洗净，用刀划口，花生 200g，当归、三七各 15g，盐少许。将当归、三七用纱布包扎，和猪蹄、花生、盐同放锅中，加水适量，文火慢炖，至猪蹄熟烂脱骨，捞出药包，分顿食用肉和汤，适用于兼有气虚血瘀型。

4. **山药沙参麦冬粥** 鲜山药 50g，沙参 50g，麦冬 30g，粳米 250g，先将上药洗净，加水适量，煎煮 1 小时，捞去药渣，加淘洗净的大米，熬煮成粥，1 日内分顿食用，适用于肝肾阴虚型。

5. **杜仲枸杞猪腰汤** 杜仲 30g，枸杞子 30g，猪腰 250g，先将杜仲、枸杞子煎煮 30 分钟，然后将猪腰洗净，去筋膜和臊腺，切片，再用热油爆炒，加杜仲、枸杞子及汤、食盐、葱、姜等调料，长期食用，适用于肝肾亏虚型。

【医家经验】

（一）邓铁涛经验

邓铁涛认为，MS 乃由先天禀赋不足、后天失调，或外邪所伤，或内伤劳倦、情志刺激，或疾病失治误治，或病后失养，导致脾胃受损，累及他脏，以致气血亏虚，筋脉失养；或风邪、痰、瘀、湿热阻滞经络所致。其病理性质属于虚损性疾患，以正虚为本，邪实为标，基本病机主要是脾胃虚损、气血亏乏。当以补中益气、养血益精为治疗大法，运用四君子汤或黄芪桂枝五物汤，重用党参（或太子参）、黄芪等药，加何首乌、枸杞子、鸡血藤、黄精为基本方。

其邪实之标主要为两个方面：①风湿阻络：多见于急性期和发作期，由于患者阳气亏虚而导致卫外失固，病邪乘虚而袭踞经络，邪阻气血，风湿交结经络，脉络凝滞不通所致。用豨莶草、木瓜、丝瓜络、白花蛇、全蝎等以祛风、除湿、宣通经络，同时借血肉有情之虫类药搜剔络邪，使得浊去凝开，经行络畅。②痰瘀阻络：多见于复发期，乃由久病入络，病情缠绵日久，五脏气血衰少，正虚邪恋，经脉凝滞不通，痰瘀胶结凝塞脉道所致。采用温胆汤合桃红四物汤加丹参、郁金、三七等以祛痰、活血、化瘀通络。

邓老认为，患者就诊时若已采用激素进行治疗，应注意配伍清热养阴之品，如生地黄、旱莲草、女贞子、玉竹、忍冬藤等。待病情稳定后，方可缓慢递减激素，切不可骤然停药，以防病情反复。临床治愈后，尚需继续服药 1～2 年以固其本，防止复发。

（二）高健生经验

高健生认为，正气不足乃 MS 根本病因；正虚为本，邪实为标，虚实夹杂，邪正相搏，是本病的根本病机；病位以肺、脾、肾为主，五脏皆可受累。

高教授主张进行分期论治，但各期均需给予玉屏风散以扶正固表。根据 MS

的临床特点将其发病过程分为 3 期：①急性期：症见视力骤降、肢体活动不利或感觉障碍，伴发热、咳嗽、烦躁等。病情急重，多因劳累过度或情志内伤致玄府郁闭。治以疏利玄府，扶正托毒，方以丹栀逍遥散、玉屏风散加减。②缓解期：症见视物不清或皮肤感觉障碍，伴周身乏力、困倦、纳差、无力排便等。病情稍缓，以脾气虚弱为主。治以健脾益气升阳，方以益气聪明汤加减。③恢复期：症见反复外感，有束带感，腰膝酸软，郁郁寡欢，视物模糊等。乃由发病日久，累及肝肾。治以补益肝肾为主，防止复发，以六味地黄丸加味以滋补肝肾。肾生精，神光充沛有赖肾精上承，用菟丝子、覆盆子、枸杞子补肾明目；五味子酸收敛聚精气；防风、升麻、葛根等风药疏利玄府，载药上行，以益精升阴上达头目；素体虚弱者，予紫河车粉，有"返本还元"、疗"诸虚百损"之效。

（三）刘公望经验

刘公望认为，MS 常以痿痉合病或痿痉痹合病的形式出现，以督脉失约，奇经八脉受损，痰瘀阻络，气血亏虚，气机升降失调为其主要病机。

针灸治疗，取督脉穴（大椎至腰阳关穴）、顶颞前斜线、顶颞后斜线、膀胱经第一侧线排刺（心俞穴至肾俞穴）、后溪、申脉、足临泣、阳陵泉、百会、哑门、环跳、委中、足三里、绝骨、跗阳、三阴交、昆仑。诸穴相合，共奏补气活血，填精益髓，逐瘀化痰通络，调节气机升降之功。

中药治疗，将 MS 分为两型：①肝肾亏虚，痰瘀阻络，痿痉合病型：症见肢软沉重无力，行走不稳或呈剪刀步，身麻木、疼痛、抽搐、肌肉痉挛，大小便障碍，头晕，单眼或双眼视力减退或失明、复视。治以补益肝肾，化痰逐瘀，解痉通痹。方以补阳还五汤加减。②脾肾气虚，湿阻脉络，痉痿合病型：症见肢体痿软无力，身麻木、疼痛、抽搐、肌肉痉挛，大小便障碍，行立坐卧受限，食少，便溏，少气懒言，面色无华，脱肛或肛门如物塞。治以补益脾肾，化湿通络，解痉疗痿。方以补中益气汤加减。

（四）郑绍周经验

郑绍周教授认为，MS 的发病多为先天不足或者后天失养，导致体内正气不足，外邪如风、热、毒邪侵犯人体，引起正邪相争，损伤正气而发病。其病位在脑髓，发病与多脏器有关，尤其与肝、肾有关。

在治疗中，郑教授将本病分为三个期。①急性期：多以毒邪致病为主，治疗重在清热化湿，化瘀除痰，在用药上重用重楼、六月雪、莪术、皂角刺等清热化瘀药物，配合益气补肾之药物，祛邪为主，补益为辅，扶正祛邪。②亚急性期：此期是正气与邪气的相持阶段，也是疾病发展的较长时期。此期正气渐复，邪气渐衰，治疗当补益与祛邪并重，不可过分地祛邪，以免加重正气的衰竭；亦不可过补，以免闭门留寇。③缓解期：此期为治疗 MS 复发的关键时期。郑教授认为此期多为邪去正衰，主要以补益为主，多用补益脾肾，滋养肝肾药物，如黄芪、淫羊藿、巴戟天、熟地黄等，补益体内正气，正气足则外邪不可干；佐以少量的搜剔血络之品，如全蝎、僵蚕等虫类药物，以清除机体内顽痰死血。再次发病率亦可降低。

此外，亦应考虑病因及患者体质因素。情志抑郁或受情志刺激者，要注意疏肝理气，可加用柴胡、川楝子；因饮食失节、劳倦过度起病者，要注意调补脾胃，健脾升阳，可加用砂仁、陈皮、白术等药物；兼有外感者，要注意疏风散邪，可加用荆芥、防风等药物。

（五）唐汉钧经验

唐汉钧认为，MS 属中医痿病、痹证范畴，乃素体禀赋不足，后天调摄失宜，或劳倦内伤，情志刺激，或病后失养，导致气血不足，不能上供巅顶；或痰、瘀、湿等实邪阻滞经络而导致经脉失养。本病的特征为正虚为本，邪实为标。正虚主要为气血亏虚，肝肾不足；邪实以痰、湿、瘀为主。

根据脾胃为后天之本，气血生化之源的理论，气血亏虚主要责之于脾胃。且脾主四肢，"清阳实四肢"，脾虚则清阳不升，故头晕、四肢肌肉无力、麻木。以黄芪、党参、陈皮、姜半夏、红枣、莲子肉实脾气，用桔梗、升麻以升举脾胃清阳。又肾为先天之本，肾中精气充足，则髓海得养，耳聪目明。故用补骨脂、益智仁、淫羊藿、肉苁蓉等补肾填精。

本病虚实错杂，除有正虚的一面以外，还有痰、湿、瘀等邪实的一面。因此，在治疗上，除健脾补肾治本以外，还需祛邪通络以治标。视患者不同情况，方中加入川芎、当归、丹参、桑枝、牛膝、地龙、桃仁、水蛭等以活血通络；加入白芥子、象贝母、泽泻、茯苓、车前草、丝瓜络等以利湿化痰通络。临床根据病情需要，衡量标本缓急，酌情处理扶正与祛邪的关系。

（六）詹文涛经验

詹文涛认为，MS 乃由先天禀赋不足，后天失调，或外邪所伤，或内伤劳倦、情志刺激，或疾病失治误治，或病后失养，致脾胃受损，肝肾不足，累及五脏，以致精气血亏虚，筋脉失养，髓海空虚，导致痰、瘀、风、湿、火内生，互结阻滞经络清窍，发为此病。本虚标实为 MS 的病理特征，本虚以脾胃亏虚、肝肾阴虚为主，标实主要以内生风、湿、火、痰、瘀为主。

脾胃亏虚、肝肾阴虚是本病的主要病理基础，当以补中益气，滋肾养肝，滋阴温阳，养血填精生髓为治疗大法。可用益气聪明汤、补中益气汤、当归补血汤健脾和胃，益气生血；选二仙汤、肾气丸、六味地黄汤、乌精地黄汤滋补肝肾。

MS 的产生，除了本虚的一面，亦有风、湿、痰浊、瘀血阻滞经络，标实的一面，要兼治标证。对阴虚阳亢、肝阳上亢化风者，选天麻钩藤饮或镇肝息风汤，滋阴平肝，潜阳息风，并加僵蚕、全蝎、白蒺藜以加强息风。肝火偏盛，常用自拟四味平肝降压汤与龙胆泻肝汤化裁，清肝泄热，并重用牡丹皮、玄参各 20g～30g，以加强养阴清热之效。对痰湿壅盛，治以健脾和胃，燥湿祛痰，予半夏白术天麻汤和泽泻汤化裁。有心悸，痰热内扰者，合黄连温胆汤；痰蒙清窍，神志不爽，加郁金、石菖蒲、天竺黄涤痰开窍；痰热腑实不通，加大黄、玄明粉、全瓜蒌、胆南星通腑降逆，荡涤痰浊，清净元神。气虚血瘀型，根据益气活血、化瘀通络之大法，选益气聪明汤合补阳还五汤化裁；肢体痉挛疼痛，加土鳖虫、僵蚕、全蝎、蜈蚣，借血肉有情之虫类药，搜剔络邪，加豨莶草、海风藤、络石藤以加强除湿，宣通经络，息风活血通经功效，使经行络畅。对久病入络，病情反复发作，缠绵日久，正虚邪恋，五脏气血衰少，周流不畅，经脉凝滞不通，痰瘀互结，胶着不去，凝塞脉道，肢体痛甚者，合以祛痰、活血、化瘀通络为治，可用半夏白术天麻汤合泽泻汤合桃红四物汤，加丹参、郁金、三七等。

【医家医案】

（一）关幼波医案

王某，男，29 岁。初诊日期：1967 年 7 月 29 日。

主诉：头晕头痛，说话不清，视物发花，下肢运动障碍 20 余天。

患者于 1967 年 7 月 9 日下午开始，自觉眩晕，后头部疼痛，两下肢发软，走路有时向右偏斜，两眼视物不灵活，看东西有双影。一周后不能走路。经医院神经科检查，诊为"脑干脱髓鞘疾患"。曾服泼尼松、维生素类药物，效果不显，于同年 7 月 29 日来院就诊。当时症见：头晕，头胀，耳鸣，脸面及右手发麻震颤，目睛转动不灵活，左眼不能外展，双眼内收也弱，舌麻语謇，进食不顺利，右腿不能站立，行动困难，二便尚可。病前无发热及预防注射史，素无烟酒嗜好。舌苔白，脉沉细滑。

辨证属阴虚阳亢，风痰阻络之证。肝肾阴虚，肝阳上亢则见头晕、头胀、耳鸣；风痰阻络，清阳不升，清窍失养，故见面麻；痰阻四肢经络，故见肢麻，震颤，行走困难；肝经连目系，肝筋失荣，则目睛转动不灵活。舌苔白，脉沉细滑为风痰阻络之象。

治以祛风化痰通络，养血平肝。

处方：生黄芪、丹参、生地黄各 15g，僵蚕、川芎各 5g，全蝎 3g，钩藤 30g（后下），赤芍、白芍、当归、玄参各 12g，知母、黄柏、滁菊花、刺蒺藜各 10g，桔梗 7.5g，蜈蚣 4 条，另：蛇胆陈皮 1 瓶，每日 2 次，每次半瓶。

二诊：11 月 16 日。服前方 14 剂，上述症状均见减轻，头已不晕，行走已不歪斜，尚感无力，有时头胀，左侧头痛，复视仍在，右手麻木，脉沉细，舌苔白。服前药症见改善，但气血未充，络脉仍不和，拟宜充养气血，疏通络脉。上方去桔梗，改生黄芪为 30g，加何首乌藤 30g，木瓜 12g，继服。

三诊：12 月 18 日。头已不晕，视物清楚，已无复视现象，言语清晰，走路不感困难，但手及口唇仍发麻，舌苔薄白，脉沉滑。上方何首乌藤改为 15g，继服。

四诊：2 月 21 日。麻木感已减轻，精神步履已如常，唯有时头部微胀，食、睡、二便均正常，舌净脉和。患者已恢复工作 2 个月余，未诉其他不适，拟以丸药调养，方药如下：

处方：生地黄、当归、生黄芪各 60g，僵蚕 15g，全蝎 10g，蜈蚣 10 条，何首乌、旋覆花、生赭石、钩藤、赤芍、白芍、川芎、滁菊花、生石决明、蒺藜、菟丝子、女贞子、仙茅、仙灵脾各 30g，琥珀 3g。

上药共研细末，蜜丸朱衣，每丸重 10g，每日服 2 次，早、晚各 1 丸，以巩固疗效。

按语： 本案患者发病时，突然自觉眩晕，头痛，此乃感受风邪所致。由于正气不足，阴血不充，风邪入里，一时不得外解，化燥灼津为痰，风痰阻于经络，致肢体麻木，运动障碍；肝主筋，阴血不足，筋失濡养，故见肢颤，语謇；肝阳上亢，风痰上扰，而致头胀、头晕、耳鸣；肝血不足，不能上养于目，故见目睛转动不利，两目视物模糊。所以治疗时，以养血平肝，散风化痰通络为法。方中用四物汤加丹参养血活血；独取黄芪一味补气，气帅血行，气血两补，才能血脉充养，气充血足则运行通畅。再以蒺藜、菊花平肝散风；僵蚕、钩藤、全蝎、蜈蚣、蛇胆陈皮祛风镇惊，化痰通络。因其风性轻扬，犯于头面，头面部症状为重，故用桔梗载药上行，宣肺化痰；又用玄参、知母、黄柏养阴，清肝经之火。在治疗时，以祛风化痰通络为主，养血平肝为辅。由于重视了祛风化痰和益气养血，气足则帅血行，血足则脉道充盈，瘀去新生。气顺则痰易化，血活则痰易消，扶正与祛邪兼施，突出了"痰瘀"论治。

（二）郭士魁医案

陈某，男，50 岁，工程师。

患者 1975 年 9 月中旬曾发热 38℃，月底开始走路不稳，夜间尤甚，进行性加重。10 月中旬出现语言不清，写字拿笔、拿筷不稳，进食呛咳。11 月住武汉某医院神经科。当时检查左 V_{1-2} 感觉减退，左混合性耳聋，双眼有小幅度水平性眼球震颤，四肢肌力均低，以左侧为重，共济失调亦以左侧明显，Romberg 征阳性，摇摆不能沿直线行走，腹壁反射、眼底、瞳孔及深浅反射均正常，脑脊液检查正常范围。住院后曾用抗生素、激素及细胞活化剂治疗，70 天后病情好转，除直线行走较差，偶觉头昏外，共济失调、眼球震颤基本消失，但停药（激素）第 3 天，头晕明显加剧，共济失调、语言不清又逐渐加重。用激素后，症状又好转。如此曾 7 次反复。现仍用激素及维生素治疗，出院诊断为脱髓鞘病。

首诊：1977 年 2 月 3 日来我院就诊时，仍有头晕，双膝发紧，走路不稳，直线走路困难。Romberg 征阳性，左侧 Gordon 征可疑阳性。脉沉细，舌胖质暗红，苔薄黄。辨证：风瘫。证属气阴两虚，风热内蕴，经络闭阻。治法：益气育阴，清热息风，活血通络。

处方：威灵仙 18g，葛根、丹参各 25g，生地黄、玄参、金银花、鸡血藤各 15g，生黄芪、珍珠母各 30g，知母、陈皮各 12g，黄连 10g，红花、百合、蝉蜕、甘草各 6g。

二诊：1978 年 9 月 26 日。患者近 1 年来加减服用上方，诸症均有减轻，病情稳定，未再复发，脉沉弦细，舌胖暗，苔白。再予益气养阴、活血通络清热剂继续服用。

处方：川芎、百合、续断、黄柏、当归、生地黄各 15g，葛根 24g，丹参、生黄芪各 30g，红花、知母、陈皮各 10g，忍冬藤、仙灵脾各 18g，威灵仙 25g。

按语： 本例发病前曾有发热，来诊时走路不稳，四肢无力，语言謇涩，舌胖质暗红，苔黄，证属阴虚内热，风热内蕴，伤及经络，兼有气虚。治疗以益气养阴，清热息风，活血通络，故治疗收到较好效果。

（三）王孝先医案

辛某，男，51 岁。2003 年 1 月 11 日初诊。

患者于 2002 年 10 月出现双下肢酸软无力，伴胸腹部麻木、拘急感，行颈胸椎核磁共振检查示：颈髓、上胸髓变性（散在斑片状），提示多发性硬化症可能性大。在新疆某医院神经内科住院治疗，症状无明显改善而转中医治疗。诊见：胸、胁、腹、下肢均有麻木、抽搐、震颤感，双手触之如电击，胸胁、腹部有束带感，但均无疼痛，睡眠差，常因双手触及胸腹或下肢如电击而惊醒，下肢轻度浮肿，精神疲惫，舌淡，苔白，脉寸关弦、双尺沉弱无力。

西医诊断：多发性硬化症（颈椎、上胸椎段）。中医诊断：痿病。证属肾阳不足，气血亏虚兼血瘀，治以温肾助阳，活血祛瘀。

处方：熟附子、土鳖虫各 5g，茯苓、太子参、续断、淫羊藿、巴戟天、当归、三棱、莪术、川牛膝、王不留行各 15g，炒白术、杜仲各 12g，白芍 40g，丹参 20g，水蛭、鳖甲、炒穿山甲（用猪蹄甲代）、炙甘草各 10g。7 剂，每天 1 剂，水煎，分 2 次服。

二诊：药后症状稍减，效不更方，以上方加减。

继服 3 个月后，症状消失，临床治愈。遂将上方改为散剂，缓图其功，继续治疗 9 个月。于 2004 年 2 月 4 日行核磁共振复查示：颈髓病灶较前明显缩小，模糊不清，上胸髓病灶基本消失。

按语：结合中医肾主骨髓理论及患者脉症，属痿病范畴，以真武汤合三甲复脉散加减治疗。方中茯苓、白芍、炒白术、熟附子乃真武汤温肾壮阳，并重用白芍养肝阴柔筋，酌加杜仲、续断、淫羊藿、巴戟天助温补肾阳之力，以补先天之本；鳖甲、炒穿山甲（用猪蹄甲代）固肾潜阳；当归、丹参、三棱、莪术、川牛膝、水蛭、王不留行活血通络；太子参、炙甘草补气健脾。诸药合用，气血充，肾气足，血脉通，使中枢神经系统脱髓鞘病灶得以修复，则诸症消失向愈。

（四）李可医案

刘某，男，47 岁。2012 年 3 月 20 日初诊。

主诉：反复左手、双下肢麻木乏力 5 年，再发 4 月余。

现病史：5 年前无明显诱因出现左手、两下肢麻木乏力，就诊于某医院，诊断为"脊髓炎"，予以抗生素、激素治疗后基本恢复。2011 年 12 月初左手、两下肢麻木乏力再次发作，就诊于当地医院，诊断为"多发性硬化"，予以抗生素、激素治疗，症状基本控制。为进一步诊治前来我科。刻诊：左手肌肉萎缩，左手较右手无力，久立后右小腿易发麻，双下肢发冷，易疲劳乏力，久行后明显。平素易感冒，每月 1 次，首发症状咽痛，发热，继则引发脊髓炎。汗出正常，纳可，难入睡，眠浅，梦不多。大便 2 日 1 行，质烂，排解无力，小便正常，夜尿 1 次。舌红苔薄黄，脉沉。

方药：北黄芪 300g，生附子 45g，生半夏 60g，生胆南星 45g，生川乌 30g，干姜 60g，炙甘草 90g，生山茱萸 90g，红参 30g，黑小豆 30g，防风 30g，蜂蜜 150g，生姜 60g，大枣 12 枚，辽细辛（后下）45g，麻黄 15g，乌梅 15g，紫苏 5g。10 剂。用法：每 3 日 1 剂，每剂加水 3000mL，持续文火煮 4h 以上，煮取 450mL，分 3 日，每日早、晚分服。

证属元阳不足，寒冰深伏，经脉阻滞。治以益元阳、健中气、托透伏邪。首选大剂黄芪，运中气溉四旁，重剂入下焦，又可助元气；五生饮破冰通阳，合麻黄附子细辛汤，深入少阴，透发伏寒，兼开太阳之表，引邪外透。分 3 日送服李氏续命煮散（由麻黄、肉桂、杏仁、甘草、生石膏、附子、细辛、牛姜、人参、白术、茯苓、防风、防己、川芎、升麻、独活等组成），日 2 次，加强通痰湿瘀浊

之力。

二诊：复查颈部 MRI，提示脊髓炎症消失，脊髓神经损伤未完全恢复。守一诊方，加白芥子 45g，生附子、炙甘草分别增为 60g、120g。10 剂。每 3 日 1 剂。

三诊：疲乏进一步减轻，睡眠转佳，入睡快，寐转沉，怕热明显，汗多，以头部为主，汗后不怕风，自觉上半身热，下半身微冷，吹空调后咽痛。舌淡体胖苔薄白，脉细滑。方药：北黄芪 300g，生附子 90g，生半夏 130g，生胆南星 60g，干姜 60g，炙甘草 120g，生山茱萸 90g，红参 30g，生姜 45g，大枣 12 枚，桂枝 45g，白芍 90g，乌梅 30g，生龙骨 30g，生牡蛎 30g，磁石 30g，肉桂 1.5g，五味子 15g，核桃 6 枚。10 剂。每 3 日 1 剂。

此诊出现了相火离位之象，故以破格救心汤为主加味，扶益元气，阴阳兼治。生半夏 130g 针对胶黏之顽痰，生胆南星 60g 针对有形或无形之风痰，重用芍药可助恢复东方乙木之升。

四诊：诸症平稳，6 月 22 日因颈部紧束感，双目疲劳，视物重影如初发病时，复查 MRI 未见明显异常。舌略润，苔薄黄，脉沉细。方药：北黄芪 500g，生附子 120g，生半夏 130g，生胆南星 60g，干姜 60g，炙甘草 120g，生山茱萸 120g，红参 30g，大枣 12 枚，乌梅 30g，生龙骨 30g，生牡蛎 30g，磁石 30g，肉桂 1.5g，细辛 45g，白术 120g。10 剂。用法：每 7 日 1 剂，服 5 日，停 2 日。李可培元固本散（由胎盘、鹿茸片、红参、灵脂、三七、琥珀等组成）2 号方，每次 3g，每日 2 次，温盐水送服，连服半年。

五诊：近 4 月来，精神佳，体力明显增强，颈部紧束感、双目疲劳及视物重影未发作，晨起双肩痛处发麻，活动后可缓解，纳眠佳，汗出正常，大便 2～3 日一行，成形，舌略暗红苔薄白，脉细滑。守四诊方药，山茱萸减至 90g，加麻黄 15g，顺势托透即可。

按语：从中医经典理论辨析，多发性硬化当属奇经八脉病变，缘由正气先虚、元阳大衰、中气失运，浊阴僭居阳位，败痰死血深伏督脉要冲，形成三阴冰凝之态势。从元阳、中气、伏邪论治本病，治以益元阳、健中气、托透伏邪为主，非重剂不能胜任。方用五生饮，重剂使用黄芪，入督脉，中气、元气同时兼顾，也是温病大家吴鞠通所言"下焦如权，非重不沉"之理。临证时亦遵守"邪之来路，即邪之去路"，灵活运用麻附细之托透法，斡旋局部气机。

（五）张天文医案

闫某，女，43 岁。2014 年 8 月 11 日初诊。

患者双下肢疼痛无力伴右下肢萎缩 2 年余。2 年前任高三班主任，于高考前期持续熬夜工作后，出现右下肢疼痛，随后几天内发展至双下肢疼痛无力，并相继出现后背疼痛并有束带感、双眼视物重影等症状。至市某院住院，诊为"多发性硬化"，用激素等西药治疗。出院后病情并无改善，亦未加重。后又至北京、沈阳等地多家医院诊治，皆诊为"多发性硬化"。经治疗症状缓解，后又复发，至中医院寻求中医治疗。来诊症见：面色晦暗，神情萎靡，后项连及右肩疼痛，后背板滞有束带感，视物双影，步履蹒跚，步行最多二百米左右，双小腿外侧疼痛僵硬易痉挛，右下肢肌肉萎缩，失眠，情绪郁闷悲观，咽干痛，纳食可，大便时溏，月事三月未潮。舌体胖淡暗少苔，脉沉弦细。

诊断为肝肾阴虚，督脉瘀阻型痿病。治以补益肝肾，通督养髓，养血荣筋。

取穴与针法：

组1俯卧位取穴：百会、印堂、风池、太阳、阳白、丝竹空、颈百劳、肩髎、臂臑、外关、合谷、大椎、筋缩、命门、肝俞、脾俞、肾俞、三阴交、阳陵泉、太溪。

组2仰卧位取穴：百会、四神聪、印堂、风池、太阳、阳白、廉泉、膻中、中脘、气海、臂臑、内关、合谷、血海、曲泉、三阴交、太溪。

针法：在百会穴用两根针以百会为交点交叉刺入，并大幅度快速捻转，转速200次/分以上，角度180°以上，捻转3分钟。大椎、筋缩、命门选35号3寸长针，自大椎向下，顺督脉接针沿皮刺入。太阳、丝竹空斜刺，取45°进针向后刺，得气后平补平泻。臂臑向上斜刺或平刺1～2寸，透入三角肌中，得气后酸胀感可向整个肩部扩散。阳陵泉刺入和行针时手法要轻。颈百劳、肝俞、脾俞、肾俞、中脘、气海、血海、三阴交、太溪均用补法。余穴平补平泻，留针1小时。隔日1次，二组交替使用。

方药：熟地黄30g，桑寄生20g，牛膝15g，生晒参10g，炒薏米20g，茯苓15g，桃仁15g，当归15g，赤芍15g，红花15g，狗脊15g，生山药20g，补骨脂15g，合欢皮15g，炒酸枣仁25g，木瓜15g，炒麦芽15g。每日1剂，水煎，早晚分服。

针药并用1个月后，束带感消失。2个月后，已无复视，后背肩部疼痛亦解。半年后，病情稳定，右腿萎缩的肌肉逐渐恢复，力量增加，可行1000米左右，然双腿仍偶有疼痛，情绪时有抑郁。之后不定期治疗，至今未再复发。

按语：本案病机关键是肝血不足。《素问·五脏生成篇》云："故人卧血归于肝，肝受血而能视，足受血而能步，掌受血而能握，指受血而能摄。"肝在体合筋。肝血不足，血不养筋，则筋脉挛缩，肢废不用；肝血不足，无以上奉，故头晕复视；肝血亏损，疏泄失司，气血瘀滞，则僵硬麻木，失眠抑郁。又如《辨证奇闻》中讲："盖目之系，下通于肝，而上实属于脑。脑气不足，则肝之气应之，肝气太虚，不能应脑……治之法，必须大补其肝气，使肝足以应脑，则肝气足而脑气亦足也。"然乙癸同源，肝血久虚，肾必不足，髓海必亏，脑为髓海，下通督脉，久虚则瘀，督脉瘀阻轻则出现束带感，重则截瘫。治宜肝肾同补，通督养髓，养血荣筋。选肝俞、肾俞、三阴交、曲泉、太溪补益肝肾；百会、印堂、大椎、筋缩、命门用长粗针，通督脉以养脑髓；佐脾俞、中脘、气海、血海、阳陵泉养血荣筋以起痿。针对兼症，取风池、太阳、阳白、丝竹空通络明目，以治复视；取颈百劳、肩髎、臂臑、外关活络止痛；取四神聪、膻中、内关、廉泉、合谷疏肝解郁，潜阳安神。前后诸穴相伍，主旨不变，又可兼顾本病的多个受累病位，且交替取穴，张弛有度，确保针之得气，针感明显。针药结合，内外兼治，病程虽长，亦可渐愈。

参考文献

[1] 贾建平，陈生弟.神经病学 [M].7 版.北京：人民卫生出版社，2013：259-262.

[2] 王拥军.神经内科学高级教程 [M].北京：人民军医出版社，2014：281-289.

[3] 吴江，贾建平.神经病学 [M].3 版.北京：人民卫生出版社，2015：267-273.

[4] 黄培新，刘茂才.神经科专病中医临床诊治 [M].2 版.北京：人民卫生出版社，2005：344-379.

[5] 王永炎，张伯礼.中医脑病学 [M].北京：人民卫生出版社，2007：830-834.

[6]Stephen L.Hauler, Scott Andrew Josephson, Joey D.English, et al. 哈里森临床神经病学 [M].北京：人民卫生出版社，2010：344-358.

[7] 中华医学会.临床诊疗指南神经病学分册 [M].北京：人民卫生出版社，2006：123-133.

[8] 中国免疫学会神经免疫分会，中华医学会神经病学分会神经免疫学组.多发性硬化诊断和治疗中国专家共识（2018 版）[J].中国神经免疫学和神经病学杂志，2018，25（6）：387-392.

[9] 王拥军.神经病学 [M].3 版.北京：北京大学医学出版社，2013：161.

[10] 钟晓鸣，黄迪君.黄迪君教授治疗多发性硬化之经验 [J].针灸临床杂志，2006，22（6）：44-45.

[11] 丁志贤.蜂毒疗法在多发性硬化病中的应用 [J].蜜蜂杂志,2009,(12):38.

[12] 李广文.中医痿病辨治心悟 [M].北京:人民卫生出版社,2016:199.

[13] 刘晓艳,孙怡.补肾固髓片治疗多发性硬化的临床与实验研究 [J].中国中西医结合杂志,2001,21(1):10-13.

[14] 陆曦,李智文,王华燕,等.中医预防多发性硬化复发的研究 [J].中医杂志,1995,36(7):417-418.

[15] 楚兰,马莉,杨洁,等.火把花根片对多发性硬化患者外周血 T 淋巴细胞亚群的影响 [J].中风与神经疾病杂志,2003,20(2):178-179.

[16] 高敏,高聪,杨宁.地黄合剂对多发性硬化患者外周血及脑脊液中 T 淋巴细胞亚群的影响 [J].中国中西医结合杂志,2002,22(6):437-438.

[17] 王殿华,陈金亮.参鹿益髓汤治疗多发性硬化症 41 例 [J].中医杂志,2011,52(6):518-519.

[18] 万毅,曾文颖,张会莲.周绍华教授温补法治疗多发性硬化经验 [J].中华中医药杂志,2011,26(11):2599-2601.

[19] 何清湖,周慎.千病诊疗要览 [M].北京:世界图书出版公司北京公司,1997:385.

[20] 陆曦,王耀华.中西医结合治疗多发性硬化症 35 例 [J].中西医结合杂志,1990,10(3):174-175.

[21] 李贤.多发性硬化症应用激素后的中医辨治 [J].广西中医药,2002,25(6):32-33.

[22] 邱仕君.邓铁涛教授对多发性硬化的辨治经验 [J].新中医,2000,32(8):9-10.

[23] 陈翠翠,高健生.高健生运用培正固本法治疗多发性硬化临床经验 [J].北京中医药,2010,29(1):25-26.

[24] 张福顺.刘公望教授针药并用治疗多发性硬化经验 [J].上海针灸杂志,2008,27(11):1-2.

[25] 蔡浩烨.郑绍周教授治疗多发性硬化的经验 [J].中国中医药现代远程教育,2013,11(18):118-119.

[26] 高尚璞.唐汉钧治疗疑难杂症经验撷萃 [J].辽宁中医杂志,2001,28(4):246.

[27] 谢海洲.谢海洲论医集 [M].北京:中国医药科技出版社,1993:265.

[28] 李青,詹文涛.詹文涛教授从虚损论治多发性硬化经验 [J].云南中医中药

杂志，2008，29（11）：1-2.

[29] 黎杏群 . 神经科病名家医案妙方解析 [M]. 北京：人民军医出版社，2007：172-180.

[30] 王倩，姜广鑫，倪晨 . 王孝先教授应用经方验案举隅 [J]. 新中医，2006，38（5）：83.

[31] 吕英，宫凤英，王中华，等 . 李叮老中医从中气、元阳论治多发性硬化 [J]. 河南中医，2014，34（7）：1242-1243.

[32] 张天文 . 针髓：张天文临床针灸经验集 [M]. 北京：中国中医药出版社，2018：210-212.

视神经脊髓炎

视神经脊髓炎（NMO）是一种免疫介导的以视神经和脊髓受累为主的中枢神经系统炎性脱髓鞘疾病，临床上以视神经和脊髓同时或相继受累为主要特征，呈进行性或缓解与复发病程。该病由 Devic（1894 年）首次描述，目前通常将单时相的 NMO 称为 Devic 病，而多时相的 NMO 称为复发型 NMO，80%～90% 的 NMO 为复发型。

NMO 在中国、日本等亚洲人群的中枢神经系统脱髓鞘病中较多见，而在欧美西方人群中较少见。

NMO 在历代中医文献中没有相应的病名，本病首发症状以视力障碍、下肢瘫痪、感觉障碍和尿潴留等最常见，可将其归为"暴盲""视瞻昏渺""痿病""癃闭"等范畴。

【病因病机病理】

（一）中医

本病发病前提是先天禀赋不足，后天失养，发病涉及六淫、七情、劳倦等因素。急性期多由肝肾亏损或感受温热、湿热之邪，真阴受灼，以及痰湿、瘀血、湿热毒邪阻滞脉络，致使目窍及筋骨经脉受累或失于濡养，从而表现为视物模糊、瘫痪、麻木、二便障碍。缓解期多见脾肾亏虚，肝肾阴虚，或病久损及阳气，目肢失濡而出现视物昏花、肢软无力、畏寒肢冷等症。本病病位主要涉及肝、脾、肾三脏。

（二）西医

NMO 的病因及发病机制尚不清楚。目前认为 NMO 的可能发病机制为，患者体内存在的水通道蛋白 4 抗体（AQP4-Ab）与水通道蛋白 4（AQP4）特异性结合，并在补体参与下，激活了补体依赖和抗体依赖的细胞毒途径，继而造成星形胶质细胞坏死，炎症介质释放和炎性反应浸润，最终导致少突胶质细胞的损伤以及髓鞘脱失。NMO 在免疫机制、病理改变、临床和影像改变、治疗和预后等方面均与 MS 有差异，是不同于 MS 的疾病。

NMO 的病灶主要位于视神经和脊髓，部分患者有脑部非特异性病灶。病理改变是白质脱髓鞘、坏死甚至囊性变，脊髓病灶长于 3 个椎体节段，病灶位于脊髓中央，脱髓鞘及急性轴索损伤程度较重。浸润的炎性细胞包括巨噬细胞、淋巴细胞（以 B 淋巴细胞为主），中性粒细胞及嗜酸性粒细胞。血管周围可见抗体和补体呈玫瑰花环样沉积，可见病灶血管透明性变。

【临床表现】

1. 多在 5 ～ 50 岁发病，平均年龄 39 岁，女性多发，女：男比例为（5 ～ 10）∶1。

2. 一般呈急性（数小时或数日内）或亚急性起病（1 ～ 2 月内达到高峰）；少数慢性起病者，病情在数月内稳步进展，呈进行性加重。

3. 单侧或双侧视神经炎（ON）以及急性脊髓炎是本病主要表现，初期可为单纯的视神经炎或脊髓炎，亦可两者同时出现，但多数先后出现，间隔时间不定。

4. 视神经炎可单眼、双眼间隔或同时发病。多起病急，进展快，视力下降可至失明，伴眶内疼痛，眼球运动或按压时明显。眼底可见视乳头水肿，晚期可见视神经萎缩，多遗留显著视力障碍。

5. 以横贯性脊髓病变首发的患者，通常表现为双下肢无力、麻木，由远端开始，数日内逐渐上升至胸段甚至颈段脊髓水平，而出现双下肢截瘫或四肢瘫，以胸段受累多见。双下肢瘫痪可为完全性，也可为不完全性。急性期为脊髓休克症状，表现为双下肢软瘫，伴尿潴留，病变水平以下各种感觉缺失。至恢复期，则瘫痪肢体的肌张力增高，腱反射亢进，出现病理反射等痉挛性瘫痪的体征。累及脑干时，可出现眩晕、眼震、复视、顽固性呃逆和呕吐、饮水呛咳和吞咽困难。根性神经痛、痛性肌痉挛和 Lhermitte 征也较为常见。

6. 部分 NMO 患者可伴有其他自身免疫性疾病，如系统性红斑狼疮、干燥综合征、混合结缔组织病、重症肌无力、甲状腺功能亢进、桥本甲状腺炎、结节性多动脉炎等，血清亦可检出抗核抗体、抗 SSA/SSB 抗体、抗心磷脂抗体等。

7. 经典 Devic 病为单时相病程，西方多见；80% ～ 90% 的 NMO 患者呈现反复发作病程，称为复发型 NMO，常见于亚洲人群。单相病程表现为迅速相继出现的较严重的视神经炎和脊髓炎，并于 5 天左右达到高峰。发生在 1 个月内的双侧视神经炎和脊髓炎，通常预示为单相病程。复发型脊髓炎常伴有 Lhermitte 征、痛性痉挛和神经根痛。多数复发病程患者，视神经炎和脊髓炎间隔为 5 个月左右。复发型 NMO 的其他独立危险因素包括女性、首次发作脊髓炎时运动障碍不重、发病年龄较晚以及伴发系统性自身免疫病。

8. NMO 很少出现视神经和脊髓以外的症状，如果出现，症状也较轻微，或者只是主观感受，一般发生较晚，包括眩晕、面部麻木、眼震、头痛及体位性震颤等。极少数 NMO 患者有眼外肌麻痹、癫痫、共济失调、构音障碍及周围神经损害等。如临床上有累及大脑和脑干的症状和体征，则 NMO 的诊断要慎重。

【辅助检查】

1. **脑脊液** 脑脊液细胞数正常或轻中度增高，约 1/3 的单相病程及复发型患者 MNC（单核细胞）> $50 \times 10^6/L$；复发型患者 CSF 蛋白轻中度增高，脑脊液蛋白电泳可检出寡克隆区带，但检出率较 MS 低。

2. **血清 NMO-IgG（AQP4 抗体）** NMO 血清 AQP4 抗体多为阳性，而 MS 多为阴性，为鉴别 NMO 与 MS 的依据之一。血清 NMO-IgG 是 NMO 相对特异性自身抗体标志物，其强阳性提示疾病复发可能性较大。

3. **血清其他自身免疫抗体** NMO 患者可出现血清抗核抗体谱（ANAs）阳性，包括 ANA、抗 dsDNA、抗着丝粒抗体（ACA）、抗 SSA 抗体、抗 SSB 抗体等。

4. **MRI 检查** NMO 患者脊髓 MRI 的特征性表现为脊髓长节段炎性脱髓鞘病灶，连续长度一般 ≥ 3 个椎体节段，轴位像上病灶多位于脊髓中央，累及大部分灰质和部分白质。病灶主要见于颈段、胸段。急性期病灶处脊髓肿胀，严重者可见空洞样改变，增强扫描后病灶可强化。颈段病灶可向上延伸至延髓下部，恢复期病变处脊髓可萎缩。视神经 MRI 提示受累视神经肿胀增粗，T2 加权像呈"轨道样"高信号。增强扫描可见受累视神经有小条状强化表现。超过半数患者最初脑 MRI 检查正常，随病程进展，复查 MRI 可发现脑内脱髓鞘病灶，多位于皮质下区、下丘脑、丘脑、第三脑室、第四脑室周围、大脑脚等部位，这些病灶不符合 MS 的影像诊断标准。

5. **视觉诱发电位** P100 潜伏期显著延长，有的波幅降低或引不出波形。在少数无视力障碍患者中，也可见 P100 延长。

【诊断】

根据同时或相继发生的视神经炎、急性横贯性脊髓炎的临床表现，结合脑和脊髓 MRI 以及 NMO-IgG 血清学检测结果，可做出临床诊断。目前普遍采用 2015 年国际 NMO 诊断小组制定的 NMOSD 诊断标准。

除了典型的 NMO，临床上有一组尚不能满足 NMO 诊断标准的局限形式的脱髓鞘疾病，如一些复发性视神经脊髓炎或复发性长节段横贯性脊髓炎，可伴或不伴 AQP4 抗体阳性，具有与 NMO 相似的发病机制及临床特征，部分最终演变为

NMO。既往把上述疾病统称为视神经脊髓炎谱系疾病（NMOSD）。2015 年国际 NMO 诊断小组已将 NMO 与 NMOSD 统一命名为 NMOSD，并分为 AQP4 抗体阳性和 AQP4 抗体阴性 NMOSD。

NMOSD 诊断标准（2015 年）

1. AQP4 抗体阳性的 NMOSD 诊断标准

（1）至少出现以下 6 项核心临床症状中的 1 项。

（2）AQP4 抗体检测呈阳性结果（强烈推荐基于细胞结合的检测方法）。

（3）除外其他可能的诊断。

核心临床症状包括：①视神经炎；②急性脊髓炎；③极后区综合征：无法用其他原因解释的发作性呃逆、恶心或呕吐；④急性脑干综合征；⑤症状性发作性睡病或急性间脑症状伴 MRI 上 NMOSD 典型的间脑病灶；⑥大脑综合征伴 NMOSD 典型的大脑病灶。

2. AQP4 抗体阴性的 NMOSD 诊断标准

（1）在一次或多次临床发作中，出现至少 2 项核心临床症状，且所出现的核心临床症状必须符合下述所有要求：

①至少一项核心临床症状必须是视神经炎、急性脊髓炎 [MRI 上应为长节段横贯性脊髓炎（LETM）] 或脑干背侧极后区综合征；②病灶表现为空间多发（2 项或以上不同的核心临床症状）；③如果可行，应满足附加的 MRI 要求。

（2）AQP4 抗体阴性或无条件检测 AQP4 抗体。

（3）除外其他可能的诊断。

针对 AQP4 抗体阴性或无法检测 AQP4 抗体的 NMOSD 患者附加的 MRI 要求：①急性视神经炎：要求头颅 MRI 正常或仅有非特异性白质病灶，或视神经 MRI 有 T2 高信号病灶或 T1 增强病灶，视神经病灶的长度须大于或等于视神经总长的 1/2，或者视神经病灶累及视交叉；②急性脊髓炎：相关的脊髓髓内病灶长度大于或等于 3 个椎体节段（LETM），或对于既往有脊髓炎病史者，存在长度大于等于 3 个椎体节段的局灶性脊髓萎缩；③极后区综合征：需要有相应的延髓背侧 / 极后区病灶；④急性脑干综合征：需要有相应的室管膜周围的脑干病灶。

【鉴别诊断】

1. 多发性硬化 根据二者的临床表现、影像学特征、血清 NMO-IgG 及相应的临床诊断标准进行鉴别（表 3）。

表 3 视神经脊髓炎与多发性硬化的鉴别要点

临床特点	视神经脊髓炎	多发性硬化
种族	亚洲人多发	西方人多发
前驱感染或预防接种史	多无	可诱发
发病年龄	5～50岁多见，中位数39岁	儿童和50岁以上少见，中位数29岁
性别（女：男）	（5～10）：1	2：1
发病严重程度	中重度多见	轻、中度多见
发病遗留障碍	可致盲或严重视力障碍	致盲率较低
临床病程	＞85%为复发型，少数为单时相型，较少发展为继发进展型	85%为复发-缓解型，最后大多发展成继发-进展型，10%为原发-进展型，5%为进展-复发型
血清 NMO-IgG	大多阳性	大多阴性
脑脊液细胞	多数患者白细胞＞$5×10^6$/L，少数患者白细胞＞$50×10^6$/L，中性粒细胞较常见，甚至可见嗜酸性粒细胞	多数正常，白细胞＜$50×10^6$/L，以淋巴细胞为主
脑脊液寡克隆区带阳性	较少见（＜20%）	常见（＞70%～95%）
IgG 指数	多正常	多增高
脊髓 MRI	长脊髓病灶＞3个椎体节段，轴位像多位于脊髓中央，可强化	脊髓病灶＜2个椎体节段，多位于白质，可强化
脑 MRI	早期可无明显病灶，或皮质下、下丘脑、丘脑、延髓最后区、导水管周围斑片状、片状高信号病灶，无明显强化	近皮质下白质、小脑及脑干、侧脑室旁白质圆形、类圆形、条片状高信号病灶，可强化

2. **其他自身免疫性疾病** 包括系统性红斑狼疮、干燥综合征、白塞病等。系统性红斑狼疮和干燥综合征都可以累及视神经和脊髓，而且在脊髓的 MRI 表现与 NMO 相似，但系统性红斑狼疮、干燥综合征以及白塞病的其他系统受损和抗中性粒细胞抗体或抗核抗体（+）可资鉴别。

3. **急性脊髓炎** 急性脊髓炎起病急，瘫痪重，病变双侧对称，多遗留病残，病程中无缓解复发，无视神经受损表现。

4. **视神经炎** 视神经炎临床表现与 NMO 的眼部症状相同，但始终不出现脊髓病变。如果 NMO 以视神经损害为首发症状，且与脊髓症状间隔时间较长，则鉴别困难。

5. 急性播散性脑脊髓炎　急性播散性脑脊髓炎多发生于某次感染或免疫接种后，病势严重，常有发热、头痛、昏迷等脑和脊髓弥漫性损害的表现，一般呈单相病程。

【中医治疗】

（一）辨证论治

1. 肝肾阴虚，目失所养（以视神经炎症状为主）

主症：视物模糊，眼球胀痛，眼球活动时明显，日久不辨明暗。病情发展迅速者，病眼在几小时或几天内完全失明。可有眼目干涩，头晕耳鸣，腰酸腿软等症。舌质红，少苔或薄黄苔，脉细无力或细数。

治法：滋肾养肝，清热明目。

主方：杞菊地黄汤加减。

基本处方：枸杞子 20g，菊花 10g，生地黄 30g，山茱萸 20g，牡丹皮 10g，茯苓 15g，女贞子 10g，沙苑子 15g，谷精草 10g，蚕沙 10g，怀牛膝 20g，当归 15g。

加减：腰酸腿软较重者或出现下肢瘫痪时，加炒杜仲 15g，龟甲 10g，鹿角胶 10g（烊化）；筋脉拘急者加木瓜 20g，白芍 30g；双下肢麻木、小便困难者加肉桂 10g（后下），益智仁 20g。

2. 肾亏血虚，筋脉失养（以脊髓炎症状为主）

主症：下肢麻木，痿软无力，甚者呈完全或不完全截瘫，或四肢瘫痪。初期筋脉弛缓，以后筋脉拘急，可获得不同程度缓解，复发时又见加重。视物模糊，二便失禁。舌质红或淡，苔薄黄，脉细弱或细数。

治法：补肾养血，强筋壮骨。

主方：虎潜丸加减。

基本处方：龟甲 15g，知母 10g，黄柏 20g，怀牛膝 20g，锁阳 15g，当归 15g，赤芍 15g，丹参 20g，炒杜仲 15g，续断 15g，木瓜 15g，补骨脂 15g，熟地黄 15g。

加减：视物昏花者加枸杞子 15g，沙苑子 15g；筋脉弛缓者加党参 20g，黄芪 30g；筋脉拘急者加白芍 30g，炙甘草 10g，白僵蚕 10g，全蝎 5g，天麻 10g；上肢瘫痪者加羌活 10g，威灵仙 10g，秦艽 10g。

3. 肝肾亏虚（视神经与脊髓症状同时起病）

主症：视物模糊，眼球胀痛，活动时明显。可迅速发展为失明，多于数日或数周后，视力可有明显恢复。下肢麻木疼痛，肌力减退，呈完全或不完全截瘫，或四肢瘫，筋脉弛缓或拘紧，排尿困难。舌质淡，苔薄白或薄黄，脉弦细或细数。

治法：补益肝肾，明目壮骨。

主方：明目补肾汤加减。

基本处方：熟地黄 30g，当归 15g，川芎 10g，枸杞子 20g，沙苑子 15g，菊花 10g，谷精草 20g，炒杜仲 15g，续断 15g，怀牛膝 20g，桂枝 5g，肉苁蓉 15g，龟甲 15g。

加减：筋脉弛缓者加党参 20g，白术 15g；筋脉拘急者加全蝎 10g，僵蚕 10g，蜈蚣 2 条；排尿困难者加肉桂 10g（后下），菟丝子 20g，车前子 10g。

4. 气血两亏

主症：视力渐减，视物疲劳，倦怠乏力，动则气喘，纳呆食少，大便溏，小便难，双下肢痿软无力，甚至瘫痪。舌质淡，舌苔薄白，脉细弱无力。

治法：补益气血。

主方：归脾汤加减。

基本处方：党参 20g，黄芪 30g，当归 15g，白术 10g，茯苓 15g，远志 10g，龙眼肉 15g，山茱萸 20g，熟地黄 15g，甘草 5g。

加减：视物昏花甚或失明者，加枸杞子 15g，女贞子 15g，决明子 10g；下肢痿软无力甚者加杜仲 15g，桑寄生 20g，续断 15g；小便困难或艰涩难下者加益智仁 10g，肉桂 10g（后下），菟丝子 20g。

5. 痰热瘀阻

主症：视力、运动、感觉障碍，或重或轻。胸闷胸痛，目痛、肢体抽搐频频，便干溲黄。脉弦滑或濡数，舌红偏暗，舌苔黄腻，或黄腻干燥少津。

治法：清热化痰，祛瘀通络。

主方：四妙散加减。

基本处方：黄柏 15g，苍术 10g，川牛膝 20g，薏苡仁 20g，当归 10g，鸡血藤 20g，茯苓 15g，半夏 10g，陈皮 10g，白僵蚕 10g，胆南星 10g，枳壳 10g。

加减：头晕、头昏、健忘者加石菖蒲 10g，远志 10g，郁金 10g；心烦、不寐者加焦栀子 10g，黄连 5g，莲子心 3g；高热惊厥者加羚羊角 3g，石决明 20g（先煎），人工牛黄 0.3g。

6. 脾肾阳虚

主症：有或没有运动、感觉、视觉障碍，但有运动障碍者较多，身体怕冷，下肢尤甚，甚至下肢如在冰窖中，或伴沉重、剧烈疼痛，小便失禁，遗尿，大便干结。舌质淡胖，苔薄白、薄腻而润，脉沉细，两尺尤甚。

治法：温补脾肾。

主方：右归丸加减。

基本处方：熟地黄20g，山药10g，山茱萸15g，枸杞子10g，菟丝子10g，鹿角胶10g（烊化），杜仲10g，党参10g，炒白术15g，十姜5g，肉桂5g（后下），当归10g，制附子10g（先煎），炙甘草10g。

加减：肢体沉重、疼痛者，可加辛温辛热温经之品，如羌活、独活、细辛等；如见腹泻、下利清谷，可加补骨脂、肉豆蔻、五味子、吴茱萸等；如有小便不利、面肢浮肿，可加白术、泽泻、猪苓、茯苓等；如阳虚动风，出现肢体瞤动，加僵蚕、全蝎、天麻、钩藤、蜈蚣、蝉蜕等。

7. 气虚血瘀

主症：下肢麻木、无力，动辄气短，视物不清，月经不调，食纳不振，大便无力，小便不畅。舌质淡红苔薄白或腻，舌边瘀点，脉弱或涩。

治法：补气活血。

主方：补阳还五汤加减。

基本处方：黄芪50～100g，党参15g，当归10g，赤芍10g，川芎10g，红花10g，桃仁10g，川牛膝20g。

加减：视力减退、视物昏花加女贞子10g，茺蔚子10g，枸杞子10g；感觉障碍如肢体麻木、疼痛等症，可酌加桂枝、桑枝、路路通适量；小便失禁加益智仁20g，覆盆子15g，乌药10g。

（二）针灸治疗

1. 针灸辨证治疗

（1）肝肾阴虚，目失所养

治法：滋肾养肝，清热明目。

处方：取头面部穴及背俞穴为主。攒竹、睛明、四白、球后、太阳、风池、百会、太溪、三阴交、肝俞、肾俞。

方义：攒竹、睛明、四白、球后、太阳活血行气，除目窍之瘀滞。风池清热明目，又可引肝胆之气上达目系。百会升提诸气。肝俞、肾俞、太溪、三阴交滋养肝肾，益阴养血。

操作方法：攒竹、百会平刺，平补平泻。睛明、四白直刺浅刺，球后直刺，轻捻转或不行手法。肝俞、肾俞向脊柱斜刺，行捻转补法，余穴直刺，太阳、风池平补平泻，太溪、三阴交用补法。

（2）肾亏血虚，筋脉失养

治法：补肾养血，强筋壮骨。

处方：取夹脊穴、足少阴肾经穴为主。华佗夹脊穴、肾俞、关元、血海、足三里、三阴交、太溪、复溜、悬钟。

方义：夹脊穴内夹督脉，外邻膀胱经背俞穴，可补益督脉，通诸阳经经气，调和脏腑气血。肾俞补肾益精养血，强壮腰脊筋脉。关元是足三阴经与任脉的交会穴，补肾填精，固胕止遗。血海、足三里益脾补气生血。悬钟为髓会穴，补髓壮骨。三阴交、太溪、复溜补肾益精，强壮筋骨。

操作方法：在相应脊髓损伤平面上下2～4个椎体夹脊穴直刺，肾俞向脊柱斜刺，行捻转补法。余穴直刺，行提插捻转补法，关元加灸法。

（3）肝肾亏虚

治法：补益肝肾，明目壮骨。

处方：取背俞穴及足少阴肾经穴为主。睛明、承泣、瞳子髎、合谷、肝俞、肾俞、华佗夹脊穴、关元、足三里、阳陵泉、三阴交、悬钟、太溪。

方义：夹脊穴调和五脏。肝俞、肾俞补益肝肾。睛明、承泣、瞳子髎明目。合谷、足三里补益气血。关元、三阴交、太溪补肾。阳陵泉、悬钟为筋会、髓会，可壮筋补髓。

操作方法：参考前证，补法为主。

（4）气血两亏

治法：补益气血。

处方：取手足阳明经穴为主。百会、睛明、太阳、四白、曲池、合谷、脾俞、华佗夹脊穴、气海、血海、足三里、三阴交。

方义：百会升提气机。睛明、太阳、四白通络明目。阳明经多气多血，故取曲池、合谷、足三里、脾俞诸穴补益气血。夹脊穴调和五脏。气海为诸气之海，大补元气。血海为血脉之气归流之所，三阴交为肝脾肾三经交会之处，可生化气血。

操作方法：参考前证，补法为主。

（5）痰热瘀阻

治法：清热化痰，祛瘀通络。

处方：取足太阴脾经、足阳明胃经穴为主。睛明、球后、四白、太阳、风池、华佗夹脊穴、膀胱俞、曲池、合谷、阴陵泉、悬钟、足三里、丰隆、内庭。

方义：睛明、球后、四白、太阳、风池清热通络明目。夹脊穴调和五脏。膀胱俞、阴陵泉清热利湿，疏经活络。曲池、合谷清热行气通经。足三里、丰隆、内庭健脾利湿，清化痰热。悬钟通经舒筋。

操作方法：参考前证，泻法为主。

（6）脾肾阳虚

治法：温补脾肾。

处方：取背俞穴及任脉、督脉穴为主。脾俞、肾俞、命门、关元、足三里、三阴交、光明。

方义：肾俞补益肾气，配关元补元气，振奋肾阳，配命门补相火。脾俞、足三里、三阴交健脾益气，温补脾阳。光明开光复明，亦治下肢痿痹。

操作方法：参考前证，补法为主，命门、关元、脾俞、肾俞可加灸法。

（7）气虚血瘀

治法：补气活血。

处方：取任脉及手足阳明经穴为主。睛明、球后、四白、太阳、华佗夹脊穴、关元、气海、血海、膈俞、合谷、悬钟、太溪、足三里、太冲。

方义：睛明、球后、四白、太阳活血行气，除目窍之瘀滞。夹脊穴通诸阳经经气，调和脏腑气血。关元、气海大补元气，总调气机。血海、膈俞调理血海，活血通经。合谷、太冲调气理血。足三里补脾益气。悬钟、太溪益髓壮筋。

操作方法：参考前证，关元、气海、足三里用补法，可加灸。悬钟、太溪用补法，合谷、太冲、血海、膈俞用泻法，余穴平补平泻。

2.其他体针治疗

（1）方法一

取穴：①主穴：肩髃、曲池、合谷、足三里、髀关、伏兔、阳陵泉、三阴交、夹脊穴等。②配穴：上肢无力可选肩髃、曲池、合谷，下肢无力可选足三里、髀关、伏兔、阳陵泉、三阴交等，局部肢体麻木症状可加用血海、太冲。疲劳患者可取足三里、三阴交、百会。二便功能障碍，可取中髎、次髎。背部僵痛者，可选夹脊穴。痰湿热证可加阴陵泉、大椎、内庭；气虚血瘀证可加太白、中脘、关元；肝肾亏虚证可加太溪、肾俞、肝俞。

方法：足三里、三阴交用补法，余穴用泻法或平补平泻法，夹脊穴用平补平泻法。配穴按虚补实泻法操作。每次留针20～30分钟，每日1次，10次为1个疗程。

（2）方法二

主穴：承泣、睛明、光明、风池、肝俞、肾俞、太阳、足三里。

配穴：上肢瘫加大椎、肩髃、曲池、外关、合谷；下肢瘫加环跳、风市、伏兔、悬钟、阳陵泉；排尿困难加关元、中极、三阴交。

方法：肝俞、肾俞、足三里、关元、中极、三阴交用补法，余穴用平补平泻法。

3. 朱氏头针

取穴：顶中线、顶颞前斜线（双）、额中线。枕上旁线（双）、额旁 2 线（左）、额旁 1 线（右）、顶颞后斜线下 1/3（双）。

方法：平针刺，抽气法。

4. 眼针

取穴：肝区、脾区、肾区。

配穴：排尿障碍加膀胱区、下焦区；下肢瘫痪加下焦区；上肢瘫痪、视力障碍加上焦区。

5. 耳穴压豆

取穴：肝、肾、面颊、目、膀胱及相应部位。

方法：用王不留行籽压贴，选一侧耳穴贴压，每日按压 3～5 次，每次 5～10 分钟。两耳轮换，2～3 日更换 1 次。

6. 穴位敷贴疗法　香葱捣烂加麝香 0.125g，外敷神阙穴。每日敷药 4～6 小时。

7. 灸法

取穴：中脘、足三里、肝俞、肾俞、肩髃、曲池、手三里、合谷、阳溪、外关、髀关、伏兔、解溪、阳陵泉。

方法：以艾条或艾炷施灸，穴位每次可酌情选取 4～6 穴，穴位交替使用，每穴灸 3～5 壮，每日 1 次，14 次为 1 个疗程。可选用多功能艾灸仪等。

注：多用于缓解期患者，艾灸以虚证为主，痰湿热证患者慎用针灸，肝肾阴虚、脾肾阳虚证患者可用。

（三）单方验方

1. **复明散**　熟地黄、枸杞子、桑椹子各 30g，当归、白芍各 15g，女贞子、丹参各 30g，川芎、生大黄各 10g，车前子 20g，麻黄 10g，制马钱子 3g，麝香 1.5g。上药共为细末，每次服 6g，每日 2 次。适应证为视神经萎缩。

2. **明目壮筋汤**　当归、锁阳、山茱萸、玉竹各 10g，熟地黄 20g，龟甲、杜仲、枸杞子、狗脊、女贞子各 15g。每日 1 剂，水煎服。偏阴虚者加黄柏、知母各 10g；偏阳虚者加仙灵脾、肉苁蓉各 10g；小便不利者加肉桂 5g；久病入络者加丹参 15g，红花 5g。

3. **经验方 I**　蜈蚣 3 条，全蝎 3g，生黄芪 50～80g，当归、桂枝、蚕沙、夜明砂各 20g，虎杖、菊花、珍珠母（先煎）、郁金各 30g，川芎、地龙、板蓝根、大青叶、密蒙花、青葙子各 15g，豆蔻仁 10g，砂仁 5g。上方加减，每日 1 剂，水煎服。

4. 经验方 II 当归 80 ～ 100g，川芎 12g，黄芪 30g，赤芍、白芍各 15g，水蛭、羌活、伸筋草、仙茅、仙灵脾、枸杞子各 9g，黄精 20g，密蒙花 10g，甘草 6g。上方加减，每日 1 剂，水煎服。

【西医治疗】

包括急性发作期治疗、缓解期治疗和对症治疗。

（一）急性发作期治疗

以减轻急性期症状、缩短病程、改善残疾程度和防治并发症为目的，主要治疗方法有糖皮质激素、血浆置换以及静脉滴注免疫球蛋白（IVIG），对合并其他自身免疫疾病的患者，可选择激素联合其他免疫抑制剂如环磷酰胺治疗。

1. 糖皮质类激素 首选大剂量甲泼尼龙冲击疗法，总原则是大剂量，短疗程。从 1g/d 开始，静脉滴注 3 ～ 4 小时，共 3 天，剂量阶梯依次减半，直至减量至 60 ～ 80mg 时改为口服，酌情逐渐减量。与 MS 不同，有部分 NMO 患者对激素有一定依赖性，在减量过程中病情反复。对激素依赖性患者，激素减量过程要慢，可每周减 5mg，至维持量（15 ～ 20）mg/d，小剂量激素维持时间应较 MS 长一些。

2. 血浆置换 对大剂量甲泼尼龙冲击疗法反应较差的患者，应用血浆置换疗法可能有一定效果。一般建议置换 3 ～ 5 次，每次用血浆 2 ～ 3L，多数置换 1 ～ 2 次后见效。

3. 静脉滴注免疫球蛋白（IVIG） 无血浆置换条件的患者，可使用静脉滴注免疫球蛋白（IVIG）治疗。从临床经验看，用 IVIG 治疗 NMO 较治疗 MS 效果好。其用量为 0.4g/（kg·d），静脉滴注，一般连续用 5 天为一个疗程。

4. 激素联合其他免疫抑制剂 在激素冲击治疗收效不佳时，尤其是合并其他自身免疫疾病的患者，可选择激素联合其他免疫抑制剂如联合环磷酰胺治疗。

（二）缓解期治疗

主要通过抑制免疫达到降低复发率，延缓残疾累积的目的，需长期治疗。对于急性发作后的 NMO、NMO 高危综合征及血清 NMO-IgG 阳性者应早期预防治疗。一线药物包括硫唑嘌呤、吗替麦考酚酯、利妥昔单抗和甲氨蝶呤；二线药物包括环磷酰胺、米托蒽醌、那他珠单抗等，定期 IVIG 治疗也可用于 NMO 的治疗。其他如环孢素 A、他克莫司（FK506）、来氟米特等免疫抑制剂也可试用。与 MS 不同，干扰素 –β 预防 NMO 复发的疗效不确定。

1. 硫唑嘌呤 按 2 ～ 3mg/（kg·d）单用或联合口服小剂量泼尼松 [0.75

mg/（kg·d）]。通常在硫唑嘌呤起效后（4～5个月）将泼尼松逐渐减量至小剂量长期维持。其副作用主要为白细胞降低、肝功能损害、恶心呕吐等胃肠道反应。用药期间需严密监测血常规及肝、肾功能。

2. **吗替麦考酚酯** 通常1～3g/d，分2次口服，可用于硫唑嘌呤无效或不耐受者，单用或联合口服小剂量泼尼松，其不良反应主要为胃肠道症状、骨髓抑制和机会性感染。

3. **利妥昔单抗** 用法：1000mg静脉滴注，共用2次（间隔2周）为一个疗程，或按体表面积375mg/m² 静脉滴注，每周1次，连用4周为一疗程。间隔6～9月可进行第二疗程治疗。每次静脉滴注前1小时，使用止痛药（如对乙酰氨基酚）和抗过敏药（如苯海拉明），可减少输注相关不良反应的发生并降低其程度。

4. **甲氨蝶呤** 耐受性及依从性较好，适用于不能耐受硫唑嘌呤副作用的患者。一般推荐15mg/w单用，或者与小剂量泼尼松合用。

5. **环磷酰胺** 对降低年复发率可能有效，按（7～25）mg/kg静脉滴注，每月1次，共用6个月。可同时静脉滴注美司钠（Uromitexan），以预防出血性膀胱炎。用药期间需监测血常规，肝、肾功能。

6. **米托蒽醌** 按12mg/m² 静脉滴注，每月1次，共6个月后，改为每3个月1次，再用3次，对预防复发有效。对于反复发作而其他治疗效果不佳的NMO可选用，但应监测米托蒽醌的心脏毒性。

7. **那他珠单抗** 对其他治疗效果不佳的患者可能有效。用法：300mg静脉注射，每4周1次。长期应用会增加进行性多灶性白质脑病的发生风险。

8. **糖皮质激素** 对于MS缓解期，治疗不用糖皮质激素。NMO是否也不用，还值得商榷，应权衡利弊，个体化治疗。有部分NMO患者对糖皮质激素有一定依赖性，对于这部分患者，激素减量要比MS慢，有报道小剂量泼尼松维持治疗能减少NMO复发，特别对血清其他自身免疫抗体增高的患者更适用。也有报道定期激素冲击，如每3月冲击1次，能减少复发，但尚无大样本多中心随机对照试验结果。

9. **免疫球蛋白** 间断静脉注射大剂量免疫球蛋白是否能预防NMO复发，仅有小样本报道有效，尚缺乏大样本随机对照研究。从理论上和经验上看，以体液免疫为主的NMO对IVIG的疗效较MS好。

（三）对症治疗

参考多发性硬化章节。

【预后与转归】

NMO 的预后多与脊髓炎的严重程度、并发症有关。NMO 的临床表现较 MS 严重，且多数 NMO 早期的年复发率高于 MS，导致全盲或截瘫等严重残疾。单相型病损重于复发型，但长期预后如视力、肌力、感觉功能均较复发型好，不复发且遗留的神经功能障碍不再进展。单相型患者 5 年生存率约 90%。复发型 NMO 预后差，多数呈阶梯式进展，5 年内约有半数患者单眼视力损伤较重或失明，约 50% 复发型 NMO 患者发病 5 年后不能独立行走。复发型患者 5 年生存率约 68%，1/3 患者死于呼吸衰竭。与 MS 不同，NMO 基本不发展为继发进展型。

【调摄与护理】

1. 心理护理 因本病发病多呈亚急性，病情反复迁延或久治不愈，患者易产生抑郁、悲观、绝望的情绪。要关心体贴患者，耐心讲解疾病相关知识及治疗，提供治疗效果和预后良好的信息，消除其不良情绪，坚定患者战胜疾病的信心和勇气。

2. 饮食护理 对于使用肾上腺皮质激素治疗的患者，要指导患者注意保护胃黏膜，避免粗纤维和热烫坚硬食物及刺激性食物。进食易消化的低脂、高蛋白、富含维生素及含钾、含钙高的饮食。

3. 症状护理 对于视力障碍的患者，保持病室及周围照明充足，通道通畅，无障碍物，日常生活用物放在固定、易取位置。必要时加床栏，防止坠床，以确保安全。

对于肢体瘫痪患者，应早期帮助肢体功能锻炼，包括体位摆放，定时翻身，关节被动或主动运动、早期坐起、站立训练，呼吸及排痰训练等。对有一定肌力者，鼓励其进行主动活动，以防止关节僵硬和肌肉萎缩，促进肌力恢复。对于二便障碍的患者，指导盆底肌锻炼，腹部按摩，必要时给予留置导尿，给予灌肠以助排便。

【食疗方】

1. 桑椹粥 鲜桑椹子 30～60g，糯米 60g，冰糖少许。先将桑椹子浸泡片刻，洗净后，与米同放入砂锅，加清水适量，煮至粥熟，加冰糖稍煮即可。每日 1 剂，分 2 次于空腹时食用。功能补肝滋肾，养血明目。用于肝肾阴虚证。

2. 参芪胎盘煲 鲜胎盘 1 个，黄芪 60g，党参 20g，当归 20g，生姜 15g。将鲜胎盘割开洗净，沸水煮 2～3 分钟，捞出切小块，与党参、黄芪、当归同放入锅内，加水适量，置旺火上烧至欲沸时，捞去浮沫，加入生姜，改用小火，炖至胎盘熟烂，拣去药渣及姜，加佐料调味即可。每次 1 碗，每日 2 次，趁热吃胎盘喝汤。用于气血亏虚证。

3. **核桃补肾粥** 核桃仁 30g，莲子 15g，淮山药 15g，巴戟天 10g，锁阳 6g，黑豆 15g，粳米 30g。黑豆泡软，莲子去心，核桃仁捣碎，巴戟天与锁阳用纱布包好，山药、粳米同入砂锅中，加水，文火煮至米烂粥成，捞出布包，调味咸甜不拘，酌量食用。用于脾肾阳虚证。

4. **鲜蜂王浆** 每月 100g 鲜蜂王浆，配 500g 高浓度的蜂蜜，每天早晨饭前 30 分钟空腹服 20g。

【医家经验】

（一）廖品正经验

根据 NMO 发病的不同临床特征，可分别归于中医"痿病""视瞻昏渺"和"暴盲"的范畴，病位在"髓"和"目系"。本病多由肝肾亏损或湿热浸淫，致使目窍及筋骨经脉受累或失于濡养，从而表现为视力骤降、瘫痪、麻木、大小便障碍等。

本病有易反复的特点，且西医糖皮质激素治疗的副作用大，激素撤减后易复发。使用激素治疗，可出现肾上腺皮质功能亢进表现，为阳热炽盛之象，又易诱发感染，出现疖肿、痤疮等，而长期使用可导致血液高凝状态，出现瘀血内停之证，久之阳盛阴耗，阴精内竭，阴虚内热，最终阴损及阳，阴阳两虚。当激素撤减后，肾之真阳失其助养，阳虚愈甚，病情易反复。因此，本病的西医治疗有一定的局限性，应用中医理论辨证治疗有明显的效果。应尽早使用中药祛邪扶正，调整阴阳，防止症状"反跳"，稳定疗效，减轻激素用量及毒副作用，缩短疗程，更有助于视功能及肢体功能的恢复。

廖品正教授认为，在中医辨证治疗过程中应注意以下三点：①本病初期临床表现及其易反复的特点符合"湿邪"致病，而湿阻气机，血行不利，气滞血瘀，气郁化热至湿热浸淫，而本病病位在"目系"和"髓"，肝开窍于目，肝脉连目系，湿热之邪易循肝经上扰目窍，致目损不明。故临证以清肝热，祛湿行气活血为主；肾藏精，主骨生髓，脑为髓海，病久肝肾亏虚。辨证治疗时，要注意顾护正气，加入滋补肝肾明目之药，尤其是后期；②病久入络，多有血瘀之象，且长期使用激素可致血液呈高凝状态，故应加以活血化瘀之品。气为血之帅，还应给予行气之品；③重视顾护脾胃之气，长期口服糖皮质激素，对消化系统有副作用，损伤胃黏膜，因此在遣方用药时要健脾益胃。

（二）武继涛经验

武继涛认为，视神经脊髓炎的中医病机为正气亏虚，肾脾肝三脏功能失健，痰、湿、瘀、热毒邪互结，属本虚标实之证。治疗要分期论治。

在视神经脊髓炎急性发病期，多见痰湿、瘀血、湿热毒邪等病理产物阻塞脉络，尤其是使用大剂量激素冲击时，临床表现多见标实加重，此时武教授强调标本同治，侧重于祛邪以除标实，治以祛痰活血通络为法。该类患者临床症见：视物模糊、复视或视野缺损，双下肢无力，感觉减退，舌体胖大，舌质暗红，苔黄腻。武教授常以黄连温胆汤或四妙散为基础方加减。血瘀明显者加川芎、丹参、赤芍、红花、桃仁；痰湿重者酌加苍术、胆南星、泽泻以祛湿化痰；视物模糊者，加谷精草、沙苑子以补肝肾明目；大便秘结者，加炒枳实、厚朴、火麻仁、生白术、大黄以润肠泄热通便；心烦急躁易怒者，加柴胡、郁金、香附、合欢花以除烦解郁；双下肢无力者，加用牛膝、杜仲、桑寄生补肝肾，强筋骨；临床应用激素时，多见食欲不振、脘腹胀满、嗳气，舌苔厚腻，久而不化者，武教授喜用茯苓、白术、生薏苡仁、泽泻各30g以健脾化痰，并酌加芳香醒脾药物，如木香、藿香、砂仁、佩兰，消食之神曲、麦芽，配伍厚朴、枳壳以行气；失眠多梦者，酌加生龙骨、牡蛎、珍珠母、磁石、琥珀等重镇安神之品。

病程进入缓解期，武教授强调以扶正为治疗大法，重视培补元气，喜用黄芪，用量可至90～150g，以起到鼓舞正气、健脾益气之效。临床辨证为脾胃虚弱者，以四君子汤或补中益气汤合玉屏风散为基础方，以健脾益气固表。肝肾亏虚者，以右归丸为基础方。下肢痿软力弱、麻木者，加杜仲、牛膝、菟丝子、桑寄生；受累肢体畏寒发凉者，加桂枝、干姜、细辛、鸡血藤以温经通络；恶风者，酌加羌活、独活、防风以祛风散寒。缓解期仍视物模糊、复视者，治疗应以益气养血明目为主，以四物汤为基础方以养血活血，酌加枸杞子、菊花、沙苑子、青葙子等养肝明目之品。若患者因失治误治，多已久病入络，且该类患者往往长期服用激素，血液多呈高凝状态。武教授善用入络搜剔、涤痰逐瘀力专的虫类药物，如水蛭、地龙、乌梢蛇、穿山甲（用猪蹄甲代）、皂角刺、莪术等。

临床常针药并用。急性期使用针刺泻实，辨证配伍取穴。主穴选用曲池、合谷、阴陵泉、丘墟、内庭、太冲。如湿热内蕴，舌体胖大，舌质暗淡，苔黄腻者，加地机、血海、足三里、丰隆；脾胃虚弱兼痰湿者，加丰隆、阳陵泉、足三里；尿潴留者，加关元、中极、三阴交；失眠者，加神门、内关、百会、四神聪。

在恢复期或稳定期，应针刺补虚。根据治痿独取阳明之原则，选穴以手足阳明、足太阴经为主。主穴选用足三里、丰隆、关元、三阴交、太溪、合谷、委中。兼有肝郁气滞者，加太冲、合谷；肝肾不足者，加用肾俞穴、肝俞穴；兼有头晕不适者，加用百会、四神聪、内关等；脘腹胀满者，加内关、公孙。对于视物模糊、视野缺损、视力减退的患者，穴选精明、球后穴、瞳子髎、阳白、承泣、四白、太阳、风池、翳风、足三里。武教授认为督脉统理十二经脉之阳气，可疏通经气，上下贯通，填补真阳，定期督脉灸法可使阳气通达，扶助正气恢复，防止外邪侵入。

（三）马广斌经验

马广斌认为，本病病因病机多由肝肾亏损或湿热浸淫，致使目窍及筋骨经脉受累，或失于濡养，从而表现为视物模糊、瘫痪、麻木、大小便障碍。治疗应予滋补肝肾，调理脾胃，兼以清热利湿。当偏重于滋补肝。肝脾肾脏的调理对NMO的治疗起到关键性的作用。

此外，在NMO的急性期，西医治疗多以肾上腺皮质类固醇激素类药物为主，而且量较大，需长期口服。在治疗病症同时，可能带来大量副作用。而中医补肝肾药物中，有大量药物可以提高人体激素水平、提高人体免疫力，也可扩张外围血管，改善微循环，甚至对脊髓灰质炎病毒及其他肠道病毒有抑制作用。如：鹿茸、菟丝子、淫羊藿、熟地黄、首乌等。

临床主要分为三个证型治疗：

1. **肝经湿热证**　视力骤降，甚至失明，眼球钝痛或转动时牵拉痛，下肢瘫痪、麻木疼痛，伴头身困重，身热不扬，胸闷脘痞，纳呆口苦，不喜饮水，小便短赤不利或大便不爽，舌质红苔黄腻，脉滑数或濡数。治以清利肝胆湿热。方药以龙胆泻肝汤合三妙丸加减。龙胆草10g，黄柏10g，柴胡10g，栀子10g，苍术10g，牛膝12g，薏苡仁12g，青葙子12g，菊花18g，泽泻12g，忍冬藤12g，僵蚕12g。

2. **阴虚火旺证**　视力骤降，甚至失明，眼球胀痛，转动眼球痛甚，干涩不适，下肢瘫痪，肢体麻木疼痛，或有头痛发热、心烦失眠、口咽干、小便不利、舌质红、舌苔少、脉细数。治以滋补肝肾、清热明目。方药以杞菊地黄丸加减。枸杞子15g，菊花15g，熟地黄20g，山茱萸12g，山药20g，牡丹皮10g，龟甲18g，女贞子20g，白蒺藜12g，怀牛膝18g，川芎12g，谷精草10g。

3. **脾胃虚弱证**　下肢无力或瘫痪，行走不便，肢体麻木，视物昏花，神疲乏力，纳食减少，面色无华，便溏，舌苔薄白，脉细弱无力。治以健脾养胃。方药以参苓白术散加减。党参15g，白术12g，茯苓18g，山药20g，薏苡仁30g，陈皮12g，白扁豆20g，莲子20g，菊花18g，怀牛膝18g，补骨脂10g。

（四）潘和生经验

本病多伴有视神经炎，眼底检查可见视神经乳头苍白或水肿，症见视物模糊，目暗，双目昏花，如絮物遮睛等。眶周穴位对视力的改善有较好的疗效。包括睛明、球后、瞳子髎、四白、攒竹、鱼腰、丝竹空等穴位。刺法操作上，前3个穴位要深刺入眶内，后3个浅刺，但要有明显的酸胀感、重压感传入眶内。针入眶穴时，应闭目，眼球向行针部位的另一侧偏视，以避开针刺点。一般选用2.0寸毫针，顺眼眶缘向眼球后视神经方向刺入，进针1.5寸左右，不捻转，至目眶内酸胀为度。留针约1小时。针刺后，应闭目休息20分钟左右，一般针后，目暗可明显减轻。每次选取入眶穴位1个，眶边穴2个，交替使用。针灸隔日1次，10次为1疗程。

本病广泛的神经脱髓鞘改变，导致从脑干到脊髓多个水平的病变，出现数对颅神经及多个脊髓节段的运动及感觉障碍，临床表现非常复杂，如面瘫、晕厥、耳鸣、共济失调、舌偏、语涩、偏瘫、胸背及腹部的紧束样感觉、肢体虫行感、周身不知所痛、指端麻木及大小便失控等。以脑神经症状为主者，取天柱、风府、颈2～5夹脊；以上肢表现为主者，取颈5～胸5夹脊；以胸腹部紧束感为主者，取胸4～胸12夹脊。夹脊穴一般采用深刺法，针尖斜向后正中线，深约1寸，胸1～6的深度可略浅，颈部穴或胸6以下穴深度可达1.5寸以上，使局部产生较重的麻胀感，并向四周放散。针灸亦以隔日1次为宜。

本病有明显的缓解–复发的周期交替现象，利用这个周期变化，发则治其标，缓则治其本或标本兼顾，不仅能缓解症状，促进发作期的病情恢复，而且可以针对病本进行治疗，以延长复发周期。故选脾俞、肾俞行温灸以调整、补益脾肾；气海、关元等补精强壮之穴以艾盒灸；足三里、中脘针之以补法。在针灸治疗的基础上，还可以四君子汤加鹿角胶、龟甲、熟地黄、紫河车等进行药物治疗。

【医家医案】

（一）刘韵远医案

司某，女，12岁。

患者8个月前出现双下肢痿软，以右下肢为重，不能行走，右眼视力下降，仅存光感，在儿童医院神经科住院，诊断为"视神经脊髓炎"，给予激素等治疗后，症状稍有缓解。1周前无明显病因，双下肢痿软加重，右下肢更甚，活动不利，麻木发胀，四肢发凉，伴有汗多、纳差、夜尿频、每夜4次，大便不畅，1周1行。西医给予加大激素用量后，症状无改善（近半年来激素一直未停用），于1994年9月28日前往刘老处就诊。查体：患儿面色㿠白，双手细长、冰凉，双下肢痿软，由其父背来就诊，舌淡苔薄白，脉沉缓无力。

证属病后阳气虚损、气虚血瘀、经络痹阻而致痿病，用补阳还五汤加减，以益气活血通阳。

方药：黄芪 20g，当归 15g，赤芍、白芍各 20g，炙甘草 10g，鸡血藤 15g，丹参 15g，黄精 10g，制附片 6g，干姜 6g，地龙 10g。

12 剂药后，患者自觉双下肢凉感减轻，仍不能行走，纳食增加，夜尿减至每夜 2 次，大便由 1 周 1 行增至 3 日 1 行，仍感下肢软，四肢发凉，汗多，方药对证，病情缓解。上方黄芪增至 30g，附片增至 10g，以增强温阳益气之力，加用牛膝 15g，木瓜 15g，引药下行，活血通络，再服 12 剂。

药后，患者右下肢有力，搀扶下能缓慢行走几步，但易疲劳。肢体麻木减轻，右眼已能看见处方中较大的字迹，夜尿每夜 1～2 次，纳食增，睡眠佳，但仍四肢发凉多汗、舌淡质嫩、苔薄白腻，脉缓无力。前方减木瓜、炙甘草，加肉桂 6g，熟地黄 15g，增加温阳补肾之力。12 剂。

1994 年 11 月 10 日四诊，患者能自行行走，活动自如，但易疲劳、汗多，手足发凉有所改善，右下肢略有麻木感，纳增，体胖，就诊近 2 个月来，体重增加 3.5kg，夜尿每夜 1～2 次，大便通畅，2 日 1 行。激素逐渐停用。药用上方减牛膝、丹参，加太子参、生牡蛎以益气温阳，补肾固本，调理善后。

1994 年 12 月 7 日，配用刘老自制成药健宝。1 个月后，其母来代述，患者已能步行上学，视力好转，纳增，睡眠佳，夜尿减少，手足麻木消失，但上肢仍发凉。

按语：本患儿下肢痿软，伴面色㿠白，四肢不温，多汗，夜尿频，大便不畅，证属肾阳虚损为本，气血瘀滞为标。首先益气活血温阳，使肢体症状得以缓解，后期逐渐减少活血通络之品，侧重温阳补肾，以治其本。

（二）武继涛医案

陈某，女，42 岁。2015 年 5 月 11 日初诊。

患者肢体麻木无力 2 年余，加重伴右眼视物模糊、尿潴留 4 天。2 年前无明显诱因出现恶心、呕吐，肩膀以下躯干麻木，就诊于当地医院，按颈椎病进行治疗，治疗过程中出现双下肢麻木无力，行走困难，行头颅及脊髓 MRI 平扫、脑脊液相关检查等诊断为"脊髓炎"，给予短期激素冲击治疗，病情好转出院。2 年来患者症状时有反复，求治于多家医院，病情时轻时重。4 天前无明显诱因出现双下肢麻木无力，右眼视物模糊，胸腹部束带感，烦躁易怒，夜眠不安，尿潴留。查舌体胖大，舌质暗淡，苔白腻，脉弦滑。神经系统查体：右眼视野缺损，双下肢肌力 0 级，腱反射弱，颈 6 水平以下深浅感觉消失，双侧巴氏征（＋）。入院后查颈髓＋胸髓 MRI 提示：C6～T7 脊髓异常信号，头颅 MRI 提示：视神经肿胀增粗。血 AQP4 抗体阳性。脑脊液常规、生化无明显异常，寡克隆区带阴性。右眼视野左下象限缺损，VEP 提示右眼 P100 潜伏期延长、波幅降低。

中医诊断为湿热浸淫痿病。治以清热祛湿通络，黄连温胆汤加减。

处方：茯苓、白术、神曲、炒麦芽、生龙骨、牡蛎各 30g，川芎、赤芍各 20g，合欢花、陈皮、竹茹、酒大黄各 15g，黄连、清半夏各 12g，煨木香、桂枝、砂仁、厚朴花、甘草各 10g。10 剂，每天 1 剂，水煎服。

每天针刺中极、关元、阴陵泉、阳陵泉、足三里等，督脉灸法 2 周 1 次。

2015 年 5 月 25 日二诊：患者视力模糊、肢体麻木好转，烦躁易怒明显减轻。查体：下肢肌力逐渐恢复至Ⅲ级，腱反射弱，颈 6 水平以下深浅感觉减退，视野缺损缩小，余体征同前。仍下肢痿软无力，给予健脾益气兼养肝肾。处方：太子参、白术、茯苓、山药、薏苡仁、黄芪、沙苑子、菟丝子、鸡血藤、首乌藤、炒酸枣仁各 30g，全蝎、炒僵蚕各 15g，砂仁、水蛭各 10g，远志、合欢皮各 20g，酒山茱萸 25g。30 剂，每天 1 剂，水煎服。

21 天后可自行排尿，拔除尿管。服药期间仍继续配合针刺、督灸治疗。

服用上方 2 月来诊，患者精神畅，可自行缓慢行走，自觉双下肢轻微麻木，睡眠佳，舌淡、苔薄，脉沉细弱。继服上方治疗半年。随访 1 年无复发。

按语：患者症舌脉等表现为本虚标实，邪热交织，湿热浸淫之征象，治疗当以祛标实为先。先施以黄连温胆汤加减，方中黄连清热解毒燥湿；清半夏燥湿化痰、消痞散结；竹茹清热涤痰开郁；佐以茯苓、白术渗湿健脾，以杜生痰之源；陈皮健脾燥湿，理气化痰；砂仁、厚朴花、木香、神曲、麦芽以温中行气，健脾消食导滞；生龙骨、牡蛎镇静安神；"治痰必降其火，治火必顺其气"，加入川芎、赤芍、酒大黄、合欢花行气活血、理气开胃活络；桂枝温散行痰；甘草调和诸药。全方清热涤痰、宁心安神。10 剂之后，痰热渐去，脾、肾、肝亏虚尽现，故调整方药为先后天同补，给予太子参、白术、茯苓、山药、薏苡仁、砂仁健脾和胃、调补后天之本；黄芪大补元气；沙苑子、菟丝子、鸡血藤、首乌藤、酒山茱萸滋补肝肾，填精益髓，活血通络，同时明目固精；久病多入络生风致瘀，加入全蝎、炒僵蚕、水蛭等虫类药物以搜风剔络、涤痰逐瘀之品；辅以远志、炒酸枣仁、合欢皮宁心安神解郁。本方补通有度，同时配合针刺、督灸等综合治疗，促进整体病情恢复，取得良好效果。

（三）王英医案

靳某，女，67 岁。

患者因"双下肢活动不利，麻木 1 月余"入院。2009 年 11 月因胃病于天津四院住院，住院 10 天后无明显诱因出现右眼视物模糊，12 月 21 日于天津环湖医院查颅脑 MRI 示：右侧半卵圆中心异常信号，考虑急性腔隙性脑梗死，予药物治疗后，四肢活动灵活。2010年1月25日因急性尿潴留住天津四院，3天后突发双下肢麻木无力，治疗后未见好转。2月11日转至天津医大总院，查胸椎MRI示：T4～T7椎体上缘水平脊髓内异常信号，考虑脱髓鞘改变，以"视神经脊髓炎"收住院治疗，给予营养神经等治疗后，病情略有好转，现转入天津中医药大学第一附属医院针灸病房治疗。现症：双上肢活动灵活，双下肢麻木无力，可抬离床面15°，胸腹部束带感，尿管通畅，大便干，纳食可，夜寐欠安，舌淡，苔白腻，脉弦紧。查体：双上肢肌力5级，双下肢肌力3级，T5椎体感觉平面以下深浅感觉减退。右眼视力0.1，左眼视力0.7。

针灸治疗：以醒神开窍，疏通经络，补髓明目为法。取穴：双侧内关、水沟、三阴交、球后、相应脊髓损伤平面上下1～2椎体夹脊刺、风池、完骨、天柱、睛明。根据肢体运动或感觉障碍，酌选极泉、合谷、委中、足三里；眶周取太阳，远道取光明。患者在接受治疗后的第5天，可以拔除导尿管，且排尿通畅。自述下肢麻木感减轻。自觉视力较前好转，视物较前清楚。

中药治疗：因患者述胸腹部束带感比较强烈，且时感一种莫名的感觉从下腹部上窜至胸部，烦躁异常，恶寒，时令其家属覆被，面色苍白，苔白腻，脉弦紧。所述症状颇似奔豚气中寒水上泛证，拟温阳行水、理气降逆的茯苓桂枝甘草大枣汤加减。处方：茯苓20g，桂枝15g，大枣5枚，吴茱萸6g，法半夏12g，生姜9g，当归15g，独活9g，炙甘草6g。服药3剂后，腹部攻冲感减轻。又服3剂后，攻冲感基本消失。1周后，患者述下肢仍略有麻木感，面色苍白，心烦易躁，乃肝肾阴虚之证，拟生地黄30g，生黄芪30g，川芎6g，桂枝9g，秦艽15g，桃仁10g，红花6g，当归15g，独活9g，木瓜15g，牛膝10g，桑寄生25g，海风藤25g，甘草6g。服药3剂后症状明显减轻，下肢行动较前灵活，又服3剂后，诸症减轻。随访至今仍处于完全缓解中。

按语：本病归于中医"痿病""视瞻昏渺"等范畴，多属肝肾阴虚，精血不能上荣、目失濡养而出现视物不清、甚或失明；同时由于肝肾阴虚，气血亏虚，筋脉失养则肢体麻木，弛缓或瘫痪。

本例在醒脑开窍、治神调神思想指导下，使气复神使，恢复机体正常功能。加入内关、水沟治疗痿病，意在神可导气，意可通经，调神导气，通经活络，从而治疗肢体痿弱。配极泉、委中等可开窍通络，醒神生髓，恢复神使之能。华佗夹脊穴内夹脊里督脉，外邻膀胱经背俞穴，督脉之别由督脉"别走太阳"，夹脊而行于督脉与膀胱之间，故夹脊的针灸效应是通过督脉和膀胱经得以发挥的，具有疏通诸阳经气、调和脏腑气血之效。同时配合中药滋补肝肾，通经活络，收到了很好的疗效。说明采用针灸、中药结合治疗该病，能更好地提高临床疗效。

参考文献

[1] 吴江，贾建平.神经病学 [M].3 版.北京：人民卫生出版社，2015：276-280.

[2] 贾建平，苏川.神经病学 [M].8 版.北京：人民卫生出版社，2018：316-320.

[3] 张瑛，管阳太.2015 年视神经脊髓炎谱系疾病诊断标准国际共识介绍以及应用中值得注意的问题 [J].中华脑科疾病与康复杂志，2015，5（6）：1-3.

[4] 周绍华，周佩云.神经系统疾病中医证治精要 [M].北京：中国农业科技出版社，1997：150-152.

[5] 张洪斌.中西医结合专科诊疗大系——神经病学 [M].太原：山西科学技术出版社，1997：337-341.

[6] 樊永平.视神经脊髓炎谱系病的中医辨识 [J].环球中医药，2018，11（4）：571-573.

[7] 北京中医药学会脑病专业委员会.多发性硬化 / 视神经脊髓炎中医临床诊疗规范 [J].首都医科大学学报，2018，39（6）：833-835.

[8] 朱明清，孔尧其，彭芝芸，等.中国头皮针 [M].广东科技出版社，1993：108，249.

[9] 胡章海.鲜蜂王浆能治视神经脊髓炎 [J].蜜蜂杂志 .2006，（1）：31.

[10] 塞文渊，苏晓庆，陈新，等.廖品正教授辨治视神经脊髓炎验案 1 则 [J].中医眼耳鼻喉杂志，2011，1（2）：64-69.

[11] 兰瑞，李亚娜，古春青.武继涛治疗视神经脊髓炎经验介绍 [J].新中医，2018，50（5）：245-247.

[12] 马广斌.中西医结合治疗视神经脊髓炎探微 [J].光明中医，2010，25（4）：659-660.

[13] 潘和生.针灸治疗视神经脊髓炎 [J].中医杂志，1995，39（2）：124-125.

[14] 邹萍.刘韵远治愈小儿视神经脊髓炎 1 例 [J].北京中医，1998，（5）：6.

[15] 王英，申鹏飞.针灸、中药结合治疗视神经脊髓炎的体会 [J].贵阳中医学院学报，2011，33（2）：90-91.

急性脊髓炎

急性脊髓炎是指各种感染后引起自身免疫反应所致的急性横贯性脊髓炎性病变，又称急性横贯性脊髓炎，是临床上最常见的一种脊髓炎。临床表现以损害平面以下运动、感觉和自主神经功能障碍为特征。起病时可有低热、病变部位神经根痛、肢体麻木乏力和病变节段束带感；亦可无其他任何症状而直接发生瘫痪。在数小时或数日内出现受累平面以下运动障碍，感觉缺失及膀胱、直肠括约肌功能障碍。

急性横贯性脊髓炎的发病率较低，年发病率为 1/100 万～4/100 万；可发生于任何年龄，但在 10～19 岁和 30～39 岁有两个发病高峰。发病率在性别方面没有明显差别，也没有明显家族遗传倾向。

急性脊髓炎在中医中无专用病名，可根据其发病的不同阶段和临床表现归属于中医学中相应的疾病范畴。在脊髓受损症状出现前，以上呼吸道感染或腹泻为主要表现的，属中医学"外感发热""温热病""泄泻"之范畴；在瘫痪早期，呈弛缓性瘫痪，则属"痿病"或"瘫痪"范畴；久之转变为痉挛性瘫痪，则可归属于"拘挛"病证；有排尿障碍者可诊断为"癃闭"；有排便困难者则归于"便秘"。本病之主症为肢体运动障碍，可纳入"痿病"范畴。

【病因病机病理】

（一）中医

中医对急性脊髓炎的认识基于《黄帝内经》之说。《素问·痿论》中就有"五痿"（皮痿、脉痿、肉痿、筋痿、骨痿）的记载，"肺热叶焦，则皮毛虚弱急薄，著则生痿躄也。心气热，则下脉厥而上，上则下脉虚，虚则生脉痿，枢折挈，胫纵而不任地也。肝气热，则胆泄口苦，筋膜干，筋膜干则筋急而挛，发为筋痿。脾气热，则胃干而渴，肌肉不仁，发为肉痿。肾气热，则腰脊不举，骨枯而髓减，发为骨痿"。在《素问·生气通天论》有"湿热不攘，大筋软短，小筋弛长，软短为拘，弛长为痿"。根据脊髓炎的发病特点，其病因与客邪外袭，五脏内虚有关。客邪以热邪、湿邪为多；脏虚以肺、脾、肝、肾、心为主。

金元时期，张子和认为痿病的病机是"由肾水不能胜心火，心火上灼肺金。

肺金受火制，六叶皆焦，皮毛虚弱，急而薄，著则生痿躄"。明代《景岳全书·痿论》指出，痿病因"元气败伤则精虚不能灌溉，血虚不能营养者，亦不少矣"。清代叶天士《临证指南医案》中指出，"痿证之旨，不外乎肝肾肺胃四经之病"。这些论述对本病的发生及论治有一定指导意义。

西方医学认为脊髓炎的发病部位在脊髓，相当于督脉在背部的循行部位。督脉为奇经八脉之一，督脉起于小腹内胞宫（与肾间动气密不可分），下出会阴部，向后沿脊柱上行，经项后部至风府穴，进入脑内。经脉循行于背部脊柱正中，总督全身之阳气，为阳经之海，督脉功能与肾中阳气息息相关。肾阳受损，督脉则虚，督脉虚损（或痹阻）、督阳失运是痿病发病的经络学基础。

如果脊髓炎病变节段的环绕束带感发生在腰腹部，与带脉的循行相近，在经络辨证中常取带脉诸穴。带脉为人体奇经八脉之一，能约束纵行之经脉。《素问·痿论》载"阳明虚，则宗筋纵，带脉不引，故足痿不用也"，说明带脉不引是脊髓炎发病的病机之一。

以上从中医脏腑辨证和经络辨证扩展了对脊髓炎病因病机的认识，为治疗提供了很好的思路。

（二）西医

目前病因不明，包括不同的临床综合征，如感染后脊髓炎和疫苗接种后脊髓炎、脱髓鞘性脊髓炎（急性多发性硬化）、坏死性脊髓炎和副肿瘤性脊髓炎等。多数患者在出现脊髓炎症状前1～4周，有发热、上呼吸道感染、腹泻等病毒感染症状，但其脑脊液未检出病毒抗体，脊髓和脑脊液中未分离出病毒，推测可能与病毒感染后自身免疫反应有关，并非直接感染所致，为非感染性炎症性脊髓炎。

急性脊髓炎病变常累及几个脊髓节段的灰、白质及其周围的脊膜，以胸髓（$T_{3\sim5}$）最易受侵害。部分患者起病后，瘫痪和感觉障碍的平面不断上升，最终甚至波及上颈髓而引起四肢瘫痪和呼吸肌麻痹，危及生命安全，称为上升性脊髓炎。

病理上，有的以软脊膜、脊髓周边的白质炎症和变性为主，有的以中央灰质部受累为主。从轴面损害看，有的为横贯性，有的以半侧损害为主。病变部位的脊髓肿胀、充血、变软，软脊膜充血、混浊，脊髓切面灰白质分界不清，可见点状出血。镜下见有软脊膜和脊髓内血管扩张、充血，血管周围炎细胞浸润。灰质内神经细胞肿胀、尼氏小体溶解，并可出现细胞破碎、溶解、消失；白质内髓鞘脱失和轴索变性，病灶中可见胶质细胞增生。严重者脊髓软化、坏死，形成空腔。

【临床表现】

本病可见于任何年龄，青壮年多见，男女发病率无明显差异。起病前1～2

周内常有上呼吸道感染、消化道感染症状，或有接种疫苗史。外伤、劳累、受凉等常为发病诱因。起病急，常先有病变部位神经根痛，肢体麻木无力和病变节段束带感。多于数小时或数天内症状发展至高峰，出现脊髓横贯性损害症状，受累平面以下运动障碍，感觉缺失及膀胱、直肠括约肌功能障碍。病变以胸段脊髓炎最为常见，尤其是 $T_{3\sim5}$ 节段，颈髓、腰髓次之。

1. **运动障碍** 急性起病，迅速进展，早期为脊髓休克期，出现肢体瘫痪、肌张力减低，腱反射消失、病理反射阴性。一般经过 2～4 周进入恢复期，肌张力、腱反射逐渐增高，出现病理反射，肢体肌力的恢复常从下肢远端开始，然后逐步上移。脊髓休克期的长短主要取决于脊髓损害严重程度和是否发生肺部感染、尿路感染、压疮等并发症。如果脊髓严重损伤，常出现屈肌张力增高。下肢任何部位的刺激或膀胱充盈，都可引起下肢屈曲反射和痉挛，伴有出汗、竖毛、尿便自动排出等症状，称为总体反射，常提示预后不良，甚至可终身瘫痪致残。

2. **感觉障碍** 损害平面以下肢体和躯干的各类感觉障碍均有，为传导束型感觉障碍。在感觉缺失区上缘，可有一感觉过敏带或束带样感觉异常区。随着疾病恢复感觉，平面逐渐下降，但较运动功能的恢复慢且差。

3. **自主神经功能障碍** 脊髓休克期，由于排尿中枢及其反射的功能受到抑制，排尿功能丧失，膀胱对尿液充盈无任何感觉，而呈失张力性膀胱，尿容量可达1000mL。当膀胱过度充盈时，尿液呈不自主地外溢，称为充盈性尿失禁。

当脊髓休克期过后，因排尿中枢失去大脑的抑制性控制，排尿反射亢进，膀胱内的少量尿液（300～400mL）即可引起逼尿肌收缩和不自主排尿，称为反射性尿失禁。如病变继续好转，可逐步恢复随意排尿能力。

此外，脊髓休克期尚有大便秘结，损害平面以下躯体无汗或少汗，皮肤干燥、苍白、发凉，立毛肌不能收缩。休克期过后，皮肤出汗及皮肤温度均可改善，立毛反射也可增强。可出现阴茎勃起异常，指甲松脆或角化过度。

4. **上升性脊髓炎** 部分病例起病急骤，感觉障碍平面常于 1～2 天内甚至数小时内上升至高颈髓，瘫痪也由下肢迅速波及上肢和呼吸肌，出现吞咽困难、构音不清、呼吸肌麻痹而死亡。临床上称为上升性脊髓炎。

【辅助检查】

1. **周围血象** 急性期周围血白细胞计数正常或轻度升高。

2. **脑脊液检查** 脑脊液压力正常。脑脊液细胞数特别是白细胞，可正常或轻度增高，以淋巴细胞为主，蛋白含量可轻度增高，糖和氯化物含量正常。

3. 电生理检查

（1）视觉诱发电位（VEP）：正常，可与视神经脊髓炎及多发性硬化鉴别。

（2）下肢体感诱发电位（SEP）：波幅可明显降低。

（3）运动诱发电位（MEP）异常，可作为判断疗效和预后的指标。

（4）肌电图：可正常或呈失神经改变。

4. 影像学检查　脊髓 MRI 是目前唯一能直接显示急性脊髓炎病灶的影像学检查手段，对最后确诊有非常重要的意义。急性脊髓炎 MRI 表现为：

（1）急性期受累节段脊髓增粗。

（2）受累节段脊髓呈 T1W 低信号或等信号，T2W 高信号。

（3）受累脊髓范围长，以上胸段与颈段为主，往往以 $T_3 \sim T_4$ 为中心，上下延至数个节段。

（4）增强检查不增强或轻度增强。

（5）慢性期可出现脊髓萎缩。

【诊断】

根据急性起病，病前的感染史或疫苗接种史，迅速出现的脊髓横贯性损害的临床表现，结合脑脊液检查及 MRI 检查，不难诊断。

【鉴别诊断】

1. 吉兰 - 巴雷综合征　吉兰 - 巴雷综合征的肢体呈弛缓性瘫痪，可伴感觉异常和末梢型感觉障碍，可有颅神经受损，一般无大小便障碍。起病一周后，脑脊液常有蛋白 - 细胞分离现象。

2. 脊髓压迫症　脊髓肿瘤一般发病慢，逐渐发展成横贯性脊髓损害症状，常有神经根性疼痛史，椎管有梗阻。

硬脊膜外脓肿起病急，但常有局部化脓性感染灶、全身中毒症状较明显，脓肿所在部位有疼痛和叩压痛，瘫痪平面常迅速上升，椎管有梗阻。必要时可做脊髓造影磁共振等检查加以确诊，一般不难鉴别。

3. 急性脊髓血管病　脊髓前动脉闭塞综合征呈急性发病，剧烈根性疼痛，损害平面以下肢体瘫痪和痛温觉消失，但深感觉正常。

脊髓血管畸形可无任何症状，也可表现为缓慢进展的脊髓症状，有的也可表现为反复发作的肢体瘫痪及根性疼痛，且症状常有波动。有的在相应节段的皮肤上可见到血管瘤，或在血管畸形部位所在脊柱处听到血管杂音。须通过脊髓造影和选择性脊髓血管造影才能确诊。

脊髓出血少见，多由外伤或脊髓血管畸形引起，起病急骤伴有剧烈背痛，肢体瘫痪和尿便潴留。可呈血性脑脊液，MRI 检查有助于诊断。

4. 视神经脊髓炎　视神经脊髓炎呈急性或亚急性起病，兼有脊髓炎和视神经炎的症状，如二者同时或先后相隔不久出现，易于诊断。本病常有复发–缓解，脑脊液白细胞数、蛋白量有轻度增高，血清 AQP4 抗体多为阳性，视力减退和（或）视觉诱发电位异常，病变范围常超过 3 个脊髓节段。

5. 多发性硬化　多发性硬化的病情缓解与复发交替，或呈波浪状、阶梯式进展。累及脊髓时，临床上可出现脊髓炎的表现，在脊髓 MRI 上，有时两者表现相似。但多发性硬化通常 T2W1 表现为散在高信号斑块，脊髓肿胀不明显，病变累及节段范围短。颅脑 MRI 检查时，可见多发硬化斑，而脊髓炎一般无颅内异常改变。

6. 亚急性坏死性脊髓炎　亚急性坏死性脊髓炎较多见于 50 岁以上男性，缓慢进行性加重的双下肢无力、腱反射亢进、锥体束征阳性，常伴有肌肉萎缩，病变平面以下感觉减退。随病情进展，症状逐渐加重而出现完全性截瘫、尿便障碍，肌萎缩明显，肌张力减低、反射减弱或缺失。脑脊液蛋白增高，细胞数多为正常。脊髓碘油造影可见脊髓表面有扩张的血管。此病可能是一种脊髓的血栓性静脉炎，脊髓血管造影可明确诊断。

7. 人类 T 淋巴细胞病毒 1 型相关脊髓病　人类 T 淋巴细胞病毒 1 型相关脊髓病是人类 T 淋巴细胞 1 型病毒慢性感染所致的免疫异常相关的脊髓病变，以缓慢进行性截瘫为临床特征。

【中医治疗】

（一）辨证论治

1. 肺热津伤

主症：病起发热，咽干口燥，或兼咳嗽咽痛，热后突发腰痛，腰以下肢体痿弱不用，渐致肌肉消瘦，皮肤干燥，麻木不仁，小便赤涩不利，大便干结难行。舌质红，苔薄黄，脉细数。

治法：清热养阴，润燥生津。

主方：清燥救肺汤加减。

基本处方：杏仁 10g，桑叶 10g，炙枇杷叶 10g，生石膏 30g（先煎），沙参 20g，麦冬 10g，生地黄 20g，黄芪 20g，怀山药 30g，火麻仁 20g，木通 10g，滑石 15g，甘草 5g。

加减：若发热口渴，加金银花 10g，连翘 10g；高热不退，加羚羊角 3g 或安宫牛黄丸 1 粒；若咽干疼痛，加天花粉 15g，芦根 15g，桔梗 10g；若呛咳少痰，加桑白皮 15g，瓜蒌 15g，川贝母末 3g；若腰背疼痛，加郁金 15g，川芎 15g，延胡索 15g；大便秘结可加玄参 15g，郁李仁 10g。

2. 湿热浸淫

主症：肢体困重，痿软无力，以下肢为常见，或兼见微肿，手足麻木，身微热，喜凉恶热，胸脘痞闷，小便赤涩热痛，大便不爽，或二便失禁。舌红苔黄腻，脉滑数。

治法：清热利湿。

主方：加味二妙散加减。

基本处方：苍术 15g，黄柏 15g，生薏苡仁 20g，萆薢 15g，防己 10g，怀牛膝 15g，当归 10g，龟甲 20g（先煎）。

加减：若下肢浮肿明显，加泽泻 15g，车前子 10g，木瓜 10g；若胸脘痞闷，加瓜蒌 15g，枳壳 10g，郁金 15g；若时值夏暑，加藿香 10g，佩兰 10g；若肢麻不遂，舌紫脉涩，加赤芍 15g，川芎 10g，桃仁 10g；尿失禁加益智仁 20g，覆盆子 10g。

3. 脾胃亏虚

主症：面色萎黄，形体消瘦，头昏神疲，肢冷痿废不用，肌肉松弛消瘦，踝部水肿或见褥疮，纳少腹胀，便溏或大便自遗。舌质淡胖，舌苔薄白，脉沉细濡。

治法：健脾益气。

主方：补中益气汤加减。

基本处方：人参 10g，炙黄芪 30g，炒白术 15g，陈皮 10g，柴胡 5g，升麻 5g，当归 10g，炙甘草 5g。

加减：若病久体虚，重用参、芪，加枸杞子 15g，龙眼肉 15g；若动则气喘、四肢不温，加熟附子 10g，肉桂 3g，核桃肉 15g；若肢痿不收，加木瓜 10g，威灵仙 15g；若心悸怔忡，加柏子仁 15g，酸枣仁 15g。

4. 肝肾亏损

主症：肢痿由弛转挛，两脚屈曲拘挛，肢麻不仁，形体消瘦，肤干，趾甲枯萎，少汗或无汗，伴头昏目眩，神疲，少寐多梦，遗尿便秘。舌质红绛，舌苔薄白，脉弦细数。

治法：滋肾柔肝，强筋壮骨。

主方：虎潜丸加减。

基本处方：狗骨 20g，桑寄生 20g，鹿角胶 15g（烊化），锁阳 10g，枸杞子 15g，杜仲 15g，牛膝 15g，当归 10g，知母 15g，黄柏 15g，熟地黄 20g，龟甲

20g（先煎），白芍 15g，鸡血藤 20g，伸筋草 15g。

加减：若久病阴阳俱虚，可加仙灵脾 15g，补骨脂 15g，巴戟天 10g；若肌枯肢瘘，加川芎 10g，鳖甲 15g（先煎）；若兼气虚血少，可加炙黄芪 20g，桂枝 10g，大枣 10g；若兼血瘀之象，可加桃仁 10g，红花 10g，川芎 10g。

5. 脾肾阳虚

主症：肢体瘫痪，筋脉拘紧，麻木不仁，畏寒肢冷，肌肉萎缩，肢体水肿，少汗或无汗，二便失禁。舌体胖，舌质淡，苔薄白或白厚，脉细弱或细软无力。

治法：温补脾肾。

主方：右归丸合四君子汤加减。

基本处方：熟地黄 30g，山药 15g，山茱萸 15g，枸杞子 10g，制附子 10g（先煎），当归 10g，怀牛膝 20g，肉桂 5g（后下），杜仲 15g，鹿角胶 10g（烊化），仙茅 10g，党参 15g，炒白术 15g，茯苓 20g，炙甘草 5g。

加减：若尿失禁，加益智仁 20g，桑螵蛸 10g；出现苔白腻，有痰湿之象时，加苍术 10g，半夏 10g，防己 10g；若筋脉拘紧、痉挛，加天麻 10g，全蝎 5g，蜈蚣 2 条。

6. 肺肾两虚

主症：首先出现下肢瘫痪，迅速向上蔓延，发生四肢瘫痪，病变以下麻木不仁、感觉障碍，吞咽困难，呼吸困难，言语低微，心悸唇青，大小便潴留或失禁。舌质淡红或黯，脉细数。

治法：益气滋肾，强筋壮骨。

主方：加味四物汤加减。

基本处方：熟地黄 15g，当归 10g，山茱萸 25g，生龙骨 30g（先煎），麦冬 15g，黄柏 10g，苍术 10g，川芎 10g，人参 10g，黄连 5g，知母 10g，怀牛膝 15g，五味子 10g，白芍 10g。

加减：出现上肢瘫痪，可加桑枝 10g，秦艽 10g，威灵仙 10g；呼吸困难，胸闷憋气者，加生黄芪 50～100g，瓜蒌 20g，枳实 10g；尿失禁加覆盆子 10g，益智仁 20g；尿潴留加车前子 10g，猪苓 10g，枳实 10g；大便秘结加大黄 10g，芒硝 10g。

（二）针灸治疗

1. 针灸辨证治疗

（1）肺热津伤

治法：养肺润燥，清热生津。

处方：取手太阴肺经及督脉穴为主。肺俞、尺泽、病变部华佗夹脊及督脉腧穴、太阳及阳明经筋排刺。

方义：尺泽为手太阴肺经之合穴，配肺俞以清肺热。督脉穴以清热调督，为局部取穴。华佗夹脊穴为督脉旁路，通于膀胱经脏腑之俞穴，故取脊髓病变节段之华佗夹脊穴，可行气血，通调脏腑。太阳阳明经筋排刺以疏通气血，使筋肉得养。

操作方法：诸穴均施泻法。出针后，脊柱两侧可加拔火罐。

（2）湿热浸淫

治法：清热利湿。

处方：取足太阴脾经穴为主。脾俞、水道、阴陵泉、三阴交、病变部华佗夹脊穴及督脉腧穴、太阳及阳明经筋排刺。

方义：脾俞为足太阴之气输注于背部的穴位，阴陵泉为脾经之合穴，三阴交为足三阴之交会穴，水道为足阳明胃经之穴。四穴合用，具有清热利湿之功。余穴同前。

操作方法：脾俞、三阴交施平补平泻法，余穴均施提插捻转泻法。

（3）脾胃亏虚

治法：健脾益气。

处方：取背俞穴及足阳明胃经、足太阴脾经穴为主。脾俞、胃俞、病变部华佗夹脊穴及督脉腧穴、足三里、三阴交、太阳及阳明经筋排刺。

方义：脾胃为后天之本，气血生化之源，故取二脏背俞穴、胃经合穴足三里、脾经三阴交，健运脾胃，生化气血。余穴同前。

操作方法：诸穴均施补法。

（4）肝肾亏损

治法：滋养肝肾，强筋壮骨。

取穴：取背俞穴及足厥阴肝经、足少阴肾经、足少阳胆经穴为主。病变部华佗夹脊及督脉腧穴、肝俞、肾俞、命门、腰阳关、环跳、风市、阳陵泉、悬钟、丘墟、伏兔、足三里、曲泉、三阴交、太溪。

加减：二便失禁加次髎、关元、气海、中极、长强、天枢。

方义：肝俞、肾俞滋补肝肾，强壮筋骨。命门、腰阳关补肾培元，壮阳强脊。取下肢足少阳胆经诸穴，强壮筋骨，疏通经络。伏兔、足三里通畅经气，补益气血。曲泉疏理肝气，通调前阴。三阴交、太溪补益肝肾。病变部华佗夹脊及督脉腧穴补益督脉，调和五脏。关元、气海、中极补益元气，通利二便。次髎提肛约胞，补益虚损。长强、天枢升提通降腑气，束约直肠肛肌。

操作方法：以上诸穴分2～3组，交替轮用，均用补法。但痉挛性瘫痪患者，对针灸异常敏感，往往轻柔的手法即可引起肢体强烈的收缩，因此手法要轻柔，幅度要小。在留针过程中配合艾条温灸。背部诸穴在针灸后可加拔火罐。

（5）脾肾阳虚

治法：温补脾肾。

取穴：取任脉、督脉穴为主。病变部华佗夹脊及督脉腧穴、脾俞、肾俞、命门、腰阳关、关元、气海、足三里、三阴交。

方义：脾俞、气海益气扶土，振奋脾阳；肾俞、命门、腰阳关温肾壮阳，益火生土；关元为足三阴经与任脉之会，益命门真火，补三阴经气。足三里为补虚要穴，补脾益气。三阴交健脾益肾。病变部华佗夹脊及督脉腧穴调和五脏，补益督脉，调动诸经阳气。

操作方法：诸穴均施补法，可加灸法。

（6）肺肾两虚

治法：益气滋肾，强筋壮骨。

取穴：取背俞穴、任脉穴为主。肺俞、膏肓俞、肾俞、百会、膻中、气海、合谷、足三里、太溪。

方义：肺俞为肺气转输、输注之穴，内通肺脏，补益肺气。膏肓俞治诸虚百损，补肺固表。肾俞为肾气转输、输注之穴，内通肾脏，补益肾气。百会为手足三阳、督脉之会，升阳益气。膻中为宗气聚会之处，气之会穴，可补益宗气。气海为生气之海，补真元不足，补脏腑虚损。足三里补虚益气。太溪补肾填精。

操作方法：诸穴均施补法，可加灸法。

2. 其他体针治疗

取穴：根据病变部位选取穴位。运动及感觉障碍取穴分为两组，第一组取病变部位及以下的背俞穴、下肢穴位，如肾俞、气海俞、大肠俞、关元俞、环跳、胞肓、秩边、承扶、承山、太溪、公孙；第二组取下肢的伏兔、足三里、丰隆、绝骨、三阴交、陷谷、太冲。两组交替取用。

尿闭或尿失禁者，取穴分为两组，第一组取关元、三阴交；第二组取后侧的八髎、胞肓、秩边。两组交替取用。

方法：背俞穴向脊椎方向45°斜刺，关元向中极斜刺，余穴直刺。每天针刺1～2次，每次留针20分钟，期间行针2～3次，用强刺激手法。

3. 头针治疗

取穴：运动区、感觉区、足运感区。

方法：将针斜行刺于皮下，当达到所需深度时，加快捻转频率，要求每分钟捻240次左右，针体每次来回旋转4～6转，持续行针2～3分钟，留针15分钟。

第 2、第 3 次行针方法同上。第 3 次针毕后，即可出针。

4. 耳针治疗

取穴：肺、胃、肝、脾、肾、膀胱、大肠、相应部位。

方法：每次选 3～5 穴，用毫针重手法，留针 15 分钟，隔日一次。也可用揿针，用医用胶布固定在相应穴位，留针 1～2 天。

5. 梅花针

取穴：急性期，下肢麻痹，取腰骶部，患肢足三里、阴陵泉、解溪、环跳、阳性物（即手按脊柱两旁或患肢有结节物、条索状物、泡状软性物和障碍阻力）处；上肢麻痹，取后颈、胸部、肩部及患肢曲池、外关、阳性物处、指尖。恢复期，取胸椎 5～12 及腰部。

方法：用梅花针以轻度或中度手法叩打上述部位，也可按足阳明胃经、足太阴脾经、足厥阴肝经的循行路线进行叩打。重点叩打胸椎 1～4 两侧（上肢），腰椎 4～5、骶部（下肢）及各穴位和阳性物处。恢复期则叩打脊柱两侧，重点刺胸椎 5～12 及腰部，轻刺患肢，以调整机体，加速痊愈。患肢每日叩打 1 次，健肢则间日叩打 1 次。

6. 电针

取穴：按辨证施治分型处方选穴。适用于弛缓性瘫痪患者，痉挛性瘫痪患者不宜用。

方法：每次选 2～4 对腧穴，先将毫针刺入穴内，得气后按电针操作常规，以一侧肢体为单位连接导线。每次开启开关后，逐渐加大电流量，至肌肉微微跳动为度，通电 15～20 分钟后起针。数组腧穴，交替轮用。

7. 穴位注射

取穴：肺俞、脾俞、肝俞、肾俞、病变段夹脊、髀关、足三里、阳陵泉、悬钟、三阴交。

药物：维生素 B_1 200mg 加维生素 B_6 50mg，或用当归注射液。

方法：每次选 2～3 对腧穴，按穴位注射操作常规，每穴注入药液 1mL，每日 1 次。

8. 芒针

取穴：自大椎穴至病变段脊椎、自病变段脊椎两侧的夹脊穴至骶髂关节。

方法：把背部腧穴和四肢腧穴搭配分组，每次取 2～3 组。刺背部时，最好取俯伏坐位，如不能坐起，则取侧卧位，头向前倾。按芒针操作常规，用补法针刺。隔日 1 次，轮流交替使用。

加减：肩臂外展肌瘫痪，肩髃透臂臑；肘关节屈肌瘫痪，加天泉透曲泽；肘关节伸肌瘫痪，加臑会透天井；腕下垂，加曲池透偏历；指屈曲，加合谷透劳宫、后溪；髋关节屈肌瘫痪，加髀关透阴市；髋关节伸肌瘫痪，加秩边透环跳；大腿内收肌瘫痪，加阴包透曲泉；大腿外展有瘫痪，加居髎透风市；膝关节伸肌瘫痪，加伏兔透梁丘；膝关节屈肌瘫痪，加殷门透委中；足下垂，加足三里透下巨虚；足仰趾，加委中透承山；足内翻，加阳陵泉透悬钟；足外翻，加飞扬透交信。

9. 埋线法

取穴：主穴为损伤部位相应的背俞穴。配穴为肩髎、肩髃、臂臑、承山、环跳、髀关、伏兔、足三里、委中。

方法：采用套管针埋线法。每次可埋线 3～5 个穴，每穴应间隔 2～3 周，肌肉萎缩明显，吸收不好的，应隔 3～4 周。

注意：严格无菌操作，羊肠线残端不可暴露在皮外。结核活动期、严重心脏病、妊娠期、发烧患者，均应禁忌此种疗法。

10. 刺络拔罐法

取穴：第一组取大椎、肩中俞、肩贞、肺俞；第二组取身柱、肩外俞、脾俞；第三组取命门、承扶、殷门；第四组：阳关、环跳、伏兔。

方法：按照刺络拔罐常规方法操作，每次选取一组穴，每日或隔日 1 次，10 次为一疗程。

（三）单方验方

1. 截瘫丸 杜仲、巴戟天、黄精、首乌、当归、鹿筋、鸡血藤各 60g，人参、伸筋草、淫羊藿各 50g，藏红花、虎骨（可用狗骨代替）各 30g，制马钱子 20g。上药为末，炼蜜为丸。丸重 10g，每次服 1 丸，每日 2 次。

2. 佚名验方 生薏苡仁 60g，土茯苓 90g，同煎为粥，煮熟后去土茯苓，常服，治湿热浸淫痿病。

3. 另一佚名验方 当归 9g，黄芪 30g，红花 6g，煎水常服，适用于气虚血瘀者。

4. 倒换散 生大黄、荆芥等分为末，每次温水调服，每日 1 次。小便不通者，大黄减半；大便不通者，荆芥减半。适用于急性脊髓炎引起的大小便障碍。

5. 马钱子丸 马钱子炒炮去毛，研细末，装入胶囊，每次服 0.3g，每日 1 次。急性期合四妙散加减，恢复期合六味地黄汤或地黄饮子加减。适用于急性脊髓炎各期。

（四）名医、专家经验方

1. 印会河经验方

组成：大青叶 50g，紫花地丁 50g，金银花 15g，蒲公英 50g，知母 15g，黄柏 15g，赤芍 15g，牡丹皮 9g，紫草 15g，黄芩 12g。

用法：水煎服。

主治：清热解毒凉血，适用于急性脊髓炎属热病痿躄者。

2. 朱进忠经验方

组成：黄柏 10g，苍术 10g，川牛膝 10g，当归 10g，萆薢 10g，防己 15g，石斛 15g，龟甲 20g（先煎）。

用法：水煎服。

主治：清热燥湿，佐以养阴。适用于急性脊髓炎属湿热蕴结、久伤阴分者。

3. 邹学支经验方

组成：黄芪 24g，当归 9g，川芎 9g，桃仁 9g，地龙 9g，赤芍 9g，红花 2g，羌活 9g，防风 9g，细辛 6g。

用法：水煎服。

主治：补气通络，兼解表邪。适用于急性脊髓炎属气虚血瘀证、兼夹风邪者。

4. 高希贤经验方

组成：熟地黄 12g，牛膝 12g，肉苁蓉 10g，巴戟天 12g，枸杞子 10g，党参 12g，黄芪 15g，白术 15g，茯苓 15g，丹参 10g，桃仁 10g，红花 8g，鸡血藤 15g。

用法：水煎服。

主治：散瘀通络，培补肝肾，健脾益气。适用于急性脊髓炎恢复期。

5. 颜文明经验方

组成：熟地黄 20g，山茱萸 10g，石斛 15g，肉苁蓉 10g，附片 3g，巴戟天 10g，麦冬 10g，石菖蒲 6g，远志 6g，生姜 6g，大枣 10g，薄荷 3g。

用法：水煎服。

主治：温补肾阳。适用于急性脊髓炎属肾阳亏虚者。

【西医治疗】

（一）药物治疗

1. 皮质类固醇激素　急性期，可采用大剂量甲泼尼龙短程冲击疗法，500～1000mg 静脉滴注，每日 1 次，连用 3～5 天，有可能控制病情进展。也可用地塞米松 10～20mg 静脉滴注，每日 1 次，7～14 天为一疗程。上述疗法结束后，改用泼尼松口服，按每 kg 体重 1mg 或成人每日剂量 60mg，维持 4～6 周，逐渐减量停药。

2. 大剂量免疫球蛋白　每日用量可按 0.4g/kg 计算，成人每次用量一般 20g 左右，静脉滴注每日 1 次，连用 3 ～ 5 天为一疗程。

3. 维生素 B 族　有助于神经功能的恢复。常用维生素 B_1 100mg，肌内注射；维生素 B_{12} 500 ～ 1000μg，肌内注射或静脉给药，每天 1 ～ 2 次。

4. 抗生素　根据病原学检查和药敏试验结果选用抗生素，及时治疗呼吸道和泌尿系统感染，以免加重病情。抗病毒可用阿昔洛韦、更昔洛韦等。

5. 其他　在急性期，可选用血管扩张药，如烟酸、尼莫地平。神经营养药如三磷酸腺苷、胞磷胆碱，疗效未确定。双下肢痉挛者，可服用巴氯芬 5 ～ 10mg，每天 2 ～ 3 次。

（二）康复治疗

早期应将瘫痪肢体保持功能位，防止肢体、关节痉挛和关节挛缩，促进肌力恢复，并进行被动、主动锻炼和局部肢体按摩。

【预后与转归】

预后取决于脊髓急性损害程度及并发症情况。如果没有严重并发症，多在 3 ～ 6 个月内逐渐恢复，可生活自理。肢体瘫痪严重，6 个月仍不恢复，脊髓 MRI 显示髓内广泛异常信号，肌电图检查仍为失神经改变，则预后不良，遗留严重后遗症。急性上升性脊髓炎和高颈段脊髓炎预后差，短期内可死于呼吸循环衰竭。

【调摄与护理】

1. 呼吸道管理　保持呼吸道通畅，按时翻身、变换体位、协助排痰，必要时作气管切开。如呼吸功能不全，可酌情做呼吸机辅助呼吸。吞咽困难的患者应及时留置胃管，以免发生吸入性或坠积性肺炎。

2. 皮肤护理

（1）避免局部受压：每 2 小时翻身一次，同时按摩受压部位。在骨骼突起处及易受压部位，用气圈、棉圈、海绵等垫起保护。

（2）经常按摩皮肤和活动瘫痪肢体。

（3）保持皮肤清洁干燥：对大小便失禁和出汗过多者，要经常用温水擦洗背部和臀部，在洗净后敷以滑石粉。

3. 尿路感染防治　尿潴留阶段，在无菌操作下留置导尿管，每 4 小时放尿一次。尿失禁者应勤换尿布，及时清洗尿道口分泌物并保持尿道口清洁。

4. 预防便秘　鼓励患者多吃含粗纤维的食物，并可服缓泻剂，必要时灌肠。

【食疗方】

食疗适用于脊髓炎后遗症期。

1. **乌骨鸡方**　乌骨鸡 1 只约 750g，杜仲 30g，巴戟天 20g，枸杞子 30g。先将鸡剖腹，弃内脏，洗净，将药装入鸡腹腔，置砂锅内，隔水蒸 2 ~ 3 小时，食用时可酌加少许调味品。

2. **地黄枸杞粥**　干地黄、枸杞子各 30g，粳米 100g。将地黄、枸杞子加水 500mL，先煮 30 分钟，滤汁去渣，再加粳米煮成粥，常服。

3. **猪蹄羊肉方**　猪蹄 1 只，羊骨、羊肉各 500g，当归 30g，肉桂 10g。以上各洗净，放入砂锅，酌加葱、姜、黄酒、食盐少许，煨烂，吃肉，喝汤。

【医家经验】

（一）管遵惠经验

脊椎九宫穴：根据病变节段，顺序定取中宫，沿督脉在中宫上下棘突间定取乾宫、坤宫，然后夹乾宫、中宫、坤宫旁开 1 ~ 1.5 寸，依次取巽、兑、坎、离、艮、震六宫穴。进针顺序为：先针中宫，次针乾宫、坤宫，直刺或略向上斜刺 0.8 ~ 1.2 寸，然后按巽、兑、坎、离、艮、震六宫穴依次进针，针尖斜向椎体，进针 1.5 ~ 2 寸，获得针感后，行捻转补泻手法。九宫穴的行针顺序与次数，按"洛书九宫数"施行，即"戴九履一，左三右七,二四为肩，六八为足，而五居中"，留针 30 分钟，行针 3 次。配穴：夹脊穴。

管氏过梁针：主穴：平顶、阳委二、外伏兔；配穴：迈步、阳委一、阳委三、中平、肾根。癃闭：中极、水道、足三里、三阴交。

早期实证，多为弛缓性瘫痪，凤凰展翅手法，配合针刺泻法；主穴加用电针。病延日久，病证由实转虚，或虚实夹杂，瘫痪转为痉挛性，凤凰理羽手法，配合针刺补法或平补平泻手法，不宜应用电针。每日 1 次，或隔日 1 次，15 次为 1 疗程。

管遵惠擅长经络辨证，认为本病的基本病机是本虚标实，本为肝肾亏虚；标为湿热邪毒。病位主要在督脉、足太阴、足厥阴、足少阴经脉。管氏过梁针，具有深、透、动、应的特点，对弛缓性瘫痪及感觉、运动功能的恢复，疗效显著。

脊椎九宫穴，取穴虽与督脉和华佗夹脊位置相近似，但进针角度、针刺手法及治疗效果，则又迥然不同。脊椎九宫穴对督脉和脊椎病变有显著疗效。

（二）陆家龙经验

1. **瘆病无寒，因于风温、湿热**　急性脊髓炎的急性期多因于风温、湿热，发病之初往往有发热、汗出等症，且伴感冒见症，甚或咽痛、咳嗽等；或伴见纳呆、恶心欲呕之症，苔黄或淡黄腻，脉浮数或滑数。根据其经验，分两型辨证论治。

（1）风温型：根据叶天士的卫气营血传变学说，有风温在卫和热恋气分之别。

前者宜疏风清热为治，选择桑菊饮、银翘散合方。本病传变较快，旋即转入气分，而表现为高热、口渴、汗出、乏力，脉大无力等热盛伤津耗气之候，治宜清热益气生津，方选人参白虎汤，阴液大伤者，适当加入沙参、麦冬、玉竹、天花粉之类。陆家龙指出，本病于此期切不可只图峻快，一味攻伐，寒凉太过，则更伤正气。选药宜甘寒滋润，集清热、益气、生津于一方，而避免苦寒清泄，如栀、柏、芩、连之类。

（2）湿温型：宜清热化湿为治，方选四妙散之类。湿重于热者，加藿香、苏叶、陈皮、茯苓、苍术、滑石、砂仁、扁豆等；热重于湿者，加薄荷、茵陈、焦栀子等。兼尿路感染者，酌情选用车前草、白茅根、木通等。

2. 久病本虚，累及脾胃、肝肾 急性脊髓炎在1～2周后即转为慢性期，表现为脊髓病变节段以下截瘫，感觉缺失，膀胱及直肠的功能障碍。可有低热、汗出、纳呆，不能大小便，舌质红或舌淡边红，苔薄少津，或舌质红绛，苔少，脉细数。陆家龙认为，此期或累及脾胃，或伤及肝肾，而均有伤阴表现。

（1）脾胃亏虚，气阴两伤：宜健脾益气，养阴清热为治，选用参麦六君汤加味（太子参或党参、麦冬、玉竹、炒白术、茯苓、陈皮、淮山药、莲子、白扁豆、芦根、炒谷芽、炒麦芽、生甘草）。

（2）肝肾不足，阴虚有热：采用"泻南补北"之法，即滋肾水、涵肝木、泻相火之法，以滋肾养肝，育阴清热，方选六味地黄汤。

3. 或清实热，或泻相火、兼顾阴液，为贯穿整个病程中的治疗大法 热为阳邪，易耗气伤阴。如风温传入气分，于本病即表现为热盛耗气伤津之候，说明急性脊髓炎的主要病机为邪实正虚。故治疗时，除清热泻火、清热祛湿外，一定要及时益气养阴，或滋养肝肾，谨守病机，标本兼顾，这样方不至犯"虚虚实实"之诫。

（三）高希贤经验

临床主要分期论治。

1. 急性期 本病起病前，多有一段上感症状。发病后，主要临床表现为下肢瘫痪、感觉缺失和大小便潴留。有的患者虽有低热，但大多已无恶寒、脉浮等外感表现，而湿热症状也不明显。但根据本病"病发于下"的临床特点，遵《黄帝内经》"伤于湿者，下先受之"，张仲景"湿伤于下"的论述，同意《张氏医通》"阳明湿热"的论点（痿证脏腑病因虽曰不一，大都起于阳明湿热），认为本病急性期的主要病因病机为湿热浸淫。湿热浸淫筋脉，阻遏气血，则肢体痿废不用；湿热蓄于下焦，阻碍膀胱气化，影响大肠传导，则二便不通；湿热闭阻腠理，则津液代谢和皮肤营养障碍，可出现汗少或无汗，皮肤水肿或干燥。因此，本病早期治疗应以清利湿热为主，方用二妙散加味：黄柏、苍术、牛膝、土茯苓、萆薢、当归、防己、鸡血藤、忍冬藤等。

2. 恢复期 进入本期，肢体功能逐渐恢复，仍存有不同程度瘫痪，肌张力增高，腱反射活跃。大小便已通，但小便多不能自控或仍失禁，自觉双下肢无力。高希贤认为，此时湿热已除，但络脉气血瘀阻难复，肢体失于气血濡养，且湿热趋下，伤及肝肾，病久正气耗伤。因此，本期治疗应散瘀通络以流畅气血，培补肝肾以强壮筋骨，健脾益气以扶助化源，方用自拟复痿汤：熟地黄、牛膝、肉苁蓉、巴戟天、枸杞子、党参、黄芪、白术、茯苓、丹参、桃仁、红花、鸡血藤。遗尿加益智仁、覆盆子、桑螵蛸；肌张力增高明显者，加白芍，重用枸杞子以养血柔肝。可配合针灸、低频电疗以疏通经络，流畅气血，提高局部肌肉血管和周围神经的兴奋性，有助于肢体功能的恢复。

【医家医案】

（一）裘昌林医案

张某，女，74 岁。2016 年 1 月 12 日初诊。

患者于 2015 年 12 月 2 日在无明显诱因下出现小便障碍，当地留置导尿管，同时出现双下肢无力且逐渐加重，至不能独立行走，伴有双下肢麻木，胸背部胀痛。于外院就诊，查脑脊液常规示无色透明，潘氏试验弱阳性，红细胞计数 8/μL，淋巴细胞百分比 99%，白细胞计数 42/μL，嗜酸性粒细胞百分比 1%；脑脊液生化示：葡萄糖 2.9mmol/L，氯化物 115mmol/L，蛋白定量 565mg/L；胸椎 MRI 示 $T_{3\sim6}$ 水平髓内异常信号影，脊髓炎可能，$T_{8\sim11}$ 水平脊髓腹侧线样异常信号影，脊髓梗塞不除外。诊断为脊髓炎。予激素及营养神经等治疗。

2016 年 1 月 12 日求诊。刻诊：患者行走不能，自主排尿困难（留置导尿管），大便正常。左下肢肌力 3^+ 级，右下肢肌力 3 级，T_7 水平以下痛触觉减退，双下肢腱反射叩不出，双侧病理征阴性。舌红偏紫、苔黄腻，脉细。

中医诊断：证属湿热浸淫之痿病。治以清热利湿，活血通络。

处方：苍术、黄柏、乌梢蛇、川石斛（先煎）、知母、炒谷芽各 12g，川牛膝 30g，薏苡仁、虎杖根、鸡血藤、海风藤、豨莶草各 15g，桃仁、地龙各 9g，红花、全蝎各 6g。

每日 1 剂，水煎分服。并予服马钱子胶囊，剂量从 1 片，每日 3 次开始，逐渐加量。另嘱续服美卓乐片 4mg，每日 1 次。

2016 年 1 月 19 日二诊：患者仍坐轮椅就诊，步履困难，大便每日一二行，仍留置导尿管，双脚有抖动感。舌红偏紫、苔黄腻，脉细。前方去薏苡仁、川石斛，加枳实、厚朴各 15g，郁李仁 30g。每日 1 剂，水煎分服。马钱子胶囊增至每日早、中、晚分别服 2 片、1 片、1 片。美卓乐片用法同前。

2016 年 2 月 1 日三诊：患者仍步履困难，坐轮椅就诊，时有尿意，小便能自导尿管边溢出，时感头晕，胃脘不适，舌偏紫、苔薄，脉细。辨证为湿热已清，阴液略亏。中药处方：生地黄、鸡血藤、枳实、厚朴、海风藤各 15g，麦冬、益智仁、乌梢蛇、炒谷芽、炒麦芽各 12g，川牛膝、郁李仁各 30g，桃仁、地龙、制半夏各 9g，红花、全蝎各 6g。每日 1 剂，水煎分服。马钱子胶囊量已渐增至 2 片，每日 3 次。美卓乐片用法同前。

2016 年 2 月 22 日四诊：患者已能下轮椅，从门口进入诊室，15 天前拔除导尿管后，小便已能自解，排尿前下肢有抖动感，大便偏干，已能自行从一楼走至二楼，双膝以下麻木，腹部已有触觉，口干燥。舌质偏红、苔薄，脉细。查体：双下肢肌力 3 ～ 4 级，双膝反射 +。双膝以下痛觉减退，巴氏征未引出。证属肝肾阴亏，予滋阴、活血、通络，中药处方：生地黄、知母、海风藤、枳实、厚朴各 15g，麦冬、川石斛（先煎）、山茱萸、女贞子、旱莲草、乌梢蛇、麦芽各 12g，川牛膝、郁李仁各 30g，桃仁、地龙各 9g，红花、全蝎各 6g。每日 1 剂，水煎分服。马钱子胶囊增至每日共服 4 次（2 片、2 片、2 片、1 片）。美卓乐片用法同前。

2016 年 3 月 15 日五诊：患者下肢肌力进一步改善，能连续上二楼数次，两下肢麻，双目发干，小便如常，大便偏干。舌质偏红、苔薄，脉细。查体：双下肢肌力 5⁻ 级，双上肢腱反射叩不出，下肢除右膝反射（±）外，余叩不出，巴氏征未引出。仍属肝肾阴亏，予滋阴活血通络，中药处方：生地黄、知母、地骨皮、龟甲、海风藤、豨莶草、枳实、厚朴各 15g，女贞子、山茱萸、川石斛（先煎）、乌梢蛇各 12g，牡丹皮 10g，川牛膝、郁李仁各 30g，桃仁、地龙各 9g，红花、全蝎各 6g。美卓乐片停用，马钱子胶囊仍每日共服 4 次（2 片、2 片、2 片、1 片）。其后继续随证调治。

按语： 裘昌林多按照痿病分三阶段进行治疗，初期肺热叶焦，中期湿热浸淫或湿热壅盛，后期肝肾亏损或气虚络瘀。分别采用清燥救肺汤、四妙丸、虎潜丸、补阳还五汤等灵活加减。

本例患者湿热内蕴，浸淫筋脉，营卫气血运行不利，筋脉肌肉失养，肢体弛纵不收，肌肤麻木不仁而成痿病。舌红偏紫、苔黄腻，脉细，为湿热浸淫之象。湿热内蕴，气血运行不畅，则兼瘀血阻滞。故治疗以清热利湿、活血通络为法。方中四妙丸清热利湿，桃仁、红花、地龙、虎杖活血通络，鸡血藤、海风藤、豨莶草祛风通络，全蝎、乌梢蛇搜风通络；湿热内阻，易伤阴液，故佐川石斛、知母养阴；炒谷芽健胃。

三诊时，舌脉由初诊的舌红偏紫、苔黄腻、脉细，变为舌偏紫、苔薄、脉细，此属湿热已清，阴液略亏，故加生地黄、麦冬养阴；胃脘不适，故加麦芽、半夏消食和胃。四诊时，大便偏干，口干燥，舌质偏红、苔薄，脉细，属肝肾阴亏，故去益智仁及半夏等温燥之品，而加山茱萸、女贞子、旱莲草、知母、川石斛等滋养肝肾。

裘昌林认为，马钱子的主要药理作用为兴奋中枢神经系统，包括兴奋脊髓，增强脊髓反射的强度，而不破坏脊髓中枢的交叉抑制过程。临床观察到，马钱子恢复神经损伤之药力明显优于神经妥乐平。张锡纯在《医学衷中参西录》中言马钱子"其毒甚烈，而其毛与皮尤毒。然制之有法，则有毒者可至无毒。而其开通经络，透达关节之力，实远胜于他药也"。裘昌林使用马钱子胶囊的独特经验是从小剂量开始，逐渐加量；分次服用，单次剂量不超 0.4g；观察药物有效反应即肌肉跳动，适时调整剂量。本病例二诊时，患者双脚有抖动感；四诊时，患者排尿时下肢有抖动感，均为马钱子兴奋骶丛神经的表现，是马钱子治疗起效后的正常反应。裘昌林认为，当出现肌肉跳动时，马钱子胶囊的剂量应维持，不必再增加。

（二）张琪医案

周某，男，34 岁，教师。1991 年 6 月 12 日初诊。

患者于 1990 年 9 月自感腰痛，其后逐渐出现下肢酸软，步履困难，发展至两腿瘫痪，经哈尔滨、北京等医院确诊为"急性脊髓炎"，用激素治疗稍好转，但仍双下肢痿软无力，只能行 10 余步，近于瘫痪状态，小便色黄，口干舌燥，大便秘结，舌苔白腻，脉象虚数。

诊断为"痿病"。证属肝肾亏损，湿热浸淫，筋脉失于濡养。治以补益肝肾，濡养筋脉，清热化湿。

处方：熟地黄 25g，生地黄 25g，山茱萸 15g，五味子 15g，石斛 15g，麦冬 15g，枸杞子 20g，寸芸（肉苁蓉）15g，炙马钱子 1g，巴戟天 15g，牛膝 15g，锁阳 15g，龟甲 20g，川黄柏 10g，苍术 10g，甘草 10g。

6 月 27 日二诊：服上方 11 剂，两下肢较前明显有力，能步行一段路程，能独自上下楼，但不能远行，大便 3 ～ 4 日一行，较前亦好转。舌尖紫，舌苔薄白，脉沉稍有力。此乃肝肾渐复、筋脉得以濡养、湿热得除之佳兆，续以上方，加黄芪 50g。

7 月 24 日三诊：服上方 15 剂，两腿较前明显有力，能缓慢步行 1 小时，大便转正常，精神较佳，饮食增加，舌质红润，薄白苔，脉沉滑。继以前方增减治疗。处方：生地黄、熟地黄各 25g，山茱萸 15g，石斛 15g，枸杞子 20g，寸芸（肉苁蓉）15g，巴戟天 15g，牛膝 15g，锁阳 15g，玉竹 15g，炙马钱子 1g，杜仲15g，狗脊20g，知母15g，黄柏15g，苍术15g，炙龟甲20g，黄芪50g，甘草10g。

服上方20剂，双下肢功能基本恢复正常，遂停药。

按语： 本案为"急性脊髓炎"，迁延不愈，以下肢痿软，步履艰难为主症。据其舌脉症，病位主要在肝肾，肝肾阴亏，同时又有湿热浸淫，虚实夹杂，病情复杂难治。肝藏血，主筋；肾藏精，主骨。精血充盛，则筋骨坚强，活动正常；反之，精虚则不能灌溉，血虚不能营养，筋骨经脉因失于濡养，兼湿热伤筋，络道不利，发而为痿。《素问·生气通天论》谓："因于湿，首如裹，湿热不攘，大筋软短，小筋弛长，软短为拘，弛长为痿。"故以补肝肾、除湿热之剂，仿虎潜丸及三妙散方化裁，并重用黄芪益气，取马钱子通络，共奏益气、补肝肾、除湿热、通经络、壮筋骨之功，故能奏效。远期追踪，患者前后共服药45剂，步履恢复如常而痊愈。

（三）武连仲医案

某患者，女，8岁。2016年8月22日初诊。

患者于2015年7月20日因"双下肢疼痛无力24小时、排尿困难15小时"就诊于天津市儿童医院。发病前1周有接种流脑、麻腮风疫苗史。患者起病急，入院后双下肢不能站立、行走，上肢无异常，不伴发热。查体见双下肢瘫，伴跟腱反射活跃，病理征阳性，下肢痛觉过敏，腹壁反射消失，尿潴留。查MRI示胸4～腰2椎体水平脊髓内片状长T_2信号影，头及颈段脊髓未见异常信号，脑电图正常。诊断为"急性脊髓炎"。予甲强龙、美卓乐、利巴韦林、B族维生素等药物治疗，病情好转，双下肢肌力4级，无尿潴留，但自行排尿困难。出院后可自行活动，双下肢偶有疼痛、麻木，偶发尿失禁，便秘，大便3～4日一行、便质干，频发口腔溃疡，遂前来就诊。查体：双上肢肌力5级，双下肢肌力4级，舌红，苔黄，脉弦细。

中医诊断：痿病兼痹证。治法以补益肾气、调理督脉、通经活络、益气补血为主，针药结合治疗。

取穴：蟠龙刺胸部夹脊穴、腰六针（双侧肾俞、大肠夹脊、大肠俞）、"三阳启泰"（委阳、飞扬、跗阳）、足三里、丰隆、太溪。

具体治疗方法：取俯卧位，蟠龙刺胸段夹脊穴，针刺时紧贴脊柱两旁，沿棘突间隙旁开5分处自上而下、左右交替针刺，直刺10～15mm，行提插补法，不留针。肾俞、大肠夹脊、大肠俞直刺10～20mm，行提插平补平泻法，以患儿感觉局部酸麻胀痛为度。委阳向委中方向45°斜刺，飞扬向承山方向45°斜刺，跗阳向交信方向刺，三穴均用提插泻法，不留针，激发经气下传。足三里直刺

10 ～ 15mm，丰隆直刺 10 ～ 15mm，太溪直刺 10mm。针刺手法宜轻柔，针刺不宜过深，每周针刺治疗 2 ～ 3 次，每次留针 20 分钟。

治疗 5 次后，患儿双下肢疼痛麻木较前减轻。治疗 10 次后，患儿诉双下肢时有麻木，未诉双下肢疼痛。治疗 15 次后，患儿双下肢未发麻木疼痛。

中药首诊处方：槲寄生 6g，刘寄奴 10g，杜仲 6g，茯苓 10g，肉苁蓉 10g，当归 6g，火麻仁 6g，郁李仁 10g，瓜蒌仁 10g，生甘草 6g。10 剂，每日 1 剂，水煎服，早晚各服 1 次。

方药二诊：患儿家属诉尿失禁情况较前好转，排便较前轻松，但大便仍 3 ～ 4 日一行，首诊处方去生甘草，加酒大黄 5g，益智仁 10g，当归改为 10g，7 剂，煎服方法同前。

方药三诊：患儿家属诉排便次数较前增多，2 日一行，大便质可，未频发口腔溃疡。考虑患儿便秘较前好转，前方去酒大黄。

继服 5 剂后，患儿可自行控制排尿，大便正常，随访 1 月未再复发。

按语：脊髓炎可归属于中医"痿病"范畴，多因正气不足、外感温热湿邪、肝肾亏虚、津液不足、气血亏耗，使肢体筋脉失养而致筋脉弛缓、麻木，痿弱无力，甚至瘫痪。《临证指南医案》曰："阳明为宗筋之长，阳明虚则宗筋纵，宗筋纵则不能束筋骨以流利于机关，此不能步履，痿弱筋缩之症作矣。"故临床上常用阳明经穴治疗。武连仲认为，此患儿发病后双下肢肌力不足，且麻木、疼痛，既有运动障碍又有感觉障碍，故考虑痿病兼痹证。主要病机为督脉阳气过亢，火热之邪损伤督脉之阴，以致督统不利。肾藏精生髓，精化气，肾主水，肾气不固以致二便不调，故治以补肾调督，通经活络。

夹脊穴内夹督脉，位于督脉与膀胱经之间，针刺夹脊穴能协调督脉之阳，疏通诸经阳气，调理脏腑，疏通经脉。肾俞、大肠夹脊、大肠俞可益肾通经，强筋健骨，治疗双下肢痿软无力。委阳、飞扬、跗阳皆为膀胱经穴，可疏通经络、缓急止痛，治疗下肢麻木、疼痛。《素问·痿论》云：治痿独取阳明。阳明经为多气多血之经，针刺足阳明胃经下合穴足三里，可健运脾胃，通经活络，补益气血，濡养经筋，强壮保健。丰隆降逆调中，通腑下气，疏通足三阳经经气，可治下肢痿痹瘫痪。太溪为肾之原穴，可调补肾经、肾气、原气。肾主骨，骨为干，可强健筋骨，又可滋补肾阴。

方药选用独活寄生汤加减，主要以补肝肾，强筋骨，润肠通便，补气养血为主。槲寄生味苦甘，归肝、肾经，既可养血补肝肾，又可强筋骨，治疗腰膝酸软、筋骨无力等症。杜仲甘温，归肝、肾经，滋补肝肾，强筋健骨。肉苁蓉甘温，归肾、大肠经，既可补肾，又可润肠通便。茯苓甘淡，归心、脾、肾经，健脾补中。

刘寄奴苦温，归心、肝、脾经，可敛疮、止痛。火麻仁甘平，归脾、胃、大肠经，质润多脂，既润肠通便，又兼有滋养补虚作用。郁李仁苦甘，归脾、大肠、小肠经，润肠通便，润中兼可行大肠之气滞。瓜蒌仁甘寒，归肺、胃、大肠经，润肠通便。当归辛温，归肝、心、脾经，可补血活血，改善肢体麻木、疼痛，又可润肠通便。酒大黄苦寒，归脾、胃、大肠经，泻下之力较大黄清缓，且能活血。益智仁辛温，归肾、脾经，补益之中兼有收涩之性，可温肾固精缩尿。生甘草甘平，归心、肺、脾、胃经，补脾益气，调和诸药。针药配合，标本兼顾，取效明显。

（四）徐基民医案

某患者，男，34岁。2013年3月6日初诊。

患者于2012年11月中旬无明显诱因出现腰背部疼痛，并逐渐出现双下肢无力伴酸痛麻木、二便不能控制，在当地医院诊断为"脊髓炎"。经过丙种球蛋白、糖皮质激素、营养神经药物、针刺、中药等治疗，双下肢感觉运动及二便功能均明显好转。继续在当地服药、针刺治疗，但近1个多月病情无改善。入院时腰背腹部束带感明显，伴双下肢僵硬酸重麻木，只能缓慢行走10～20米，步态蹒跚，尿频，约1小时1次，每次尿量约50mL，只能憋尿1～2分钟。查体：双侧 T_7 平面以下包括鞍区感觉减退，双下肢肌力 5^- 级，伸屈肌肌张力均增高，髌、踝阵挛及巴彬斯基征阳性。颈胸腰MRI：T_2～T_{10} 椎体相应平面脊髓变性。测残余尿量100mL。

入院第2天即取腹部、双下肢足阳明经、任脉及足三阴经腧穴（包括膻中、中脘、下脘、关元、气海、中极、天枢、大巨、髀关、水道、足三里、血海、三阴交、太溪、太冲等）针刺治疗，行平补平泻手法，得气后留针30分钟，治疗后病情无变化。第2次在上述穴位的基础上，加取带脉相关腧穴。针刺时揣摸章门、带脉、五枢、维道以及足临泣、外关等穴位，均能触及明显条索样结节及酸痛反应，进针后针感强烈，特别在针刺外关、足临泣后，略行提插捻转手法过程中，出现针感向肢体近端传导、上下针感往胸胁部"汇聚"的循经感传现象。留针30分钟，起针后患者即感束带感减轻，双下肢酸痛麻木感亦减轻，步行较前轻快，当晚睡眠改善；其后每周针刺治疗5次，穴位同上，每次留针30分钟。第3次依上法针刺后，束带感进一步缓解；1周后，每日小便次数较前减少3～5次，行走距离增加。

继续治疗至4月22日出院时，患者病情明显改善，束带感、双下肢酸重麻木感减轻，每次步行距离超过250米，速度加快，走路姿势改善。小便次数减少至约10次/日，可憋尿5～10分钟，尿量超过100mL/次，测残余尿量49mL。查体示最低正常感觉平面在双侧胸7，双下肢肌力5级，肌张力略有下降。

下篇　各论·急性脊髓炎

按语：祖国医学中，脊髓炎属于"痿躄""痿病"范畴。《素问·痿论》曰："阳明虚则宗筋纵，带脉不引，故足痿不用也。"故后世医家多从阳明论治痿病。但文中亦提及"带脉不引"是足痿不用的原因之一，说明带脉与痿病关系密切。带脉为人体奇经八脉之一，能约束纵行之经脉。《奇经八脉考·带脉》载"带脉者，起于季胁足厥阴之章门穴，同足少阳循带脉穴……又与足少阳会于五枢、维道，凡八穴"，加上相关八脉交会穴足临泣、外关，左右共 12 穴。在临床上多取带脉相关腧穴，用于顾护胎儿及调理妇女带下之疾。也有人从带脉的角度论治腰痛和痿病。本案患者在上述带脉相关穴位处有明显的酸痛麻木感，经过治疗，起到了立竿见影的效果。

（五）张天文医案

姚某，女，54 岁。2010 年 5 月 25 日初诊。

患者双下肢无力伴二便失禁 20 天。2010 年 5 月初，清晨起床自觉头痛身痛，鼻塞流涕，午后出现发热，测体温 37.8℃，自以为"感冒"，口服"速效感冒胶囊"不效。次日出现双下肢无力麻木，有灼热感，时有疼痛，由家人送市某院就诊，以"双下肢无力原因待查"收住院。住院期间病情不断加重，双下肢瘫软，大小便失禁，体检发现"双下肢肌力 0 级，膝、踝反射消失，T_5 平面以下深浅感觉消失"，脑脊液"白细胞轻度增高"，脊髓 MRI"胸髓 T1W1 信号稍低，T2W1 信号稍高"，血常规：白细胞数波动于 $12.08×10^9/L ～ 15×10^9/L$ 之间，尿常规：白细胞（++），确诊为"急性脊髓炎"。住院期间予大剂量甲泼尼龙、人免疫球蛋白、抗生素、营养神经剂等治疗，2 周后病情好转出院。然患者双下肢瘫软，肚脐以下皮肤感觉缺失，大小便均不能控制，为求中医治疗，遂于我院就诊。来诊时症见：双下肢瘫软，肚脐以下感觉缺失，纳可，寐欠安，二便失禁。面黄形盛，脉象弱，舌淡胖，苔白腻。神经系统检查：双下肢远端肌力 1 ～ 2 级，近端肌力 3 级；双膝、跟腱反射减弱，肌张力下降，双侧巴氏征阳性，脐水平以下深浅感觉减退，皮肤脱屑，干燥无汗。

诊断：脾肾两虚，湿瘀阻络型痿病。治以健脾益肾，祛湿通络。方药以补中益气汤和四妙散加减。

处方：黄芪 40g，生晒参 10g，炒白术 15g，当归 15g，陈皮 15g，薏米 20g，牛膝 15g，生山药 20g，云茯苓 15g，砂仁 5g，桑寄生 20g，丹参 15g。日 1 剂，水煎，早晚分服。

针灸治疗每周 5 次，取穴：

1 组：中脘、气海、关元、足三里、丰隆穴、三阴交、悬钟、大横、解溪、昆仑、太溪、百会、太冲、内庭、阳陵泉、血海。

2组：大椎、肾俞、脾俞、次髎、秩边、委中、承山、承筋。

针法：根据患者处于俯卧位和仰卧位两种体位，而确定选取以上两组穴位。在一次治疗过程中，两组先后转换进行。

治疗1个月后，肚脐以下感觉逐渐恢复。2个月后，肚脐以下感觉恢复正常，近端肌力3级，远端肌力2～3级，可勉强扶持站立。患者畏寒肢冷，脉象沉细，舌淡苔白，上方去云茯苓、砂仁、薏米、牛膝、生山药，黄芪减量至30g，加鹿角胶10g（烊化），熟地黄30g，白芥子10g，麻黄5g，肉桂5g。煎服同前。

3个月后，二便可自主控制，近端肌力恢复至4级，远端肌力3级，可靠拐杖行走。半年后，下肢肌力恢复至4～5级，可独立行走，腿发软。8个月基本治愈。

按语：急性脊髓炎归属于中医学的"痿病"范畴。根据其发病原因和临床症状，早期多是湿热侵袭，气血不畅，瘀血内生，湿瘀阻络，筋脉肌肉失养所致。脾主肌肉，运化水湿；湿邪侵袭，伤及于脾，脾虚则水湿运化无权，气血生化无源，亦加重肌痿不用。治疗以益气健脾、祛湿通络为原则，选用黄芪、生晒参、炒白术、生山药益气健脾，云茯苓、薏米健脾利湿；《本草纲目》言砂仁"补肺醒脾，养胃益肾，理元气，通滞气"；牛膝、丹参、当归养血活血，桑寄生除风湿、通经络、强筋骨，陈皮理气燥湿。

后期多为阴阳俱虚，精血亏损，处方中加阳和汤化裁，以填精助阳，补血通滞。用熟地黄滋补阴血，填精益髓；配以血肉有情之鹿角胶，补肾助阳，益精养血。两者合用，温阳养血，以治其本。肉桂温经通脉，白芥子消痰散结，少佐于麻黄，宣通经络，与诸温和药配合，引阳气由里达表，通行周身。

针灸治疗，在仰卧位穴组中，气海、关元、足三里为强壮保健要穴，可促进气血生化，利于筋脉濡养。百会穴位于巅顶，益气升阳，配足三里、大横，治大便失禁；配三阴交、太溪，治小便失控。取中脘、丰隆穴可和胃气，化痰湿。阳陵泉、悬钟属足少阳之脉，分别为筋之会穴和髓之会穴。痿病病在筋骨，取二穴可强壮筋骨。血海健脾养血，强壮筋骨。解溪、昆仑、太冲、内庭疏经通络，治疗下肢筋经病变。《难经·二十八难》曰："督脉者，起于下极之俞，并于脊里，上至风府，入属于脑。"从现代解剖学角度看，脊髓位于脊骨内，脊髓炎可以看作是督脉之病，大椎穴为手足三阳及督脉之会，在俯卧位取大椎穴，可激发督脉阳气，最利于疾病康复。脾俞穴、肾俞穴可补脾益肾，强筋壮骨。次髎穴调整二便功能。秩边、委中、承山、承筋穴疏通下肢经络气血。

参考文献

[1] 贾建平，苏川.神经病学 [M].8 版.北京：人民卫生出版社，2018：372-374.

[2] 吕传真，周良辅.实用神经病学 [M].4 版.上海：上海科学技术出版社，2014：841-842.

[3] 董琦，王利平，高宇.急性横贯性脊髓炎的再认识 [J].中国老年学杂志，2015，（19）：5679-5680.

[4] 徐俊峰.从脊髓炎的发病规律谈痿证的成因 [C].中华中医药学会内科分会中医内科高峰论坛论文集.2016：274-277.

[5] 高玉兴.急性脊髓炎的诊断与治疗 [J].中华实用儿科临床杂志，2013，28（12）：959-960.

[6] 石学敏.针灸治疗学 [M].北京：人民卫生出版社，2001：652-654.

[7] 黄培新，刘茂才.神经科专病中医临床诊治 [M].2 版.北京：人民卫生出版社，2005：139-154.

[8] 陈少宗，巩昌镇.现代针灸学 [M].郑州：郑州大学出版社，2011：462.

[9] 柯源，洪茂林.中西医结合治疗难治神经病的良方妙法 [M].北京：中国医药科技出版社，2001：458.

[10] 杨思澈，严季澜，王新佩.中国现代名医验方荟海 [M].武汉：湖北科学技术出版社，1996：710-711.

[11] 何清湖，周慎.千病诊疗要览 [M].北京：世界图书出版公司，1997：401.

[12] 张洪斌.中西医结合专科诊疗大系——神经病学 [M].太原：山西科学技术出版社，1997：175-183.

[13] 管傲然，丁丽玲，李群，等.管遵惠老师治疗急性脊髓炎恢复期经验 [J].云南中医中药杂志，2013，34（2）：5-7.

[14] 戴晓艳，金良昆，陆家龙.导师陆家龙治疗急性脊髓炎的经验 [J].云南中医中药杂志，2002，23（4）：2-3.

[15] 高希贤，张树梅，胡立新.急性脊髓炎的中医治疗 [J].河北中医，1989，11（2）：5.

[16] 颜文明.脑、脊髓疾病从肾论治验案 [J].湖南中医学院学报，1987，（2）：36.

[17] 张清奇，曹利民.裘昌林治疗急性脊髓炎一则 [J].浙江中医杂志，2017，

52（1）：62-63.

[18] 张琪. 张琪临床经验辑要 [M]. 北京：中国医药科技出版社，1998：329-330.

[19] 王丽，李澎. 武连仲教授治疗斜颈及脊髓炎后遗症验案举隅 [J]. 浙江中医药大学学报，2017，41（7）：617-620.

[20] 徐基民，卢虎英，刘兰群，等. 脊髓炎后遗症案 [J]. 中国针灸，2013，33（12）：1076.

[21] 张天文. 张天文临证经验集 [M]. 北京：中国中医药出版社，2017：120-123.

多发性神经病

多发性神经病（polyneuropathy）又称末梢神经病，以往也称为周围神经炎、末梢神经炎。是不同病因引起的、表现为四肢远端对称性的或非对称性的运动、感觉以及自主神经功能障碍性疾病。

多发性神经病的病因不同，其发病率存在差别，例如糖尿病多发性神经病的发病率高达 30% ～ 90%；每天饮白酒 250mL 长达 10 年以上，将有 1/3 发生酒精中毒性多发性神经病。

中医学对多发性神经病的认识，可归属于"麻木""不仁""痹证""痿病"范畴，根据疾病不同阶段及症状的不同，分属于不同的病症，如早期以麻木为主，可归为"麻木"或"不仁"；若疼痛为主，归属于"痹证"；后期肢体无力、肌肉萎缩症状明显时，则属于"痿病"范畴。

【病因病机病理】

（一）中医

本病主要临床表现为四肢末端麻木不仁，肢体无力，故中医认为其属于痿病或痹证。本病多缓慢起病，亦有亚急性起病者。初期多以麻木或伴有疼痛为主要症状，病位多在气分及血分。或久病耗气，过度劳累，思虑过度，耗伤气血，致气血不足，营卫不和，筋脉失于濡养；或气虚血瘀，痹阻络脉；或素体阳气不足，感受寒邪，失于温煦，寒凝血瘀，络脉受邪；或喜食肥甘，脾胃虚弱，可蕴湿生痰生热，痰浊瘀血，阻于经络，气血不通，均可出现肢体麻木，疼痛无力表现。本病后期多合并肢体无力、肌肉萎缩症状，病变脏腑主要涉及脾、肾、肝。脾主四肢，脾为后天之本，气血生化之源，在五行属土，居于中焦，为津液布散之枢纽。若脾受损，则气血不足，四肢失养，可见肌肉萎缩；而肾为先天之本，若先天不足，肾气亏虚，肝肾同源，肝主筋，肝肾不足，亦可导致肢体痿软无力。

综上，本病病因病机总以本虚为主，常有虚中夹实。虚有气、血、阴、阳之分，实则不外乎寒湿、痰浊、瘀血、湿热几种，最终均可出现气血运行不畅，瘀血阻络而发病，故瘀血乃为本病的核心病机。

（二）西医

多发性神经病的病因很多，有酒精中毒，代谢及内分泌障碍、营养障碍，肿瘤远隔效应即副肿瘤性，或者砷、铅及某些药物中毒，以及金属及工业溶剂中毒等。这些病因的共同特点是全身性作用或中毒。常见病因包括：

1. 感染

（1）周围神经的直接感染：如麻风、带状疱疹。

（2）伴发或继发于各种急性和慢性感染：如流行性感冒、麻疹、水痘、腮腺炎、猩红热、传染性单核细胞增多症、钩端螺旋体病、疟疾、布氏菌病、AIDS病等。

（3）细菌分泌的毒素对周围神经有特殊的亲和力：如白喉、破伤风、菌痢等。

2. 代谢及内分泌障碍　糖尿病、尿毒症、血卟啉病、淀粉样变性、痛风、甲状腺功能减退、肢端肥大症、各种原因引起的恶病质。

3. 营养障碍　B族维生素（硫胺、烟酸、吡哆醇、B_{12}）缺乏，慢性酒精中毒、妊娠、胃肠道的慢性疾病及手术后。

4. 化学因素

（1）药物：呋喃类药物、异烟肼、苯妥英钠、磺胺类、长春新碱、氯喹等。

（2）化学品：二硫化碳、苯胺、二硝基苯、溴甲烷、三氯乙烯、五氯苯酚、氯醛、磷酸三甲酚酯、丙烯酰胺、有机氯杀虫剂、有机磷农药等。

（3）重金属：砷、铅、汞、锑、铋、铜、锰、金、铊等。

5. 感染后或变态反应　吉兰-巴雷综合征、血清注射或疫苗接种后、注射神经节苷脂等。

6. 结缔组织疾病　如系统性红斑狼疮、结节性多动脉炎、硬皮病、巨细胞性动脉炎、类风湿关节炎、结节病、干燥综合征等。

7. 遗传　遗传性共济失调性周围神经病（Refsum病）、进行性肥大性多发神经病、遗传性感觉性神经根神经病等。

8. 副蛋白血症（IgG 或 IgA）　副蛋白血症见于非恶性肿瘤、骨髓瘤、POEMS综合征、淀粉样变性、冷球蛋白血症及 IgM 自身抗体（单克隆或多克隆）、抗MAG 抗体、抗 GM1 或 GDIa 抗体、抗脑硫脂或抗 GDIb 和双唾液酸神经节糖苷抗体等相关性周围神经疾病。

9. 其他疾病　包括各种原因不明、癌瘤性、动脉粥样硬化性、慢性进行性或复发性多发神经病。

多发性神经病的病理改变包括周围神经轴索变性、节段性脱髓鞘及神经元变性等。周围神经的病变远端最重，或自远端开始向近端蔓延。

【临床表现】

本病由于病因不同，病程可有急性、亚急性、慢性、复发性之别。本病可发生在任何年龄。大部分患者的症状在几周到几个月内发展。其临床症状大致相同。

1. **感觉障碍** 在肢体远端有感觉异常，如刺痛、蚁走、灼热、触痛等感觉。客观检查时，可发现有手套－袜套型的深、浅感觉障碍，病变区皮肤有触痛及肌肉压痛。

2. **运动障碍** 肢体远端对称性无力，其程度可自轻瘫至全瘫，大多有垂腕、垂足的表现。肌张力减低。如果病程较久，则可出现肌萎缩，上肢以骨间肌、蚓状肌、大鱼际肌、小鱼际肌为明显，下肢以胫前肌、腓骨肌为明显。

3. **腱反射** 上肢的桡骨膜、肱二头肌、肱三头肌反射，下肢的踝、膝反射常见减低或消失。

4. **自主神经功能障碍** 肢体末端皮肤菲薄、干燥、变冷、苍白或发绀，汗少或多汗，指（趾）甲粗糙、松脆。

上述症状通常同时出现，呈四肢对称性分布，由远端向近端扩展。不同病因的多发性神经病，除有上述共性外，尚各有差异，可单独选择性产生一种或两种障碍。以对称性的选择性感觉障碍为主时，称为多发性感觉神经病；以对称性的选择性运动障碍为主时，称为多发性运动神经病；两者合并者，称运动感觉性多发性神经病。

【临床分型】

1. **中毒性多发性神经病** 周围神经病是神经系统对毒性化学物质的最常见反应。工业性、环境、生物制剂、重金属均会导致中毒性周围神经病，药物是临床实践中导致中毒性周围神经病的最常见原因。

神经毒性制剂会导致远端轴突变性（轴突病）、神经细胞体变性（神经元病）或原发性脱髓鞘（髓鞘病）。

临床诊断需满足以下两点：①明确的毒物接触史，且在时间上与临床症状相关，需要有神经系统体征和异常电生理表现。②去除毒物后，症状停止进展，但后者可能有一定的滞后，有些轴突病可能在停止接触毒物2个月内，症状仍在加重。临床实践中，需详细询问患者的职业背景、环境及药物接触史。

2. **营养缺乏性和代谢性多发性神经病** 常见酒精中毒性多发性神经病、低血糖性神经病、黏液水肿性神经病和淀粉样变性多发性神经病。

（1）酒精中毒性多发性神经病：慢性酒精中毒主要见于长期饮酒者，酒龄往往在 20 年以上，在国内以饮用白酒者为多。至于其饮酒量，目前尚无肯定的数据，一般均在每日 250g 以上。

酒精中毒性多发性神经病常隐潜发病，呈慢性进行性，但也有病情在几天内迅速发展者。其主要症状为肢体无力，感觉异常和疼痛。症状先发生在下肢，然后发展到上肢，但通常仅限于下肢，并以远端为主。运动和感觉症状常同时发生，患者诉在足和小腿有疼痛，此常为一种特征性症状，疼痛呈间歇性，有锐痛或撕裂痛，也有诉在足底有冷感或烧灼感，严重者不能行走或不能耐受被褥的触碰。2/3 的患者有手套–袜套型的感觉障碍，深、浅感觉常同时受累，也有 25% 的患者仅有浅感觉障碍，而 10% 的患者仅有深感觉障碍。无力症状也以肢体远端为主，严重者可有腕垂、足垂，如近端受累则不能起坐，但完全瘫痪者极少见。全身肌肉有明显按痛，但以足和腓肠肌为突出。腱反射常减退，踝反射的减退或丧失为最早的征象，因此常早于肌无力症状的出现，并且即使运动和感觉症状均已恢复，而踝反射仍可持久消失。

肢体远端常有出汗异常，通常为出汗减少，但有些患者有手、足过度出汗。下肢皮肤常变得菲薄，常有淤滞性水肿、色素沉着和发亮。严重的酒精中毒性多发性神经病患者，可有足底溃疡、吞咽困难、声哑、低血压、食管蠕动障碍或心率变慢等现象。

脑脊液检查大多正常，亦有少数患者可出现蛋白质中度增高现象。慢性酒精中毒性神经病往往伴有全身症状，如有皮肤干燥、面部色素沉着（特别在前额和颧骨突处明显）、痤疮、酒渣鼻、糙皮病、贫血、肝肿大、肝功能异常、黄疸、腹水、蜘蛛痣、肝性脑病、眼震、眼外肌瘫痪、直立性低血压或精神错乱等。

本病的主要病理变化是周围神经非炎症性的变性，神经髓鞘和轴索均有破坏，以神经远端为主，偶有背根神经节细胞丧失，脊髓前角细胞有"轴反应"，脊髓后柱、迷走神经、交感神经和神经节亦可有变性。电生理检查示运动和感觉传导速度有轻到中度的减慢，感觉动作电位明显减低，足趾神经的动作电位也可减低。

（2）低血糖性神经病：胰岛细胞腺瘤有低血糖症者，主要表现为中枢神经系统症状，有时尚有周围神经受损症状，如四肢远端麻木、感觉异常、肢体远端肌肉软弱无力。检查时可有感觉减退，甚至有肌萎缩及垂足，肌萎缩可在临床低血糖发生后数周出现。

（3）黏液水肿性神经病：黏液性水肿主要是由于甲状腺功能减退所致，除有全身症状外，在神经系统可产生周围神经病。常见的有单神经病，以正中神经受累为主，主要是由于腕管处受压。另外，也可产生多发性神经病，在肢体上有感觉异常和疼痛，在肢体的远端有深、浅感觉障碍；有肌肉痉挛、肌肉收缩和松弛期延长，使动作变慢；肢体远端肌无力或有共济失调现象；腱反射特别是踝反射的松弛期变慢；远端周围神经的运动和感觉传导速度变慢。

脑脊液中蛋白质含量增高，可高达 1000mg/L，γ 球蛋白明显增多。血清中胆固醇升高，甲状腺 ^{131}I 吸收率低于正常，24 小时低于 10%。

病理上出现髓鞘神经纤维的脱髓鞘和复髓鞘变化，轴索可有变性，在施万细胞的细胞质内有糖原颗粒沉积。中枢神经系统，尤其在小脑，也有糖原的局限性增加。骨骼肌可见肌纤维肥大坏死，大纤维内有糖原增加、线粒体丧失等变化。

（4）淀粉样变性多发性神经病：淀粉样变性是一种代谢性疾病，主要是一种淀粉样物质沉积在血管壁及组织中而引起的病变。该沉积物主要是微纤维蛋白，其化学特性目前所知有两种，一为轻链免疫球蛋白，另一为非免疫性蛋白质 A，它们沉积在细胞外，随着沉积物的增多而产生血管阻塞或组织被压，逐渐引起脏器功能障碍。

本病的神经病理主要变化：有淀粉样物质浸润神经上滋养血管的血管壁，严重者可导致血管阻塞，由于缺血，引起神经继发性变性（轴突变性和脱髓鞘）；因球样淀粉样物质的沉积，可压迫神经纤维，造成神经纤维扭曲和轴索变性。自主神经节亦可见结节样沉积物，还可有无髓纤维丧失。

其临床表现如下：

临床症状取决于淀粉样物沉积的部位、程度及器官功能受累的结果。肾脏、消化道、肝、肺、脾、皮肤、神经、肌肉、舌、血液均可产生相应的症状。有关内科情况此处不再赘述，现将神经系统受累的情况叙述于下。

①感觉障碍：常在早期出现，以下肢为主，远端有麻木、过敏、感觉异常，偶尔有不能缓解的疼痛，呈烧灼感或固定的疼痛，亦可整个下肢有尖锐的抽痛发作，在检查时可有温觉丧失而触觉过敏现象。感觉丧失常呈对称性手套－袜套型；疼痛丧失者，其皮肤可有萎缩性溃疡出现。随着病情的发展，症状可进而扩展到上肢。

②运动障碍：常发生在后期，肢体远端无力，有时有束颤，日久可见手肌萎缩，行走步态蹒跚。由于下肢的运动感觉障碍，可并发水肿、溃疡，手足屈曲挛缩，甚至骨折。偶有形成 Charcot 关节，导致严重行动不能。当正中神经受压时，则常见腕管综合征。

③反射：腱反射常减低，以踝、膝反射为主。

④自主神经系统：自主神经系统受累时，导致自主神经功能不良，常发生在原发性淀粉样变性中，而继发性者少见。其症状可有阳痿、直立性低血压、吞咽不良、间歇性便秘、腹泻、夜间泄泻、出汗减少、味觉减退、声音嘶哑、大小便

功能障碍。因此，如果患者没有糖尿病，而有自主神经障碍伴感觉运动周围神经病时，应强烈考虑有淀粉样神经病。

⑤体征：在体格检查时，如发现针刺皮肤或者在轻度压迫皮肤后有斑点，可怀疑有淀粉样变性病。这种现象是由于损伤了皮下浅表的有淀粉样沉积的血管所致。

3. 麻风性多发性神经病　麻风是麻风分枝杆菌引起的一种慢性传染病，主要侵犯皮肤和周围神经，少数病例也可累及内脏器官。在周围神经的病理变化上，可有各种不同类型。在结核型麻风中，表现为神经轴突变性，髓鞘破坏，神经膜增生变厚；在瘤型麻风中，则有神经受压，神经膜不增生而变薄；在未分类型麻风中，表现为神经束膜周围有袖口状浸润，神经束内细胞增多。本病在施万细胞中或可找到麻风杆菌。后根神经节、半月神经节、交感神经节、脊髓前角细胞均可受累。

麻风常侵犯的周围神经依次为尺、耳大、正中、腓总、眶上、面、桡神经及胫神经。触摸时可感到神经呈梭状、结节状或均匀粗大，压之有疼痛，以尺神经沟中的尺神经及耳后的耳大神经最易摸到。

本病起病缓慢，神经症状依不同受累神经而异，在受累神经支配区有：①感觉障碍：主观症状有感觉过敏、感觉异常，客观检查以浅感觉受损较重，依次为温、痛、触觉发生障碍。②运动障碍：有肌肉萎缩、无力，尺神经受累时呈"爪形手"；正中神经受累时呈"猿手"；桡神经受累时呈垂腕形；腓总神经受累时呈垂足形；胫神经受累时足外翻畸形，不能跖屈；面神经受累则有周围性面瘫的表现。③反射：受累神经支配的腱反射减低或消失。④自主神经障碍：在皮肤上出现发绀、变冷、肿胀、干燥萎缩，易发生水疱或溃疡，指甲增厚、变脆、易断裂，或有骨质疏松等症。

根据病史、临床表现，皮损或组织切片内找到麻风杆菌，病理检查中有特异性病变，可作出诊断。

4. 糖尿病性多发性神经病　糖尿病性多发性神经病是糖尿病的代谢障碍导致的周围神经病。病理改变可见轴索变性和节段性脱髓鞘，主要的是轴索变性，细神经纤维损害显著。

临床表现：

（1）慢性起病，逐渐进展：症状多数对称发生，不典型者可以从一侧开始发展到另一侧，主观感觉明显而客观体征不明显。有些神经症状明显，但无明显糖尿病症状，甚至空腹血糖正常，糖耐量异常，此时需通过神经传导速度检测才能明确诊断。

（2）感觉症状：通常自下肢远端开始，主要表现为烧灼感、针刺感及电击感，夜间重，有时疼痛剧烈，难以忍受而影响睡眠。还可以出现肢体麻木感、蚁走感等感觉异常，活动后好转，可有手套－袜套型感觉减退或过敏。

（3）自主神经症状：自主神经症状较为突出，可出现体位性低血压。此外，皮肤、瞳孔、心血管、汗腺和周围血管、胃肠、泌尿生殖系统均可受累。

（4）肢体无力：肢体无力较轻或无，一般无肌萎缩。查体时可见下肢深、浅感觉和腱反射减弱或消失。

本病的诊断主要依据感觉和自主神经症状、血糖异常、肌电图显示神经传导速度减慢。

【辅助检查】

1. 脑脊液　少数患者的脑脊液检查可见蛋白质增高。

2. 神经传导速度和肌电图　如果仅有轻度轴突变性，则神经传导速度尚可正常。当有严重轴突变性及继发性髓鞘脱失时，则神经传导速度变慢，肌电图则有去神经性改变。在节段性髓鞘脱失而轴突变性不显著时，则神经传导速度变慢，但肌电图可正常。

3. 血生化检查　对某些患者可检测血糖、血维生素 B_{12} 水平、尿素氮、肌酐、三碘甲状腺原氨酸（T_3）、甲状腺素（T_4）、血清谷丙转氨酶（SGPT）等。

4. 免疫检查　对疑有免疫疾病者，可做免疫球蛋白、类风湿因子、抗核抗体、抗磷脂抗体等检测，以及淋巴细胞转化试验和花环形成试验等。

5. 神经活检　如怀疑为遗传性的患者，可做腓肠神经活检。

【诊断】

根据肢体远端呈手套－袜套样分布的对称性感觉障碍，末端明显的弛缓性瘫痪，自主神经障碍以及肌电图和神经传导速度的改变，诊断本病并不困难。

多发性神经病的病因诊断有一定难度，应参考病程（急性、慢性或复发性）、病损累及的性质（运动和感觉、自主神经的单一或合并损害）、病损累及的范围（四肢远端、近端或全身）、神经病理（轴索、髓鞘，还是间质）、其他实验室检查（免疫组化、生化等）、有否接触毒物，以及全身营养、代谢状况，判断多发性神经病的病因。此外，应熟悉不同病因的多发性神经病的特殊临床表现。

1. 糖尿病性多发性神经病　患者常有糖尿病病史和糖耐量试验异常，往往以下肢远端感觉异常或疼痛为突出症状，深感觉和踝反射可减弱或消失。

2. 药物中毒性多发性神经病　本病大多发生于服用大剂量呋喃类、异烟肼类药物或有机磷农药的患者。如每日服用异烟肼 4 ～ 8mg/kg，药物中毒性多发性神经病的发生率为 7%；服用 16 ～ 24mg/kg，则发生率为 44%，以对称性、远端感觉障碍为主要临床表现。服用有机磷农药 2 ～ 3 周后，出现以四肢对称性运动损害为主要表现的药物中毒性多发性神经病；服呋喃西林类后数周，尤其肾功能不良者，可产生疼痛性药物中毒性多发性神经病。

3. **感觉性多发性神经病**　长期酗酒、有胃肠功能紊乱者，可有感觉性多发性神经病。一旦伴有 Wernicke 脑病和 Korsakoff 综合征者，则为酒精中毒性多发性神经病。

4. **尿毒症性多发性神经病**　尿毒症性多发性神经病以伴有肾衰竭及血中尿素氮含量增高为特点，肾移植和透析疗法可使周围神经症状明显减轻。

5. **麻风性多发性神经病**　麻风性多发性神经病的特点是周围神经增粗，周围神经活检可发现麻风杆菌。

【鉴别诊断】

1. **急性脊髓炎**　急性脊髓炎表现为截瘫或四肢瘫，有传导束性感觉障碍、锥体束征和括约肌症状。

2. **急性脊髓灰质炎**　急性脊髓灰质炎多发于儿童，呈不对称性、节段性、弛缓性瘫痪，无感觉障碍，急性期脑脊液细胞及蛋白均增高。

3. **周期性瘫痪**　周期性瘫痪常见于壮年，四肢近端无力，无感觉障碍，病情迅速恢复，钾盐治疗常有显效。

【中医治疗】

（一）辨证论治

1. 气血亏虚

主症：手足麻木，麻重于木，或有疼痛，伴神疲肢倦，面色苍白，畏风自汗，易感冒，舌淡，苔薄白，脉沉弱。

治法：益气养血通络。

主方：黄芪桂枝五物汤加减。

基本处方：黄芪 30g，桂枝 10g，白芍 15g，生姜 5g，大枣 10g，熟地黄 15g，党参 15g，炒白术 15g，川芎 10g，茯苓 15g，山药 20g，炙甘草 10g。

加减：疼痛明显，加鸡血藤 30g，地龙 15g；乏力明显，党参易生晒参 10g；汗出多，加浮小麦 30g，五味子 10g；腰膝酸软，加怀牛膝 20g，杜仲 10g。

2. 气虚血瘀

主症：起病缓慢，渐见手足麻木，麻重于木，遇劳则重，肢体痿软无力，或有疼痛，伴心悸失眠，面色少华，舌紫暗，苔薄白，脉细涩。

治法：益气活血通络。

主方：补阳还五汤加减。

基本处方：黄芪 30～50g，炒白术 15g，赤芍 15g，桃仁 10g，红花 10g，当归 15g，川芎 10g，地龙 15g，鸡血藤 20g，炙甘草 10g。

加减：气虚重者，重用黄芪，加人参 10g 或党参 15g；久病刺痛明显或麻木不仁者，加穿山甲（用猪蹄甲代）5g，全蝎 3g；失眠者，加酸枣仁 30g，远志10g。

3. 血虚血瘀

主症：四肢麻木刺痛，倦怠乏力，口干便干，少气懒言，手足心热，心烦自汗，肌肉萎缩，舌淡或暗淡，苔薄白，脉细弱或细涩。

治法：养阴活血通络。

主方：桃红四物汤加减。

基本处方：生地黄 15g，熟地黄 15g，桃仁 15g，红花 10g，白芍 15g，当归15g，川芎 15g，鸡血藤 20g，炙甘草 10g。

加减：肢体萎缩明显者，加补骨脂 15g，淫羊藿 15g；肢体拘挛者，白芍加至20～30g，木瓜 10g；刺痛明显者，加地龙 15g，全蝎 3g。

4. 肝肾阴虚

主症：四肢末端麻木疼痛，蚁行感，口干口渴，自汗，腰膝酸软，目昏耳鸣，食少便干，夜寐欠宁，舌质红或红绛，少苔，脉细数或细涩。

治法：补益肝肾通络。

主方：虎潜丸加减。

基本处方：怀牛膝 30g，陈皮 15g，熟地黄 20g，锁阳 10g，龟甲 10g，干姜5g，当归 15g，知母 10g，黄柏 20g，白芍 15g，狗脊 10g。

加减：目昏耳鸣者，加枸杞子 20g，磁石 20g；头晕头昏者，加葛根 15g，菊花 10g；心悸不寐者，加酸枣仁 20g，远志 10g；腰膝酸软疼痛者，加炒杜仲 10g，续断 10g。

5. 痰瘀阻络

主症：肢体麻木或疼痛，四肢沉重，倦怠嗜卧，脘腹胀满，食少纳呆，或伴有大便溏泄，舌体胖大，舌紫暗，有瘀斑或舌下青筋暴露，脉滑或涩。

治法：化痰活血通络。

主方：双合汤加减。

基本处方：当归 15g，川芎 15g，白芍 15g，生地黄 10g，陈皮 15g，姜半夏 10g，茯苓 20g，桃仁 15g，红花 10g，白芥子 10g，甘草 5g。

加减：腹胀加厚朴 10g，香附 10g；周身困重加苍术 10g，薏苡仁 20g；痰多加浙贝母 10g，瓜蒌 15g，鱼腥草 20g；咳嗽加桔梗 10g，紫菀 15g，款冬花 15g。

6. 寒凝血瘀

主症：四肢麻木刺痛，下肢重于上肢，遇寒加重，或伴有肢体困重，纳呆食少，大便稀溏，舌质紫黯或暗淡，苔薄白，脉细涩或沉迟。

治法：温阳散寒通瘀。

主方：当归四逆汤加减。

基本处方：桂枝 15g，细辛 3g，当归 15g，炙甘草 10g，白芍 15g，大枣 10g，通草 5g。

加减：若肢体酸胀重着，冷而苍白，遇阴天雨湿加重，为兼有湿邪，加薏苡仁 30g，苍术 15g；肢端麻木发痒或走窜不定，加防风 10g，白术 10g，鸡血藤 30g；下肢无力伴疼痛明显者，加川牛膝 20～30g。

7. 湿热瘀阻

主症：肢端麻木，胀满灼痛，扪之热感，或伴小便黄赤，大便臭秽，黏滞不爽，舌质暗淡，苔黄厚腻，脉滑数。

治法：清利湿热通络。

主方：加味二妙散化裁。

基本处方：黄柏 15g，苍术 15g，萆薢 15g，车前子 10g（包煎），薏苡仁 20g，川牛膝 15g，木瓜 15g，鸡血藤 30g。

加减：厌食呕恶者，加黄连 5g，黄芩 10g；大便不畅者，加黄连 10g，葛根 15g；瘀血重者，加川芎 15g，丹参 30g，枳实 10g；咳嗽咳痰者，加法半夏 10g，茯苓 15g，陈皮 10g，紫菀 15g；肢端疼痛重者，加桑枝 10g，乳香、没药各 10g；热象明显者，加牡丹皮 10g，生地黄 15g，忍冬藤 30g。

（二）针灸治疗

1. 针灸辨证治疗

（1）气血亏虚

治法：益气养血通络。

处方：取任脉、手足阳明经穴及背俞穴为主。关元、气海、足三里、脾俞、胃俞、曲池、外关、合谷、三阴交、太冲。

方义：关元、气海为任脉经穴，任脉为"阴经之海"，起于胞宫，可通调全身阴经气血，故灸关元、气海，可大补元气，行气补气。足三里为足阳明胃经的合穴，胃下合穴，本穴位能够祛风胜湿、通络止痛、舒筋活络，而且是治疗下肢痿痹的要穴。足三里属于胃经穴，胃与脾互为表里，乃气血生化之源泉，后天之本，凡因脾胃功能失常，气虚血亏所致的脏腑、器官、肢体等虚证，均可选取本穴针刺治疗。脾俞、胃俞为背俞穴，可调整脾胃功能，助运化，生气血。三阴交属脾经穴，三阴经交会之穴，可健脾养胃，益气养血。合谷、太冲为四关穴，一气一血、一阳一阴、一升一降，相互为用，有调整气血阴阳之功。

操作方法：关元、气海用灸法。脾俞、胃俞向脊柱斜刺，余穴均可直刺，行捻转提插补法。

（2）气虚血瘀

治法：益气活血通络。

处方：取手阳明大肠经、足阳明胃经、足太阴脾经、任脉穴及背俞穴为主。脾俞、膈俞、气海、关元、臂臑、手三里、合谷、血海、足三里、三阴交、太冲。

方义：膈俞为八会穴之血会，具有补血、养血、活血之功，主治各种血虚和血瘀证。脾胃为气血生化之源，脾俞为治疗脾胃疾病要穴，针刺脾俞有健运脾胃之功。足阳明穴足三里配合足太阴穴三阴交，益气健脾、补气养血，达到调理气血之功。气海、关元为任脉之穴，任脉为阴经之海，有调整气血、益气养血之功，配合上肢局部之臂臑、手三里、合谷，下肢三阴交、太冲等穴，疏通局部经络气血，舒经通络除痹。

操作方法：气海、关元行灸法。合谷、太冲直刺，行平补平泻法。足三里直刺，行提插捻转补法或温针灸。血海、三阴交直刺，行平补平泻法。脾俞、膈俞向脊柱斜刺，平补平泻法。

（3）血虚血瘀

治法：养阴活血通络。

处方：取手阳明大肠经、足阳明胃经、手少阴心经、手厥阴心包经、足太阴脾经穴为主。膈俞、血海、肩髃、内关、合谷、足三里、三阴交、太溪、神门。

方义：膈俞为八会穴之血会，具有补血、养血、活血之功，主治各种血虚和血瘀证。血海为脾经之穴，《金针梅花诗钞》血海条曰"缘何血海动波澜，统血无权血妄行"，故刺血海穴可治疗血分诸病，并可疏通下肢局部经络气血。肩髃、内关、合谷均可疏通上肢经络气血。内关属心包经络穴，配合神门可安神助眠。足三里健脾养血。三阴交为足三阴经交会之处，可养阴健脾，活血通经，配太溪补益精血，疏通经脉。

操作方法：膈俞向脊柱斜刺，平补平泻。余穴均可直刺，行提插捻转补法。

（4）肝肾阴虚

治法：补益肝肾。

处方：取足厥阴肝经、足少阴肾经穴、手阳明大肠经及背俞穴为主。肝俞、肾俞、悬钟、三阴交、太溪、复溜、肩髃、曲池、孔最、合谷。

方义：肝俞、肾俞是肝血肾精在背部输注之处，有滋补肝肾、养阴填精之功。取八脉交会穴之髓会悬钟，有填精益髓之功，位于下肢又能疏通局部经络气血，治疗下肢痿痹。三阴交是足三阴经之交会穴，可补益肝肾，养阴填精。太溪为足少阴肾经之原穴、输穴，与足少阴肾经之经穴复溜相配，有滋阴补肾，强腰健膝之功。肩髃、曲池、孔最、合谷、三阴交均可疏通局部经络气血，活血通痹。

操作方法：肝俞、肾俞向脊柱斜刺，行提插捻转补法。余穴均可直刺，行捻转补法。

（5）痰瘀阻络

治法：化痰活血通络。

处方：取手阳明大肠经、足阳明胃经、足太阴脾经穴为主。膈俞、血海、三阴交、地机、足三里、阴陵泉、丰隆、内庭、太冲、曲池、手三里、合谷。

方义：膈俞为八会穴之血会，善于养血活血、理气止痛，配合血海可通调一身气血。三阴交为肝、脾、肾三经交会穴，可健脾养肝、调气行血。地机可健脾化湿，配合足阳明胃经之合穴足三里，有健运脾胃、化痰除湿之效。丰隆穴为足阳明胃经的络穴，是化痰之要穴，有健运脾胃、祛湿化痰、通经活络之效。阴陵泉属足太阴脾经之合穴，具有利湿化痰的作用。内庭是胃经之荥穴，可通腑排浊。太冲因督脉和冲脉相合，进而盛大，因而命名为太冲，为足厥阴肝经之输穴、原穴，与合谷合为四关，其能大开通也，故能活血行气通络。曲池、手三里均为手阳明之经穴，可调气行血、疏通经络。

操作方法：膈俞穴向脊柱斜刺，其余诸穴均可直刺，行平补平泻之法。

（6）寒凝血瘀

治法：温阳散寒通络。

处方：取督脉、手阳明大肠经、足阳明胃经穴为主。腰阳关、命门、悬枢、神阙、肩髃、手三里、合谷、血海、足三里、太溪、太冲。

方义：命门即肾阳之所在，先天元阳之火；腰阳关为督脉之穴，有统摄阳气作用。故命门配腰阳关、悬枢，有行气通经、温阳散寒之功。神阙位于任脉脐中，灸之可温阳固本。肩髃、手三里均属于手阳明大肠经，有疏经利节、祛风通络之能。合谷、太冲为四关穴，一升一降，一阴一阳，可调整气机，平衡阴阳。血海穴位于脾经所生之血聚集之处，灸之可温经散寒。足三里、太溪、太冲可益气通

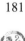

经活络。

操作方法：腰阳关、命门、悬枢、神阙用灸法。余穴皆直刺，可加温针灸法。

（7）湿热瘀阻

治法：利湿清热通络。

处方：取手阳明大肠经、足阳明胃经、足太阴脾经穴及背俞穴为主。脾俞、胃俞、百会、大椎、曲池、合谷、太冲、中脘、天枢、足三里、丰隆、阴陵泉、三阴交、内庭。

方义：脾俞、胃俞为背俞穴，可调整脾胃经气，健运脾胃，化湿导滞。百会为诸阳之会，可助阳化湿。大椎能清里热，散表热，清热散邪。曲池为手阳明大肠经合穴，五行属土，"合治内腑"，故可清泻阳明，清利湿热，调大肠气血，理大肠功用，治湿、热、气、血壅滞大肠。合谷、太冲为四关穴，有调整阴阳，调理气机之功。中脘属任脉之穴，是任脉、手太阳与少阳、足阳明之会，胃之募穴，八会穴之腑会，有和胃健脾、利水化浊之功。天枢穴为大肠募穴，可疏调肠腑、理气行滞、消食化湿。足三里配丰隆穴可健运脾胃、祛湿化痰，通经活络。阴陵泉穴为足太阴脾经之合穴，清热利湿。内庭是足阳明胃经之荥穴，可清降胃火，通腑排浊。

操作方法：大椎、曲池可行放血疗法，亦可用针刺提插捻转泻法。脾俞、胃俞向脊柱方向斜刺，行平补平泻法。中脘、天枢、丰隆、内庭均直刺，行平补平泻法。阴陵泉、足三里直刺，行提插捻转补法。

2. 腕踝针疗法

主穴：双上 2、下 2。

对症取穴：上肢加上 1、上 4、上 5，头部加上 6，下肢内侧加下 1、下 2，膝部加下 3，下肢外侧加下 4、下 5、下 6。

方法：按病区编号确定相同编号的进针点，针刺方向为针尖朝病端，针入皮下平刺 1～2 寸，不要求有酸麻胀痛重热凉等感觉，可适当留针。具体进针、留针、拔针等操作方法同体针的平刺法。每日 1 次，7 次为 1 疗程，休息 2 天后继续下一疗程，共治疗 3～4 个疗程。

3. 温针灸

取穴：脾俞、肾俞、关元俞、足三里、冲阳、曲池、合谷。

治疗方法：选择 0.35mm×50mm 针灸针，75% 乙醇常规消毒针刺穴区。患者先俯卧，取脾俞、肾俞、关元俞，其中脾俞向脊柱方向斜刺 15～20mm，肾俞和关元俞均直刺 20～25mm；再仰卧，取足三里、冲阳、曲池、合谷，其中足三里稍偏向胫骨直刺 25～50mm，冲阳直刺 10～15mm，曲池直刺 25～38mm，合谷直刺 12～25mm。各穴位针刺得气后，行温针灸。温针灸方法：将 2cm 长的艾条插于针柄上，并从艾条上端点燃，在皮肤上方垫纸片，以免烫伤患者。待艾条燃尽，各穴位分别留针 20 分钟，每日 1 次。每周连续治疗 6 天，休息 1 天，共治疗 4 周。

4. 眼针

取穴：脾区、肝区、肾区。

配穴：脾胃虚弱者，加胃区、中焦区；上肢麻木明显者，加肺区、上焦区；下肢麻木无力重者，加下焦区。

5. 穴位注射

主穴：合谷、外关、曲池、阳陵泉、足三里、三阴交。

随症配穴：

（1）遇阴天雨湿而加剧：内关、阴陵泉。

（2）面色㿠白，短气乏力：手三里、太溪。

（3）全然不知痛痒：内关、丰隆。

（4）麻木疼痛，活动障碍：大陵、太溪。

治疗方法：每次取主穴 2 个，上、下肢各取一个，刺入穴位，进针 0.5～1.5 寸，缓慢提插，使酸胀感向指趾端放射，回抽无血，将药物注入，每个穴位注射维生素 B_1、维生素 B_{12}、利多卡因混合液各 1.5mL，比例 1：1：1，每日 1 次，交替使用，10 天为 1 疗程，每一疗程结束后可休息 1 天，共治疗 4 个疗程。

6. 灸法

主穴：气海、关元、手三里、血海、阳陵泉、足三里、肾俞、脾俞。

治疗方法：根据病情，选取 2～4 个穴位，将点燃的纯艾条对准腧穴，距离皮肤 3cm 左右，实施回旋灸→循经灸→雀啄灸→温和灸，以调动经气至患者穴位，循经部位有灸感而无灼热感，灸至穴位热敏感消失。施灸时间一般 1 穴 10～15 分钟，1 天治疗 1 次，治疗半个月为 1 个疗程。

7. 电针

取穴：上肢取肩髃、曲池、手三里、外关、合谷及中渚，下肢取阳陵泉、足三里、悬钟、三阴交及太冲。麻木集中在足跖部时，可以配公孙、昆仑、京骨穴。

治疗方法：每次选取 6～8 穴，选用 28 号 1.0～2.5 寸毫针，常规消毒后，快速刺入穴位，得气后，接通电针治疗仪，频率在 150 次 / 分，电流以患者耐受为度，留针 20 分钟，每日 1 次，针 5 次休息 2 天，10 次 1 个疗程，可治疗 3～4 个疗程。

（三）其他疗法

1. 中药浴足

药物组成：黄芪、川芎、当归、豨莶草、石菖蒲等各100g。

治疗方法：将药物粉碎分为10份，以一次性中药熬制过滤袋装药封口备用。用时取药袋1个，放入脚盆内，以沸水2000mL浸泡该药，待药效浸泡出，用温度计测水温，当水温降至38℃时，告知患者将双足或双手浸于药液中泡洗。每次30分钟，每日1次，15天为一疗程。每天更换药袋，连续使用2个疗程。

2. 中药溻渍、熏洗

处方1：鸡血藤30g，清风藤、络石藤、海风藤、钩藤各15g，威灵仙12g，丹参、红花、川芎、当归各10g，白芍12g，黄芪20g，艾叶30g，毛冬青30g，乳香20g，没药20g，桂枝20g。

处方2：生川乌、生草乌、生胆南星、生半夏、麻黄各12g，桃仁、石菖蒲、川牛膝各25g，白芷、细辛各10g，大血藤、小血藤、花血藤各20g，通天窍、姜黄各15g。

处方3：透骨草30g，豨莶草20g，老鹳草20g，伸筋草20g，艾叶30g，鸡血藤20g，乳香、没药各15g，红花10g。

治疗方法：根据辨证选择处方，将上述一种处方药物装入布袋中，放入锅中煎60分钟，每剂煎取1000mL左右药液，用毛巾或纱布浸泡药液，将浸入药液的毛巾或纱布敷于四肢麻木或疼痛部位。注意不要烫伤皮肤，每次20～30分钟，每日1次，每2天用1剂药物，15天为一个疗程。亦可将药汁加热至适宜温度，直接熏洗患处。

3. 中医定向透药疗法（采用中医定向透药疗仪）

药物组成：丹参60g，红花20g，当归20g，川芎50g，冰片5g（单包）。

治疗方法：5味中药水煎2次，取汁500mL，药汁浸透电极贴片待用。接通电源，将药物电极贴片紧贴于治疗部位或穴位，取穴足三里、三阴交、委中，两电极片间保持一定距离，设定时间为每次20分钟，调节输出强度，以患者能承受的最大值为度，调节热疗强度，根据患者的感觉调节到最舒适的温度。每日1次，10天为1个疗程。

（四）中药验方

1. 蠲痹通络方　炙黄芪20g，当归10g，川芎10g，鸡血藤15g，路路通10g，僵蚕10g，全蝎3～6g，蜈蚣2条。水煎服，每日1剂，每剂煎2遍，分早晚2次服。适用于多发性神经病证属气血不足、痰瘀痹阻者。

2. 益气通络活血方　黄芪30g，川芎15g，桃仁10g，红花10g，赤芍15g，当归 15g，桂枝 15g，细辛 3g，地龙 15g，蜈蚣 2 条，全蝎 6g，甘草 10g。每日 1 剂，视病情变化随证加减。加减：气虚血瘀者加党参 30g，白术 15g；阴虚血瘀者加旱莲草 15g，女贞子 15g；阳虚血瘀者加吴茱萸 15g，补骨脂 15g；寒凝血瘀者加乌药 15g，麻黄 10g；痰凝者加白芥子 15g，莱菔子 15g；麻木甚者加海桐皮 15g，稀莶草 15g；下肢甚者加牛膝 15g；上肢甚者加桑枝 15g。

3. 佛手通痹汤 当归 45g，川芎 20g，黄芪 30g，桂枝 10g，白芍 10g，生姜 5g，大枣 10g。在治疗中根据临床症状随症加减。上述药物以 1000mL 清水煎，头煎 40 分钟，二煎 20 分钟，滤取药液后混匀，分成 2 等分，日 1 剂，早晚分服。

4. 温经通络散 桂枝 15g，桃仁 10g，红花 10g，当归 10g，鸡血藤 30g，络石藤 15g，威灵仙 15g，海风藤 15g，海桐皮 15g，五加皮 15g。水煎服，每日 1 剂，每剂煎 2 遍，分早晚 2 次口服。

【西医治疗】

（一）病因治疗

根据不同病因采取不同方法。如铅中毒，应立即脱离中毒环境，阻止毒物继续进入体内，及时应用特殊解毒剂治疗。异烟肼中毒，除立即停药，加大输液、利尿、通便外，大剂量维生素 B$_6$ 的应用，具有重要的治疗意义。酒精中毒性者，戒酒是治疗的关键，并应用大剂量维生素 B$_1$ 肌肉注射。糖尿病性者，应调整控制糖尿病的药物用量，严格控制病情发展。结缔组织疾病及变态反应性者，可应用皮质类固醇治疗。因营养缺乏及代谢障碍或感染所致者，应积极治疗原发疾病。

（二）一般治疗

急性期应卧床休息，适当增加营养，勤翻身，经常按摩瘫痪肢体，早日做被动或主动锻炼，防止肌肉萎缩。有垂腕、垂足时，可用夹板或支架固定于功能位，以防止肢体发生挛缩或畸形。恢复期可用理疗方法，以促进肢体功能恢复。

各种原因引起的多发性神经病，均应早期足量地应用维生素 B$_1$、维生素 B$_2$、维生素 B$_6$、维生素 B$_{12}$ 及维生素 C 等。尚可根据病情，选用 ATP、辅酶 A、地巴唑、肌苷等药物。对某些早期的多发性神经病，如感染性、血清性、胶原疾病等引起者，则可选用激素治疗。

有严重疼痛者，则做对症处理。单纯止痛剂作用有限，三环类抗抑郁剂（TCAs）、抗惊厥药物、钠通道阻滞剂、阿片类或非麻醉性止痛剂、一些皮肤外用止痛剂，被证实疗效确凿且安全性好。TCAs 能同时阻滞去甲肾上腺素和 5- 羟色胺这两种疼痛相关递质的再摄取，并能阻滞钠离子通道。阿米替林、去甲替林或去甲丙咪嗪从 10 ～ 25mg 小剂量起用，逐渐加量至 75 ～ 150mg 治疗剂量，对疼

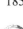

痛有效。TCAs 用于老年患者，剂量酌减，对有缺血性心脏病、窄角性青光眼或前列腺肥大患者慎用或禁用。选择性 5- 羟色胺再摄取抑制剂（SSRIs）对神经病理性痛不如 TCAs 有效，但去甲肾上腺素和 5- 羟色胺双重再摄取抑制剂（SNRIs），如文拉法辛和度洛西汀，对神经病理性疼痛疗效好，不良反应较 TCAs 少。与抗抑郁药相比，抗惊厥药（卡马西平、奥卡西平、拉莫三嗪、加巴喷丁和普瑞巴林）是二线用药，但对于刺痛疗效较好。有研究提示，非麻醉型中枢止痛剂曲马多对糖尿病引起的神经病理痛有效。

有重金属中毒者，则用螯合剂。肢体瘫痪严重的，则宜维持其功能位，预防破损及发生压疮。

【预后与转归】

本病的预后及转归多数取决于引起周围神经损伤的病因，不同病因预后存在一定差异。如早期的中毒、B 族维生素缺乏、感染所致周围神经损伤，去除病因后，神经功能可部分或全部恢复。恶性肿瘤相关疾病或病程较长的自身免疫性、遗传、代谢疾病，则可出现不可逆的神经功能缺失。

少数患者可在重病治疗中，进展出现肌萎缩和重度四肢软瘫。当患者需要辅助通气并给予镇静剂、安眠剂及肌松剂时，常在早期发生明显的全身肌肉萎缩，称为多发性神经病危象（CIP）。CIP 是一种急性轴突神经病，有着较高的死亡率，存活下来的患者可在数周或数月中恢复，并可能遗留不同程度的永久性的运动功能障碍。

【调摄与护理】

1. 保持生活规律，起居有常，注意劳逸结合，不要过于劳累。重病者完全休息，睡眠要充足。

2. 均衡营养：不用过度忌口及偏食，多食富含维生素类食物，如蔬菜及水果，同时注意补充蛋白质。选择适宜的运动方式，如按摩、导引、体操、打拳、散步等，具体活动时限以自身体力能耐受为宜。

3. 避免或慎用有神经毒性的药物，如痢特灵、呋喃类、异烟肼、苯妥英钠、磺胺类等药物。

4. 精神调摄：要保持愉快心情，避免悲观、恐惧、忧郁、急躁等不良情绪，树立战胜疾病的信心，培养坚强的意志和保持乐观的情绪。

【医家经验】

（一）胡建华经验

胡建华认为，多发性神经病属"痿病"范畴，其病因病机虽与五脏六腑功能失调均有关，但与脾肾关系最为密切。肾为先天之本，主藏精，主骨。肾之精气亏虚，则五脏之精血无以化生，精枯血虚，经脉筋骨失于濡养，形成痿病。另外，先天肾衰、久病体虚、劳神太过、饮食失调、起居失常以及外感毒邪乘虚入侵，均可损及脾胃。胃为五脏六腑之大源，主润宗筋；脾主运化，主四肢肌肉。脾胃共为后天之本，脾胃健运则水谷精微可转输于肺，濡养宗筋及四肢肌肉；脾胃受损则气血生化乏源，水谷精微无以散精而敷布周身，致皮肉筋骨枯萎，发为痿病。

治疗上，重点着眼于补益脾肾。胡建华强调，临床上必须根据具体情况来辨证治疗，不主张方大、量重、药全，而是于平淡中见功夫，使绝大多数患者都能坚持治疗，渐进取效。如健脾和胃，多选用黄芪、党参、白术、茯苓、甘草、山药、佛手等药；补肾壮阳填精，多选用淫羊藿、肉苁蓉、巴戟天、枸杞子、山茱萸、桑寄生、熟地黄、熟附子等药。对于温热药的应用，胡建华强调以临证所见为依据，不必拘泥。他指出：孤阴不生，独阳不长。痿病患者往往出现阴阳两虚、精气两亏的现象，因此，要注意阴阳平衡，用药不宜温燥太过伤阴，亦不可苦寒滋腻碍阳。

此外，由于痿病多病程日久，病情缠绵，胡建华认为，脾肾阳衰可致气血运行不畅，故痿病患者多兼有气血瘀滞经络之象，治疗时应酌加莪术、丹参、当归、桃仁、红花等活血通络之品，瘀象明显者须加搜剔络中瘀血的蜈蚣、全蝎等虫类药。另外，他还十分注重生活上的调护，提出注意保暖、避免受寒、合理营养、劳逸结合、调畅情志等要求，对患者大有裨益。

（二）娄多峰经验

娄多峰将多发性神经病归为"血痹"范畴，根据虚、邪、瘀致痹理论，指出该病的病因病机乃正虚、外邪、血瘀。正虚是导致血痹发生的内在因素，主要指由于禀赋不足、劳逸过度或病后、产后引起的气血不足。气血不足时，风、寒、湿邪乘袭肢体肌肤，气血不通而发为血痹。邪侵是血痹发病的重要条件，外邪主要是指风、寒、湿等邪气。他在强调正虚的同时，也不否认在一定条件下，外邪导致血痹发病的重要性，有时甚至起主导作用。

娄多峰认为，血痹的治疗主要在于扶正、祛邪。在治疗的过程中，扶正主要采用益气养血、扶助正气的方法，提高机体的抗病能力，达到正气存内、邪无留处而祛邪的目的；祛邪是运用攻逐邪气的方法，达到邪去正安的目的。娄老根据

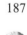

血痹的病因病机，将其分为以下四种证型，分述如下。

1. 血虚受风、风湿阻络证　证机为阴血不足，风湿痹阻，肌肤失养。治法：养血活血，祛风除湿。方药：当归 18g，丹参 30g，鸡血藤 30g，黄芪 30g，熟地黄 30g，白芍 20g，老鹳草 30g，透骨草 30g，薏苡仁 30g，甘草 9g。

2. 正虚湿盛、脉络失养证　证机为气血不足，湿邪痹阻，肌肤失养。治法：益气养血，除湿通络。方药：黄芪 30g，茯苓 15g，白术 15g，生地黄 30g，丹参 30g，当归 30g，木瓜 30g，香附 30g，甘草 9g。

3. 产后受风、血虚寒凝证　证机为产后体虚，风寒痹阻，肌肤失养。治法：益气养血，祛风散寒。方药：黄芪 21g，当归 12g，川芎 9g，生地黄 15g，白芍 30g，独活 18g，秦艽 12g，多腺悬钩子 12g，防风 6g，青风藤 20g，川牛膝 9g，木瓜 15g，香附 15g，制川乌、制草乌各 6g，甘草 9g。

4. 劳后受风、阳气痹阻证　证机为劳后风寒痹阻，肌肤失养。治法：益气温阳，调和营卫。方药：黄芪 60g，桂枝 20g，白芍 20g，制附子 6g，淫羊藿 30g，当归 30g，丹参 20g，鸡血藤 30g，独活 20g，千年健 20g，甘草 9g。

娄老强调，用药时要注意扶正不碍邪、祛邪不伤正，养血活血要贯穿治疗的始终。

（三）魏军平经验

魏军平通过多年对糖尿病多发性神经病的观察和治疗，认为"血瘀"为本病的核心病机，因瘀血痹阻经脉，筋脉失濡而发病。其病机总属虚实两端。实者多见热盛伤阴，阴亏血滞致瘀，属热盛血瘀；寒邪痹阻脉络，脉络不通，寒凝血瘀。虚者多为阴亏燥热，耗气伤阴，致气阴两虚，阴虚日久损伤阳气，而见气虚血瘀、阴虚血瘀、阳虚血瘀，终致阴阳两虚。在辨证论治及活血化瘀的基础上，随证加减使用散寒、清热、补气、养阴、温阳等药物，通络宣痹。

另外，治病需辨标本主次，标本兼治为治疗大法。本病总属本虚标实，标实以瘀血为主，热盛、寒凝为要；本虚以气虚、阴虚、阳虚为主。临床施治以活血化瘀为主，兼顾散寒、清热、补气、养阴、温阳。辨证以血瘀为主，临证注重活血化瘀，使瘀去络通，经脉得养，症状缓解。

在治疗方面，魏军平主张内外合用，综合治疗。在控制血糖、血压、血脂的基础上，根据中医理论辨证论治。结合现代医学对本病的认识，以中药汤剂配合外用熏洗剂治疗，可明显改善患者症状，提高疗效，缩短疗程，尽早为患者减轻痛苦。对于服用汤剂的患者，若无明显皮损，建议患者以汤药第三煎药液适温足浴，通过皮肤表层吸收药物，进入血络，改善局部病变，以达到治疗效果；并且药浴能够起到改善局部血运，促进血液微循环，缓解麻木、疼痛等症状的作用，具有取材简单、经济便捷、患者易于接受的优点。

（四）魏子孝经验

魏子孝通过对糖尿病伴发多发性神经病的研究，认为本病以气虚、血虚、阳虚为本，以痰湿、瘀血阻络为标，血瘀贯穿始终，病位在血络，与脾肾关系最密切。消渴日久，气血耗伤，气虚则血虚，经脉失养，气虚无力推动血行，而致内生瘀血，阻滞脉络，加剧气血运行不畅，故出现肢体麻木、疼痛等症状；或阴损及阳，阳虚气不化津，而致内生湿邪，日久湿凝成痰，痰湿阻络，阻滞气血运行，甚者致瘀血阻络。阳虚则寒凝，湿胜则肿，故肢体可出现发凉、肿胀、疼痛。

魏子孝将糖尿病伴发多发性神经病归纳为气虚血瘀阻络、阳虚寒湿阻络两个基本证型，治疗以益气养血、温肾化湿为主，化瘀通络贯穿始终。气虚血瘀阻络型以补阳还五汤为基础方，阳虚寒湿阻络型以鸡鸣散为基础方。治疗时，根据各型症状轻重，适当加减变化，并且内服与外用治疗相结合。治疗中尤其重视以下三点：

1. 重视舌诊　治疗上，常根据舌诊确定标本缓急，主张先急后缓，先易后难。急则治标，缓则治本，存在有形之邪者，先祛邪气以治标，为治本扫除障碍。若见黄腻苔，先清热化湿，用泻黄散或苏连饮加减；若见白腻苔，则用二陈汤加减。若舌色偏黯，有瘀血阻滞之象，则重用活血之品，在养血的基础上加用虫类活血药。如舌质淡嫩是正气不足，补益收效尚需时日；舌苔黄腻是湿热蕴积，祛邪相对较易。在标本治疗不相互干扰的情况下，当标本兼顾。

2. 重视气血　选用药物常动静结合，动则选用行气、活血药，静则选用补气、养血药，使气血充养而运行通畅。为调补气血阴阳，魏教授常以顾护脾肾为主，健脾以化生气血，补肾以调和阴阳，先后天兼顾。

3. 重预防，治未病　在辨证的基础上，适当配伍行气、化痰、消瘀、降浊的药物，积极预防有形之邪的形成和发展，以预防并发症的出现。比如在瘀象出现之前，即在辨证的基础上配伍当归、川白芍、赤芍、鸡血藤、丹参、牡丹皮等养血活血之品；已有瘀象，舌色见黯者，桃仁、红花、莪术、三棱均可选用；至血脉已阻或麻木、冷痛、局部乌紫，则必用水蛭、穿山甲（用猪蹄甲代）、地龙等药；如苔微腻，必配伍化湿浊之品，清化如青蒿、荷叶、佩兰等，温化如苏叶、厚朴、藿香等，防湿聚生痰阻络。总之，在辨证治疗的基础上，当燥则燥，当利则利，因势利导，遏制其传变。

【医家医案】

（一）陈良夫医案

孔男。麻属气虚，木属血虚，方书虽有此说，然亦未可尽信也。据述，肢节酸楚，渐次麻木，头晕耳鸣，累有咳痰，脉来细滑，左手带弦，舌苔糙腻，是湿热滞气，痰从内生，风阳亦复内亢。治之计，唯息风化痰，清热渗湿，参以理气之品，务使气机条达，庶可奏效。

生石决明、滁菊花、炒白芍、广郁金、云茯苓、嫩钩藤、潼蒺藜、女贞子、络石藤、炒枳壳、川贝母、夜交藤。

按语：陈良夫，清代名医。本例医案，患者肢节酸楚，渐次麻木，符合多发性神经病特点。其提出了麻木一病不仅仅为气虚血瘀，还可出现痰湿内盛、肝风内亢的病机，故治疗以清热渗湿、息风化痰为主。

（二）胡幼平医案

蒋某，女，63 岁，建筑工地监工。

患者突发四肢末端麻木 1 周。1 周前工作时，无明显诱因突发四肢末端持续性麻木，伴有手指活动欠灵活。发病第 2 日到四川省人民医院就诊，完善相关检查，血糖、血常规、肝肾功能未见明显异常，神经肌电图提示多发周围神经病损表现（SCV 传导速度减慢、潜伏期延长），诊断为"多发性神经病"。予三七苏通胶囊活血化瘀、甲钴胺营养神经，治疗 1 周后患者病情未见缓解，遂来门诊就诊。现症：双手手指、双足脚掌至末端持续性麻木，双手手指、双侧足背及足趾温痛觉和轻触觉减退，运动稍欠灵活，皮肤干燥，伴有双下肢胀痛不适，夜间尤甚，见双小腿络脉曲张。纳差，精神、睡眠可，二便调。面色萎黄，舌质淡红，苔薄白，脉细。

证属气血亏虚。治以补益气血，舒筋通络。

皮肤针与体针结合，选用八风、八邪配外关、合谷、太冲、手三里、足三里、阴陵泉、解溪、后溪。2 天治疗 1 次，5 次 1 个疗程。

治疗 1 个疗程后，患者手足感觉明显恢复，麻木感减轻，感觉异常区域向四肢末端缩小（双手向手指中段、远段，足部向前感觉异常区缩小约 2mm），双手活动较前灵活，双下肢胀痛感消失。

2 个疗程后，患者感觉病情缓解，恢复至接近正常，感觉异常区域仅见于手足指（趾）末端，活动如常。去八风、八邪，继续治疗 1 个疗程后，诸症皆除。查体：感觉未见异常。复查肌电图：MCV、SCV、动作电位波幅属正常范围。

按语：胡幼平认为，本病例五脏失调、正气亏虚在先，腠理不固，病邪犯表在后，而年老体衰之人，又多以气血亏虚为主。故在选穴上，多从阳经入手，在扶正祛邪、健运脾胃的同时，选取局部穴位疏通经络。坚持体针与皮肤针相结合，充分体现了整体调理与局部治疗相伍，标本兼顾的思想，灵活运用针具，故有针到病除之效。

（三）张智龙医案

患者，男性，68岁。2013年4月11日就诊。

患者四肢麻木伴乏力50余天。半年前，无明显诱因出现四肢末端麻木感，无明显乏力，当时未予以重视。近50天，四肢末梢麻木感逐渐向近心端发展，伴四肢乏力，遂就诊于天津市人民医院，诊断为"多发性神经病"。服西药甲钴胺、神经妥乐平等药物治疗，症状无明显改善。来诊时，四肢远端肢体麻木，皮肤粗糙，弹性欠佳，皮温降低，四肢肌肉松弛无力，双下肢沉重伴寒凉感，步行时步履蹒跚，脚如踏絮，上述症状夜间或阴雨天加重。纳少，寐欠安，大便1日2～3行，小便调，舌暗淡，苔白腻，脉弦滑。神经系统检查：双上肢指间肌和双下肢胫前肌轻度萎缩，四肢肌力4⁻级；肌容量减小，肌张力可。双下肢股部至足趾、双上肢肘部关节至手指尖，针刺感觉消失，腱反射减弱，病理反射未引出。头颅CT、颈腰椎X线检查均未见明显异常。肌电图示：多发周围神经病损表现（以感觉轴索损害为主）。

西医诊断：多发性神经病。中医诊断：痿病，证属阳气虚衰，湿阻血瘀。治法：温阳除湿，活血化瘀。

取穴：百会、风府、大椎、命门、腰阳关、足三里、曲池、合谷、阳陵泉、绝骨。针刺方法：侧卧位，针刺深度以得气为度，得气后足三里、阳陵泉、绝骨、腰阳关、命门施徐疾提插补法，余穴施以平补平泻法，留针30分钟，每日针刺1次，每周治疗6次。14天为1疗程。

针治3天后，下肢沉重伴寒凉感明显减轻，四肢感觉平面下移。1周后，四肢无力感明显改善，踏絮感基本消失，四肢麻木感仍存在。1个疗程后，诸症皆缓解，感觉平面仅见腕踝关节以下，四肢麻木感明显减轻，夜间亦可安然入睡。2个疗程后，四肢麻木感仅见于四肢末端，感觉平面基本消失，四肢乏力感消失。经治4个疗程后，余症状基本消失，四肢肌力正常，肌电图示：上下肢神经传导基本正常。随访半年未见加重。

按语：张智龙提出"治痿当首先'扶持'督脉，佐以膀胱经和胆经之穴，并治痿不忘阳明"，临床效若桴鼓。他认为阳气旺盛，则筋脉得以柔顺而不痿。而督脉有"阳脉之海"之称，阳气最旺，具有调整、振奋、统摄人体阳气的作用。故治痿当首先"扶持"督脉，使阳气旺盛，则神有所养，筋有所柔。百会为督脉之

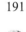

极，诸阳之会，故刺之能升阳益气；风府为督脉与阳维脉、足太阳经之会，督脉由此上行入脑，而内通于脑，刺之可醒神开窍；大椎位于颈部阳位，阳中之阳，为督脉与手足三阳之所会，总督全身之阳气，刺之能宣通诸阳；命门为元气之所系，真阳之所存，刺之大补人体之元阳，振奋人体之阳气；腰阳关为督脉经气之所发，阳气通行之处，职司腰部之阳气，刺之能温通经脉。配以主"筋所生病"之膀胱经和主"骨所生病"之胆经腧穴，穴取筋之会阳陵泉与髓之会绝骨，相伍成强筋壮骨的基本方。并谨遵前贤"治痿独取阳明"之训，取阳明经之腧穴（曲池、合谷、足三里）以调理阳明经气血，使中焦运化正常，达到健脾胃、扶正培元之目的。纵观本案从督脉、膀胱经、胆经、阳明经入手，温阳通络，调气和血，使筋柔脉通，骨立步行，使病得愈。

（四）魏军平医案

师某，男，71岁。2016年9月14日就诊。

患者既往糖尿病病史12年余，5年前出现肢端麻木、刺痛。于宣武医院诊断为"周围神经病变"，常规降血糖治疗，空腹血糖7～8mmol/L，餐后2小时血糖控制在8～11mmol/L，间断服用甲钴胺片，效果不明显。近1年逐渐加重，倦怠乏力，动则汗出，肢体麻木明显，趾尖刺痛，夜间尤甚，双下肢怕冷，行走无力，大小便可，舌质暗红，苔淡白，脉弦沉。辨证属于气虚血瘀证，治以补气养血、活血化瘀、通络止痛。

处方：生黄芪30g，白芍20g，炙甘草6g，鸡血藤30g，路路通15g，肉桂3g，桑枝10g，赤芍10g，当归15g，红花10g，桃仁10g，百合9g。

日1剂，水煎，分两次服下，第三次煎剂适温足浴。

内服加外用14剂后，患者诉乏力症状有所好转，汗出不明显，肢体麻木稍减，刺痛减轻，夜间睡眠改善，下肢怕冷、无力较前好转。但患者诉近2日不欲饮食，舌暗红，苔薄白，脉弦略沉。予上方加炒酸枣仁30g，炒谷芽、炒麦芽各10g。服药14剂后，患者自述下肢症状明显改善，纳眠好转，舌色较前改善，舌红偏暗。坚持服用汤药、隔日药浴4月余，病情稳定，血糖控制可，症状已不甚明显，控制良好。

按语：糖尿病周围神经病变，好发于病程较长、血糖不稳的糖尿病患者。中医病机为气阴耗伤，久病入络，脉络瘀痹，本虚标实。本例患者证属气虚血瘀，治以益气养血、活血化瘀兼温阳通络。处方选黄芪桂枝五物汤加减，重用黄芪30g，或可用至60g，加白芍、百合以养阴和营，当归养血和血，红花、赤芍、桃仁活血化瘀，鸡血藤、路路通、桑枝活血通络、柔筋缓急止痛，肉桂温阳散寒、宣痹止痛，且内外同治，效果较好。

（五）张天文医案

王某，男，48岁。2011年11月15日初诊。

患者双下肢麻木疼痛8年，加重6个月。患者自少年起嗜饮白酒，且喜饮高度酒，工作后几乎天天饮酒半斤以上，至今30余年。8年前双足尖出现麻木感，近年来足部麻木逐渐加重，范围扩大，并时有灼热感。今年春天起，双足出现疼痛且双手指尖也开始发麻，并在半年前明显加重。到我市某医院查肌电图为"神经源性损伤"，诊为"酒精中毒性周围神经病"，经西医治疗无效。为求中医治疗，转来我院。症见：双腿疼麻，沉重无力，久行痛甚，双足灼痛，触趾不觉，臁腨拘挛，神疲倦怠，午后时有低热，身热不扬，体温37.2℃，心慌易汗，纳可寐安，溲黄便秘。面赤形盛，身带酒气，舌质暗红，苔厚黄腻，脉沉滑数。查：双下肢轻度水肿，肤色从近端到远端由暗红至青紫，双下肢痛温觉减退。既往高血压病史。

中医诊断：血痹。证型属气虚血瘀，湿热毒蕴，脉络受损。治以益气活血，清热祛湿，解毒复脉。

处方：黄柏10g，苍术10g，薏苡仁20g，牛膝15g，桑枝15g，连翘15g，忍冬藤30g，益母草20g，牡丹皮15g，生地黄20g，赤芍15g，黄芪30g，当归15g。日1剂，水煎，早晚分服。

服药30剂，腿肿基本消失，潮热已退，双足趾尖麻木已缓，脚趾亦有知觉。双腿颜色变浅，疼痛不减，仍有灼热感。舌红苔白，脉象沉细。此为水湿已退，当活血止痛，原方加减如下：

牛膝15g，刘寄奴15g，丹参15g，川芎15g，生地黄20g，忍冬藤30g，赤芍15g，川大黄10g，地龙15g，薏苡仁20g，黄芪30g，桑枝15g，红花15g，炙乳香10g，没药10g。日1剂，水煎，早晚分服。

服药90剂，双下肢紫暗色已退，疼痛大减，行走仍觉腿软，脉象弦细，舌红苔薄。上方减乳香、没药、川大黄，加当归15g，鸡血藤15g，丝瓜络15g。

遵上法，主方不变，随病情反复而药物有增减，历时2年，终告痊愈。

按语： 酒精中毒性周围神经病为长期饮酒引起的一种最常见的并发症。酒本为湿热醇厚之品，大量久饮，湿热久郁，侵灼脉络，脉络受损而发病。故本病与"热""湿""瘀"关系最为紧密。本案患者除"热""湿""瘀"外，还见乏力易汗，行走时长则疼痛加重等气虚征象。第一阶段患者潮热汗出频发，湿热正盛，故用四妙散清热祛湿为主，配以桑枝、忍冬藤、益母草、牡丹皮、生地黄、赤芍、黄芪、当归活血化瘀，养血通脉。第二阶段湿邪已退，故改为补阳还五汤加减，以活血止痛、益气脱毒为主。其中乳香、没药是张师在各类痹证中常用的止痛药，应用于此，既可活血定痛，又可祛瘀生新复脉，一举两得，可谓妙手。第三阶段双下肢肤色恢复，疼痛大减，唯腿软无力，乃是湿热得化，瘀滞已通，正气尚虚，当继续扶正脱毒，养血复脉。西医认为本病为周围神经组织出现脱髓鞘和轴突变性，难以逆转，不易痊愈。中医治疗当结合临床，辨清不同阶段的"热""湿""瘀"孰重孰轻，方是取得疗效的关键。

参考文献

[1] 吴江，贾建平. 神经病学 [M].3 版. 北京：人民卫生出版社，2015：143-144.

[2] 汤晓芙. 临床肌电图学 [M]. 北京：北京医科大学中国协和医科大学联合出版社.1995：193.

[3] 庞国明，闫镛，朱璞. 糖尿病周围神经病变中医诊疗规范初稿 [J]. 中华中医药杂志，2010，25（2）：260 — 264.

[4] 王维治，万琪. 神经病学 [M]. 北京：人民卫生出版社，2006：383-394.

[5] 贾建平，陈生弟. 神经病学 [M].7 版. 北京：人民卫生出版社，2013：431.

[6] 孙冰. 糖尿病周围神经病变中医病机探讨 [J]. 济宁医学院学报，2013，36（1）：14-17.

[7] 汪瀚. 糖尿病周围神经病变中药熏洗法研究概况 [J]. 光明中医，2011，26（2）：398-400.

[8] 楚鑫，杨洁. 中药浴足对多发性神经病效果的研究 [J]. 护士进修杂志，2011，26（19）：1767-1769.

[9] 张惠. 痿证论治重在脾肾：胡建华临床经验 [J]. 上海中医药杂志，1998，10（7）：7-9.

[10] 杨克卫. 针刺配合穴位注射治疗多发性神经炎 60 例临床研究 [D]. 长春：长春中医药大学，2012.

[11] 刘蔚. 中医定向透药疗法配合西药治疗糖尿病周围神经病变的临床观察 [J]. 中国中医基础医学杂志，2014，20（9）：1298-1299.

[12] 马国庆. 温针灸与常规针刺治疗阳虚寒凝、络脉瘀阻型糖尿病周围神经病变对比观察 [J]. 中国针灸，2018，38（3）：229-233.

[13] 赵永波，王枫. 多发性神经病危象 [J]. 临床神经病学杂志，2004，17（1）：65-66.

[14] 林玉慧. 益气养血、化痰祛瘀通络法治疗麻木的临床研究——附蠲痹通

络方治疗 60 例周围神经损伤性麻木疗效观察 [D]. 南京：南京中医药大学，2016：91.

[15] 侯志敏，侯兆辉 . 自拟益气通络活血汤治疗糖尿病末梢神经炎 36 例临床观察 [J]. 中华实用中西医杂志，2010，23（7）：14-16.

[16] 姜鹤群，施宽德 . 腕踝针治疗糖尿病并发末梢神经炎的临床研究 [J]. 四川中医，2005，23（11）：94-96.

[17] 曹玉举，王颂歌 . 娄多峰教授治疗血痹经验 [J]. 中医研究，2011，24（1）：60-62.

[18] 张北华 . 基于文献评价和数据挖掘的魏子孝诊治糖尿病周围神经病变经验总结 [D]. 北京：中国中医科学院，2010：72-74.

[19] 浙江省中医研究所，浙江省嘉善县卫生局 . 现代著名老中医名著重刊丛书·陈良夫专辑 [M]. 北京：人民卫生出版社，2006：123.

[20] 向伟，杨娇，申治富，等 . 皮肤针结合体针在治疗多发性神经病上的应用 [J]. 四川中医，2018，36（3）：52-54.

[21] 粟虹焱，张智龙 . 张智龙教授针刺治疗多发性神经病验案 1 则 [J]. 四川中医，2014，32（9）：128-129.

[22] 张曦文 . 魏军平教授糖尿病诊疗经验总结及益气活血方治疗糖尿病周围神经病变临床疗效观察 [D]. 北京：中国中医科学院，2017：48-49.

[23] 张天文 . 张天文临证经验集 . 北京：中国中医药出版社，2017：86-87.

吉兰－巴雷综合征

吉兰－巴雷综合征（GBS）是一种自身免疫介导的周围神经病，主要损害多数脊神经根和周围神经，也常累及脑神经。临床特征为急性起病，临床症状多在2周左右达到高峰，表现为多发神经根及周围神经损害，常有脑脊液蛋白－细胞分离现象，多呈单时相自限性病程，静脉注射免疫球蛋白（IVIG）和血浆交换（PE）治疗有效。

该病包括急性炎性脱髓鞘性多发神经根神经病（AIDP）、急性运动轴索性神经病（AMAN）、急性运动感觉轴索性神经病（AMSAN）、Miller-Fisher综合征（MFS）、急性泛自主神经病（APN）和急性感觉神经病（ASN）等亚型。

经典型GBS表现为四肢对称性弛缓性瘫痪，常累及脑神经，伴或不伴自主神经、感觉神经障碍。GBS的年发病率为0.6/10万～2.4/10万，男性略高于女性，各年龄组均可发病，我国以儿童和青壮年多见。

本病属于中医学"痿病"范畴。临床以四肢软弱无力为主症，尤以下肢痿软无力及不能行走较多见，故亦称"痿躄"；伴有肌肉疼痛者称为"痿痹"；有脑神经损害者，如舌咽神经、迷走神经、舌下神经麻痹，出现吞咽困难者，称为"噎证"，面神经麻痹者，称为"口僻"等。

【病因病机病理】

（一）中医

本病病因有外感、内伤和内外合邪等因素。外感多由温热、湿热之邪；内伤多见脾虚、肝肾亏虚；内外合邪可因素体阳虚或气虚，感受寒湿之邪。

温热之邪犯肺，肺受热灼，津液耗伤，筋脉失于濡养而发为痿病。湿热浸淫，多因夏秋季节感受湿邪，湿郁化热，浸淫经脉，气血运行受阻，肌肉迟缓伴疼痛，渐成痿病。

若平素脾胃虚弱，运化失职，水谷精微不能濡养肌肉四肢，则成痿病。若久病体虚，肾精不足，肝血亏虚，肾主骨，肝主筋，筋骨失养，发为痿病。

若素体阳虚，腠理疏松，感受寒湿之邪，阻滞经络，浸淫肌肉，气血不和，筋脉失养，则肢体麻木、疼痛、痿废不用。

本病急性期以邪实为主，风、寒、湿、热之邪壅闭经脉，气血运行不畅，筋脉失养。恢复期多表现为正虚或虚中夹实，主要是气血不足，脾胃虚弱，肝肾亏虚，血行不畅，瘀血内停，筋骨经脉失于濡养。

（二）西医

GBS确切病因未明。发病可能与感染有关，约70%患者病前有前驱感染。目前发现的感染原包括空肠弯曲菌、巨细胞病毒、EB病毒、肺炎支原体、水痘–带状疱疹病毒、乙型肝炎病毒和人类免疫缺陷病毒等。其中空肠弯曲菌感染占第一位，巨细胞病毒占第二位。除以上感染因素外，有报道称本病与疫苗接种、肿瘤、遗传、手术、器官移植等因素有关。

分子模拟是目前认为可能导致GBS发病的最主要的机制之一。此学说认为，病原体某些组分与周围神经某些成分的结构相同，机体免疫系统发生识别错误。自身免疫细胞和自身抗体对正常的周围神经组分进行免疫攻击，导致周围神经脱髓鞘。不同类型GBS可识别不同部位的神经组织靶位，临床表现也不尽相同。

本病主要病理改变为周围神经组织小血管周围淋巴细胞、巨噬细胞浸润，神经纤维脱髓鞘，严重病例可继发轴突变性。

【分型与诊断】

（一）急性炎性脱髓鞘性多发神经根神经病（AIDP）

AIDP是GBS中最常见的类型，也称经典型GBS，主要病变为多发神经根和周围神经节段性脱髓鞘。

1. 临床表现

（1）任何年龄、任何季节均可发病。

（2）前驱事件：病前1～3周，常有呼吸道或胃肠道感染症状，或有疫苗接种、手术、器官移植史等。

（3）急性起病，病情多在2周左右达到高峰。

（4）首发症状多为肢体对称性弛缓性肌无力，自远端渐向近端发展，或自近端向远端加重，常由双下肢开始，逐渐累及躯干肌、脑神经。严重病例可累及肋间肌和膈肌，导致呼吸麻痹。四肢腱反射常减弱，10%的患者表现为腱反射正常或活跃。病理反射阴性。初起肌肉萎缩可不明显，后期肢体远端有肌萎缩。感觉障碍一般比运动障碍为轻，表现为肢体远端感觉异常和手套–袜套样感觉减退，也可无感觉减退。某些患者疼痛可很明显，肌肉可有压痛，尤其是腓肠肌的压痛。颅神经损害以双侧面神经麻痹最常见，其次为舌咽神经和迷走神经麻痹，表现为面瘫、声音嘶哑、吞咽困难。动眼、外展、舌下、三叉神经的损害较为少见。自主神经功能损害有多汗、皮肤潮红、手足肿胀、营养障碍、心动过速等症状，罕见出现括约肌功能障碍，血压降低。多数病例病情迅速发展，3～15天内达高峰，90%以上患者的病情在4周内停止进展，但其余仍可继续加重。1～2个月后开始恢复。

2. 辅助检查

（1）脑脊液检查：①脑脊液蛋白-细胞分离是GBS的特征之一，多数患者在发病数天内蛋白含量正常，2～4周内蛋白不同程度升高，但较少超过1.0g/L；糖和氯化物正常；白细胞计数一般 $< 10 \times 10^6$/L。②部分患者脑脊液出现寡克隆区带（OB），但并非特征性改变。③部分患者脑脊液抗神经节苷脂抗体阳性。

（2）血清学检查：①少数患者出现肌酸激酶（CK）轻度升高，肝功能轻度异常；②部分患者血清抗神经节苷脂抗体阳性；③部分患者血清可检测到抗空肠弯曲菌抗体、抗巨细胞病毒抗体等。

（3）部分患者粪便中可分离和培养出空肠弯曲菌。

（4）神经电生理：运动神经传导测定可见远端潜伏期延长、传导速度减慢，F波可见传导速度减慢或出现率下降，提示周围神经存在脱髓鞘性病变。在非嵌压部位出现传导阻滞或异常波形离散，对诊断脱髓鞘病变更有价值。通常选择一侧正中神经、尺神经、胫神经和腓总神经进行测定。

（5）神经活体组织检查：不需要神经活体组织检查确定诊断。腓肠神经活体组织检查可见有髓纤维脱髓鞘现象，部分出现吞噬细胞浸润，小血管周围可有炎性细胞浸润。剥离单纤维可见节段性脱髓鞘。

3. 诊断标准

（1）常有前驱感染史，呈急性起病，进行性加重，多在2周左右达高峰。

（2）对称性肢体和延髓支配肌肉、面部肌肉无力，重症者可有呼吸肌无力，四肢腱反射减低或消失。

（3）可伴轻度感觉异常和自主神经功能障碍。

（4）脑脊液出现蛋白-细胞分离现象。

（5）电生理检查提示，远端运动神经传导潜伏期延长、传导速度减慢、F波异常、传导阻滞、异常波形离散等。

（6）病程有自限性。

4. 鉴别诊断 如果出现以下表现，则一般不支持GBS的诊断：①显著、持久的不对称性肢体肌无力；②以膀胱或直肠功能障碍为首发症状，或持久的膀胱和直肠功能障碍；③脑脊液单核细胞数超过 50×10^6/L；④脑脊液出现分叶核白细胞；⑤存在明确的感觉平面。

需要鉴别的疾病包括：脊髓炎、周期性麻痹、多发性肌炎、脊髓灰质炎、重症肌无力、急性横纹肌溶解症、白喉神经病、莱姆病、卟啉病周围神经病、癔症性瘫痪以及中毒性周围神经病（如重金属、药物、肉毒毒素中毒）等。

（1）脊髓灰质炎：起病时多有发热，肢体瘫痪常局限于一侧下肢，无感觉障碍。

（2）急性横贯性脊髓炎：发病前 1～2 周有发热病史，起病急，1～2 日出现截瘫，受损平面以下运动障碍伴传导束性感觉障碍，早期出现尿便障碍，脑神经不受累。

（3）低钾性周期性瘫痪：迅速出现的四肢弛缓性瘫，无感觉障碍，呼吸肌、脑神经一般不受累，脑脊液检查正常，血清钾降低，可有反复发作史。补钾治疗有效。

（4）重症肌无力：受累骨骼肌病态疲劳、症状波动、晨轻暮重，新斯的明试验可协助鉴别。

（5）卟啉病周围神经病：可有不明原因的腹痛，红细胞尿卟啉原Ⅰ合成酶（胆色素原脱氨酶）水平降低可证实诊断。临床上的简便方法是将患者尿液置于日光下曝晒，尿液变成酒红色可确认。

（二）急性运动轴索性神经病（AMAN）

本病以广泛的脑神经运动纤维和脊神经前根及运动纤维轴索病变为主。

1. 临床表现

（1）本病可发生在任何年龄，儿童更常见，男女患病率相似，国内患者在夏秋季发病较多。

（2）前驱事件：多有腹泻和上呼吸道感染等，以空肠弯曲菌感染多见。

（3）急性起病，平均在 6～12 天达到高峰，少数患者在 24～48 小时内即可达到高峰。

（4）对称性肢体无力，部分患者有脑神经运动功能受损，重症者可出现呼吸肌无力。腱反射减低或消失与肌力减退程度较一致。无明显感觉异常，无或仅有轻微自主神经功能障碍。

2. 辅助检查

（1）脑脊液检查：同 AIDP。

（2）血清免疫学检查：部分患者血清中可检测到抗神经节苷脂 GM1、GD1a 抗体，部分患者血清空肠弯曲菌抗体阳性。

（3）电生理检查：运动神经受累为主，并以运动神经轴索损害明显。

3. 诊断标准 参考 AIDP 诊断标准，突出特点是神经电生理检查提示，近乎纯运动神经受累，并以运动神经轴索损害明显。

（三）急性运动感觉轴索性神经病（AMSAN）

本病以广泛神经根和周围神经的运动与感觉纤维的轴索变性为主。

1. 临床表现

（1）急性起病，平均在 6 ～ 12 天达到高峰，少数患者在 24 ～ 48 小时内达到高峰。

（2）对称性肢体无力，多有脑神经运动功能受累，重症者可有呼吸肌无力，呼吸衰竭。患者同时有感觉障碍，甚至部分出现感觉性共济失调。常有自主神经功能障碍。

2. 辅助检查

（1）脑脊液检查：同 AIDP。

（2）血清免疫学检查：部分患者血清中可检测到抗神经节苷脂抗体。

（3）电生理检查：除感觉神经传导测定可见感觉神经动作电位波幅下降或无法引出波形外，其他同 AMAN。

（4）腓肠神经活体组织检查：不作为确诊的必要条件，检查可见轴索变性和神经纤维丢失。

3. 诊断标准　参照 AIDP 诊断标准，突出特点是神经电生理检查提示，感觉和运动神经轴索损害明显。

（四）Miller-Fisher 综合征（MFS）

与经典 GBS 不同，本病以眼肌麻痹、共济失调和腱反射消失为主要临床特点。

1. 临床表现

（1）任何年龄和季节均可发病。

（2）前驱事件：可有腹泻和呼吸道感染等，以空肠弯曲菌感染常见。

（3）急性起病，病情在数天至数周内达到高峰。

（4）多以复视起病，也可以肌痛、四肢麻木、眩晕和共济失调起病。相继出现对称或不对称性眼外肌麻痹，部分患者有眼睑下垂，少数出现瞳孔散大，但瞳孔对光反射多数正常。可有躯干或肢体共济失调，腱反射减低或消失，肌力正常或轻度减退，部分有延髓支配肌肉和面部肌肉无力，四肢远端和面部麻木和感觉减退，膀胱功能障碍。

2. 辅助检查

（1）脑脊液检查：同 AIDP。

（2）血清免疫学检查：部分患者血清中可检测到空肠弯曲菌抗体。大多数

MFS 患者血清 GQ1b 抗体阳性。

（3）神经电生理检查：感觉神经传导测定可见动作电位波幅下降，传导速度减慢；脑神经受累者可出现面神经 CMAP 波幅下降；瞬目反射可见 R1、R2 潜伏期延长或波形消失。运动神经传导和肌电图一般无异常。电生理检查非诊断 MFS 的必需条件。

3. 诊断标准

（1）急性起病，病情在数天内或数周内达到高峰。

（2）临床上以眼外肌瘫痪、共济失调和腱反射减低为主要症状，肢体肌力正常或轻度减退。

（3）脑脊液出现蛋白 – 细胞分离现象。

（4）病程呈自限性。

4. 鉴别诊断　需要鉴别的疾病包括与 GQ1b 抗体相关的 Bickerstaff 脑干脑炎、急性眼外肌麻痹、脑干梗死、脑干出血、视神经脊髓炎、多发性硬化、重症肌无力等。

（1）Bickerstaff 脑干脑炎（BBE）：BBE 常以急性起病，临床表现为眼肌麻痹、共济失调、意识障碍、腱反射亢进或病理反射阳性，多数患者起病前有感染史。60% 的 BBE 患者出现弛缓性四肢瘫，实验室检查显示脑脊液细胞数增多。MFS 是以周围神经系统受累为主的一种疾病，而 BBE 以中枢神经系统受累为主，主要鉴别点是 BBE 可出现意识障碍、病理反射阳性，部分患者可出现头部 MRI 信号异常。尽管受累部位有明显区别，但是临床表现上两种疾病有一定的重叠。

（2）重症肌无力：伴上睑下垂和 / 或复视的重症肌无力患者，其症状可在同一天内出现恶化或改善，而 MFS 在其临床症状恢复前会逐步恶化，直到最低点。新斯的明试验有助于鉴别。

（五）急性泛自主神经病（APN）

本病较少见，以自主神经受累为主。

1. 临床表现

（1）前驱事件：患者多有上呼吸道感染及消化道症状。

（2）急性发病，快速进展，多在 1 ～ 2 周内达高峰，少数呈亚急性发病。

（3）表现为视物模糊、畏光、瞳孔散大、对光反射减弱或消失、头晕、体位性低血压、恶心呕吐、腹胀、腹泻，重症者可有肠麻痹、便秘、尿潴留、阳痿、热不耐受、出汗少、眼干和口干等。自主神经功能检查可发现多种功能异常。肌力正常，部分患者有远端感觉减退和腱反射消失。

2. 辅助检查

（1）脑脊液出现蛋白－细胞分离现象。

（2）电生理检查：神经传导和针电极肌电图一般正常。皮肤交感反应、R–R变异率等自主神经检查可见异常。电生理检查不是诊断的必需条件。

3. 诊断标准

（1）急性发病，快速进展，多在2周左右达高峰。

（2）广泛的交感神经和副交感神经功能障碍，不伴或伴有轻微肢体无力和感觉异常。

（3）可出现脑脊液蛋白－细胞分离现象。

（4）病程呈自限性。

（5）排除其他病因。

（六）急性感觉神经病（ASN）

本病少见，以感觉神经受累为主。

1. 临床表现

（1）急性起病，在数天至数周内达到高峰。

（2）广泛对称性四肢疼痛和麻木，感觉性共济失调，明显的四肢和躯干深、浅感觉障碍。绝大多数患者腱反射减低或消失。

（3）自主神经受累轻，肌力正常或有轻度无力。

（4）病程为自限性。

2. 辅助检查

（1）脑脊液出现蛋白－细胞分离现象。

（2）电生理检查：感觉神经传导可见传导速度轻度减慢，感觉神经动作电位波幅明显下降或消失。运动神经传导测定可有脱髓鞘的表现。针电极肌电图通常正常。

3. 诊断标准

（1）急性起病，快速进展，多在2周左右达高峰。

（2）对称性肢体感觉异常。

（3）可有脑脊液蛋白－细胞分离现象。

（4）神经电生理检查提示感觉神经损害。

（5）病程有自限性。

（6）排除其他病因。

4. 鉴别诊断　其他导致急性感觉神经病的病因，如糖尿病痛性神经病、中毒性神经病、急性感觉自主神经元神经病、干燥综合征合并神经病、副肿瘤综合征等。

【中医治疗】

（一）辨证论治

1. 肺热津伤

主症：病起于发热，热后突然出现肢体软弱无力，麻木不仁，进行性加重，皮肤干燥，心烦口渴，呛咳少痰，咽干不利，大便干燥或偶有便秘。舌质红，苔黄，脉细数。

治法：清热润肺，濡养筋脉。

主方：清燥救肺汤加减。

基本处方：桑叶 10g，北沙参 10g，太子参 15g，麦冬 10g，枇杷叶 10g，杏仁 10g，生石膏 30g（先煎），火麻仁 25g，生甘草 5g。

加减：若壮热，口渴，汗多，则重用石膏，可加金银花 10g，连翘 10g；若身热退净，食欲减退，口燥咽干甚者，属肺胃阴伤，可加石斛 10g，玉竹 10g；心烦溲赤者，加竹叶 10g，莲子心 5g；汗多者，加黄芪 15g，五味子 10g；肢体麻木者，加鸡血藤 20g；肢体疼痛者，加乳香 10g，没药 10g。

2. 湿热浸淫

主症：四肢或双下肢痿软无力，身体困重，肢体麻木肿胀或有烧灼感，胸脘痞闷，小便短赤涩痛，大便溏。舌红苔黄腻，脉滑数或濡数。

治法：清热利湿，通利筋脉。

主方：四妙汤加减。

基本处方：苍术 15g，黄柏 10g，川牛膝 15g，薏苡仁 30g，当归 10g，萆薢 30g，威灵仙 15g，秦艽 15g，地骨皮 20g。

加减：若湿盛，胸脘痞闷，肢重且肿者，可加厚朴 10g，茯苓 15g，泽泻 10g；长夏邪气化湿，加藿香 10g，佩兰 10g；如形体消瘦，自觉足胫热气上腾，心烦，舌红或中剥，脉细数，为热甚伤阴，上方去苍术，加生地黄 15g，玄参 15g，麦冬 15g；如肢体麻木，舌质紫，脉细涩，为夹瘀之证，加赤芍 10g，丹参 15g，桃仁 10g，红花 10g。

3. 寒湿下注

主症：四肢痿软无力，身体困重，畏寒肢冷，肢体麻木肿胀，胸脘痞闷，小便清长。舌淡，苔白腻，脉沉滑。

治法：散寒祛湿，通利筋脉。

主方：麻黄附子细辛汤加减。

基本处方：制附子15g（先煎），党参15g，白术15g，茯苓15g，干姜5g，炙麻黄10g，细辛3g，川牛膝15g。每日1剂，水煎服。

加减：肢冷汗多，去麻黄，重用黄芪，加防风10g；腰膝发凉，麻木不仁，加淫羊藿10g，巴戟天10g；大便溏薄者，加白豆蔻10g，苍术10g；若纳呆食少者，加炒谷芽、炒麦芽各15g；肢肿者，加桑白皮10g，陈皮10g，大腹皮10g。

4. 脾胃亏虚

主症：肢体痿软无力日重，食少纳呆，腹胀，便溏，面色无华，气短，神疲乏力。舌淡，舌体胖大，苔薄白，脉沉细或沉弱。

治法：健脾益气，渗湿通络。

主方：参苓白术散加减。

基本处方：党参15g，白术15g，黄芪30g，莲子肉20g，山药15g，白扁豆30g，茯苓15g，薏苡仁30g，陈皮10g，砂仁5g（后下）。

加减：若病久体虚，气血不足，见面色少华，心悸气短，重用黄芪，加当归10g，龙眼肉20g；若气阴两虚，见少气懒言，动则气喘，用人参10g易党参，并加五味子10g，山茱萸30g，麦冬15g。

5. 肝肾阴虚

主症：病势缓慢，肢体痿弱不用，久则肌肉萎缩，腰脊酸软，手足麻木，感觉减退，头晕耳鸣，两目昏花，口燥咽干，声音嘶哑，甚或遗尿遗精。舌红少苔，脉细数。

治法：补益肝肾，滋阴清热。

主方：虎潜丸加减。

基本处方：狗骨30g（先煎），龟甲30g（先煎），黄柏20g，知母10g，熟地黄30g，白芍15g，何首乌30g，陈皮10g，川牛膝15g，锁阳10g，干姜5g。

加减：如腰背酸软，肌肉萎缩明显者，可加川续断15g，肉苁蓉15g；遗精遗尿，大便失禁者，加益智仁25g，小茴香5g；若久病阴损及阳，症见怕冷，阳痿，小便清长，舌淡，脉沉细无力者，加紫河车粉5g（冲服），淫羊藿15g，锁阳10g。

6. 瘀血阻络

主症：四肢瘫软无力，手足麻木不仁，筋脉抽掣，甚则枯萎不用，四肢青筋暴露，肌肤甲错。舌紫唇青或舌有瘀点、瘀斑，脉细涩。

治法：活血化瘀，益气养血。

主方：血府逐瘀汤加减。

基本处方：当归15g，川芎15g，赤芍15g，熟地黄30g，桃仁10g，红花10g，黄芪20g，川牛膝15g，鸡血藤20g，丹参15g。

加减：若手足麻木，加穿山甲（用猪蹄甲代）5g，土鳖虫 5g；气虚者，重用黄芪，加党参 15g，白术 15g。

（二）针灸治疗

1. 针灸辨证治疗

（1）肺热津伤

治法：清热润肺，濡养筋脉。

处方：取手太阴肺经、手阳明大肠经、足阳明胃经穴为主。华佗夹脊、曲池、尺泽、太渊、下巨虚、中脘、内关、足三里、三阴交、复溜。

方义：华佗夹脊为督脉之旁络，通于膀胱经第一侧线之脏腑背俞，刺之可调阴阳，行气血，疏调脏腑。中脘位于胃脘，为腑之会穴、胃之募穴；足三里为胃经合穴。二者相配，可健运脾胃，以化生气血，使筋脉得以濡养，运动自如。尺泽为肺经之合水穴，可清泻肺热；太渊为肺经之原穴、输土穴，为脉之会穴，可滋阴润肺，疏经通络。二者相配，以肺属金而起补母泻子之效。曲池为大肠经合穴，下巨虚为大肠经之下合穴，肺与大肠相表里，泻之可清热理气，通便存阴。内关为心包经络穴，通畅气机，疏通经络。三阴交为足三阴之会，可健脾育阴。复溜为肾经经金穴，可滋阴润燥。

操作方法：华佗夹脊刺向督脉 1～1.5 寸，施小幅度捻转。余穴直刺，曲池、尺泽、内关、下巨虚针用泻法，其他穴位针用补法。

（2）湿热浸淫

治法：清热利湿，通利筋脉。

处方：取手阳明大肠经、足阳明胃经、足太阴脾经穴为主。华佗夹脊、中脘、曲池、合谷、足三里、阴陵泉、丰隆、三阴交、太冲。

方义：华佗夹脊穴行气活血，通调诸筋。中脘为腑之会，可调腑气，理气机，助运化而消痞满。曲池为大肠经合穴，合谷为大肠经原穴，用以清热利湿，并通调上肢经脉。足三里为胃经合穴，丰隆为胃经络穴，阴陵泉为脾经合穴，三阴交为足三阴经交会穴，可健脾祛湿，通调下肢经脉。太冲为肝经原穴，理气通络。

操作方法：华佗夹脊穴操作同前。余穴直刺，针用泻法。

（3）寒湿下注

治法：散寒祛湿，通利筋脉。

处方：取手阳明大肠经、足阳明胃经穴为主。华佗夹脊、曲池、手三里、外关、合谷、后溪、阳陵泉、阴陵泉、足三里、悬钟、解溪、太冲等穴。

方义：华佗夹脊穴行气血，调脏腑。曲池、手三里、合谷、足三里、解溪为手足阳明经穴，可宣通阳明经气，益气温阳，散寒除湿。外关为三焦经络穴，通于阳维脉，可清宣少阳经气，疏散风寒。后溪通于督脉，可宣畅督脉与太阳经气，温阳祛寒，通经活络。阴陵泉健脾祛湿散邪。阳陵泉为筋之会穴，悬钟为髓之会穴，二者可通畅少阳经气，温经散寒，舒筋活络。太冲是肝经原穴，温经散寒理气。

操作方法：华佗夹脊穴操作同前。余穴直刺，针用泻法或平补平泻，可加灸法。

（4）脾胃亏虚

治法：健脾益气，渗湿通络。

处方：取手阳明大肠经、足阳明胃经、足太阴脾经穴为主。华佗夹脊、肩髃、曲池、手三里、合谷、脾俞、胃俞、气海、关元、伏兔、足三里、阴陵泉、阳陵泉、悬钟、三阴交、解溪等穴。

方义：华佗夹脊穴通行气血，通理脏腑。脾俞、胃俞健运中土，补益气血，以润宗筋。气海为元气之海，关元为元气交关之处，益气补虚。阳明经多气多血，取手足阳明经穴肩髃、曲池、手三里、合谷、伏兔、足三里、解溪以疏经通络，调理阳明，补益气血。阴陵泉、三阴交属脾经穴，健脾益气。阳陵泉、悬钟补筋益髓，通畅少阳。

操作方法：华佗夹脊穴操作同前。背俞穴向脊柱斜刺，余穴直刺，针用补法，背俞穴、关元、气海、足三里可加灸法。

（5）肝肾阴虚

治法：补益肝肾，滋阴清热。

处方：取足少阴肾经及背俞穴为主。华佗夹脊、肾俞、肝俞、合谷、阳陵泉、足三里、三阴交、悬钟、复溜、太溪。

方义：肾经贯脊而行，故针华佗夹脊可益肾补髓，强腰脊而壮筋骨。肝俞、肾俞补益肝肾。合谷、足三里补益气血。阳陵泉、悬钟为筋会、髓会，可壮筋补髓。三阴交、复溜、太溪补益肝肾，滋阴清热。

操作方法：华佗夹脊穴操作同前。背俞穴向脊柱斜刺，余穴直刺，针用补法。

（6）瘀血阻络

治法：活血化瘀，益气养血。

处方：取手阳明大肠经、足阳明胃经、足太阴脾经穴为主。华佗夹脊、肩髃、曲池、手三里、合谷、气海、关元、膈俞、血海、足三里、三阴交、太冲。

方义：华佗夹脊穴调理脏腑，通行气血。阳明经多气多血，取手足阳明经穴以补气行血。气海、关元补益元气，行气活血。膈俞为血会，血海、三阴交为治疗血证要穴，相配以祛瘀通络。太冲配合谷为四关穴，理气行血通络。

操作方法：华佗夹脊穴操作同前。背俞穴向脊柱斜刺，余穴直刺，针用泻法或平补平泻，可加放血拔罐疗法。

2. 其他体针治疗

取穴：中脘、胃俞、脾俞、足三里、三阴交、曲池、手三里、合谷、阳溪、外关、后溪、环跳、髀关、梁丘、悬钟、解溪。

随证选穴：肺热者加尺泽、肺俞；湿热者加阴陵泉、商丘、内庭；肝肾亏虚者加肝俞、肾俞、太冲、太溪、绝骨；呼吸困难、胸如束带者加身柱、素髎；言语困难、吞咽不利者加天柱、廉泉；阴虚盗汗者加复溜、阴郄。

方法：初期宜用泻法，后期针灸并用，以补为主。留针 30 分钟，每日 1 次。

3. 头针

取穴：运动区、足运感区。

治疗方法：毫针刺法，运动区用 2 寸毫针，由上点前神聪向悬厘穴分段接力刺入，双足运感区沿皮刺，均用快速捻针手法。留针 1 小时。

4. 灸法

取穴：肩髃、曲池、合谷、髀关、梁丘、足三里、阳陵泉、解溪。

方法：每次灸 3～5 个穴，每穴灸 5～10 壮，或用艾条悬灸，每日 1 次，10次为一疗程。适用于虚寒型痿病。肺热型，加肺俞、尺泽；湿热型，加脾俞、阴陵泉；肝肾阴亏型，加肝俞、肾俞；瘀血型，加血海。

5. 电针

取穴：上肢取曲池、外关、合谷；下肢取足三里、阳陵泉、解溪。

加减：若瘫痪不起，加大椎、腰阳关及相应节段华佗夹脊穴。

方法：上穴可交替使用。每次选 2～4 个穴，用疏波或断续波，通电 15～20分钟，隔日 1 次。

6. 耳针

取穴：肝、脾、肺、肾、骨、三焦。

方法：用 0.5～1 寸毫针，直刺达软骨，施小幅度捻转 1 分钟，留针 30 分钟，10 分钟捻转一次，每日 1 次，或用耳揿针埋藏，3 日换一次。

7. 皮肤针

取穴：取督脉旁开 0.5 寸、1.5 寸、3 寸，手阳明经循经，萎缩肌肉局部等。

方法：皮肤针自上而下反复轻叩，每次 3 遍。

8. 蜡针

取穴：肩髎、曲池、尺泽、手三里、外关、列缺、合谷、太渊、环跳、风市、阳陵泉、阴市、足三里、三阴交、绝骨、昆仑、解溪、太冲、丘墟。

方法：每次取 5～6 个穴，用毫针刺入，得气后，于针柄上套上加热后稍冷却之石蜡小瓶，留针 10 分钟，以皮肤红晕为宜。每日 1 次，10 次为一疗程。适用于虚寒性痿病。

9. 穴位注射

（1）方法一

取穴：上肢瘫痪取肩髃、曲池、手三里、外关、合谷；下肢瘫痪取髀关、伏兔、上巨虚、足三里、环跳、殷门、阳陵泉、悬钟；躯干瘫痪选肾俞、脾俞、命门。

药物：加兰他敏、复方当归注射液等。

方法：每次选用 4～6 穴。每穴注入药物 1mL，隔日 1 次，10 次为 1 个疗程，休息 1 周，再进行下一疗程。

（2）方法二

取穴：曲池、足三里、萎缩肌肉局部。

药物：人参注射液、当归注射液或 10% 葡萄糖注射液。

方法：曲池、足三里用 5mL 针管、牙科 5 号针头，直刺稍提插，有针感后注入药液，每穴 1mL。萎缩肌肉局部用 10mL 针管、心内注射针头，刺入皮下，边进针边注药，每次注入 2～5mL，隔日 1 次。

（三）其他外治法

1. 中药溻渍 选用红花、威灵仙、羌活、白芷、独活、川芎、当归等活血通络药物，以 75% 医用乙醇浸泡 24 小时后即可使用，每日 1 次，溻渍患肢，10 次为一疗程。

2. 推拿 上肢拿肩井，揉捏臂臑、手三里、合谷部肌筋，点肩髃、曲池等穴，搓揉臂肌来回数遍；下肢拿阴廉、承山、昆仑，揉捏伏兔、承扶、殷门部肌筋，点腰阳关、环跳、足三里、委中、犊鼻、解溪、内庭等穴，搓揉股肌来回数遍。

肺热津伤者，加按揉少商、尺泽；肝肾亏虚者，加按揉肝俞、肾俞、太溪、三阴交；脾胃虚弱者，加掌按中脘，按揉脾俞、胃俞，捏脊 3 遍；湿热浸淫者，加掌按水分，一指禅推阳陵泉、绝骨、太冲。

3. 超声中频治疗 采用电脑调制超声中频治疗仪治疗，超声强度为 $0.6W/cm^2$，中频频率为 2.5kHz，中频强度以患者耐受为准，调制强度为 30～80Hz，将主板置于腓长肌，超声头置于脊柱两侧，每天 2 次，每次 16 分钟。

（四）单方验方

1. 马钱子散 制马钱子粉，每次 0.225～0.45g，每日 2 次口服。每连续应用 15 天，停用 3 天。注意观察患者有无口唇麻木、心慌、胸闷、呼吸困难、抽搐等中毒表现。如出现以上中毒症状，立即停药，并以生甘草、绿豆各60g，煎汤100mL，口服。

2. 紫河车粉 紫河车粉，每服9g，每日2次。主治肝肾亏虚者。

3. 复方甘草汤 甘草（小于5岁者用20g）、板蓝根各30g，蒲公英、连翘各15g，黄连5～10g。水煎服，每日1剂，口服或鼻饲。主治证属热毒袭络者。

4. 验方1 萆薢、杜仲、肉苁蓉（酒浸）、菟丝子（酒浸）各等份，以酒煮猪腰捣和为丸。每服10g，温酒送服。主治证属肾虚寒湿下注者。

5. 验方2 石斛、牛膝、桑白皮各30g，甘草6g。水煎服，每日1剂。主治属肺热伤津者。

6. 验方3 羌活1000g，谷子45g（水中取沉者），捣筛为丸。每次9g，每日3次。主治证属寒湿下注者。

7. 验方4 将活泥鳅8条装入小瓦罐内，加盖后用稀泥将口封固，文火烤至泥干，使泥鳅成炭存性，研成细末，黄酒20～30mL送服。服后以大汗为度。每日1次。视病情轻重服5～10剂。主治证属瘀血阻络者。

（五）名医、专家经验方

1. 赵锡武经验方（加味金刚丸）

组成：萆薢、杜仲、肉苁蓉各30g，菟丝子15g，巴戟天、天麻、僵蚕各30g，蜈蚣50条，全蝎、木瓜、牛膝、乌贼骨各30g，精制马钱子60g（必须严格炮制，以解其毒）。

用法：制成3g蜜丸，每次1～2丸，每日1～3次。单用或与汤合用，白开水送服。

主治：适用于肾元亏虚，寒湿下注者。

加减：在热退、瘫痪出现后，可根据病情配用当归补血汤、黄芪桂枝五物汤、桂枝附子细辛汤、当归四逆汤。

注意：如果出现马钱子中毒症状，如牙关紧闭等，应停药并饮凉水。

2. 关幼波经验方（复方益气固脱汤）

组成：西洋参6g，麦冬24g，五味子12g，生甘草10g，炙麻黄9g，杏仁10g，生石膏30g，金银花30g，板蓝根30g，生地黄10g，玄参15g，天花粉15g，知母10g，黄柏10g，瓜蒌10g，川贝母10g，青蒿10g，浮小麦30g，安宫牛黄丸1粒（分吞）。

用法：水煎服。

主治：益气固脱，清热养阴，宣肺开窍。适用于急性感染性多发性神经炎属肺热不清、逆传心包、正气欲脱者。

3. 赵心波经验方（宣痹通络丹）

组成：宣木瓜、川牛膝、生侧柏叶、天麻、当归、川白芍、杜仲炭各 10g，嫩桑枝 15g，南红花、伸筋草、桃仁、地龙、羌活、独活、海风藤、牡丹皮各 6g，蜈蚣 5 条，全蝎 3g，麝香 1g，麻黄 1.5g，生地黄 12g，广木香 1.5g。

用法：共研细末，将麝香纳入，炼蜜为丸，每丸重 3g。小儿每次 1 ~ 2 丸，白开水送下。成人每次 2 ~ 4 丸，黄酒送服。每日服 2 次。

主治：适用于瘀血阻络者。

4. 蔡化理经验方（疗瘫健步灵）

组成：天麻 500g，鸡血藤 1000g，淫羊藿 500g，黄芪 500g，牛膝 120g，制天南星 30g，全蝎 30g，蜈蚣 50 条，僵蚕 30g，地龙 60g。

用法：将前 6 味药水煮取汁，浓缩成浸膏，与后 4 味药研成的细末一起拌匀，干燥后研末。3 岁以下每次 0.5 ~ 1.0g，3 ~ 6 岁每次 1.0 ~ 1.5g，6 ~ 12 岁每次 1.5 ~ 2g，每日 3 次，食后温开水送服。

主治：急性感染性多发性神经炎恢复期，阳气不足、痰瘀阻络证。

5. 何世英经验方（化湿通络汤）

组成：丝瓜络 9g，稀莶草 9g，橘络 9g，生薏苡仁 9g，炒桑枝 18g，川贝母 2g，杏仁 6g，桑寄生 12g。

用法：水煎服。

主治：化湿通络，适用于小儿急性感染性多发性神经炎恢复期湿邪阻络证。

6. 周绍华经验方（加味三妙丸）

组成：苍术 12g，黄柏 10g，怀牛膝 15g，生薏苡仁 12g，草薢 10g，茯苓 15g，独活 12g，木瓜 12g，桑枝 30g，威灵仙 12g，丹参 30g，鸡血藤 30g。

用法：水煎服。

主治：用于湿热阻络证。

7. 王永炎经验方

组成：薏苡仁 30g，白术 10g，茯苓 12g，黄芪 10g，赤芍 15g，鸡血藤 30g，桑枝 30g，板蓝根 12g，忍冬藤 12g，六一散（另包）12g。

主治：清化湿热，活络解毒。治疗湿热阻络证。

8. 刘渡舟经验方

组成：黄芪 40g，桂枝 15g，白芍 15g，生姜 15g，大枣 12 枚，地龙 10g，桃仁 10g，红花 10g，当归 15g。

主治：调和营卫，活血通络。治疗营卫不和、邪阻经络证。

【西医治疗】

（一）一般治疗

1. 心电监护　有明显的自主神经功能障碍者，应给予心电监护；如果出现体位性低血压、高血压、心动过速、心动过缓、严重心脏传导阻滞、窦性停搏时，须及时采取相应措施处理。

2. 呼吸道管理　有呼吸困难和延髓支配肌肉麻痹的患者，应注意保持呼吸道通畅，尤其注意加强吸痰及防止误吸。对病情进展快，伴有呼吸肌受累者，应该严密观察病情。若有明显呼吸困难，肺活量明显降低，血氧分压明显降低时，应尽早进行气管插管或气管切开，机械辅助通气。

3. 营养支持　对延髓支配肌肉麻痹者，有吞咽困难和饮水呛咳，需给予鼻饲营养，以保证每日足够热量、维生素摄入，防止电解质紊乱。合并有消化道出血或胃肠麻痹者，给予静脉营养支持。

4. 其他对症处理　患者如出现尿潴留，则留置尿管以帮助排尿；对有神经性疼痛的患者，适当应用药物缓解疼痛；如出现肺部感染、泌尿系感染、褥疮、下肢深静脉血栓形成，注意给予相应的积极处理，以防止病情加重。因语言交流困难和肢体肌无力严重而出现抑郁时，应给予心理治疗，必要时给予抗抑郁药物治疗。考虑有胃肠道空肠弯曲菌感染者，可用大环内酯类抗生素治疗。

（二）免疫治疗

1. 血浆置换（PE）　推荐有条件者尽早应用 PE。每次交换量为 30 ～ 50mL/kg，依据病情轻重，在 1 ～ 2 周内进行 3 ～ 5 次。PE 的禁忌证主要包括严重感染、心律失常、心功能不全和凝血功能障碍等。GBS 发病后 7 天内使用 PE 疗效最佳，在发病后 30 天内 PE 治疗仍然有效。

2. 静脉注射免疫球蛋白（IVIG）　推荐有条件者尽早应用 IVIG。成人剂量 0.4g/（kg·d），1 次 / 日，静脉滴注，连用 3 ～ 5 天。

PE 和 IVIG 为 AIDP 的一线治疗方法，但联合治疗并不增强疗效。IVIG 后使用 PE，会导致输入的丙种球蛋白被清除，故推荐单一使用。IVIG 在发病后两周内使用最佳。

3. 糖皮质激素　国外的 GBS 指南均不推荐应用糖皮质激素治疗 GBS。但在我国，由于经济条件或医疗条件限制，有些患者无法接受 IVIG 或 PE 治疗，目前许多医院仍在应用糖皮质激素治疗 GBS，尤其在早期或重症患者中使用。常用甲泼尼龙 500mg/d，静脉滴注，连用 5 日后逐渐减量，或地塞米松 10mg/d，静脉滴注，7 ～ 10 天为一个疗程。

（三）神经营养

应用 B 族维生素治疗，包括维生素 B_1、维生素 B_{12}（氰钴胺、甲钴胺）、维生素 B_6 等。

（四）康复治疗

病情稳定后，早期进行正规的神经功能康复锻炼，以预防废用性肌萎缩和关节挛缩。

【预后与转归】

病情一般在 2 周左右达到高峰，继而持续数天至数周后开始恢复，少数患者在病情恢复过程中出现波动。多数患者神经功能在数周至数月内基本恢复，少数遗留持久的神经功能障碍。GBS 病死率约 3%，主要死于呼吸衰竭、感染、低血压、严重心律失常等并发症。

【调摄与护理】

1.急性期应卧床休息，卧位宜舒适，保持全身肌肉松弛。

2.注意补充营养，有吞咽障碍者应尽早鼻饲饮食，并补充足量的维生素。

3.保持呼吸道通畅，因患者咳嗽反射减弱或消失，分泌物可阻于呼吸道而发生窒息或者吸入性肺炎，可采用侧卧位或半俯卧位。

4.观察患者呼吸肌有无麻痹。出现呼吸肌麻痹，有微弱的自主呼吸者，应给予氧气吸入，使用同步呼吸器等人工辅助呼吸。无自主呼吸者，应气管切开和接用人工呼吸器。

5.加强功能锻炼，协助重瘫患者做被动肢体活动或肢体按摩，并配合理疗，促进瘫痪肢体血液循环；对轻瘫患者，宜鼓励自主运动，逐步增加运动量。保持肢体功能位摆放，避免肌肉痉挛或关节畸形。

6.预防褥疮，勤翻身，骨突处垫海绵垫，失去知觉的肢体不宜滥用热敷，以免烫伤。

7.增强信心，做好心理疏导，积极鼓励患者，以乐观精神与疾病做斗争。

【食疗方】

1.**秋梨白藕汁**　秋梨去皮核，白藕去节，切碎，以洁净的纱布绞挤取汁。不拘量，频饮代茶。可清热生津，凉血润燥。用于肺热津伤之痿病。

2.**竹茅饮**　将淡竹叶、白茅根、麦冬各 10g 放在保温杯内，以沸水冲泡，盖严浸泡半小时，代茶频饮。可清热除烦，生津止渴，凉血止血，利尿通淋。用于肺热伤津之痿病，兼心烦，溲赤热痛，火热下移小肠者。

3. **鲜地麦门冬粥**　将鲜生地黄 50g，麦冬 30g 加水适量，煎煮 1 小时，捞去药渣，再加淘净的大米 300g，煮烂成粥，一日内分顿食用，连续食用。可养阴润燥，适用于肺热津伤兼有低热之痿病患者。

4. **泥鳅鱼炖豆腐**　泥鳅鱼 500g 去鳃、内脏，与海带放锅中，加食盐少许，水适量，清炖至五成熟，加入豆腐 250g，再炖至熟烂即可。吃鱼和豆腐，喝汤，分顿食之。可清热利湿，调和脾胃。用于湿热浸淫，两足痿软无力之痿病。如热重于湿者，可加苦瓜一个共炖，更增其效。

5. **猪肚粥**　猪肚 500g 加水适量，煮七成熟，捞出切细条，再加大米 200g，猪肚汤适量，煮成粥。加葱、姜、五味调料。经常食用，能补益脾气，用治肢体痿软、倦怠神疲、气短懒言、语声低微、不思饮食等症。治脾胃虚寒，亦可加枳壳 50g，黄芪 20g，升麻 20g 布包同煮，补中升阳，以增其效。

6. **杜仲爆羊腰**　杜仲 15g，五味子 6g，加水煎煮 40 分钟，去渣加热，浓缩成稠糊状液，备用。羊腰 500g 切成小块，芡汁裹匀后，以热素油爆炸至熟，调以酱油、葱、姜等调料即可。长期食用，能补肾益肝，滋阴敛肺，用治足膝软弱。

7. **枸杞羊肾粥**　鲜枸杞叶 500g，羊肾 1 对切碎，加大米 250g，水适量，以小火煨烂成粥。分顿食用，食前可调加葱、姜、五味调料。经常食用，能补益肝肾，适用于肝肾亏虚之痿病兼有腰痛者。

【医家经验】

（一）任继学经验

任继学认为，本病属中医"瘫缓风病"范畴。其发生主要是督脉和脊髓感染时疫与六淫病毒所致。病位以督脉与脊髓为发病之本。

1. **病因病机**　本病虽为脊髓与督脉发生病变，但人体由经络连接，气道、血道、液道、水道相通，因此属于全身反应性疾病。就其发病原委而言，内因是主，外因是发病条件。其主因多为续发，即伏邪为患。

内因所致者，一是先天肾气有亏，督脉、脊髓内外气血不足，营气、卫气不充，三维防御系统缺欠；二是情志失调，气机阻滞，气化功能不全，气血循行不利，毒自内发，营卫失和，为邪气潜藏之因；三是饮食失节或劳逸失度，久则脾胃受害，元气受损，中轴升降无力，营气不得出中焦，抗邪除毒功能减弱，是邪气内侵之源。

外因所致者，多因六淫邪毒或时疫病毒，污染饮食，毒从口入，潜藏脾胃膜原之内，待机而发。此外，也有感受六淫邪毒或时疫病毒，感而即病者，是因为邪胜毒强，正弱卫虚营衰，不能抗邪除毒所致。

本病的病机主要是督脉与脊髓感染时疫与六淫病毒。盖督脉统阳；脊髓，水也，以行阴液。二者为水火互用，阴阳相配之关系。二者皆属定体。定体者，是指二者皆为气血循行之路，津液通行之道，以经络连属，神机流贯其间，上至于脑，不另行其他途径，故谓之"定体"，下聚于肾。此为脑髓与肾通过督脉相连的关系，脑髓－脊髓－骨髓皆由肾生，是一源三歧，为生理之用。

督脉为病，脊髓为患，是病邪毒害所致，其病变有四：一是经络发生阻滞，脏腑生理失调；二是气化功能受伤，阳郁气结，气不顺为风，阳郁生热；三是津血循环障碍，血液留滞，为瘀，为痰，为肿；四是营气不通，卫气不行，营卫二气俱微，引起三焦气乏而无所御，则四肢瘫缓顽麻。综观督脉与脊髓发生的这四种病变形态，在病理上必然是体用俱伤，膜原受损，引发脑神失用，神机上行下达闭塞，经络内外连属受阻，阴阳跷脉行走之机要发生挛急，其病已成。

2. **证治**　本病之生，以正气之虚，虚在肝肾；营卫之弱，弱在三焦。何以言之？卫出下焦，行于上焦；营出中焦，行于脉道。今营卫之气皆虚，毒风之气乘虚侵伤督髓。督脉一伤，脊髓随之而发生病变，累及任脉，督任二脉失和，真息功能衰弱，神化机能障碍，气血循环不畅。所以治疗本病以通督理髓，活络祛邪为法。

（1）毒伏督髓证

证候：瘫缓四肢不遂，渐呈麻木，二便秘涩，甚者溺闭，或遗溺，大便不通，或自遗粪，颜面红，口干，心烦，头晕，腹满，皮肤干涩，肢节酸楚，舌红赤，苔淡黄，脉多沉数而滑之象。

治法：解毒清热，活络通督。

方剂：益髓活解汤。

药用：酒生地黄、鹿角霜、七叶一枝花、赤芍药、生龟甲、金银花、连翘、天葵子、丹参、羚羊角片、马钱子粉（0.2g冲服），用猪脊髓一条熬汤（去浮油），用此汤煎药服之。

（2）阴虚髓损证

证候：病程月余，四肢瘫软，肌肉消瘦，手足心热，头晕神疲，口咽干燥，二便失畅或失禁，肢顽麻，颜面萎黄，颧红，毛发焦，口唇红干，舌红尖赤少津，苔薄黄干，脉多虚数或沉涩之象。

治法：滋阴补髓，活络清热。

方剂：养阴益髓饮。

药用：砂熟地黄、血竭粉（冲）、龟甲胶、黄精、豨莶草（酒洗）、山茱萸、白首乌、女贞子、肉桂心（少许）、盐黄柏、秦艽（酒洗）、马钱子粉（炙）（0.2g

冲），猪脊髓一条熬汤（去浮油），用此汤煎药，亦可送服健步壮骨丸治之。

（3）阳虚髓亏证

证候：病程长，四肢瘫缓发凉，麻木不仁，畏寒喜温，二便失常，纳呆，小腹胀，头目昏眩，颜面青白色黯，舌淡红，苔薄白，脉多沉迟无力之象。

治法：温阳通络，生精补髓。

方剂：补阳生精饮。

药用：鹿茸粉（冲）、肉苁蓉、巴戟肉、当归尾、淫羊藿、红花、补骨脂、马钱子粉（0.2g 冲）、黄精、伸筋草、砂熟地黄、狗脊，猪脊髓一条熬汤（去浮油），用此汤煎药服之。

（4）湿热证

证候：江南多见，起病隐而急，四肢先沉重，旋即瘫缓，微肿，麻木，身热不扬，胸闷口苦，身困沉重，心烦，尿短赤，大便虽秘，粪出如溏，颜面黄而透红如秽，舌红，苔黄而腻，脉多濡数之象。

治法：清热利湿，通督除秽。

方剂：清热渗湿汤。

药用：茵陈蒿、苍术、黄柏、丝瓜络、鹿角片、白蔻皮、黄豆卷、滑石、茯苓皮、藿香梗、马钱子粉（0.2g 冲）、栀子，猪脊髓一条熬汤（去浮油），用此汤煎药服之，壮热汗出者，送服紫雪丹治之。

3. 权变法　临床除口服汤药治疗外，还可配合针刺疗法。上肢取肩髃、肩贞、手三里、大椎、陶道、合谷等穴，下肢取髀关、伏兔、秩边、梁丘、足三里、血海、阳陵泉、申脉、临泣、照海等穴，手法先泻后补。小便不通，取十四椎夹脊穴、关元、三阴交、水道等穴。大便秘结者，取外关、天枢、支沟等穴，手法用泻法。

大便秘结不通者，用通结散治之，药用蜣螂、煨皂角、二丑（炒）、枳实，共为细面，当归煎汤送服。

小便涩而不通者，用加味通关丸治之，药用肉桂、黄柏、酒知母、蝼蛄，共为细面，小麦秸煎汤送服。

外治法：火烧大葱白、炒食盐，共捣如泥备用。肚脐内放少许真麝香，将葱泥炒热敷脐上，凉时移去葱泥，再炒热敷之。

此病急性期，可用穿琥宁注射液或清开灵注射液，加于 5% 葡萄糖注射液中，静脉滴注。还可同时口服紫金锭，1 日 2 次。

恢复期，用地黄饮治之，药用熟地黄、巴戟肉、山茱萸、肉苁蓉（酒洗）、炮附子、官桂、金石斛、白茯苓、石菖蒲、远志肉、麦冬、五味子，水煎服。阳虚髓亏证可配合人参鹿茸丸治之。阴虚髓损证可配合大补阴丸治之。

康复期，可用豨莶草（酒洗）、龟甲胶、鹿角胶、砂熟地黄、海马、黄精、血竭、骨碎补、枸杞子、炙黄芪，共为细面，淡盐汤送服。

马钱子粉（炙），用法：每次0.2g，连服6～7天，停服4～5天后再用，病情已恢复者停用。

毒伏督髓证可用醒消丸、三黄丸配合汤药治之。（方见《外科证治全生集》）

药浴疗法：药用透骨草、桑枝、络石藤、忍冬藤、石楠藤、真鸡血藤、鹿角霜、麻蜥蜴，水煎成1000mL，放入浴水中，洗浴30分钟。另外，治疗过程中可用推拿、按摩疗法配合治之。

（二）管遵信经验

1. **祛邪宜用刺血**　管遵信认为，本病是因外感湿热毒邪，或嗜食酒酪辛热肥厚之品，损伤脾胃，酿生湿热，湿热之邪浸淫于四肢，痹阻经络气血而致。以清热利湿、疏经通痹为治，宜用三棱针点刺放血法，取穴为耳尖、结节及十二井穴，每次取一侧耳尖（或结节）及1～2个井穴（双侧），每日1次，放血量宜足，以"血变而止"为度，即当血色由暗红、黏稠状变为浅淡、清稀时止血。

2. **管氏循经取穴**　本病是因湿热胶结，稽留肢体，羁绊经隧而致。其中湿邪黏滞重浊，易阻遏气机，痹阻经脉气血，使肢体经筋失养而致痿，病变多实；而热为阳邪，最易迫津外泄，消灼阴液，阴液耗损，不能柔润经筋而致痿，病变多虚。故本病之痿，多属虚实夹杂。据邪正盛衰的不同，又有偏虚、偏实之分。故治痿应调其虚实、和其逆顺、祛邪扶正同用。在沿用前述刺血、清热利湿通经的同时，采用管氏循经取穴法，即一日取手足阳明经，主要穴位为髀关、伏兔、阴市、足三里、条口、解溪、肩髃、曲池、合谷；二日取手足少阳经，主要穴位为环跳、风市、阳陵泉、绝骨、丘墟、肩髎、臑会、天井、四渎、支沟、阳池；三日复取手足阳明经；四日取手厥阴经及足太阴经，主要穴位为天泉、曲泽、郄门、内关、大陵、阴陵泉、地机、漏谷、三阴交；五日及其后，取穴重复上述规律，同时注意：如实邪较甚，每次取穴8～12个，留针20分钟；如正气较虚者，每次取穴4～6个，留针15分钟。12次为1疗程，疗程间休息1周。

3. **取穴整体与局部并重**　取耳穴：上、下肢，肝、脾、肾、交感、肾上腺、皮质下、心、腰骶椎（热穴）。用耳穴压丸法，隔日一换，双耳交替。其中上、下肢为相应四肢患部取穴；肝主筋，脾主肌肉四肢，故取肝、脾二穴，配合上下肢穴，疏调患部经气，振肌起痿；肾为强壮穴，肾上腺有类似激素样的治疗作用，皮质下镇静消炎，三穴相合，强健机体，抗御病邪；腰骶椎及心穴扩张血管，加强患部血液循环，有助于瘫痪肢体功能恢复；肾穴益精，交感滋阴，二穴相配，益阴以润经筋。诸耳穴合用，扶正祛邪，重在整体平衡。同时，取病变肢体局部穴位如八邪、八风等穴，直接疏调患部经脉气血。

（三）金杰经验

金杰认为，本病基本病机在于脾肾亏虚，痰瘀互阻；证属本虚标实，以虚为主。早期以标实为主，后期以正虚为主。临床亦常呈现因实致虚、因虚致实和虚实夹杂的复杂病机。

《素问·痿论》所提出的"治痿独取阳明"的治法，一直为历代医家所推崇。金杰认为，所谓"独取阳明"，应包括两方面内容：①在选方用药或针灸取穴时，选用相应的药物或腧穴来补益脾胃；②通过清胃火，祛湿热等法，祛除邪气而调理脾胃。在痿病的诊疗过程中，要重视对脾胃功能的调整。脾胃为后天之本，气血生化之源，脾胃功能的恢复，不但可以化生气血津液，营养他脏及全身，而且有助于药物的吸收，进而促进疾病的康复。

金杰根据 GBS 临床表现及病程进展情况，在参考历代文献和医家论著的基础上，结合临床实践，将其分为急性期和恢复期两个阶段。急性期又可分为三个证候：肺热津伤，筋脉失养证；湿热浸淫，气血阻滞证；脾肾两亏，寒湿下注证。恢复期可分为三个证候：脾胃虚弱，气血不足证；肝肾亏虚，精血不足证；脉络瘀阻，气虚血瘀证。

临证时，应求病因，审证，辨虚实，随证治之。急性期的肺热津伤，筋脉失养证，治宜清热润燥、养肺生津，方用清燥救肺汤加减；湿热浸淫，气血阻滞证，治宜清热利湿、通利筋脉，方用加味二妙散加减；脾肾两虚，寒湿下注证，治宜温肾助阳、健脾利湿，方用麻黄附子细辛汤合胃苓汤加减。恢复期的脾胃虚弱，气血不足证，治宜健脾益气、养血滋阴，方用补中益气汤加减；肝肾亏虚，精血不足证，治宜滋阴清热，补益肝肾，方用虎潜丸加减；脉络瘀阻，气虚血瘀证，治宜益气活血，化瘀通络，方用补阳还五汤合圣愈汤加减。

临证中，六者之间若出现相互夹杂，又当统筹兼顾，分清主次，随证治之。痿病日久，可致气血凝滞，脉络瘀阻，在治疗时可酌情配合通经活血消瘀之品。若属元气亏损，气虚血滞成痿，又当补气化瘀。另外，在治疗痿病时，当慎用风药及解表药。痿病多虚，实证亦多偏热。治风之剂，皆发散之品，如误用之，阴血愈燥，常酿成本病。

针刺取穴当以阳明经为主，取其"治痿以荣养四肢为主，而精血化生于内"之意。故治疗痿病，重在调理阳明，补益气血，祛邪通络，濡养筋脉。主穴：上肢：肩髃、曲池、合谷、颈胸部夹脊穴；下肢：髀关、伏兔、风市、足三里、阳陵泉、三阴交、腰部夹脊穴。配穴：肺热津伤者配尺泽、肺俞、二间；湿热浸淫者配阴陵泉、大椎、内庭；脾肾两亏者配太溪、太白、脾俞、肾俞；脾胃虚弱者配太白、关元、中脘、脾俞、胃俞；肝肾亏虚者配太溪、肝俞、肾俞；脉络瘀阻者配气海、血海、膈俞。操作：毫针刺，主穴中足三里、三阴交用补法，余穴按虚实补泻法操作。

（四）韩碧英经验

1. 病因病机 韩碧英认为，本病属痿病，其基本病机为五脏因肺热叶焦，发为痿躄；阳明虚则宗筋纵，带脉不引，故足痿不用。正常生理状态下，肺金主气畏火，脾土主四肢畏木。当外邪侵袭或脏腑功能失调时，均可引起中焦的升降失调，导致脾肺受损而发为本病。肺金受损，不能克制肝木，木旺乘土，中焦气机升降失常，致太阴脾不能升清，肺失宣肃，水谷精微不能化生赤血以濡养筋脉肌肉，阳明失于肃降，胃不能腐熟水谷，大肠不能输送糟粕，胃肠积滞夹湿化热，进而耗伤津液，终致肌痿筋弛，四肢不用。

阳明虚是中焦升降失调的后果。阳明为五脏六腑之海，为多气多血之经；太阴脾主运化及统血，主一身之肌肉。阳明虚，主要体现在气血化生的不足，经气的运行失常，络脉的灌注濡养不及，可见周身肌肤萎黄无华，触之粗糙，肌肉不丰。

2. 治疗原则 韩碧英治疗本病，围绕中焦气机失常，湿热互结和阳明虚，经筋失养的病机，将脏腑辨证和经络辨证有机结合起来，提出总治则为调理中焦脾土，升降气机，清利湿热，辅以养血生肌。临床擅于针药并用。

（1）调理中焦：强调调理中焦气机，养血生肌，以"四君子汤"为主方加减，辅以四物汤。四君子汤使脾胃运化正常，气血生化有源；四物汤养血生肌。阳明充实，宗筋得润，束筋骨利机关，四肢得用。

（2）治疗兼证：对于临床常见的兼证，清热常用天花粉、知母、玉竹，在清肺胃之热的同时，清热存津养阴。盖因苦寒常有伤阴之弊，故多用甘寒、甘凉之品。化湿常佐扁豆、砂仁、佩兰，湿邪重则配苍术、薏苡仁、通草，利湿不伤脾；化痰理气配香橼、浙贝母；湿邪滞涩经络配僵蚕、丝瓜络、木瓜。用药讲究药性平和、灵动。

（3）注意事项：调理脾胃时，用药时间不宜过长，用3～5剂，即需根据舌苔变化调整。每服5剂休息1～2天，再续服，以利虚弱的脾胃保养，有助药力吸收。当舌脉提示湿热之邪留恋未尽时，不宜过早服用或过快加大补气滋阴之品，避免过度壅滞，不利脾胃恢复，延误病情。

（4）针灸治疗：韩碧英常用"门海俞募"特定穴治疗脏腑病。治则是调理中焦气机，扶土抑木。重用胸腹穴、俞募穴配穴，分为前后2组。前组取中脘、章门、期门，抑木扶土，疏肝健脾；天枢宽肠理气，配合任脉与足阳明、足太阴交会穴上脘、下脘、水分，利湿健脾。后组取五脏俞穴以养脏腑精气，充实皮脉筋肉骨，取魂门、意舍、太白以畅情志，疏肝气；配下合穴足三里、上巨虚，调畅腑气；热盛泻内庭、二间、三焦俞，清肠腑积热。

在临床中，韩碧英根据经筋循行分布及功能特点，注意运用触诊，反复寻找肌肉萎缩凹陷及筋结挛缩的分布方向，以及经筋"结""聚""散"的方向，分别布针。筋肉萎陷、经筋局部气虚则血停，气血相辅，血虚则气滞，因此依循经筋分布而局部用针，促进补益的气血更快地渗灌于萎陷失用的筋肉，从而起萎壮肌，疾病尽复。

【医家医案】

（一）刘渡舟医案

姜某，男，20岁。1993年11月3日初诊。

患者于1993年6月始，四肢末梢感觉异常，行走时两腿无力，某医院诊断为"急性感染性多发性神经根炎"。服用强的松、维生素等药物无效，病情逐渐加重。8月下旬作神经活检术，伤口愈合后病情继续恶化，以致完全不能行走。患者被抬入诊室，神情沮丧，四肢无力。可见上肢及大、小腿肌肉已萎缩，以物刺其手足指（趾）尖，毫无痛觉，腰膝酸软，有时遗尿，头晕，自汗出。舌红苔白，脉大无力。

辨证属阴阳营卫气血俱虚，邪气内侵。治以调和营卫气血，补益肝肾阴阳，为拟两方。

一方：黄芪40g，桂枝15g，白芍15g，生姜15g，大枣12枚，地龙10g，桃仁10g，红花10g，当归15g。

二方：熟地黄30g，肉桂4g。附子4g，肉苁蓉12g，党参12g，巴戟天12g，远志10g，山茱萸15g，石斛30g，茯苓20g，麦门冬18g，炙甘草10g，五味子10g，薄荷2g，菖蒲20g，生姜3片，大枣5枚。

以上两方交替服用。服药30剂，患者渐觉双腿有力，乃停服强的松。又续服30剂，患者四肢能抬举，已能坐起和站立，末梢皮肤知觉逐渐恢复，双足背、指尖有针刺感，小腿外侧肌肉拘紧，此瘀血内阻，经络不通之象。为拟以下两方：

一方：金银花10g，防风6g，白芷10g，陈皮10g，炙甘草6g，穿山甲（用猪蹄甲代）10g，浙贝母14g，天花粉20g，当归20g，乳香6g，没药6g，赤芍15g，皂角刺10g，川牛膝15g。

二方：桃仁10g，红花10g，羌活4g，没药5g，地龙6g，秦艽10g，炙甘草

6g，牛膝 10g，五灵脂 10g，当归 5g，川芎 10g，香附 12g。

两方交替服用，服至 3 个月，下肢拘急、疼痛消失，架拐可走十余步，后弃拐亦能行走二三步。嘱其加强肢体锻炼，并予加味金刚丸（萆薢、木瓜、牛膝、杜仲、肉苁蓉、菟丝子）、大补阴丸（龟甲、生地黄、知母、黄柏、猪脊髓）等成药服用。经治半载，患者恢复了体力与肢体的运动功能，终使顽疾尽拔，现骑车、打球已如常人。

按语：痿病成因较复杂，有湿热浸淫而致者，有精血亏虚而致者，有瘀阻脉络而致者。本案脉证所现，始为阴阳、营卫、气血俱虚之证。肾中阴阳俱虚，气血不足，使营卫失于调和，外邪乘虚侵袭，痹阻于经脉，气虚血滞，肢体肌肤、筋脉失于营养，发为痿弱不用。《素问·逆调论》云："营气虚则不仁，卫气虚则不用；营卫俱虚，则不仁且不用。"张景岳也指出："（痿证）元气败伤，则精血不能灌溉，血虚不能营养者，亦不少矣。"治疗本案当着眼于以下两种病机，一是肾中阴阳俱虚，元气衰败；二是营卫气血失调，邪阻经络。前者辨证的关键是痿病见有腰膝酸软、遗尿、头晕、舌红，此为肾中精气亏损的表现；后者辨证的眼目在于自汗出，这是营卫不调的现象。故刘老处两方交替服用。一方为黄芪桂枝五物汤加味，用以调和营卫。气虚则血凝，邪侵则血滞，故加桃仁、红花、地龙、当归以活血通经。二方为地黄饮子，用于滋肾阴，补肾阳，兼以化痰通络，善治下元虚衰，筋骨痿软无力，致足痿不能用之证。

前二方以补为主，以行气活血为辅。待营卫、气血渐充，阴阳调和，皮肤知觉开始恢复，开始感四末痛如针刺，肌肉拘急，此乃经络瘀阻之象也。在前面治疗的基础上，能任通伐，故改用仙方活命饮和身痛逐瘀汤。刘老常以仙方活命饮治疗气血瘀阻经络所致体侧疼痛（沿少阳经）多效；身痛逐瘀汤化瘀通络，以治周身之疼痛。两方交替服用，使瘀开络畅，气血得以周流。最后用加味金刚丸、大补阴丸补肾培本，强筋骨，以善其后。

（二）赵心波医案

梁某，女，3 岁半。1976 年 10 月 8 日初诊。

患者发病时间和原因不明，病情呈渐进发展，从走路跌跤到不能站立，上肢不能抬举，乃至不能坐，约 1 个月的时间。在某医院检查：两侧软瘫，腱反射消失，感觉障碍。脑脊液细胞正常，蛋白增高。诊断为"感染性多发性神经根炎"。治疗 2 周，效果不显，仍不能站，不能坐，上肢不能动。脉微数，舌无垢苔。

辨证属风中经络，筋骨失养。治以息风舒络，强壮筋骨，佐以活血。

处方：天麻 4.5g，钩藤 6g，防风 4.5g，秦艽 6g，僵蚕 6g，伸筋草 9g，川牛膝 9g，川续断 6g，金银藤 9g，生侧柏叶 9g，南红花 3g，生地黄 9g。

服上方6剂，四肢已能活动，可以坐，但不能站立，上肢不能抬举。脉缓，舌质正常，无垢苔，仍依上方加减。

全蝎3g，僵蚕6g，乌梢蛇6g，地龙6g，伸筋草9g，络石藤9g，川续断9g，天南星4.5g，南红花3g，桃仁4.5g，生侧柏叶9g，当归3g。

再治半个月，两上肢已能抬举到头部，两下肢可以自由行走，但不能持久，脉沉缓，舌正常。风邪渐除，气血未复，应加重补气活血、强壮筋骨之品以巩固疗效。

处方：黄芪9g，当归6g，川续断9g，川牛膝6g，伸筋草9g，钩藤4.5g，僵蚕6g，全蝎3g，地龙6g，桃仁4.5g，红花3g，生侧柏叶6g，胆南星4.5g。

共治疗55天，至同年12月2日，患者四肢活动良好，行动如常，达到临床治愈。

按语：此案因其主要症状是瘫痪，所以属于中医痿病。历代医家在治疗痿病时都信奉"独取阳明"，赵老则不然。他认为该病成因是机体气血不足，风邪乘虚而入，客于经络，阻塞气血畅达，导致肌肤不仁，筋骨失养，四肢痿痹不用。"气血虚"是本，"风邪入"是标。赵老根据"急则治其标""有邪先祛邪"的原则，以治风为主。选用防风、秦艽等祛风药，天麻、钩藤、僵蚕、全蝎等息风药，乌梢蛇、地龙等搜风药，同时加用桃仁、红花、侧柏叶等活血药物，取其"治风先治血，血行风自灭"之义，用药六剂收到明显的效果。三诊，患儿可以行走，两上肢能够抬举到头部，但活动尚不能持久，脉沉缓。此时赵老认为风邪渐除，气血未复，随即转用黄芪、当归补养气血，兼用川续断、川牛膝强壮筋骨，从根本治疗，以巩固疗效，防止复发。

（三）董德懋医案

史某，女，12岁，学生。1994年9月22日初诊。

患者于1994年9月9日晨起床后，突然发现手足无力，全身酸软，下肢软弱无力，继而下肢冷痛，站立时颤抖，举足步行困难，双手颤抖，手指不能伸直，胸闷，气短，多汗，某医院确诊为"格林－巴利综合征"。予激素治疗，无显效，诸症进行性加重。董老应邀往诊。经详询病史，患者病前1周曾感冒，月经尚未初潮，触之头部、颈项，软而不坚，舌质淡尖红，边尖芒刺，舌苔白，脉虚细。

诊断为痿病。证属肝肾亏虚，精少髓枯，筋痿骨弱。治宜滋补肝肾，添精生髓。以龟鹿二仙汤加味。

处方：鹿角胶10g，龟甲胶10g，大熟地黄10g，杜仲10g，山茱萸10g，制附片6g，川桂枝10g，石斛10g，五味子10g，茯苓10g，白术10g，菖蒲10g，远志10g，大枣5枚，生姜3片，甘草6g。3剂。

二诊：可自行站立，下肢不颤，全身酸软无力症减。原方加强补命门之力，加巴戟天10g，肉苁蓉10g。5剂。于9月30日出院，并停服激素，完全服中药。

三诊：10月5日，门诊见其下肢较前明显有力，可独立行走，重心在足跟，足趾欠有力。仍有多汗，腹胀，排气则舒，舌上芒刺消失。脉细略弦。原方中加炒枳壳、木香等理气消胀之品，7剂。此后在原方基础上加减用药。

四诊：12月29日，患者诸症全部消除，舌质淡红，舌苔薄白，脉缓略细，一如常人。即予一方配成丸药，巩固疗效。

处方：鹿角胶10g，龟甲胶10g，大熟地黄10g，山茱萸10g，制附片6g，独活6g，石斛10g，狗脊10g，川桂枝10g，巴戟天10g，苍术、白术各10g，川杜仲10g，怀牛膝10g，桑寄生10g，肉苁蓉10g，川续断10g，甘草6g。

5剂为一料。研细末，炼蜜为丸，每丸10g，每服1丸，每日2次，温开水送服。

按语： 少儿作痿，每与先天因素有关。本例筋痿骨弱，触之头部颈项软而不坚，月经尚未初潮，可见肝肾亏虚，精少髓枯，故治以滋补肝肾，填精生髓，用龟鹿二仙汤加味取效。以鹿角胶、龟甲胶血肉有情之品，大补真阴；熟地黄、杜仲、山茱萸、五味子之属补益肝肾；附片、桂枝、巴戟天、肉苁蓉等温煦阳气，阳中求阴；白术、茯苓、姜、枣、草补脾气；枳壳、木香等品理气健脾，共奏培补先天之功。但病及根本，滋补肝肾、填精生髓非朝夕之功，必以丸药缓图巩固。

（四）王文雄医案

叶某，女，24岁。初诊：1976年8月2日。

患者1周前因病毒感染引起双下肢浮肿、瘙痒，继而双手2、3、4指端麻木、发软，双足不能站立，于1976年7月17日来院就诊。7月19日在观察室因呼吸肌麻痹引起呼吸困难、咳嗽无力而作气管切开，并保留套管。经过详细查体，诊断为"急性多发性感染性神经炎"，给予抗感染药物治疗，患者临床症状有所改善，但四肢软瘫仍未好转，故于1976年8月2日请中医会诊。诊查：四肢肌肉萎缩干瘦，上肢不能上举，下肢不能站立，痰多、气促。脉弱，舌质红，苔薄少。

辨证属肉痿，乃由于湿热郁遏，脾肾气伤所致。治法：目前症状以痰喘为主，先以消痰定喘，佐以养阳明，并养血通络为治。

处方：明沙参25g，炙远志10g，全瓜蒌12g，粉葛根10g，二冬各10g，生麻绒6g，干地黄15g，胆南星10g，炒白术10g，瓦楞子30g，川桂枝5g，炒白芍10g，淡竹茹10g。

上方加减服药至9月20日后，痰涎减少，肌肉渐生，神情好转，上肢稍能活动，下肢时觉筋挛，不能立起。改用清养阳明、益阴强筋、滋润奇经法。

处方：制龟甲15g，锁阳10g，焦黄柏10g，炒杜仲20g，苍术10g，竹沥水30g，木鳖子3g，云茯苓12g，宁枸杞12g，杭巴戟12g。

上方加减服药至11月15日（其中木鳖子因有小毒，仅用数次），症情更见好转，两手逐渐能握碗筷，自进饮食，但下肢仍不能站立。11月20日出院回家，继服下方药。

处方：炒白术60g，陈皮15g，豹胫骨（狗骨代）60g，酒炒地黄45g，炒白芍25g，锁阳30g，川当归45g，酒炒牛膝30g，五味子6g，制龟甲30g，宁枸杞30g，云茯苓20g，炙甘草5g，麦冬25g，石斛30g，干姜15g。

猪脑髓1副蒸熟，合上药共为蜜丸，每服12g，早晚各服1次。

1977年9月家属来信说：患者回家后一直服上药，现已能操持家务，能走到井边洗衣服，但步履尚不稳，肌肉尚不丰满。再予下方善后。

处方：炒白术60g，云茯苓45g，陈皮15g，炒菟丝子60g，干姜10g，制龟甲30g，干地黄60g，锁阳30g，钗石斛60g，酒炒牛膝30g，当归45g，宁枸杞30g，炒杜仲60g，酒炒白芍24g，五味子10g，炙甘草10g，炙黄精60g，木瓜30g。

按语：患者病发于炎暑之季，湿热交蒸，且以水为事，两因相凑，疫毒浸淫，经脉痹阻，肌肉浸渍，渐至痿软筋弛，此属肉痿之列。痿病之本不外乎肝肾肺脾，本案温邪上受，灼伤肺络；湿中伏热，沉着下焦；阳明脉虚，奇经不固，故用苦胜湿、辛通气分、宣透络热为先；继以甘温、甘淡通补阳明，以实奇经；滋肾养血以壮筋骨，并采用血肉有情之品，以丸守方缓图而获良效。

（五）张天文医案

李某，女，34岁。2003年9月6日初诊。

患者面瘫、双下肢无力1周。2003年8月30日淋雨后，出现外感发热咳嗽，身痛、关节痛、下肢无力。继则出现双侧面瘫，以右侧明显。来本院门诊按"面神经炎"针灸治疗，5天后面瘫未有改善，却感双下肢无力加重。后就诊于大连医科大学附属二院，完善相关检查后，确诊为"急性炎症性脱髓鞘性多发性神经病"，用激素冲击治疗，症状好转出院。出院时面瘫未愈，双下肢仍痿软无力，转诊于我处。来诊症见：面肌瘫痪，表情呆滞，右侧较重，下肢痿软，行走无力，纳少寐安，小便尚调，便溏质黏。形体肥胖，舌质暗红，舌苔厚腻，黄白相间，脉象弦滑。查体：双侧周围性面瘫，双下肢肌张力减低，双膝腱反射减弱，下肢肌力3～4级，病理反射阴性。

诊断为湿热浸淫之痿病。治以清热利湿，通利筋脉。

方药：苍术15g，薏苡仁20g，黄柏10g，茯苓15g，天麻15g，忍冬藤20g，陈皮 15g，牛膝 15g，牛蒡子 15g，蝉蜕 10g，僵蚕 10g，白附子 10g，生甘草 10g。5 剂，日 1 剂，水煎，早晚分服。

针灸取穴：右面：阳白、太阳、地仓、四白、迎香、颊车、翳风、风池；左面：四白、下关、阳白、风池；体针（双侧）：足三里、丰隆、昆仑、太冲、内庭、解溪。

针药并用，略有加减，治疗 1 个月后，诸症痊愈。

按语： 本病归于中医"痿病"，属湿热浸淫，气血阻滞，筋脉失养。方中黄柏苦寒，清热燥湿为君药。苍术、薏苡仁燥湿健脾，辅助黄柏清热除湿，使湿热得除，为臣药。茯苓、陈皮健脾除湿；忍冬藤、怀牛膝清利湿热，活血通经；牛蒡子、蝉蜕、白僵蚕疏风清热；白附子祛风燥湿，天麻"通血脉"，治"瘫缓不遂"，共为佐药。生甘草缓和药性兼以清解，为使药。诸药可使湿热得除，筋脉气血流畅。

针灸以病变部位取穴为主，面部取足少阳胆经之风池、阳白，手少阳三焦经之翳风。少阳主枢，为多气少血之脉，可调气机，配合经外奇穴太阳，能疏风清热，通经活络。四白属足阳明胃经，迎香属手阳明大肠经，阳明经为多气多血之脉，可疏通气血，清利湿热。地仓、颊车疏通局部气血，主治面瘫。足三里为足阳明胃经"合穴"，可健脾除湿，补益气血，濡养筋脉。丰隆为胃经"络穴"，调和胃肠，祛痰除湿。昆仑为足太阳膀胱经之"经穴"，疏通经络，强健腰腿。太冲是足厥阴肝经的"输穴"和"原穴"，可条达气机，畅通血脉。内庭为足阳明胃经"荥穴"，"荥主身热"，可清胃肠湿热。解溪为足阳明胃经之"经穴"，可清阳明之热。诸穴合用，调畅气血，清利湿热。

参考文献

[1] 黄培新，刘茂才. 神经科专病中医临床诊治 [M].2 版. 北京：人民卫生出版社，2005：100-133.

[2] 贾建平，苏川. 神经病学 [M].8 版. 北京：人民卫生出版社，2018：400-404.

[3] 中华医学会神经病学分会神经肌肉病学组，中华医学会神经病学分会肌电图及临床神经电生理学组，中华医学会神经病学分会神经免疫学组. 中国吉兰 - 巴雷综合征诊治指南 [J]. 中华神经科杂志，2010，43（8）：583-586.

[4] 刘正华. 神经系统疾病实用针灸疗法 [M]. 北京：中国中医药出版社，1994：131.

[5] 温木生.头针疗法治百病 [M].北京：人民军医出版社，2007：287.

[6] 张洪斌.中西医结合专科诊疗大系——神经病学 [M].太原：山西科学技术出版社，1997：139.

[7] 汤一新，王瑞祥.中国当代名中医验方临证备要 [M].成都：四川科学技术出版社，1993：451.

[8] 何清湖，周慎.千病诊疗要览 [M].北京：世界图书出版社，1997：421.

[9] 周慎，肖平.现代中西医结合丛书·实用神经精神科手册 [M].长沙：湖南科学技术出版社，1997：58.

[10] 任继学.任继学经验集 [M].北京：人民卫生出版社，2000：120–126.

[11] 姜云武，汤晓云，管遵信.管遵信治疗格林巴利氏综合征经验 [J].云南中医中药杂志，1999，20（4）：4–6.

[12] 张松峰.金杰教授治疗吉兰－巴雷综合征经验 [J].中医学报，2013，28（12）：1816–1817.

[13] 叶永铭，卢霞，李珊珊，等.韩碧英治疗格林巴利综合征后遗运动障碍经验 [J].北京中医药，2017，36（1）：45–46.

[14] 陈明，刘燕华，李芳.刘渡舟临证验案精选 [M].北京：学苑出版社，1996：152–153.

[15] 景斌荣，葛安霞.赵心波——中国百年百名中医临床家丛书 [M].北京：中国中医药出版社，2003：208–209.

[16] 徐凌云，高荣林.董德懋内科经验集 [M].北京：人民卫生出版社，2004：119–121.

[17] 张天文.张天文临证经验集 [M].北京：中国中医药出版社，2018：101–102.

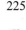

慢性炎性脱髓鞘性多发性神经根神经病

慢性炎性脱髓鞘性多发性神经根神经病（CIDP）又叫慢性 Guillain-Barré 综合征，是一组免疫介导的炎性脱髓鞘疾病，呈慢性进展或复发性病程。临床表现与急性炎性脱髓鞘性多发性神经根神经病（AIDP）相似，多伴有脑脊液蛋白 – 细胞分离。电生理表现为周围神经传导速度减慢、传导阻滞及异常波形离散。病理显示有髓纤维多灶性脱髓鞘、神经内膜水肿、炎细胞浸润等特点。大部分对免疫治疗反应良好。

CIDP 发病率较 AIDP 低，患病率为 1/10 万～ 2/10 万，分类包括经典型和变异型，后者少见，如纯运动型、纯感觉型、远端获得性脱髓鞘性对称性神经病（DADS）、多灶性获得性脱髓鞘性感觉运动神经病（MADSAM）等。

本病临床表现以肌肉萎缩无力、感觉障碍为主要特点，属于中医“痿病”的范畴。

【病因病机病理】

（一）中医

本病病因有外感、内伤及内外合邪因素。外感多由湿热、寒湿之邪；内伤多见脾虚、肝肾亏虚；内外合邪多因素体气虚、阳虚，感受寒湿。

久处湿地或淋雨涉水，感受外湿，积渐不去，郁而生热，湿热浸淫经脉，络道不利，筋脉弛缓不用而成痿。或时令湿热加临，中于皮肤，传舍经络，湿热伤筋，络脉不利而成痿。《素问·生气通天论》云：“因于湿，首如裹，湿热不攘，大筋软短，小筋弛长，软短为拘，弛长为痿。”

素体阳气虚弱，感受寒湿之邪，浸淫肝肾，阻滞经络、筋骨而成痿。

素体脾胃虚弱或因病致虚，受纳运化功能失常，气血乏源，肢体四肢失于濡养而成痿。《素问·太阴阳明论》云：“脾病而四肢不用，何也？岐伯曰：四肢皆禀气于胃，而不得至经，必因于脾，乃得禀也。今脾病不能为胃行其津液，四肢不得禀水谷气，气日以衰，脉道不利，筋骨肌肉皆无气以生，故不用焉。”脾胃受损，痰湿内生，阻滞经脉，亦可致痿。

肝藏血，主筋，为罢极之本；肾藏精，主骨，为作强之官。精血充足则筋骨强健。若久病体虚，阴精气血亏耗，或房劳过度，伤及肝肾，精血亏损，筋骨经脉失去濡养，致成痿病。《景岳全书·杂证谟·痿病》云："痿证之义……元气败伤则精虚不能灌溉，血虚不能营养者亦不少矣。"

久病入络，血行不畅，瘀血内停，不能濡养肌肉筋骨，亦可成痿。

总之，本病与脾、胃、肝、肾等脏腑关系密切，其诸多病机亦常相互转换。

（二）西医

病因不明，与 AIDP 相似，同为免疫介导的周围神经病。目前认为可能的发病机制是外来抗原激活 CD4$^+$T 细胞增殖活化介导细胞免疫以及自身免疫性抗体介导体液免疫，导致施万细胞或髓鞘的免疫损伤，从而引起周围神经脱髓鞘和轴索损害。接触蛋白 1（CNTN1）和神经束蛋白 155（NF155）是郎飞结的重要组成蛋白，近年来发现，自身抗体 CNTN1 IgG4 和 NF155 IgG4 与 CIDP 的某些亚型发病相关。部分患者血清和脑脊液中神经节苷脂抗体可为阳性。

病理显示有髓纤维多灶性脱髓鞘、神经内膜水肿、炎细胞浸润等特点。脱髓鞘与髓鞘再生并存，施万细胞再生可呈"洋葱头样"改变，轴索损伤也常见。

【临床表现】

各年龄组均可发病，50～60 岁发病达到高峰，男女发病率相似。病前少见前驱感染，起病隐匿并逐步进展，2 个月以上达高峰，约 16% 患者以亚急性起病。主要表现为感觉运动神经病，即运动与感觉均有累及的周围神经病。病者表现为对称性肢体远端或近端无力，大多自远端向近端发展。一般不累及延髓肌致吞咽困难，呼吸困难更为少见。部分患者可伴自主神经功能障碍，表现为体位性低血压、括约肌功能障碍及心律失常等。体格检查可见四肢肌力减退，肌张力低，伴或不伴肌萎缩，四肢腱反射减弱或消失，四肢末梢型感觉减退或消失，触痛觉和深感觉均可降低，腓肠肌可有压痛，Kernig 征可阳性。

【辅助检查】

1. **脑脊液**　80%～90% 的患者存在脑脊液蛋白－细胞分离，蛋白含量波动于 0.75～2g/L，病情严重程度与脑脊液蛋白含量呈正相关。少数患者蛋白含量亦可正常，部分患者寡克隆带阳性。

2. **电生理检查**　早期，行 EMG 检查有神经传导速度减慢，F 波潜伏期延长，提示脱髓鞘病变。发病数月后，30% 患者可有动作电位波幅减低，提示轴索变性。

3. **周围神经活检**　临床怀疑 CIDP 而电生理标准不符合时，需要行神经活检。常规选择腓肠神经进行活检，如见反复节段性脱髓鞘与再生形成的"洋葱头样"

改变，高度提示 CIDP。

【诊断】

CIDP 的诊断目前仍为排除性诊断。符合以下条件的可考虑本病：①症状进展超过 8 周，慢性进展或缓解复发；②临床表现为不同程度的肢体无力，多数呈对称性，少数为非对称性，近端和远端均可累及，四肢腱反射减弱或消失，伴有深、浅感觉异常；③脑脊液蛋白 – 细胞分离；④电生理检查提示，周围神经传导速度减慢、传导阻滞或异常波形离散；⑤除外其他原因引起的周围神经病；⑥糖皮质激素治疗有效。

【鉴别诊断】

1. 多灶性运动神经病（MMN） MMN 是以运动神经末端受累为主的进行性周围神经病，临床表现为慢性非对称性肢体远端无力，以上肢为主，感觉正常。

2. 进行性脊肌萎缩症（PSMA） PSMA 也为缓慢进展病程，但运动障碍不对称分布，有肌束震颤，无感觉障碍。神经电生理示 NCS 正常，EMG 可见广泛的神经源性损害。

3. 遗传性运动感觉神经病（HMSN） HMSN 表现为多发性感觉运动性周围神经病，一般有遗传家族史，常合并有手足畸形。确诊需依靠基因检测，必要时行神经活检。

4. 癌性周围神经病 癌性周围神经病为非肿瘤转移所致的周围神经损害，可先于或同时或晚于肿瘤发生，原发病的诊断有助于鉴别。

5. 其他 约 1/4 的 CIDP 患者可伴有结缔组织病或其他疾病，如系统性红斑狼疮、血管炎、干燥综合征及副蛋白血症、淋巴瘤等。对于符合 CIDP 表现的患者，应常规行 M 蛋白测定。同时应与血卟啉病、慢性代谢性神经病及糖尿病性周围神经病相鉴别。

【中医治疗】

（一）辨证论治

1. 湿热浸淫

主症：四肢痿软无力，身体困重，肢体麻木或有烧灼感，胸脘痞闷，小便赤涩。舌红苔黄腻，脉濡数或滑数。

治法：清热利湿，通利经脉。

主方：加味二妙散加减。

基本处方：苍术 15g，黄柏 10g，川牛膝 20g，薏苡仁 30g，当归 10g，草薢

30g，汉防己 10g，通草 5g，茯苓 20g，威灵仙 15g，生甘草 10g。

加减：长夏发病，加藿香 10g，佩兰 10g 以芳香化浊除湿；如形体消瘦，自觉足胫热气上腾，心烦，舌红或中剥，脉细数，为热甚伤阴，上方去苍术，加生地黄 15g，麦门冬 15g 以养阴清热；如肢体麻木，关节运动不利，舌质紫，脉细涩，为夹瘀之证，加赤芍 10g，丹参 20g，桃仁 10g，红花 10g，以活血通络。

2. 寒湿侵袭

主症：四肢痿软无力，身体困重，肢体麻木，手足发凉，胸脘痞闷，小便清长。舌淡苔白腻，脉沉迟或沉滑。

治法：散寒祛湿，通利经脉。

主方：麻黄附子细辛汤加减。

基本处方：制附子 15g（先煎），党参 15g，苍术 10g，白术 15g，茯苓 15g，干姜 5g，炙麻黄 10g，桂枝 10g，细辛 3g，川牛膝 20g，淫羊藿 15g，生甘草 10g。

加减：肢冷汗多去麻黄，加黄芪 30～50g 益气固表；腰膝冷，麻木不仁，加巴戟天 10g，仙茅 10g，以温肾祛寒除湿；大便溏薄者，加肉豆蔻以温中止泻；若纳呆食少者，加谷芽、麦芽各 15g，炙鸡内金 10g，以运脾开胃。

3. 脾气虚弱

主症：肢体痿软无力日重，气短神疲，食少纳呆，腹胀便溏，面色无华。舌淡苔薄白，脉沉细或沉弱。

治法：健脾益气，渗湿通络。

主方：参苓白术散合补中益气汤加减。

基本处方：炙黄芪 50～100g，党参 15g，白术 15g，茯苓 15g，山药 15g，莲子肉 20g，薏苡仁 30g，白扁豆 30g，当归 10g，陈皮 10g，砂仁 5g（后下），升麻 3g，柴胡 3g，炙甘草 10g。

加减：气短汗出，动则气喘者，去茯苓、薏苡仁、白扁豆，加重炙黄芪用量，以人参 10g 易党参，加五味子 10g，麦冬 15g 益气养阴；食少腹胀者，加山楂 10g，枳壳 10g，谷芽、麦芽各 15g，理气消食。

4. 肝肾亏虚

主症：四肢痿软无力，甚或肌肉萎缩，腰背酸软，头晕耳鸣，甚或遗尿遗精，面色无华。舌红少苔，脉细数。

治法：滋补肝肾，养阴清热。

主方：虎潜丸加减。

基本处方：狗骨 30g（先煎），龟甲 30（先煎），黄柏 20g，知母 10g，当归

10g，熟地黄 15g，白芍 15g，何首乌 30g，陈皮 10g，川牛膝 20g，锁阳 10g，干姜 5g。

加减：热甚者，去锁阳、干姜；如腰背酸软、肌肉瘦削较明显者，可加川续断 15g，狗脊 10g，肉苁蓉 15g，以补肝肾，壮腰膝；遗精遗尿，大便失禁者，可加益智仁 20g，桑螵蛸 10g，覆盆子 10g，以温固下元；面色不华，心悸气短者，加黄芪 30g，党参 15g，以补气；若久病阴损及阳，症见怕冷，阳痿，小便清长，舌淡，脉沉细无力者，可加紫河车粉 10g，淫羊藿 15g，以温补肾阳。

5. 气虚血瘀

主症：四肢痿软无力，疲乏汗出，肢体麻木或刺痛。舌质紫黯或有瘀斑，苔白，脉细涩。

治法：益气活血，通利经脉。

主方：补阳还五汤加减。

基本处方：黄芪 50 ~ 100g，当归 10g，川芎 10g，桃仁 10g，红花 10g，赤芍 10g，地龙 10g，川牛膝 15g，鸡血藤 20g。

加减：若病久气虚甚者，可逐渐加大黄芪用量，另加党参 15g，白术 10g，以益气健脾；手足麻木，舌苔厚腻者，加橘络、木瓜以通络化痰；瘀血较重者，宜加水蛭 3g，地龙 10g，蜈蚣 5g，全蝎 5g 等虫类药，搜剔经络，加强活血通络之功。

（二）针灸治疗

1. 针灸辨证治疗

（1）湿热浸淫

治法：清热利湿。

处方：取足太阴脾经、足阳明胃经穴为主。曲池、合谷、阴陵泉、三阴交、华佗夹脊穴，足阳明胃经（下肢）排刺。

方义：华佗夹脊为督脉之旁络，通于膀胱经第一侧线之脏腑背俞，刺之可调阴阳，行气血，疏调脏腑。曲池、合谷为手阳明大肠合穴、原穴，用以清热利湿。阴陵泉为脾之合穴，三阴交为足三阴经会穴，针之以健脾利湿。足阳明胃经排刺可疏通阳明气血，以润宗筋。

操作方法：华佗夹脊穴，上肢瘫以胸夹脊为主，下肢瘫以腰夹脊为主，均刺向督脉 1 ~ 1.5 寸，施小幅度捻转。曲池、合谷、阴陵泉、三阴交，直刺 1 寸，施以捻转提插泻法。足阳明胃经自髀关至解溪，每隔 1 寸 1 针，针 0.5 ~ 1 寸深，施捻转提插补法。

（2）寒湿侵袭

治法：散寒祛湿。

处方：取手足阳明经穴为主。上肢取曲池、手三里、外关、合谷、后溪；下肢取阳陵泉、足三里、悬钟、解溪、太冲；背部取华佗夹脊穴。

方义：华佗夹脊穴行气活血，通经祛寒。曲池、手三里、合谷为手阳明经穴，足三里、解溪为足阳明经穴，可宣通阳明经气，益气温阳，散寒除湿。外关为手少阳经络穴，通于阳维脉，可清宣少阳经气，疏散风寒。后溪为手太阳经输穴，八脉交会穴之一，通于督脉，可宣畅督脉与太阳经气，温阳祛寒，通经活络。足少阳胆经之阳陵泉为筋之会穴，悬钟为髓之会穴，二者可通畅少阳经气，温经散寒，舒筋活络。太冲是足厥阴之输穴与原穴，通畅厥阴经气，温经散寒理气。

操作方法：华佗夹脊穴操作同前。余穴直刺，施以捻转提插法，急性期以泻为主，恢复期则补泻兼施，后遗症期以补为主。

（3）脾气虚弱

治法：健脾益气。

处方：取手阳明大肠经、足阳明胃经穴为主。上肢取手阳明大肠经排刺；下肢取阳陵泉、悬钟、太冲、足阳明胃经排刺；胸背部取中脘、脾俞、胃俞、华佗夹脊穴。

方义：华佗夹脊穴通调督脉，振奋阳气。阳明经多气多血，取手足阳明经穴以振奋阳气，疏达津血，荣润筋脉。阳陵泉、悬钟补筋益髓，舒筋活络。太冲为足厥阴肝经原穴，配合谷以疏调气血。中脘为胃之募穴，配脾俞、胃俞健运脾胃，益气补虚。

操作方法：华佗夹脊穴操作同前。背俞穴向脊柱斜刺，施捻转补法。手阳明大肠经排刺自肩髃至合谷，足阳明胃经排刺自髀关至解溪，每隔1寸针1针，施捻转提插补法。余穴直刺，施捻转或提插捻转补法。

（4）肝肾亏虚

治法：滋补肝肾。

处方：取足少阴肾经、手阳明大肠经、足阳明胃经及背俞穴为主。关元、阳陵泉、悬钟、三阴交、太溪、肝俞、肾俞、华佗夹脊穴，手足阳明经排刺。

方义：肾经挟脊里循行，故针华佗夹脊穴可益肾补髓，强腰脊而壮筋骨。关元，补之可培元固本，补益下焦。三阴交、太溪滋补肝肾，充盈精髓，营养筋骨。筋会阳陵泉，髓会悬钟，取之强筋骨以起痿废。肝俞、肾俞补肝肾，益精血。阳明经排刺以疏调经脉气血，濡养筋脉。

操作方法：华佗夹脊穴及手足阳明经穴操作同前，背俞穴向脊柱斜刺。余穴直刺，施捻转或提插捻转补法。

（5）气虚血瘀

治法：益气活血。

取穴：取足太阴脾经、手阳明大肠经、足阳明胃经、足太阳膀胱经穴为主。气海、三阴交、血海、委中、曲池、合谷、足三里、华佗夹脊穴。

方义：委中刺络出血和针刺三阴交、血海，可祛瘀通脉。气海补气以行血。曲池、合谷、足三里诸阳明经穴补气通经。华佗夹脊穴行气活血。

操作方法：华佗夹脊穴操作同前，委中刺络出血，余穴直刺，曲池、合谷、足三里、气海捻转提插补法，三阴交、血海提插捻转泻法。

2. 电针

取穴：按辨证分型取穴，每次选取 2～3 对腧穴，交替选用。

方法：针刺得气后，连接电针治疗仪，选疏密波或断续波，强度以患者耐受为度，通电 15～20 分钟，隔日 1 次。

3. 耳针

取穴：肝、脾、肾、指、腕、肘、肩、腰骶椎、臀、膝、踝、趾。

方法：每次选 4～5 穴，用毫针强刺激，留针 15 分钟，隔日 1 次；或用揿针埋针 1～3 天，分组轮流进行。

4. 头针

取穴：运动区、感觉区、足运感区。

方法：捻转幅度为左右捻转各 2～3 转；捻转频率为 200 次 / 分钟左右，行针 1 分钟，每隔 5～10 分钟行针 1 次，总留针时间 30～60 分钟。亦可采用电针，选用疏波或断续波，通电 15～20 分钟。

5. 皮肤针

取穴：以手足阳明经为叩刺重点，并结合辨证取穴和患部叩刺。若瘫痪不起者，加叩督脉及相应华佗夹脊穴。

方法：中等叩刺，叩至皮肤明显充血或略有出血。每日或隔日 1 次。

6. 穴位注射

取穴：曲池、外关、合谷、足三里、悬钟、太冲。

药物：维生素 B_1、B_6、B_{12} 等。

方法：每次选 2～4 穴，每穴注射药液 0.5～1mL。隔日 1 次。

（三）单方验方

1. 桂龙通络胶囊

组成：黄芪、生地黄、鸡血藤、桂枝、川芎、桑枝、乌梢蛇、地龙、全蝎等。

每粒胶囊含生药 0.38g。每次 6 粒，每天 3 次。

2. **紫河车粉**　紫河车粉，每服 9g，每日 2 次。主治本病证属肝肾亏虚者。

【西医治疗】

1. **糖皮质激素**　糖皮质激素是 CIDP 首选治疗药物。甲泼尼龙 500～1000mg/d，静脉滴注，连续 3～5 天后逐渐减量，或直接改口服泼尼松 1mg/（kg·d），清晨顿服，维持 1～2 个月后逐渐减量；或地塞米松 10～20mg/d，静脉滴注，连续 7 天，然后改为泼尼松 1mg/（kg·d），清晨顿服，维持 1～2 个月后逐渐减量；也可以直接口服泼尼松 1mg/（kg·d），清晨顿服，维持 1～2 个月后逐渐减量。上述疗法口服泼尼松减量直至小剂量（5～10mg），均需维持半年以上，再酌情停药。

2. **静脉注射免疫球蛋白（IVIG）**　约半数以上患者经大剂量 IVIG 治疗有效，一般用 IVIG 0.4g/（kg·d），连续 3～5 天为一个疗程。每月重复 1 次，连续 3 个月，有条件或病情需要者可延长应用数月。

3. **血浆置换（PE）**　PE 每个疗程 3～5 次，间隔 2～3 天，每次交换量为 30mL/kg，每月进行 1 个疗程。但在应用 IVIG 后 3 周内，不能进行 PE 治疗。

4. **其他免疫抑制剂**　如上述治疗效果不理想，或产生激素依赖或激素无法耐受者，可选用或加用硫唑嘌呤、环磷酰胺、环孢素等。硫唑嘌呤：1～3mg/（kg·d），分 2～3 次口服。环磷酰胺：500～750mg/m²，静脉滴注，每月一次，连续 3～6 个月，或 200～400mg，每周 2 次静脉滴注，总量 2～3g 为 1 个疗程。环孢素：3～6mg/（kg·d），分 2～3 次日服。以上免疫抑制剂使用过程中，均需随访肝肾功能、血常规等。

5. **神经营养**　神经营养治疗可应用 B 族维生素，包括维生素 B_1、维生素 B_{12}、维生素 B_6、甲钴胺等。

6. **对症治疗**　有神经痛者，可应用卡马西平、阿米替林、曲马多、加巴喷丁、普瑞巴林等。

7. **康复治疗**　病情稳定后，早期进行正规的神经功能康复锻炼，以预防失用性肌萎缩和关节挛缩。

【预后与转归】

约 10% 的 CIDP 患者因各种并发症死于发病后 2～19 年，完全恢复者仅占 4%。神经系统症状较轻，能正常生活工作的病例约占 60%，不能正常工作及生活者占 8%，卧床不起或需依靠轮椅者占 18%。

【调摄与护理】

1.慎防湿邪侵袭，涉水淋雨、居处湿地等。

2.饮食宜富有营养，易于消化。

3.加强身体锻炼，增强身体抵抗能力，使体质强健，脏气充盛，则不易为外邪侵袭。

4.积极配合功能锻炼，加强肢体活动，防止或延缓肌肉萎缩和关节挛缩。

5.对于卧床不能行动的患者，应帮助起、卧、翻身，防止发生褥疮。帮助患者被动活动，以减少关节的强直挛缩。肢体和脊柱应尽可能置于功能位置。

【食疗方】

1.**麦薏土茯苓粥** 大麦米（去皮）60g，薏苡仁60g，土茯苓90g，同煎为粥，煮熟后去土茯苓常服，用于湿热浸淫证。

2.**枸杞粥** 取枸杞子30g，加水及大米适量，煮粥。连续食用。适用于肝肾亏虚者。

3.**山药茯苓包子** 取山药、茯苓各100g，加水捣成糊状，再加适量面粉，揉匀包馅，上笼蒸熟即可。适用于脾胃虚弱者。

【医家经验】

（一）况时祥经验

1.**针对基本病机，通阳除湿** CIDP属于中医痿病范畴，痿病病机包括脏腑虚损、气血津液失常、邪实痹阻、经络不通等方面。通过病例总结分析，况时祥等发现，CIDP在发病上除具有痿病的一般特征外，又有自身的特点。具体言之，该病系由于人体正气虚乏，卫外不固，以致湿浊之邪，浸淫肌腠，阻滞脉络，导致阳气不布，气血运行不畅，肢体肌肉筋脉失养而成。

发病之初，病邪外侵，阳气郁阻；随后病邪深入，内侵脏腑，或郁滞肺气，令肺失宣发，阳气不能借肺的宣发功能布达四肢百骸；或伤损脾胃，致脾气受损，一则阳气、阴精化生不足，四肢肌肉筋脉失于温养；二则脾运失健，湿浊毒邪内生，进一步损伤四肢筋脉肌肉。病情发展至后期，五脏之伤，穷必归肾，肾气受损，肾阳虚乏，无以温养四末，而肾阳虚衰，无以温化水湿，又导致水湿浊毒内生，并流窜四末，损伤肌肉筋脉。

故此，尽管不同CIDP患者临床特征可能各有不同，在疾病不同阶段，病机变化亦各有差异，但在疾病发生发展的不同阶段，都存在湿毒郁滞、阳气不运这一基本病理特征。而温通阳气，除湿泄毒，令气血畅达以滋养四肢肌腠，就应成为必需的治疗环节之一。临床上，在针对患者不同阶段主要矛盾进行辨证施治的同时，还应兼顾疾病的基本病机处方用药，常可配用附子、桂枝、细辛、土茯苓等温阳、解毒、除湿之品，如再配合针灸、火罐、中药局部热敷等法治疗，则疗效更佳。

2. 注重分期论治，突出重点　CIDP 病情顽固，治疗周期长。根据其病情变化特点，可将疾病发展分为早、中、晚三个阶段，结合疾病不同阶段的病机重点，抓住主要矛盾，进行针对性处治，才能够达到预期疗效。

该病早期，正气不固，病邪浸淫，肺脾气虚，阳气不布，肌肉筋脉失于温养，治疗重点在于宣肺透邪，温振阳气，可用《古今录验》续命汤为基础，兼配黄芪、党参等益气扶正之品。

病程半年以上者，为病情已进入中期阶段，突出表现为脾气亏虚为主，脾胃虚损，健运无权，不唯气血精微化生不足，肌肉筋脉失养失用更为重笃，而且湿毒内生，浸淫肌腠，加重其损伤。治疗重点在于补脾益损，兼化湿毒，可用补中益气汤合麻黄细辛附子汤，加土茯苓、苍术、薏苡仁等。

如病情迁延不愈，病程达到两年以上者，是为晚期。此期患者肾阳虚衰，元阳温运敷布无权，筋脉肌肉受累更为沉重顽固。治疗重点在于温扶肾阳，兼益气养血、除湿解毒，可用金匮肾气丸为基础，加仙灵脾、补骨脂、锁阳、黄芪、鸡血藤、土茯苓等，其中宜重用扶阳药物，如制附子可用至 30 ～ 45g（先煎 1 小时以上），仙灵脾、补骨脂、锁阳均宜用至 20g，其效始彰。

3. 应用特色药物，缓解症状　经观察发现，在辨证治疗基础上，配用马钱子及大剂量鸡血藤对患者四肢无力症状有较明显的改善作用。下肢无力明显者，可加用杜仲、川续断、狗脊等；对肢体麻木突出者，配合鸡血藤、鹿衔草、豨莶草、白花蛇等疗效较好；病程稍长而出现肌肉萎缩者，配合黄芪、当归、鸡血藤，对减轻肌肉萎缩有一定效果；伴有吞咽障碍、声音嘶哑者，用马钱子也有一定改善症状作用。此外，对肢体麻木无力，同时伴有畏寒肢冷、精神倦怠等症者，并用大剂量附片、桂枝、仙灵脾，常有较好的对症治疗效应。

（二）赵凰宏经验

1. CIDP 的发生发展与脾肾关系密切　CIDP 的发生发展，存在脾胃失健—骨肉乏源—肾精不足—正气亏虚—邪毒侵髓—伤筋削骨—肢体萎而不用的疾病进展模式。

脾胃位居中焦，是痿病之根源。《素问·太阴阳明论》就有"脾病而四肢不用"的详细论述。而病邪传变，肾元受损，邪毒侵髓，会导致脾肾同病。

2. 湿、热、痰、瘀等病理产物以"毒邪"形式继发和加速 CIDP 的发展　脾肾不足，正气亏虚，邪毒外侵，致使脾失健运加重，化生湿热；或熏蒸中焦，炼液为痰；或灼伤脉络，血枯瘀滞，最终致使脏腑功能紊乱，气血阴阳失调，以"湿、热、痰、瘀"为主要病理产物，从而导致内生毒邪。临床上常以瘀为主要表现，四者往往相互交杂，继发和加速病情。

3. CIDP论治要以脾肾为主　临床辨证论治的常用治法方药有：①补脾益气法，多选用补中益气汤，重用、活用黄芪、人参、白术、炙甘草；②健脾利湿法，多以参苓白术散加减治疗；③益肾填髓法，多选用龟鹿二仙胶；④补脾强肾法，可参考桂附理中汤、虎潜丸等加减应用；⑤益气活血法，采用补阳还五汤加味治疗；等等。

【医家医案】

（一）张天文医案

唐某，男，34岁。

患者因"四肢麻木无力，走路不稳8个月"于2014年6月26日来诊。

2013年盛夏，患者不明原因出现双下肢无力、双足麻木，并逐渐加重。经市某院诊为"吉兰–巴雷综合征"，予激素及免疫球蛋白治疗，效果不显。后四处寻医，经中西医多方治疗无果。至2013年底，四肢麻木部位已由远端进展到肘膝关节处，行走也越发困难，且双手出现不自主抖动，不能用筷子，不能顺利书写。再次住入某三甲医院，诊为"慢性炎症性脱髓鞘性多发性神经病"。出院后，经人介绍来诊。症见：精神萎靡，面黄形盛，身沉困重，四肢无力，右下肢明显，勉强可独立行走，步履艰难，不能上楼梯，四肢肘膝关节以下麻木，双手颤抖，不能持箸，寐安，纳可，心烦躁热，身热不扬，口干不欲饮，大便黏腻。舌红苔黄白厚，脉滑数。

中医诊为湿热浸淫，风动络阻之痿病。治以清热利湿，祛风通络。

取穴：百会、正营、曲池、合谷、足三里、阴陵泉、八邪、八风、丰隆、三阴交、气海。

针法：百会交叉透向左右正营，行头针法。丰隆、阴陵泉直刺，用泻法。足三里、三阴交、气海直刺，用补法。曲池、合谷直刺，平补平泻。八邪、八风斜向掌内刺，用泻法。

每周治疗5次，针灸2个月后，手足麻木感基本消失。经治疗10个月后，步履有力，可行十余里，双手震颤消失，持物如常，基本痊愈。

按语：本病属于中医"痿病"范畴，因其多发于长夏湿热鼎盛之时，又可细归为"湿热痿"。病机为脾虚湿盛，脾虚为本，湿热为标。病变初期，多以标实为主，后期多以本虚为主。本案虽患病 8 月余，但症见四肢麻木，身沉困重，身热不扬，口干不欲饮，大便黏腻，舌红苔黄白厚，脉滑数等湿热壅盛之象，仍属标实为主。双手颤抖，盖因湿热蕴积，日久伤阴而生风。故用曲池、合谷、阴陵泉、八邪、八风、丰隆诸穴清热利湿，祛风通络；取百会、足三里、气海三穴，健脾益气。其中丰隆、阴陵泉为本病主穴，两穴为胃、脾表里经之要穴，合用可健脾和胃，利湿祛浊。八邪、八风有清热祛风通络之功。上肢配阳明经之曲池、合谷；下肢配太阴经之阴陵泉、三阴交，使清热利湿，通利筋脉之力更宏。再以足三里建中州；百会、气海益气而固本，以防湿邪之反复。再以头针疗法升举气机，通络祛麻。上下相配，远近相合，使邪去正复。

（二）况时祥医案

赵某，男，14 岁。

患者因"双下肢乏力 3 月，复发 10 天"于 2011 年 3 月 11 日入院。3 个月前，于腹泻后出现双下肢无力、行走困难，伴吞咽呛咳，就诊于某省级医院，脑脊液检查：蛋白 1.4g/L，细胞数 0，糖和氯化物正常；肌电图：上下肢呈周围神经源性损害表现。诊断为"慢性吉兰巴雷综合征"，予丙种球蛋白、强的松等治疗月余，病情有所改善，能在搀扶下行走。出院后继续服药及配合针灸治疗，并逐步减至停用激素。10 天前又因腹泻而双下肢无力加重，到我院就诊。入院症见：双下肢麻木无力，行走费力，进食稍有呛咳，神疲气短，纳差，舌淡、苔白，脉沉缓。神经系统检查：咽反射迟钝，双下肢近端肌力Ⅱ级，远端肌力Ⅲ级，双下肢肌张力偏低，腱反射迟钝，远端呈袜套样痛觉减退。

中医诊断为脾肾阳虚，湿毒浸淫之痿病。

治疗：①中药健脾温肾、化湿解毒之剂内服。药用：黄芪、附子（先煎 1 小时）各 30g，党参、仙灵脾、土茯苓各 15g，山药 20g，陈皮、菟丝子各 9g，白术、当归、干姜各 10g，鸡血藤 45g，麻黄 5g。每日 1 剂，水煎服。另：马钱子胶囊（0.2g/ 粒）2 粒 / 次，早晚各 1 次；②黄芪注射液 40mL、参附注射液 30mL，分别经适量液体稀释后静点，日 1 次；③针刺治疗：选穴双肝俞、脾俞、肾俞、肺俞、血海、三阴交等，每日 1 次；④参附注射液，双足三里、阳陵泉穴位注射，每穴 0.5mL，每日 1 次，10 天为 1 个疗程。

3 个疗程后，双下肢无力显著减轻，能在家人搀扶下行走，麻木、进食呛咳等症基本消失，精神、纳食转佳。查体：双下肢近远端肌力均接近Ⅳ级，咽反射较前灵敏，袜套样痛觉减退消失。遂出院并继续服中药治疗，药用：黄芪 30g，党参、茯苓、仙灵脾、土茯苓各 15g，白术、当归、锁阳各 10g，陈皮 9g，鸡血藤 45g。每日 1 剂，水煎服。

以上方加减，调治半年，临床症状完全消失，查体：下肢肌力、肌张力、腱反射均基本恢复正常，行走如常人，重新返校学习，达临床治愈。

按语： 外邪伤于脾胃，病邪深入，累及于肾，日久脾肾阳虚，无以温化水湿，致水湿浊毒内生并流窜四末，损伤肌肉筋脉，故见痿病缠绵反复。治以温阳、除湿、泄毒，针药并用。

（三）辛随成医案

患儿，女，6岁。

患者于2015年10月1日以"反复四肢无力3年，加重2天"就诊。2012年8月23日，患儿无明显诱因出现左下肢力弱，跛行，未予重视。8月29日患儿不愿行走，喜抱。8月30日患儿双下肢均无力，左下肢较严重，偶可行走，易摔倒，双手持物无力，就诊于当地医院，未予明确诊治。后患儿四肢无力逐渐加重，不能行走，不能翻身，双上肢不能上抬。9月6日就诊于北京儿童医院，查肌电图提示周围神经受损，脊髓磁共振成像提示C7双侧脊髓前角对称性点状稍长T2信号，脑脊液提示蛋白694.93 mg/L，余均正常，考虑为"脊髓神经根炎"。入院前3天，给予丙种球蛋白治疗，总量为10g静点，患儿四肢无力较前明显好转。症状维持2个月，后四肢无力多次复发，经301医院确诊为CIDP，给予丙种球蛋白、醋酸泼尼松、环磷酰胺、激素等药物治疗后，四肢无力缓解。据患儿父亲记录，患病3年间，患儿四肢无力反复发作30余次，平均每1个多月即复发1次，西医治疗可一定程度改善症状，但未能较好地控制复发。

诊时症见：身体瘦小，搀扶行走，双下肢无力，抓握无力，纳眠可，二便正常，舌淡红，苔薄白，中间白厚，脉细数。查体：四肢肌张力正常，双上肢肌力Ⅳ-级，双下肢肌力Ⅲ+级，双侧肱二、三头肌腱反射减弱，双侧膝、跟腱反射减弱，双侧Babinski征阴性。

中医诊断为气阴两虚型痿病。中药治疗：方用黄芪桂枝五物汤为基础方，随证加减。

方药组成：生黄芪60g，桂枝10g，白芍15g，当归15g，生白术20g，葛根10g，桑枝6g，淫羊藿6g，阳起石6g，紫河车粉3g，生地黄20g，生甘草15g。1剂/日，水煎服，分早晚2次温服。10剂为1个疗程，每个疗程间隔2天。

针刺治疗：取督脉（大椎、至阳、筋缩、腰阳关、命门）、膀胱经（风池、委中、委阳、承山）及手足阳明经腧穴（臂臑、手三里、髀关、伏兔、梁丘、足三里）。急性发作期以手足阳明经穴为主，缓解期以督脉、膀胱经腧穴为主。

治疗1个月后，即可自行走路、跑跳、蹲起、站立自如，查：双上肢肌力Ⅴ级，双下肢肌力Ⅴ级，肱二、三头肌腱反射正常，膝、踝反射正常，日常生活能力完全正常。坚持治疗 3 个月，期间未见复发，体重增加 3kg。随访至 2017 年 2 月，未复发。

按语： 患儿在过去 3 年，四肢无力反复发作 30 余次，身体瘦小，病程较长，病情反复，久则耗伤气血阴阳，长期使用激素及免疫疗法，损伤自身正气，故以扶正祛邪、补益脾胃肝肾、温经通阳为治疗大法。黄芪桂枝五物汤出自《金匮要略》，具有通、调、温、补等作用。配当归补血养肝行滞；白术益气健脾，益卫固表；葛根解诸痹，升脾胃清阳；桑枝利关节，养津液；淫羊藿、阳起石、紫河车补肾助阳，养血益精；生地黄清热凉血，养阴生津；生甘草和中益气，清热解毒。诸药合用，益气养血和营，补脾益肾生精。

针刺治疗取手足阳明经、足太阳经、督脉经穴为主。以手足阳明经多气多血，主润宗筋，且脾胃为后天之本，气血化生之源，既能疏利经气，又可柔润宗筋。足太阳膀胱经为一身之樊篱，卫外御邪。督脉为阳脉之海，总督一身之阳气，"阳者，卫外而为固也。"（《素问·生气通天论》）

在疾病急性发作期，患者多有面红、身热、大汗、口渴等阳明诸症；恢复期多有乏力、筋肉痿软、舌红、脉细数等气阴两虚又以气虚为主的症状。故针刺取穴分阶段进行，急性期以手足阳明经穴为主，恢复期以督脉、膀胱经穴为主。

（四）刘建武医案

宋某，女，33 岁。

患者因双下肢麻木无力反复发作 1 年余来诊。1 年前在上海工作期间，发现对称性自下肢远端进行性无力，伴双下肢麻木，严重时不能行走。求治于上海某大医院，行脑脊液、电生理检查及腓肠神经活检后，诊断为"慢性格林巴利综合征"，经甲基强的松龙和地塞米松等治疗后，症状逐渐改善，可自行缓慢行走。数月后，患者自觉双下肢再次出现进行性无力麻木并逐渐发展至腰部，行动不能，遂又行激素治疗，症状改善缓慢，且反复发作。曾多次求助于西药、中药、理疗等多种疗法，均未有明显改善。2011 年 6 月 10 日来我科求治。症见：慢性病容，倦怠懒言，行走不能，由父母搀扶来诊，需扶桌缘方能短时间站立，腰以下肢体麻木无力，怕冷，纳可，睡眠一般，大小便正常，月经量少色淡，舌质淡苔薄白，脉沉细。神经系统检查：双上肢肌力及肌张力正常，双下肢肌力 2+ 级，肌张力减退，无肌肉萎缩，膝跳反射减低，跟腱反射减低，腓肠肌压痛（+），病理征未引出。

中医诊断：痿病，为脾胃亏虚，久病及肾，精微不运，经筋失养所致。治以扶脾益胃，补肾固本，疏经养筋。

针刺方法：选取脾俞、胃俞、肾俞、腰阳关、大肠俞、上髎、环跳穴，施呼吸补法。环跳穴直刺深刺，以有触电感放射至下肢为佳。选取阴陵泉、阳陵泉、足三里、承山、悬钟、涌泉穴施捻转补法，留针30分钟，每10分钟行针一次。每日针刺治疗一次，10天为一个疗程。

热敏灸疗法：在脾俞、胃俞、腰阳关、肾俞、足三里、涌泉等穴位附近寻找热敏点，点燃两支热敏艾条，在以上述穴位为中心、3cm为半径的范围，距离皮肤3cm左右，分别进行回旋灸、雀啄灸、往返灸、温和灸。当患者感觉某穴位出现透热、扩热、传热、局部不热（或微热）远部热、表面不热（或微热）深部热或其他非热感觉（如酸、胀、压、重等），此即所谓的热敏点。每日选2个热敏点施灸，灸至灸性感传消失为度。

中药治疗：以补中益气汤加减（人参10g，炙黄芪30g，白术10g，当归10g，升麻10g，柴胡10g，陈皮10g，杜仲10g，怀牛膝10g，锁阳10g，炙甘草6g），水煎服，日1剂，10天为一个疗程。

患者经针灸和中药治疗1个疗程后，精神好转，气色改善，腰以下肢体麻木减轻，可扶墙行走，站立时间延长。治疗2个疗程后，患者精神状况良好，下肢麻木明显减轻，可独自行走，但步履蹒跚。嘱继续治疗，并配合下肢功能锻炼。治疗3个疗程后，腰以下肢体麻木消失，正常步态，双下肢肌力5⁻级，肌张力正常，膝跳反射、跟腱反射均正常，腓肠肌压痛（－）。患者因工作需要赴沪，遂停止针灸治疗。嘱患者带中药10剂继续服用，以巩固疗效。定期随访，至今未复发。

按语：患者主要以进行性双下肢麻木无力，行动不能，怕冷为主症，为脾胃亏虚，精微不运，久病及肾，宗筋失养，足痿不用。针刺脾俞、胃俞、肾俞，补先后天之本，使气血津液生化有源，以濡养四肢百骸。腰阳关为督脉的穴位，督脉为阳脉之海而总督诸阳经，配大肠俞、上髎、环跳、承山穴以温补肾阳，疏经通络，通利腰膝。阳陵泉为筋会，悬钟为髓会，二穴强筋健骨，壮骨生髓。足三里、阴陵泉为足阳明胃经和足太阴脾经之合穴，以健运脾胃，补益气血，配脾俞、胃俞以培补后天之本。涌泉者，肾经之气如源泉之水源于足下，涌出灌溉周身四肢各处。故补涌泉可使先天之本、肾经之气绵绵不绝，四肢百骸得以濡养。诸穴共奏补益气血、通经活络之功，固先天补后天，使经脉得通，宗筋得养。配合热敏灸激发经气，气至病所，以提高针灸疗效。配合内服补中益气汤健脾益气，升阳举陷，加杜仲、怀牛膝强腰壮骨，锁阳温肾益精。针、灸、药三管齐下，标本兼治，调和脾胃，温经通络，水谷精微得以运化，气血津液生化有源，则肢体得以濡养，足可任地，则足痿废用之证可愈。

参考文献

[1] 吴江，贾建平.神经病学 [M].3 版.北京：人民卫生出版社，2015：148-149.

[2] 贾建平，苏川.神经病学 [M].8 版.北京：人民卫生出版社，2018：404-405.

[3] 王永炎，严世芸.实用中医内科学 [M].2 版.上海：上海科学技术出版社，2009：604-611.

[4] 邱茂良.中国针灸治疗学 [M].2 版.南京：江苏科学技术出版社，2009：390-397.

[5] 陈金亮，杨晓黎，胡军勇.中西医结合治疗慢性炎性脱髓鞘性多发性神经病 58 例 [J].中国中医药现代远程教育，2015，13（17）：71-73.

[6] 吕传真，周良辅.实用神经病学 [M].4 版.上海：上海科学技术出版社，2014：936-937.

[7] 张天文.针髓：张天文临床针灸经验集 [M].北京：中国中医药出版社，2018：212-214.

[8] 况时祥，刘琛.论中西医结合治疗慢性吉兰巴雷综合征 [J].山西中医，2015，31（6）：1-3.

[9] 赵凰宏，韩冠先，关东升，等.从脾肾入手论治慢性炎性脱髓鞘性多发性神经根神经病 [J].辽宁中医杂志，2018，45（2）：275-277.

[10] 刘梅花，郑绍琴，刘建武.针灸配合中药治疗慢性格林巴利综合征 1 例 [J].江西中医药，2012，43（4）：57-58.

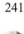

下篇 各论·慢性炎性脱髓鞘性多发性神经根神经病

重症肌无力

重症肌无力是一种神经肌肉接头传递障碍的获得性自身免疫性疾病，病变部位在神经肌肉接头的突触后膜，该膜上的乙酰胆碱受体（AChR）受到损害后，受体数目减少。临床表现为骨骼肌极易疲劳，活动后症状加重，休息和应用胆碱酯酶抑制剂治疗后，症状明显减轻。如眼肌、咀嚼肌、咽喉肌、肋间肌、四肢肌等受累，出现眼睑下垂、咀嚼吞咽无力、呼吸困难、四肢无力等。

发病率为 8/10 万～20/10 万，各年龄组均可发病，20～60 岁常见。在 40 岁之前，女性发病率高于男性；40～50 岁，男女发病率相当；50 岁之后，男性发病率略高于女性。

重症肌无力总体属于中医"痿病"范畴。根据其不同的临床表现，又可归属于不同的病症，如眼睑无力下垂属"睑废"；复视属"视歧"；抬头无力属"头倾"；四肢痿软无力属"痿病"；呼吸困难，如肌无力危象，则属"大气下陷"；等等。

【病因病机病理】

（一）中医

本病大多数起病缓慢，病位在肌肉，涉及脏腑以脾虚为主，与肺、肝、肾相关。病性多为虚，少数为虚中夹实。初起多以脾胃虚损为主，日久可见肺脾气虚、脾肾阳虚、肝肾阴虚。

脾为气血生化之源，五脏六腑、四肢百骸都赖脾运化之水谷精微濡养；且脾主四肢、肌肉，眼睑在五轮学说中为"肉轮"，也属于脾土。本病病位在肌肉，往往以眼睑无力为首发症状，常见四肢痿软无力，故与脾脏功能失调导致的气血亏损关系最为密切。

肺主气司呼吸，脾气升清，上输于肺，清气和水谷精气结为宗气，出于肺，呼则出，吸则入，使呼吸调匀通畅。肺气虚则声低息微，宗气不足则呼吸困难。《医学衷中参西录》曰："胸中大气下陷，气短不足以息，或努力呼吸，有似乎喘，或气息将停，危在顷刻。"其描述与重症肌无力累及呼吸肌的危重症状相似。

肝藏血，主筋。精血充盛，则筋骨坚强，活动正常。若久病体虚，伤及肝肾，阴精亏损，不能荣养筋肉，则致瘫软无力。肝之精血循经上注于目，肝血不足则视物不清，血虚风动则双目斜视。

肾藏精，主一身之阴阳。五脏六腑之阴，非肾阴不能滋养；五脏六腑之阳，非肾阳不能温煦。其对全身各脏腑组织起着滋养和濡润作用。久病累及肾脏，则见诸脏腑虚衰之征。肾又主纳气，肾气虚衰，摄纳无权，气浮于上，则会出现呼吸表浅，或呼多吸少，动则气喘等。肾脉循喉咙，挟舌本，又与发音、吞咽功能相关。

总之，重症肌无力以脾虚为基本病机，或见脾肾阳虚、肝肾阴虚、气阴两虚、气血衰少，甚则大气下陷；虚中可兼夹实邪，如痰浊、瘀血等。

（二）西医

重症肌无力与自身免疫功能障碍有关，即神经肌肉接头的突触后膜乙酰胆碱受体被自身抗体攻击而引起的自身免疫性疾病。

本病主要为体液免疫介导的疾病，其发病机制：在补体参与下，体内产生的AChR抗体与突触后膜的AChR产生免疫应答，使AChR受到破坏，以致不能产生足够的终板电位，突触后膜传递障碍而产生肌无力。此外，有人也发现，细胞免疫在重症肌无力的发病中也起一定的作用，即患者周围血中辅助性T细胞增多，抑制性T细胞减少，造成B细胞活性增强而产生过量抗体。

但是，引起重症肌无力免疫应答的始动环节仍不清楚。由于几乎所有的重症肌无力患者都有胸腺异常，故推断诱发免疫反应的起始部位在胸腺。胸腺是一个免疫器官，是T细胞成熟的场所，T细胞可介导免疫耐受，以免发生自身免疫反应，而增生的胸腺中的B细胞可产生AChR抗体。胸腺的B细胞产生的AChR抗体随淋巴系统循环，流出胸腺进入体循环，到达神经肌肉接头突触后膜，与AChR产生抗原抗体反应。AChR抗体的IgG也可由周围淋巴器官和骨髓产生。另外，家族性重症肌无力的发现以及其与人类白细胞抗原（HLA）的密切关系，提示重症肌无力的发病与遗传因素有关。

80%的患者胸腺重量增加，淋巴滤泡增生，生发中心增多；10%～20%合并胸腺瘤。神经-肌肉接头突触间隙加宽，突触后膜皱褶变浅并且数量减少，免疫电镜可见突触后膜崩解，其上AChR明显减少并且可见IgG-C3-AChR结合的免疫复合物沉积等。肌纤维本身变化不明显，有时可见肌纤维凝固、坏死、肿胀，少数患者肌纤维和小血管周围可见淋巴细胞浸润，称为"淋巴溢"。慢性病变可见肌萎缩。

【临床表现】

1. 发病年龄　任何年龄组均可发病，但有两个发病年龄高峰，即 20 ～ 40 岁和 40 ～ 60 岁，前者女性多于男性，后者男性多见。10 岁以下发病仅占 10%。年龄大者易伴有胸腺瘤。

2. 起病方式及病程　大多数为隐袭发病，呈进展性或缓解与复发交替性发展，部分严重者呈持续性。偶有亚急性起病，进展较快。部分患者发病后 2 ～ 3 年可自然缓解。仅表现为眼外肌麻痹者，可持续 3 年左右，且多数不发展至全身肌肉。病程长短不一，可数月、数年，甚至数十年。

3. 肌无力分布特点　全身骨骼肌均可受累，但在发病早期，可单独出现眼外肌无力、咽部肌肉无力或肢体肌无力。颅神经支配的肌肉较脊神经支配的肌肉更易受累。常从一组肌群无力开始，逐步累及到其他肌群，直到全身骨骼肌。

4. 肌无力特点　骨骼肌易疲劳或肌无力呈波动性。大多数表现为持续肌肉收缩后出现肌无力甚至瘫痪，休息后症状减轻或缓解。多数患者晨起肌无力症状较轻，下午或傍晚明显加重，称为"晨轻暮重"现象。首发症状常为一侧或双侧眼外肌麻痹，如上睑下垂、斜视和复视。重者眼球运动明显受限，甚至眼球固定。若累及面部肌肉和口咽肌，则出现表情淡漠、苦笑面容；连续咀嚼无力、进食时间长；说话带鼻音、饮水呛咳、吞咽困难。若胸锁乳突肌和斜方肌受累，则颈软、抬头困难、转颈、耸肩无力。四肢肌肉受累以近端为重，表现为抬臂、梳头、上楼梯困难。呼吸肌受累出现呼吸困难者，为重症肌无力危象，是本病直接致死的原因。

5. 重症肌无力危象　重症肌无力危象指呼吸肌受累时，出现咳嗽无力甚至呼吸困难，需用呼吸机辅助通气，是致死的主要原因。口咽肌无力和呼吸肌乏力者易发生危象，诱发因素包括呼吸道感染、手术（包括胸腺切除术）、精神紧张、全身疾病等。心肌偶可受累，可引起突然死亡。大约 10% 的重症肌无力患者出现危象。

6. 临床分型　依骨骼肌受累的范围和病情的严重程度，采用 Osserman 分型法，成年型重症肌无力可分为以下 5 个类型：

Ⅰ型：即单纯眼肌型，占 15% ～ 20%。病变始终仅限于眼外肌，表现为上睑下垂和复视。

ⅡA型：即轻度全身型，占 30%。四肢肌群轻度受累，伴或不伴眼外肌受累，通常无咀嚼、吞咽和构音障碍，生活能自理。病情进展缓慢，且较轻，无危象出现，对药物治疗有效。

ⅡB型：即中度全身型，占25%。四肢肌群中度受累，伴或不伴眼外肌受累，通常有咀嚼、吞咽和构音障碍，生活自理困难。无危象出现，对药物治疗欠佳。

Ⅲ型：重度激进型，占15%。起病急、进展快，发病数周或数月内累及咽喉肌；半年内累及呼吸肌，伴重症肌无力危象，需做气管切开，死亡率高。

Ⅳ型：迟发重度型，占10%。隐袭起病，缓慢进展。2年内逐渐进展，由Ⅰ、ⅡA、ⅡB型进展而来，累及呼吸肌。症状同Ⅲ型，常合并胸腺瘤，死亡率高。

Ⅴ型：肌萎缩型，起病半年内可出现骨骼肌萎缩、无力。

【辅助检查】

1. 疲劳试验 疲劳试验一般用于病情不严重，尤其是症状不明显者。具体有以下几种：嘱患者用力眨眼30次后，眼裂明显变小；两臂持续平举后出现上臂下垂，休息后恢复，则为阳性；起蹲10～20次后，则不能再继续进行。

2. 新斯的明试验 成人一次性肌肉注射甲基硫酸新斯的明1.5mg，10～20分钟后，症状明显减轻者为阳性。为防止新斯的明的副作用，一般同时注射阿托品0.5mg。

3. 重复神经电刺激（RNES）检查 重复神经电刺激（RNES）检查的典型改变为低频（2～5Hz）和高频（＞10Hz）重复刺激尺神经、面神经和副神经等运动神经时，若出现动作电位波幅的递减，且低频刺激递减程度在10%～15%以上，高频刺激递减程度在30%以上，则为阳性，即可支持本病诊断。

4. 单纤维肌电图（SFEMG） SFEMG是使用特殊的单纤维针电极，测量并判断同一运动单位内的肌纤维产生动作电位的时间是否延长，从而反映神经肌肉接头处的功能。重症肌无力者表现为颤抖（jitter）增宽和（或）阻滞（block）。SFEMG不受胆碱酯酶抑制剂影响，主要用于眼肌型重症肌无力或临床怀疑重症肌无力但RNES未见异常的患者。

5. AChR抗体滴度测定 50%～60%的单纯眼肌型重症肌无力患者和85%～90%的全身型重症肌无力患者，血中可检测到AChR抗体。结合肌无力病史，如抗体检测结果阳性，则可以确立重症肌无力诊断。如检测结果为阴性，不能排除诊断。

6. 胸腺CT、MRI或X线断层扫描检查 以上检查主要是了解是否有胸腺增生、肥大或肿瘤。

【诊断】

根据病变所累及的骨骼肌无力呈波动性和晨轻暮重特点，肌疲劳试验阳性，应考虑本病的可能；若具备新斯的明试验阳性和（或）神经电生理学特征（重复神经电刺激提示波幅呈递减现象；SFEMG 测定的"颤抖"增宽、伴或不伴有阻滞）可临床诊断本病；有条件的可检测血清 AChR 抗体，有助于进一步明确诊断。

【鉴别诊断】

1. 多发性肌炎 多发性肌炎表现为四肢近端肌无力，多伴有肌肉压痛，无晨轻暮重的波动现象，病情逐渐进展，血清肌酶明显增高。新斯的明试验阴性，抗胆碱酯酶药治疗无效。

2. 周期性瘫痪 周期性瘫痪有家族史或反复发作史；四肢肌张力低，呈弛缓性瘫痪，腱反射低下；多数患者血钾低，补钾治疗后症状很快改善；抗胆碱酯酶药物治疗无效；肌电图无改变。

3. 肌无力综合征 肌无力综合征主要由恶性肿瘤引起，男性多于女性，约 2/3 伴发癌症，尤其是燕麦细胞型支气管肺癌。以下肢近端肌无力为主，疲劳试验可见休息后肌力减退，短暂用力后增强，持续收缩后又呈病态疲劳。新斯的明试验可阳性，电刺激试验可见低频使动作电位下降，高频使动作电位升高。血清 AChR 抗体阴性。

4. 肌营养不良症 多隐匿起病，症状无波动，病情逐渐加重，肌萎缩明显，血肌酶明显升高，新斯的明试验阴性，抗胆碱酯酶药治疗无效。

【中医治疗】

（一）辨证论治

1. 脾气虚弱

主症：眼睑下垂，视物成双，朝轻暮重，少气懒言，肢软无力，或咀嚼无力，吞咽困难，便溏。舌淡，舌胖大有齿痕，苔薄白，脉细弱。主要见于重症肌无力初期。

治法：益气升阳。

主方：补中益气汤加减。

基本处方：生黄芪 30 ～ 100g，人参 10g，炒白术 15g，茯苓 15g，山药 20g，枳实 15g，升麻 3g，柴胡 3g，葛根 15g，陈皮 10g，炙甘草 10g。

加减：复视明显加菊花 10g，白蒺藜 10g，枸杞子 10g，补肾明目；有痰加半夏 10g，桔梗 10g；便溏加薏米 20g，苍术 10g；纳差加炒麦芽 15g，鸡内金 10g，焦山楂 10g。

2. 脾肾阳虚

主症：全身无力，眼睑下垂，常伴复视。口齿不清，言语不利，饮食呛咳，咀嚼无力，少气微言，活动后气短加重，畏寒肢冷，腰膝酸软，夜尿频，便溏。舌体胖，舌质淡，苔白或薄白，脉沉细无力。主要见于重症肌无力病久者。

治法：温补脾肾。

主方：补中益气汤合右归饮加减。

基本处方：生黄芪 30～100g，人参 10g，炒白术 15g，茯苓 15g，陈皮 10g，山药 20g，升麻 3g，熟地黄 30g，枸杞子 15g，菟丝子 15g，杜仲 15g，制附子 10g（先煎），肉桂 5g（后下），仙灵脾 15g，淫羊藿 15g，炙甘草 10g。

加减：面暗唇青，舌暗红脉细涩，加三七 5g，当归 10g；失眠多梦，加夜交藤 20g，灵芝 15g。

3. 气阴两虚

主症：全身无力，眼睑下垂，吞咽困难，咀嚼无力，五心烦热，腰膝酸软，气短懒言，咽干口燥，心悸少寐，自汗盗汗，纳呆食少。舌质红、少苔，脉沉细微数。多见于长期服用激素者。

治法：益气养阴。

主方：黄芪生脉散合二至丸加减。

基本处方：生黄芪 30～100g，人参 10g，麦冬 15g，五味子 10g，女贞子 15g，旱莲草 15g，生白术 15g，茯苓 15g，生山药 15g，山茱萸 15g，枸杞子 15g，地骨皮 15g，玄参 10g，葛根 20g，炙甘草 10g。

加减：便干加生地黄 15g，白芍 15g；低热加青蒿 10g，银柴胡 10g。

4. 气血亏虚

主症：全身无力，呼吸困难，面色无华，伴声音嘶哑，气短懒言，心悸少寐，食少便溏。舌质淡、苔薄白，脉细弱。多见于全身型。

治法：补益气血。

主方：黄芪八珍汤加减。

基本处方：生黄芪 30～100g，人参 10g，白术 15g，茯苓 15g，熟地黄 15g，当归 15g，白芍 15g，川芎 10g，炙甘草 10g。

加减：见形寒肢冷等阳虚症状，加桂枝 10g，干姜 5g；血虚较甚，面白无华，加阿胶 10g（烊化），紫河车 3g（研末）；心悸怔忡、不寐，加柏子仁 10g，夜交藤 15g，龙眼肉 20g。

5. 气虚痰阻

主症：声音嘶哑，咀嚼、吞咽困难或呼吸困难，胸闷痰多，伴头昏重，神疲肢软，全身酸困，纳呆食少，大便稀溏。舌淡胖嫩、舌苔厚腻，脉濡或滑。

治法：益气化痰。

主方：黄芪六君子汤加减。

基本处方：生黄芪 30～100g，人参 10g，白术 15g，茯苓 15g，陈皮 10g，法半夏 10g，枳壳 10g，炙甘草 10g。

加减：痰黄加浙贝母 10g，瓜蒌 20g，黄芩 10g，鱼腥草 20g；咳嗽加桔梗 10g，紫菀 10g，款冬花 10g。

6. 气虚血瘀

主症：四肢痿软无力，吞咽困难，饮水呛咳，目睛转动不灵、复视严重，口唇青紫，伴头昏闷痛，语言謇涩，纳呆食少，大便稀溏。舌紫黯，脉细涩。

治法：益气活血。

主方：补阳还五汤加减。

基本处方：生黄芪 30～100g，白术 15g，防风 10g，桃仁 10g，红花 10g，当归 15g，赤芍 15g，川芎 10g，炙甘草 10g。

加减：气虚重，重用黄芪，加人参 10g；瘀血重，加丹参 20g，穿山甲（用猪蹄甲代）5g，三七 5g。

7. 肝肾阴虚

主症：四肢、腰膝酸软无力，头晕目花，口干思饮，烘热盗汗，遗精遗尿，便干。舌质红、少苔，脉细数。

治法：滋补肝肾。

主方：六味地黄丸合二至丸加减。

基本处方：生地黄 30g，茯苓 10g，泽泻 10g，牡丹皮 10g，山药 15g，山茱萸 15g，女贞子 10g，旱莲草 10g，炙甘草 10g。

加减：面色少华，气短神疲，加黄芪 15g，人参 10g，当归 10g；神疲畏寒，阳痿，小便清长，加淫羊藿 10g，巴戟天 10g，鹿角胶 10g（烊化）。

8. 大气下陷

主症：呼吸困难，痰涎壅盛，气息将停，危在顷刻。伴抬头无力、四肢痿软，汗出淋漓，纳呆便溏。舌质淡胖、边有齿痕、苔厚腻，脉细弱或大而无力。主要见于肌无力危象者。

治法：回阳救逆。

主方：补中益气汤合附桂理中汤加减。

基本处方：生黄芪 60～100g，人参 15～30g，炒白术 15g，枳实 15g，柴胡 3g，升麻 3g，陈皮 10g，制附子 30～60g（先煎），肉桂 10g（后下），干姜 10g，五味子 15g，生山药 20g，炙甘草 10g。

加减：咳痰加款冬花 10g，紫菀 10g，鲜竹沥 30g，桔梗 10g；汗出欲脱加山茱萸 30g，生龙骨 30g（先煎），生牡蛎 30g（先煎）。

（二）针灸治疗

1. 针灸辨证治疗

（1）脾气虚弱

治法：益气升阳。

处方：取足阳明胃经、任脉、督脉穴及背俞穴为主。合谷、足三里、脾俞、胃俞、气海、关元、百会。

方义：合谷为手阳明之原穴，可补气固表，益气升阳。足三里为足阳明经之合穴，可培补扶助正气，益气健脾。脾俞、胃俞为脾胃之气转输之处，可健运脾胃，益气补虚。气海为元气之海，扶阳益气。关元位居丹田，补元真不足，救脏气衰惫。百会为督脉与手足三阳经之会，升举阳气。诸穴补气之中有升清之机。

操作方法：百会平刺，脾俞、胃俞向脊柱斜刺，行捻转补法。合谷、足三里直刺，行提插捻转补法。气海、关元直刺，行捻转补法。可加灸。

（2）脾肾阳虚

治法：温补脾肾。

处方：取足阳明胃经、任脉、督脉穴及背俞穴为主。脾俞、肾俞、命门、关元、足三里、百会。

方义：脾俞、肾俞为脏气转输之处，补益脾肾。命门位居肾俞之间，补肾培元，温阳益脾，益火生土。关元是足三阴经、任脉的交会穴，补肾阳、温脾阳。足三里为强壮要穴，健脾益气。

操作方法：脾俞、肾俞向脊柱斜刺，命门、关元直刺，百会平刺，行捻转补法。足三里直刺，行提插捻转补法。

（3）气阴两虚

治法：益气养阴。

处方：取足阳明胃经、足太阴脾经、足少阴肾经、任脉穴及背俞穴为主。肺俞、膏肓俞、心俞、足三里、气海、太溪、复溜、三阴交、膻中。

方义：肺俞补肺气益宗气，心俞补心气养心血，膏肓俞主羸瘦虚损，劳伤积病，可益阴补气。足三里、气海重在益气。太溪、复溜、三阴交重在滋阴。膻中为气之会穴，补益宗气，通畅气机。诸穴气阴双补，补中寓行。

操作方法：背俞穴向脊柱斜刺，膻中平刺，气海直刺，行捻转补法。余穴直刺，行提插捻转补法。可加灸。

（4）气血亏虚

治法：补益气血。

处方：取手足阳明经、足太阴脾经、任脉、督脉穴及背俞穴为主。合谷、足三里、三阴交、血海、气海、百会、脾俞、膈俞。

方义：合谷、三阴交补气养阴。足三里、脾俞、血海、膈俞补气养血。气海培补元气。百会益气升阳。

操作方法：背俞穴向脊柱斜刺，百会平刺，气海直刺，行捻转补法。余穴直刺，行提插捻转补法。可加灸。

（5）气虚痰阻

治法：益气化痰。

处方：取手足阳明经、足太阴脾经、任脉穴及背俞穴为主。合谷、阴陵泉、足三里、丰隆、脾俞、胃俞、中脘。

方义：合谷、足三里益气行气。阴陵泉、脾俞、胃俞健脾益气利湿，祛生痰之源。丰隆为祛痰要穴，中脘为胃之募穴、腑之会穴，亦是治痰要穴之一。《医学纲目》言："一切痰饮，取丰隆、中脘。"诸穴相配，以益气祛痰为要。

操作方法：背俞穴向脊柱斜刺，行捻转补法。中脘直刺，行捻转泻法。余穴直刺，行提插捻转手法，阴陵泉、丰隆用泻法，合谷、足三里用补法。

（6）气虚血瘀

治法：益气活血。

处方：取手足阳明经、足太阴脾经、任脉穴及背俞穴为主。合谷、足三里、气海、血海、膈俞。

方义：足三里、气海以益气，合谷行气通经。膈俞为血之会穴，配血海以活血化瘀。

操作方法：合谷、足三里直刺，行提插捻转补法。气海直刺，行捻转补法。血海直刺，行提插捻转泻法。膈俞向脊柱斜刺，行捻转泻法。

（7）肝肾阴虚

治法：滋补肝肾。

处方：取足太阴脾经、足少阴肾经、足少阳胆经穴及背俞穴为主。针用补法或加灸。三阴交、太溪、照海、阳陵泉、肝俞、肾俞。

方义：三阴交为足三阴经之会穴，可滋补肝肾之阴。太溪为足少阴经原穴，照海亦属少阴经，为阴跷脉所生，配肾俞以补肾滋阴。阳陵泉为足少阳经合穴，筋之会穴，壮筋舒筋，配肝俞以养肝补虚。

操作方法：背俞穴向脊柱斜刺，行捻转补法。余穴直刺，行提插捻转补法。

（8）大气下陷

治法：回阳救逆。

处方：取任脉、督脉、足阳明胃经、手厥阴心包经及足少阴肾经穴为主。水沟、内关、关元、气海、涌泉、足三里、丰隆、百会。

方义：水沟能宣通督脉经气，有温阳起闭之效。百会为"三阳五会"（足太阳、手足少阳和足厥阴、督脉之会），能贯通诸阳经，可提举一身之气，升下陷之清阳。关元位于人身阴阳元气交关之处，能大补元阳。气海为元气之聚，生气之源，能大补元气。内关为手厥阴经之络穴，理气通脉以复心阳。足三里、丰隆补气回阳固脱，祛痰宣窍通络。涌泉为足少阴经的起始穴，回阳九针穴之一，开窍苏厥，回阳醒脑。以上诸穴均为回阳固脱的急救穴。

操作方法：百会平刺，余穴直刺，行捻转或提插强刺激手法，关元、气海可加灸。

2. 其他体针治疗

取穴以督脉、任脉经穴、背俞穴、阳明经穴为主。以补脾益气，提升气机为主要治则。

处方：百会、脾俞、肾俞、气海、关元、血海、足三里、三阴交。

刺法：针刺用补法，可加灸法。

加减：眼肌型加攒竹、阳白、四白、太阳；单纯上睑下垂，取阳辅、申脉；发音不清者，加金津、玉液、廉泉；吞咽困难者，加天突、哑门、风池；咀嚼无力，加合谷、颊车、地仓、下关；肢体无力，加肩髃、曲池、合谷、外关、环跳、阳陵泉、伏兔、太冲。

3. 头针

（1）方法一

取穴：运动区，眼肌受累时加视区，下肢肌群受累时加足运感区。（焦氏头针）

方法：快速进针，迅速推进至帽状腱膜下层，以200次/分频率捻转针体，持续1～3分钟，留针30分钟，每隔10分钟运针1次，每日1次，10次为一个疗程，各疗程间隔5～7天。

（2）方法二

取穴：顶颞前斜线，眼肌受累时加枕上正中线，下肢肌群受累时加顶中线、顶旁2线。（国标头针）

方法：快速进针，迅速推进至帽状腱膜下层，以 200 次 / 分频率捻转针体，持续 1～3 分钟，留针 30 分钟，每隔 10 分钟运针 1 次，每日 1 次，10 次为一个疗程，各疗程间隔 5～7 天。

4. 耳针

取穴：脾、胃、肾、皮质下、内分泌。

配穴：上睑下垂取眼、膈；吞咽困难取口、咽喉；全身型取膝、肘、腕、指。

方法：选 2～3 个主穴和 1～2 个配穴，用毫针、揿针或压丸治疗，毫针隔日治疗 1 次，埋针不宜超过 3 天，压丸可 3 天换一次。

5. 眼针

取穴：脾区、胃区、肾区。

配穴：眼睑下垂、复视加肝区、上焦区；肢体无力加上焦区、下焦区；吞咽困难加中焦区；胸闷加肺区、上焦区。

6. 穴位注射

（1）方法一

取穴：脾俞、肾俞、足三里、三阴交。

药物：黄芪注射液、柴胡注射液，每次各 1 支。

方法：按穴位注射操作方法，每次分注 2 个穴位，每穴 0.5～1mL，每日 1 次至每 3 日 1 次。

（2）方法二

取穴：曲池、外关、合谷、风市、血海、足三里、阴陵泉、阳陵泉、三阴交。

药物：维生素 B_1 注射液 4mL 和维生素 B_{12} 注射液 2mL 混合均匀。

方法·每次选 2～3 对穴位，交替使用。按穴位注射操作常规，每穴注射 1mL，每日 1 次，10 次为 1 个疗程。

（3）方法三

取穴：膈俞、脾俞、足三里。

药物：黄芪注射液 2mL，当归注射液 2mL，或新斯的明 0.5mg。

方法：依照穴位注射操作常规，每穴注射上药任一种 0.5～2mL，每日 1 次，10 日为 1 个疗程。

（4）方法四

取穴：合谷、曲池、太冲、足三里。

药物：加兰他敏 0.25mg，三磷酸腺苷 20mg。

方法：取上药任一种行穴位注射，隔日 1 次，10 次为 1 个疗程，左右穴交替选用。

7. 灸法

（1）方法一

取穴：阳白、足三里、肝俞、脾俞、肾俞。

方法：以隔姜灸法，令患者先取仰卧位，穴位常规消毒，将鲜姜切成厚0.3～0.4cm的5分硬币大小（以针刺孔若干）分别置于阳白穴（双眼受累者取双侧）和双侧足三里穴，放上标准小艾炷点燃。阳白穴灸3壮，足三里穴灸5壮。灸毕，令患者取俯卧位，如前法，将生姜片分别置于双侧肝俞、脾俞、肾俞，取中等艾炷，每穴灸5壮。以上治疗1次/天，10次为1个疗程，共3个疗程。

（2）方法二

取穴：百会、膻中、丝竹空、阳白、攒竹、太阳。

方法：将补中益气丸平均分成两半，压成圆饼状，放于上述穴位，在药饼上放置小艾炷点燃，每穴3～5壮，以施灸局部皮肤潮红为度，隔日1次，1个月为1个疗程。

（3）方法三

取穴：阳白、足三里、三阴交。

治疗方法：左右6穴均采用直接无瘢痕灸法，每穴灸5壮，每壮如黄豆大，每天1次，10次为一个疗程，各疗程间隔1周。

8. 穴位贴敷　药贴制备：先将生马钱子若干，加水适量，带皮煮1小时后，用小刀片剥去灰色外皮，可见到白色马钱子片，呈2瓣状，从中间掰开并装入容器内备用。

方法：把马钱子片外贴于患眼周围阳白、四白、太阳、下关穴，用胶布固定，每晚睡前贴上，次晨揭掉，日1次。3天后更换新马钱子片。1个月为1个疗程。适用于眼肌型重症肌无力。

（三）单方验方

1. 马钱子胶囊　将生马钱子用水浸泡半月，取出去毛，切片后，用香油煎至呈棕黄色，捞出后用六一散粉吸附，筛去六一散，磨粉。每粒胶囊装炙马钱子粉0.2g。每日3次，每次1粒，饭后即服。每隔2～4日增服1粒，逐渐加至7粒为止。如不到7粒，而自觉身体局部有一过性肌肉跳动、抽动感，亦不可再增加。

2. 黄芪饮　黄芪100g，水煎服，当茶饮。适用于重症肌无力之气虚为主者。

3. 人参饮　可将干人参切片，取5～10g，水煎取汁，代茶饮，日服3～5次。适用于重症肌无力之气虚为主者。

4. 紫河车粉　紫河车粉，每次3g，每日3次，口服。适用于重症肌无力之血虚为主者。

5. 复力散 组方：制马钱子、红参、黄芪、当归、山药，按 1∶6∶6∶2∶6 的比例配制。马钱子一日用量不超过 0.5g。治疗第一月加服补中益气汤，每日 1 剂。散药服至临床症状完全消失，再继续服用两个月后停止。最长服用 6 个月，最短 4 个月。

6. 起痿方 熟地黄 20g，菟丝子 30g，鹿角片 10～60g，淫羊藿 15g，制附子 10～30g（先煎），当归 15g，黄芪 30～120g，党参 15g，白术 12g，天麻 10g。日 1 剂，水煎 2 次，早晚分服。

加减：仅眼睑下垂者去天麻，加炙升麻 10g；咀嚼、吞咽迟缓者加木瓜 15g，如再伴有全身无力者，则需加大鹿角、黄芪、附子的用量。

（四）名医经验方

1. 方药中经验方

组成：黄芪 45g，苍、白术各 12g，陈皮 9g，党参 15g，柴胡 12g，升麻 6g，甘草 6g，生姜 3g，大枣 12g，熟地黄 30g，仙灵脾 15g，麦冬 12g，五味子 9g。

用法：水煎，每日 1 剂，分 2 次服。

2. 刘炳凡经验方

组成：党参 12g，白术 10g，茯苓 10g，炙甘草 5g，黄芪 15g，当归 10g，陈皮 5g，升麻 5g，桔梗 5g，薏苡仁 12g，蚕沙 10g，枸杞子 12g，菟丝子 12g。

用法：水煎，每日 1 剂，分 2 次服。

主治：眼肌型重症肌无力。

3. 毛有丰经验方

组成：黄芪 120g，党参 60g，熟地黄 30g，当归 15g，白芍 15g，白术 15g，茯苓 15g，川芎 6g，陈皮 6g，升麻 6g，甘草 6g，柴胡 9g，桂枝 9g，制附子 9g，巴戟天 12g。

用法：温水浸 1 小时，煎 2 次，早晚各服 1 次。

4. 贾河先经验方

组成：仙灵脾 30g，仙茅 10g，山药 30g，熟地黄 30g，黄芪 120g，白术 20g，茯苓 20g，党参 30g，覆盆子 15g，菟丝子 30g，巴戟天 12g，补骨脂 12g，大枣 50g。

用法：本方共 13 味药，前 12 味药水煎，共煎 3 次，取药液，入大枣煮熟，喝药液，吃大枣，1 日分 2 次服。

5. 郭士魁经验方

组成：生地黄 10～15g，菟丝子 15～20g，补骨脂 10～12g，女贞子 10～12g，枸杞子 10～12g，狗脊 10～12g，桑寄生 10～20g，肉苁蓉

10～15g，牛膝 10～12g。

加减：视物不清加青葙子 15～25g，菊花 10～12g；怕冷、四肢不温加桂枝 10g，炮附片 10g；头晕、面色无华加当归 12g，鸡血藤 10g。

用法：水煎，每日 1 剂，分 2 次服。

【西医治疗】

（一）药物治疗

1. 胆碱酯酶抑制剂 胆碱酯酶抑制剂的使用主要是改善症状。

（1）溴吡斯的明：为最常用的药物。成人每次口服 60～120mg，每日 3～4 次。

（2）溴化新斯的明：成人每次口服 15～30mg，每日 3～4 次。

2. 肾上腺皮质激素 肾上腺皮质激素可抑制免疫反应，适用于各种类型的重症肌无力。

（1）激素冲击疗法：适用于住院患者，尤其是危重症，特别是已经进行气管插管或使用呼吸机者。甲泼尼龙 1000mg，静脉滴注，每日 1 次，连用 3～5 天，随后每日减半量，即 500mg、250mg、125mg，继之改为口服泼尼松 50mg；最后酌情逐渐减量。也可应用地塞米松 10～20mg，静脉滴注，每日 1 次，连用 7～10 天，之后改为口服泼尼松 50mg，并酌情逐渐减量。也可直接口服泼尼松 60～100mg，症状减轻后，酌情逐渐减量。口服泼尼松减量至 5～15mg，长期维持，至少 1 年以上，个别可长达十余年。大剂量激素治疗初期，可使病情加重，甚至出现危象，应予注意。

（2）小剂量递增法：从小剂量开始，隔日每晨顿服泼尼松 20mg，每周递增 10mg，直至隔日每晨顿服 60～80mg，待症状稳定改善 4～5 日后，逐渐减量至隔日 5～15mg，维持数年。此法可避免用药初期病情加重。

3. 免疫抑制剂 免疫抑制剂适用于对肾上腺皮质激素不能应用、不耐受或疗效不佳者。常用以下药物：

（1）硫唑嘌呤：每次口服 50～100mg，每日 1 次，可长期应用。

（2）环磷酰胺：每次口服 50mg，每日 2～3 次；或 200mg，每周 2～3 次，静脉注射，总量 10～20g；或静脉滴注 1000mg，每 5 日 1 次，连用 10～20 次。

（3）环孢素 A：口服 6mg/（kg·d），12 个月为一个疗程。

4. 禁用和慎用的药物

（1）抗菌药物：①氨基糖苷类具有神经肌肉阻滞特性。②喹诺酮类药物可以加重重症肌无力患者的肌无力症状。③大环内酯类抗菌药物是否能够引起重症肌无力症状加重，至今还未得到定论。有报道泰利霉素、阿奇霉素导致重症肌无力加重。④四环素类和多粘菌素等应尽量避免使用。⑤抗真菌药：伏立康唑的说明书中指出，该药可能引起肌无力。两性霉素 B 可加强神经肌肉阻断药的作用，因此在用于重症肌无力患者时需要注意。有报道口服酮康唑致双下肢肌无力的案例。

重症肌无力患者在选用抗菌药物时，应首选青霉素类和头孢菌素类，尽量避免使用氨基糖苷类、喹诺酮类等可能引起重症肌无力加重的药物。

（2）镇静催眠药：禁用或慎用佐匹克隆、唑吡坦、苯二氮卓类药物、苯巴比妥类药物、水合氯醛等。

（3）抗癫痫药：抗癫痫药物可能影响神经肌肉信号传输，导致重症肌无力患者病情加重。

（4）β 受体阻滞剂：可能使肌无力患者的病情恶化。

（5）钙通道阻滞剂：包括维拉帕米、地尔硫卓、氨氯地平、非洛地平等，可阻止肌肉动作电位及突触前传递，减少神经递质释放，使神经肌肉传导减慢，可能会使重症肌无力患者病情加重，应谨慎用于肌无力患者。

（二）胸腺治疗

胸腺治疗主要用于伴有胸腺肿瘤、胸腺增生、药物治疗困难者，但对于 18 岁以下，既没有肿瘤也无严重增生，且病情不严重者，不采用此治疗。70% 的患者胸腺治疗后症状缓解或治愈；但部分患者治疗后，效果仍不佳，甚至加重，因此，还须应用其他药物治疗。

胸腺治疗包括胸腺切除和胸腺放射治疗，前者适用于大多数患者，后者主要用于少数不能进行手术或术后复发者。

（三）血浆置换

通过正常人血浆或血浆代用品置换患者血浆，以清除血浆中的 AChR 抗体及免疫复合物。该治疗起效快，近期疗效好，但不持久。疗效维持 1 周～ 2 个月，之后随抗体水平逐渐增高而症状复现。血浆交换量平均每次 2L，每周 1 ～ 3 次，连用 3 ～ 8 次，适用于肌无力危象和难治性重症肌无力。

（四）静脉注射免疫球蛋白（IVIG）

外源性免疫球蛋白可使 AChR 抗体的结合功能紊乱而干扰免疫反应，达到治疗效果。因 IVIG 效果好，又无明显副作用，故 IVIG 目前广泛应用于本病的治疗。具体用法为：每次静脉滴注免疫球蛋白，0.4g/（kg·d），3 ～ 5 日为 1 个疗程，可每月重复 1 个疗程。

（五）危象的处理

危象是指重症肌无力患者在某种因素作用下，突然发生严重呼吸困难，不能维持正常的换气功能。须紧急抢救。危象分三种类型：

1. **肌无力危象** 肌无力危象占95%，为疾病本身发展所致，多由于抗胆碱酯酶药量不足。如注射新斯的明后症状减轻则可诊断。

2. **胆碱能危象** 胆碱能危象占4%，系因应用抗胆碱酯酶药物过量引起的呼吸困难，常伴有瞳孔缩小、汗多、唾液分泌增多等药物副作用现象。注射新斯的明后无效，症状反而更加重。应立即停用抗胆碱酯酶药物，待药物排除后，可重新调整剂量。

3. **反拗危象** 反拗危象占1%，在服用抗胆碱酯酶药物期间，因感染、分娩、手术等因素，导致患者突然对抗胆碱酯酶药物治疗无效，而出现呼吸困难，且注射新斯的明后无效，也不加重症状。此时应停止抗胆碱酯酶药，对气管插管或切开的患者，可采用大剂量类固醇激素治疗，待运动终板功能恢复后，再重新调整抗胆碱酯酶药物剂量。

危象是重症肌无力患者最危急的状态，病死率为15.4%～50%。不论何种危象，当早期处理病情无好转时，应立即进行气管插管或气管切开，应用人工呼吸器辅助呼吸，并依不同类型的危象采用不同处理办法，还须进行以下基本处理：①保持呼吸道通畅，加强排痰，防止发生窒息；②积极控制感染，选用有效、足量和对神经肌肉接头无阻滞作用的抗生素，以控制肺部感染；③肾上腺皮质激素治疗。

【预后与转归】

多数患者在病程中有缓解和复发或时轻时重的趋势。部分患者的症状可始终局限于一部分肌肉，特别是眼肌型。一部分患者则逐渐进展而累及全身肌肉。

少数患者呈暴发型，病情迅速恶化，在几天至几周内死亡。伴发胸腺肿瘤者，一般病情较重。病至晚期后，常变化较小，对药物治疗无反应。少数有肌萎缩现象，可称为"肌无力性肌病"。

在感染、外伤、妊娠、分娩、减药停药后，可发生"肌无力危象"，是一种十分严重的情况。

【调摄与护理】

1. 保持生活规律，起居有常。患病之后，避免劳累，以休息为主，重病者完全休息。睡眠要充足。

2. 选择适宜的运动方式，如气功、按摩、导引、体操、打拳、散步等，每次活动时间不要太长，以不超过半小时为宜。

3. 重症久卧患者，要做到经常翻身，变换体位。每两三个小时翻身一次，床垫宜柔软平整，以防长期受压而发生褥疮。

4. 避免或慎用加重重症肌无力的药物，如呼吸抑制剂、β受体阻滞剂、氨基糖苷类抗生素、四环素族抗生素、肌肉松弛剂、膜稳定剂、去极化药物、甲状腺素等。

5. 精神调摄：要保持愉快心情，避免悲观、恐惧、忧郁、急躁等不良精神伤害，建立战胜疾病的信心，培养坚强的意志和乐观的精神。

【食疗方】

1. **山药茯苓粥**　山药 30g，茯苓 30g，大米 50g。共煮成粥，分 1 次或 2 次服食。适用于本病脾气虚弱型。

2. **黄芪党参煲乳鸽**　黄芪 30g，党参 30g，山药 30g，白术 30g，乳鸽 1 只，精盐、味精少许。将乳鸽常规处理后洗净切块，同上料入砂锅内煲汤。饮汤食乳鸽。每日 1 次。适用于本病脾气虚弱型。

3. **沙苑子鱼胶汤**　沙苑子 15g，杜仲 15g，狗脊 15g，鱼胶 30g。用两层纱布包上前三味，扎紧，鱼胶切碎，共煲汤。饮汤食鱼胶，每日 1 剂。适用于本病肝肾阴虚型。

4. **参芪粥**　党参 30g，黄芪 30g，山药 30g，巴戟天 20g，粳米 100g，白糖少许。上料共入砂锅中煮食。每日 1 剂。适用于本病脾肾阳虚型。

【医家经验】

（一）邓铁涛经验

邓铁涛认为，对于本病的治疗，根据"虚则补之""损者益之"之旨，当以补脾益损、升阳举陷为治疗大法。此外，本病毕竟有先天禀赋不足，精血虚损，况且气为血帅，血为气母，气血相生，故亦应兼顾养血、益精以固肾。至于肌无力危象，则以标证为主要矛盾，急则治其标，缓则治其本。对于兼证的处理，则可随证加减，灵活变通。

常用方药如下：

1. **脾胃虚损**　补脾益损，强肌健力饮（自拟方）。主要药物有黄芪、党参、白术、当归、陈皮、五爪龙、甘草等。

2. **兼证的处理**　肝血不足加枸杞子、首乌、黄精、鸡血藤。肾虚加菟丝子、桑椹，阳虚明显加巴戟天、肉苁蓉、淫羊藿。阴虚明显加山茱萸，或加服六味地黄丸。心血不足加熟酸枣仁、夜交藤。胃阴虚，党参易太子参，加石斛。痰湿壅肺加橘络、百部、紫菀。兼湿加薏苡仁、茯苓。兼痰加浙贝母。兼瘀加丹参。兼外邪，一般用轻剂之补中益气汤，酌加豨莶草、桑叶、千层纸、浙贝母等。

3. 大气下陷之肌无力危象 对于此危象，则应及时采取抢救措施，加强吸氧、吸痰，插胃管，鼻饲中药，辨证使用苏合香丸或安宫牛黄丸点舌以及其他中成药祛痰，保留灌肠等。感染严重则用抗生素。

本病疗程较长，应注意从心理上使病者树立信心，保持精神愉快，以防情志所伤。平时应慎起居，避风寒，预防感冒，避免过劳。不宜滥用抗生素，忌食芥菜、萝卜、绿豆、海带、西瓜、豆腐等性味寒凉的食物，补之以血肉有情之品。

凡临床治愈后，需继续服药 1～2 年，以巩固疗效，防止复发。此外，对于原已使用激素及抗胆碱酯酶药物者，中药显效后，原药即开始逐渐减量乃至停用，使患者摆脱对西药的依赖，促使疾病趋向痊愈。

（二）尚尔寿经验

尚尔寿认为，脾肾两亏在重症肌无力中虽是一定的发病原因，但是肝风内动却是重症肌无力的主要致病因素。《黄帝内经》曰"肝主筋"且"肝为罢极之本"，因此，人体对疲劳的耐受程度与肝有极其重要的关系。重症肌无力的各种症状均在疲劳后加重，休息后减轻，因此，尚老认为肝阴虚、肝风内动是重症肌无力的主要致病原因。尚老治疗重症肌无力眼肌型及全身型，重点从肝从风论治，兼以健脾补肾等法。选方用药时，除了用镇肝息风、化痰通络的复肌宁Ⅰ号外，配合搜风通络、补肝肾的复肌宁片，临床治疗效果比较好。

复肌宁Ⅰ号方：胆南星 10g，菖蒲 10g，麦冬 15g，伸筋草 15g，牡蛎 20g（先下），珍珠母 20g（先下），僵蚕 10g，牛膝 10g，佛手 10g，黄芪 15g，党参 15g，桃仁 6g，钩藤 15g，姜半夏 10g，陈皮 10g，杜仲炭 15g，焦三仙各 10g，焦白术 15g。水煎服，1 日 1 剂，儿童药量酌减。

气血两虚者合八珍汤；肝血亏虚者加当归、熟地黄、阿胶、首乌、枸杞子、女贞子等；肝肾阴虚者加重牛膝、牡蛎、珍珠母的用量，并酌加枸杞子、女贞子、鳖甲、龟甲等；兼有脾肾阳虚者加巴戟天、肉苁蓉、骨碎补、菟丝子等。

复肌宁片：明天麻 60g，全蝎 60g，蜈蚣 30 条（去头足），地龙 30g，牛膝 20g，杜仲 30g，黄芪 30g。共为极细粉末，早晚各服 2.5g。片剂 0.5g，每次 5 片，1 日 3 次。儿童药量减半。

（三）杜雨茂经验

1. 重症肌无力主要责之于脾气虚弱、肾精亏损 杜雨茂认为，重症肌无力主要责之于脾气虚弱、肾精亏损。治疗首先从调理脾胃入手，益气健脾以化生气血、布散精微，为肌肉提供能量。临证多采用大补脾胃之气、促进气血化生的药物，常用大剂量黄芪（30～50g）补脾益气，升举阳气，并辅以党参、红参、甘草以协助其益气健脾；若脾气亏虚，津液失其运化，停而成湿，阻滞中焦，则以白术、茯苓健脾除湿，半夏化痰和胃降逆。

其次，在健脾的同时，兼顾培养先天肾精，以养骨生髓、营养骨骼肌，促进其运动。临证多选用熟地黄、山茱萸、菟丝子、巴戟天等药物。因骨骼肌运动无力多为肾阳虚所致，阳虚易生寒湿，阻滞筋骨经络，故常用巴戟天温补肾阳，祛风除湿。因脾主运化，肾主蒸腾气化，故脾肾亏虚则运化、蒸腾布散无力，水谷精微停滞而成痰湿浊邪，久之蕴而成毒；而浊毒壅滞，易阻滞气机，阻断精微输送，进而加重重症肌无力病情。故杜雨茂教授在临床治疗重症肌无力时，常加金银花解毒；升麻、柴胡升提中气，促进脾气升清功能以濡养肌肉；陈皮、枳壳升清降浊，促进中焦脾气升清、胃气降浊功能的恢复，化生气血，濡养肌肉。

2. 治疗上重视健脾与补肾　在临床实际中，应根据辨证分型情况，健脾与补肾各有侧重。

（1）脾胃气虚型：以补中益气为主，佐以温养肾气。以西洋参、黄芪、白术、大枣、炙甘草、生姜健脾和胃，补中益气；柴胡、升麻升举阳气；杜仲、续断平补肾气；山药、熟地黄、枸杞子、当归滋阴补血、补精益髓；少佐附子温肾壮阳。

（2）脾肾气阳两虚型：以补肾健脾为法，补先天实后天。以海马、菟丝子、枸杞子、巴戟天、山茱萸、熟附片、石斛、怀牛膝滋阴壮阳、填精益气；复以补中益气汤健脾补气，充实后天，以充化源。

（3）肝肾阴虚型：以补肾为主，兼补肺脾。以杜仲、桑寄生、续断平补肾气，强健筋骨；生地黄、山茱萸、黄精、石斛补肾养肝，填精益气；当归、生地黄、丹参、川芎养肝血，活瘀血，通经脉；党参、黄芪、茯苓、白术健脾益气、充实后天。

（4）脾肾阳虚型：先健脾开胃，后温阳填精。方以四君子汤健脾益气，加麦芽、陈皮、焦山楂、白豆蔻、枳实，运脾开胃，佐以麦冬滋心阴、清心热，以胡黄连清退虚热，少佐附子温肾壮阳。待胀消满除、脾胃纳化好转以后，转以补肾益气、温阳填精。以熟地黄、山茱萸、石斛、肉苁蓉滋肾填精、补肾益气，以桂枝、附子、巴戟天温肾壮阳，用人参、云茯苓、炙甘草健脾益气，佐以枳实理气促运、通利气机，且行气而不伤气，当归、麦冬、木瓜养血滋阴、舒筋活络。

（四）裘昌林经验

裘昌林认为，重症肌无力多由先天禀赋不足，后天失于调养，而致元气虚衰，是本病的主要病因。病位涉及脾、肝、肾三脏，而主要病机是脾胃虚弱。临床以虚证为多，尤以中气虚弱和脾肾两虚型为最多。

治疗中，重用黄芪 30～100g，潞党参 30g，以大补中气。并主张用生黄芪，其补气之功更胜一筹，酌加防风 6～10g，取玉屏风散之意，更有阳气虚损者，加桂枝汤以和营卫，可明显减少外感的发生，从而避免本病的复发。临证中，还喜用黄精益气健脾，养阴填精，补而不腻，各型均可应用，且用量较大；仙灵脾补肾为主，补而不燥，故取较大剂量，用于脾虚或脾肾两虚型；温补肾阳，多用巴戟天、淡苁蓉，取其温而不燥之功；滋补肝肾，则多用熟地黄、山茱萸，补而不腻。时时不忘益气升阳，除了应用升麻、柴胡外，在升清力量不够或外感后咽痛时，加用桔梗甘草汤；对气阴两亏或阴亏者，加用葛根以升提。

裘昌林从 20 世纪 70 年代末开始，应用制马钱子治疗本病，"其开通经络，透达关节之力，实远胜他药"，可单独应用，也可与中药汤剂同时服用。裘老认为，马钱子有毒，需严格炮制、合理用药，方可避免中毒，并总结出了用药经验：小剂量渐加量法；分次服用，单剂量不超过 0.4g；观察药物有效反应，适时调整剂量。

【医家医案】

（一）柳宝诒医案

张某，四肢痿软无力，而无酸痛麻木见证。其来也起于渐然，此属痿证，与风痹之有痛强者不同。《内经》治痿，独取阳明，以胃阴受伤，不能束筋骨而利机关也。惟既有痿废见象，则经络中必有痰瘀阻滞。拟清养和中，佐以通络。

方药：北沙参、肥玉竹、川石斛、大麦冬、当归尾、川独活、宣红花（酒炒）、小生地黄（桂枝煎汁，炒）、宣木瓜（酒炒）、丝瓜络（乳香煎汁，拌炒）、川怀牛膝（酒炒）、嫩桑枝（酒炒）。

另：大活络丹，陈黄酒化服。

按语： 柳宝诒，清末名医，其诊张氏医案以四肢痿软无力渐进起病，无酸痛麻木，症状表现与重症肌无力相仿。以治痿独取阳明入手，辨证属胃阴不足，痰瘀阻滞，以补养胃阴，化痰通瘀为法治疗。

（二）范中林医案

撒某，女，17 岁。

1978 年 4 月 22 日，患者忽觉眼不能睁，视物双影，眼胞肿胀不适。在首都医院检查，做"新斯的明"试验和肌电图检查，确诊为"重症肌无力眼肌型"。转某医院治疗，服中药半年余，未获效。同年 10 月 18 日来诊，经治 5 个月，眼睑开始恢复正常。

初诊：左眼胞下垂，无力睁开。双眼胞皆浮肿，双膝关节疼痛，月经色暗，

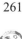

有乌黑瘀血块。面色萎白无华，额面部湿疹较多。唇色淡白，舌淡暗微红，边缘有齿痕，苔灰白夹淡黄，根部厚腻而紧密，脉沉细。此为太阴少阴合病睑废，兼有太阳表邪未去，先宜温经解表为治，以麻黄附子细辛汤加味主之。

处方：麻黄 10g，制附片 30g（久煎），辽细辛 3g，桂枝 6g，炮姜 20g，血余炭 20g，甘草 15g。

二诊：服上方二剂，关节痛稍减，眼肌有轻微跳动感，苔转灰白腻，余证如前。精神萎靡，四肢不温。虽值年少，但肾阳不足，须从根本入手，峻补先天，以四逆汤主之。

处方：制附片 60g（久煎），干姜片 30g，炙甘草 30g。

三诊：上方服三剂，眼肌颤动消失，眼胞浮肿稍减，左眼睑仍重垂无力。宜温补脾肾，助阳祛阴，拟四逆并理中加减再进。

处方：制附片 60g（久煎），干姜片 30g，炙甘草 15g，炒白术 25g，茯苓 25g，上肉桂 10g（冲服），生姜 60g。

四诊：原方出入增减，每日 1 剂，坚持服 2 月余。至 1979 年 1 月 1 日，左眼睑有两次短暂开裂，前后持续约 1 小时。仍遵原法，四逆、理中交替使用，或合为一方。当月经不调，夹紫黑血块，则加炮姜、血余炭；兼有表证，则加麻黄、桂枝等，又服 2 月余。

五诊：1979 年 3 月初，左眼上胞下垂明显好转，眼睑已能睁开，比正常略小，双眼胞尚有轻度浮肿。左右眼视物，常不能协调。面额部湿疹明显消退。经色转为正常，但有少量瘀血块。食纳尚可，舌质稍转淡红润，苔薄白。逐渐阳复阴消，仍有脾肾阳虚之象。以理中汤并桂枝去芍药加附子汤损益调理。

外方：桂枝 10g，炙甘草 15g，生姜 30g，红枣 30g，炒白术 20g，茯苓 20g，制附片 30g（久煎）。

上方随证加减，并用苓桂术甘汤、小半夏汤、针砂散等配合使用。1979 年 4 月以后，偶有双眼视物不协调，双眼上胞轻微浮肿。继续调理，以期巩固。

按语：此例睑废属太少二阴合病，脾肾阳虚，病在于脾，根在于肾。其眼睑下垂，眼胞浮肿，面色萎白，月经色暗而有瘀块，舌现齿痕而苔灰白厚腻，均为脾阳衰弱，脾虚湿胜，运化失权，下不能温经血于胞宫，上不能输精微于眼睑；而精神萎靡，四肢不温，舌淡，脉沉微，显系肾阳衰惫，阴气弥漫，五脏之伤，穷必及肾；肾气之伤，又令脾失温养。因此，本例必须峻补元阳，温肾健脾为治。

（三）祝谌予医案

吕某，男性，19 岁。

1975 年 8 月，患者由我院神经科诊为重症肌无力（全身型），服用新斯的明治疗迄今 3 载。近 2 个月，新斯的明由每日 9 片减至 5 片，症状加重。眼睑下垂，咀嚼无力，吞咽困难。尤以每日下午疲惫殊甚，自己不能上下楼梯，虚汗很多。诊其舌淡，尖红黯，脉沉滑。

辨证属脾肾阳虚，卫表不固，拟温补脾肾，实卫固表治之。

药用：生黄芪 30g，党参 10g，茯苓 15g，白术 12g，川桂枝 15g，白芍 15g，炙甘草 6g，菟丝子 15g，女贞子 12g，肉苁蓉 15g，巴戟天 10g，仙灵脾 10g，鸡血藤 30g，每日 1 剂，水煎服。

药进 15 剂，汗出减少。再进 28 剂，能自己上下楼梯。续服 90 余剂，患者眼睑下垂、咀嚼无力、吞咽困难诸症均除。体力亦增加，新斯的明减至每日 4 片维持。乃守方加麦冬、石斛、楮实子等，配制丸药，巩固疗效。

按语： 祝谌予认为，本病病机多属脾肾亏损，卫阳不足，每易为风邪外干，加重病情。脾主四肢肌肉，为气血生化之源；肾藏精主骨，为作强之官。脾肾不足，精气无以充养筋骨肌肉，则动作乏力，痿软如瘫。卫阳不固，风邪外干则汗出溱溱。故用参、芪、术、苓、菟丝子、女贞子、巴戟天、仙灵脾等温补脾肾，强壮筋骨以治本，合桂枝汤调和营卫，祛风固表。辨证立法确当，坚持守方治疗，效果较为理想。

（四）汪履秋医案

田某，女，39 岁。1980 年 10 月 19 日初诊。

患者肢体软弱无力年余，尤以下肢为主，逐渐加重，伴有视物模糊。近半月来，病情急剧加重，腿软不能行走，手软不能持物，复视，吞咽不利，呼吸困难，在某院诊为重症肌无力。诊查：眼睑下垂，舌苔薄白，脉象细滑。

治法：养肺阴以滋生化之源，化痰浊以通隧道不利。

处方：南沙参 12g，麦冬、桃仁、红花、川贝母、郁金各 10g，五味子、桔梗各 3g，远志 6g，橘红、石菖蒲各 5g。七剂。

10 月 26 日二诊：上药服后，吞咽困难有所减轻，余症无明显变化。药已中病，原方加法半夏 10g，七剂。

11 月 3 日三诊：药进 10 余剂，吞咽不利、呼吸困难等症基本消失，肢软无力亦有减轻，痰浊渐化，隧道渐利，治以补肝肾、益气血、强筋骨、活络脉。处方：何首乌、生地黄、熟地黄、怀山药、党参各 12g，黄芪 15g，白术、枸杞子、当归、狗脊、巴戟天、桃仁、红花各 10g。

上方略增损，服药 3 个月余，肢软无力显著减轻，复视消失。再进药半年，恢复正常工作。

按语： 重症肌无力与中医学之痿病相似。《素问·痿论》云："肺热叶焦，则皮毛虚弱急薄，著则生痿躄也。"肺燥津伤，肺津失布，四肢筋脉失养则痿弱不用。因此，治疗须以养肺阴，清肺热为主。又脾胃为气血生化之源，肝藏血，肾生髓。脾胃虚弱，肝肾不足，亦可致肌痿不用。故养肝肾、补脾胃、益气血亦是必用之法。是案病初吞咽困难，呼吸急促，乃痰浊瘀血阻滞机窍所致，故在沙参、麦冬养肺阴的同时，以贝母、橘红、远志、郁金、石菖蒲、桃仁、红花等化痰浊、和络脉。后期以肢软无力为主时，从养肝肾、补脾胃论治，药用参、芪、术及何首乌、熟地黄等，并用巴戟天、狗脊强筋壮骨。前后治疗不足1年，病变向愈。

（五）张天文医案

徐某，女，57岁。2016年8月4日初诊。

患者四肢无力，呼吸困难8月余。

2015年12月，患者逐渐出现眼睑下垂，四肢无力，呼吸困难，诊为"重症肌无力"。2016年2月17日，因病重入住市某医院ICU病房，予气管切开、呼吸机辅助通气、免疫球蛋白静点、血浆置换等治疗，病情好转。CT检查示"胸腺瘤"，后行胸腺切除术，溴吡斯的明鼻饲，患者肌力有改善，但撤机困难。3月25日起，溴吡斯的明逐渐减量，开始加用小剂量糖皮质激素，后又出现肺炎，用药后感染得以控制。直至6月末，多次试图撤机均不成功。后患者自己购置简易式呼吸机，在病情稍稳定后出院。出院诊断为"重症肌无力、胸腺瘤、肺内感染、高血压3级、Ⅱ型糖尿病"，每日治疗肌无力的药物有泼尼松20mg、溴吡斯的明300mg。8月4日，患者来寻求中医治疗，来诊时症见：四肢无力，气弱懒言，呼吸困难，气不接续，呼吸机辅助呼吸，夜不能停，双睑轻度下垂，畏寒怕冷，时有咳嗽，少量黄痰，步履艰难，乘坐轮椅，吞咽困难，鼻插饲管，夜寐不安，小便频数，大便溏结不调。面色苍白，形体瘦弱，舌淡白，苔薄黄，脉沉细无力。

辨证属脾肺两虚兼痰热之痿病。治以补益脾肺，清热化痰。

方药以补中益气汤化裁：生黄芪40g，生晒参15g，炒白术15g，升麻5g，陈皮15g，姜半夏10g，茯苓15g，枳实15g，黄芩10g，麦冬15g，五味子10g，生山药20g，炒酸枣仁15g，金银花20g，炒麦芽15g，生甘草10g。日1剂，水煎，早晚鼻饲。

二诊：上方连续服用2周，诸症好转，咳嗽痰黄已解，气短无力略有改善，但仍不能撤机，白天需使用5小时，晚间则彻夜不能停机。前方去黄芩、金银花继用。

三诊：中药再进半个月，大部分症状均有好转，精神转佳，呼吸困难大有改善，鼻饲管摘除，可进半流食，呼吸机使用如前，舌淡白，脉沉细无力。为肺脾两虚，有中阳及命火动力不足之象。以保元汤化裁：黄芪120g，红参15g，炒白术 20g，枳实 15g，肉桂 10g（后下），炙甘草 15g。7 剂，煎服同前。

四诊：1 周来症见大好，白天撤机，晚间使用呼吸机 5 小时，来诊时可下轮椅自行步入诊室，唯感心悸较显，遂上方加生地黄 20g，麦冬 15g，五味子 10g，生山药 20g，甘松 10g。

五诊：上方再进半个月，呼吸机已撤，纳可，寐安，步履自如，唯不能快走及久行，溴吡斯的明逐渐减至每天 180mg，泼尼松减至每天 15mg。

后以本方增减，服用中药至 2017 年 2 月初，诸症基本痊愈，生活可自理，糖尿病、高血压亦在可控范围之内。

按语：本案属重度激进型重症肌无力，起病急，进展快，病情重，死亡率高。其危重阶段经西医 ICU 抢救治疗，得以脱离生命危险，但呼吸功能需要依靠呼吸机维持，肺部感染仍在，四肢痿软无力，综合舌脉表现，考虑"气虚"为主，病在脾肺。治疗以补益脾肺为要，佐以清热化痰。以生黄芪为君药，补中益气，升阳举陷，补肺实卫。以四君子汤加山药为臣，生晒参大补元气，补脾益肺，炒白术、茯苓、生山药、甘草补脾益气。佐以黄芩、金银花清上焦之热；陈皮、姜半夏燥湿化痰；枳实助陈、夏行气化痰，又助参、芪益气；炒麦芽健脾开胃，能运化参、术、芪补益之力；麦冬、五味子清热生津，养阴润肺，其与补气诸药相配，可以拮抗激素伤津耗气之不良反应；炒酸枣仁养血安神。使以升麻助参、芪补脾升阳；生甘草清热兼调和诸药。二诊症见好转，痰热已退，则减黄芩、金银花。三诊考虑到气虚日久，命门火衰，当振奋肾阳，使一身阳气得复，故以保元汤化裁。以参、芪、术、草、枳实益气，以肉桂温肾，可扶阳益气，以充达周身。通过肺脾肾温补之法，用药后患者症见大好。四诊考虑到久用温补及激素之伤津，故加入生地黄、麦冬、五味子养阴生津，补益心阴；生山药补气益津，甘松醒脾，又可抗心律失常。患者在中药治疗后，症状好转，呼吸机也逐渐撤除，激素和溴吡斯的明的用量也减少。坚持用药半年，病情基本痊愈。

参考文献

[1] 吴江，贾建平 . 神经病学 [M].3 版 . 北京：人民卫生出版社，2015：423-428.

[2] 中华医学会神经病学分会神经免疫学组 . 中国重症肌无力诊断和治疗指南 2015[J]. 中华神经科杂志，2015，48（11）：934-940.

[3] 李广文 . 重症肌无力中医实践录 [M]. 北京：人民卫生出版社，2010：54-63.

[4] 王富春，于仙玫，邓瑜.头针疗法 [M].北京：人民卫生出版社，2003：144–145.

[5] 陈健文.穴位注射治疗重症肌无力眼肌型 58 例 [J].南京中医学院学报，1995，11（1）：40.

[6] 李镁.穴位注射疗法临床大全 [M].北京：中国中医药出版社，2001：378.

[7] 李镁.临床穴位注射治疗法 [M].北京：军事医学科学出版社，2003：627.

[8] 朱趑.穴位隔姜灸治疗眼肌型重症肌无力 34 例 [J].北京中医，2004，23（4）：239–240.

[9] 姜建勇，杨禾欣.隔药饼灸治疗眼肌型重症肌无力 30 例 [J].针灸临床杂志，2001，17（3）：38.

[10] 连远义.直接灸治疗眼睑下垂 36 例 [J].针灸临床杂志，2004，20（9）：37.

[11] 郭苏江.眼型重症肌无力经验方介绍 – 附验案 1 则 [J].江苏中医药，2012，44（2）：53.

[12] 刘作良.复力散治疗眼肌型重症肌无力 [J].新疆中医药，1992，（3）：28–29.

[13] 付玉如，付连超.起瘊方治疗重症肌无力 12 例 [J].山东中医杂志，1996，（1）：18–19.

[14] 隋殿军，王富春，景宽.中国当代名医秘验方精粹 [M].长春：吉林科学技术出版社，1992：344.

[15] 杨思澍.中国现代名医验方荟海 [M].武汉：湖北科学技术出版社，1996：714 716.

[16] 黄培新，刘茂才.神经科专病中医临床诊治 [M].2 版.北京：人民卫生出版社，2005：641–642.

[17] 邓铁涛.邓铁涛——中国百年百名中医临床家丛书 [M].北京：中国中医药出版社，2001：91–92.

[18] 闫洪琪.当代名医尚尔寿疑难病临证精华 [M].北京：新世界出版社，1992：64–65.

[19] 刘少云.尚尔寿教授诊治重症肌无力经验撷拾 [J].中医药学刊，2001，19（4）：306.

[20] 文颖娟.杜雨茂从脾肾辨治重症肌无力经验 [J].上海中医药杂志，2014，48（7）：1–3.

[21] 王珏.裘昌林治疗重症肌无力的经验 [J].浙江中医杂志，2004，39（6）：

238–239.

[22] 张耀卿 . 柳宝诒医案 [M]. 北京：人民卫生出版社，1965：171.

[23] 范学文，徐长卿 . 范中林六经辨证医案选 [M]. 北京：学苑出版社，2011：74–77.

[24] 唐俊琪，高新彦，李巧兰 . 古今名医内科医案赏析 [M]. 北京：人民军医出版社，2005：378–379.

[25] 黎杏群 . 神经科病名家医案妙方解析 [M]. 北京：人民军医出版社，2007：236.

[26] 张天文 . 张天文临证经验集 [M]. 北京：中国中医药出版社，2017：109–113.

下篇 各论 · 重症肌无力

周期性瘫痪

周期性瘫痪（periodic paralysis）是一组以反复发作的骨骼肌弛缓性瘫痪为特征的肌病。发作时，肌无力可持续数小时或数天；发作间歇期，肌力完全正常。根据发作时血清钾浓度，分为低钾型、高钾型和正常钾型三类，以低钾型多见。部分周期性瘫痪为继发性，多因甲状腺功能亢进、肾小管酸中毒、肾衰竭或代谢性疾病引起。

低钾型周期性瘫痪为我国常见类型，多为散发病例。

本病属中医"痿病""风痱病"范畴。

【病因病机病理】

（一）中医

本病的发生与外感六淫之邪或饮食内伤、劳倦过度、先天不足等因素有关。发病主要与肝、脾、肾关系密切，为本虚标实之证，其病机是痰湿之邪闭阻经脉，阻遏气机，经络、筋脉阻滞不通，肌肉筋骨失养；或脏腑机能障碍，气血阴津不足，筋脉肌肤失养。

久处寒湿秽浊之地，坐卧湿地，水湿秽浊侵入皮肉筋脉，遏阻气机，致使阳气不能充养筋脉，以致筋脉弛缓不用。湿邪蕴久化热，耗伤气津，或饮食偏嗜，胃热伤津，而致气津无以濡养筋脉，弛纵不收而致痿。或饮食不节、过饥或过饱，或过度劳累，伤及脾胃，脾胃受纳运化和输布功能失常，生化精微转输于肌肉筋脉功能出现障碍。或湿热蕴积，壅滞脉络，影响气血运行，从而筋脉失养而弛缓不用。或肝血不足、肾虚精亏，肌肉筋骨脉络失养，致肌体瘫痪或无力。

总之，周期性瘫痪以脾胃肝肾虚损、阴精津血亏虚为本，或兼有风、寒、湿、燥等为标，并夹杂痰浊、瘀血等病理产物。

（二）西医

1. **低钾型周期性瘫痪**　低钾型周期性瘫痪为常染色体显性遗传性疾病，其致病基因主要位于1号染色体长臂（1q31-32），该基因编码肌细胞二氢吡啶敏感的L型钙离子通道蛋白，是二氢吡啶复合受体的一部分，位于横管系统，通过调控肌质网钙离子的释放而影响肌肉的兴奋－收缩耦联。

肌无力在饱餐后或激烈活动后的休息中最易发作。能促使钾离子转入细胞内的因素，如注射胰岛素、肾上腺素或大量葡萄糖，也能诱发肌无力。

本病发病机制尚不清楚，可能与骨骼肌细胞膜内、外钾离子浓度的波动有关。本病患者的肌细胞膜经常处于轻度去极化状态，较不稳定，电位稍有变化即产生钠离子在膜上的通路受阻，导致电活动的传播障碍。在疾病发作期间，受累肌肉对一切电刺激均不起反应，处于瘫痪状态。

主要病理变化为肌肉肌浆网空泡化，空泡内含透明的液体及少数糖原颗粒，单个或多个，位于肌纤维中央甚至占据整个肌纤维，另外可见肌小管聚集。电镜下可见空泡由肌浆网终末池和横管系统扩张所致。发作间歇期可恢复，但不完全，故肌纤维间仍可见数目不等的小空泡。

2. 高钾型周期性瘫痪　高钾型周期性瘫痪的致病基因位于第 17 号染色体长臂（17q13），由于编码骨骼肌门控钠通道蛋白的 α 亚单位基因的点突变，导致氨基酸的改变而引起肌细胞膜钠离子通道功能异常，膜对钠的通透性增加或肌细胞内钾、钠转换能力缺陷，钠内流增加，钾离子从细胞内转移到细胞外，膜不能正常复极呈持续去极化，肌细胞膜正常兴奋性消失，产生肌无力。肌肉活组织检查与低钾型的改变相同。

3. 正常钾型周期性瘫痪　正常钾型周期性瘫痪又称钠反应性正常血钾型周期性瘫痪，为常染色体显性遗传，较为罕见。病理改变与低钾型周期性瘫痪相似。

【临床表现】

1. 发病年龄　低钾型周期性瘫痪在任何年龄均可发病，以 20 ～ 40 岁男性多见，随年龄增长而发作次数减少。高钾型周期性瘫痪多在 10 岁前起病，男性居多。正常钾型周期性瘫痪多在 10 岁前发病。

2. 起病方式及病程　低钾型周期性瘫痪常因疲劳、饱餐、寒冷、酗酒、精神刺激等诱发，发作一般经数小时或数日逐渐恢复，发作间期一切正常。伴发甲状腺功能亢进者，每次发作持续时间短，常在数小时至 1 天之内。高钾型周期性瘫痪常因饥饿、寒冷、剧烈运动和钾盐摄入等诱发，每次发作持续时间短，约数分钟到 1 小时。多数病例在 30 岁左右趋于好转，逐渐停止发作。正常钾型周期性瘫痪常于运动后休息、寒冷、限制钠盐摄入或补充钾盐等诱发，常于夜间或清晨醒来时发现四肢或部分肌肉瘫痪，甚至发音不清、呼吸困难等。发作常持续 10 天以上。

3. 瘫痪分布特点　低钾型周期性瘫痪发作时肢体肌肉呈对称性不同程度的无力或完全瘫痪，下肢重于上肢、近端重于远端；也可从下肢逐渐累及上肢。瘫痪肢体肌张力低，腱反射减弱或消失。可伴有肢体酸胀、针刺感。脑神经支配肌肉一般不受累，膀胱直肠括约肌功能也很少受累。少数严重病例可发生呼吸肌麻痹、尿便潴留、心动过速或过缓、心律失常、血压下降等情况甚至危及生命。高钾型周期性瘫痪发作时肌无力从下肢近端开始，然后影响到上肢，甚至颈部肌肉，脑神经支配肌肉和呼吸肌偶可累及，瘫痪程度一般较轻，但常伴有肌肉痛性痉挛。部分患者伴有手肌、舌肌的强直发作，肢体放入冷水中易出现肌肉僵硬。正常钾型周期性瘫痪发作时四肢或部分肌肉瘫痪，甚至发音不清，呼吸困难等。

4. 发作周期特点 低钾型周期性瘫痪发作频率不尽相同，一般数周或数月一次，个别病例每天均有发作，也有数年一次甚至终身仅发作一次。伴甲状腺功能亢进者发作频率较高，甲亢控制后，发作频率减少。高钾型周期性瘫痪发作频率为每天数次到每年数次。多数病例在 30 岁左右趋于好转，逐渐停止发作。

【辅助检查】

1. 低钾型周期性瘫痪

（1）发作期血清钾常低于 3.5mmol/L，间歇期正常。

（2）心电图呈典型的低钾性改变，U 波出现，T 波低平或倒置，P–R 间期和 Q–T 间期延长，ST 段下降，QRS 波增宽。

（3）肌电图示，运动电位时限短、波幅低，完全瘫痪时运动单位电位消失，电刺激无反应。膜静息电位低于正常。

2. 高钾型周期性瘫痪

（1）发作时，血清钾水平明显高于正常范围。血清肌酸激酶（CK）也可升高。

（2）心电图呈高血钾性改变。

（3）肌电图可见纤颤电位和强直放电。在肌无力发作高峰时，EMG 呈电静息，电刺激无动作电位出现。神经传导速度正常。

3. 正常钾型周期性瘫痪 正常钾型周期性瘫痪发作时，血清钾水平在正常范围。

【诊断】

1. 低钾型周期性瘫痪 根据常染色体显性遗传或散发，突发四肢弛缓性瘫痪，近端为主，无脑神经支配肌肉损害，无意识障碍和感觉障碍，数小时至一日内达高峰，结合检查发现血钾降低，心电图低钾性改变，经补钾治疗肌无力迅速缓解等，不难诊断低钾型周期性瘫痪。

2. 高钾型周期性瘫痪 根据常染色体显性遗传家族史，儿童发作性无力伴肌强直，无感觉障碍和高级神经活动异常，血钾增高，可作出高钾型周期性瘫痪的诊断。

临床表现不典型时，可行诱发试验：①钾负荷试验：口服氯化钾 3 ~ 8g，若服后 30 ~ 90 分钟内出现肌无力，数分钟至 1 小时达高峰，持续 20 分钟至 1 天，则有助于诊断；②冷水诱发试验：将前臂浸入 11 ~ 13℃水中，若 20 ~ 30 分钟诱发肌无力，停止浸冷水 10 分钟后恢复，有助于诊断。

3. 正常钾型周期性瘫痪 正常钾型周期性瘫痪属于常染色体显性遗传疾病，发作时与低钾型周期性瘫痪症状相似，发作时血清钾在正常范围。

【鉴别诊断】

1. 吉兰 – 巴雷综合征 吉兰 – 巴雷综合征呈四肢弛缓性瘫痪，远端重于近端，可有周围性感觉障碍和脑神经损害，肢体瘫痪持续时间较长且恢复缓慢，多无反复发作史。有脑脊液蛋白 – 细胞分离现象，肌电图神经源性损害。血清及心电图无低钾性改变。

2. 甲状腺功能亢进 本病引起的周期性瘫痪有明显的甲状腺功能亢进的临床症状与实验室检查异常。

3. 原发性醛固酮增多症 原发性醛固酮增多症也呈现反复发作性肢体无力和低血钾表现，两者程度平等。但初次发病年龄较大，每次发作的持续时间较长，平均约一周左右，少数病例可达数月，症状缓解较慢且常不易恢复到正常。此外，有血压升高和夜尿增多等特点。

4. 癔病 癔病因精神因素发病，瘫痪肢体的肌张力时高时低，腱反射明显亢进，瘫痪肌肉的电反应无异常，血钾和心电图检查无低钾改变。暗示治疗可收到显著效果。

5. 肾小管性酸中毒 肾小管性酸中毒是由于肾脏酸化功能障碍所产生以高氯性代谢性酸中毒为主要表现的临床综合征。可表现为肌无力、肌弛缓性瘫痪，易误诊为低钾性周期性瘫痪。其常伴低钾、钙磷代谢紊乱，血气分析为阴离子间隙正常性高氯性酸中毒，而尿呈反常性碱性尿。

6. 药物诱发低血钾性麻痹 长期服用激素类药物、甲状腺素、氢氯噻嗪、速尿类利尿剂、抗精神病药物（吩噻嗪类、碳酸锂）以及治疗溃疡病的生胃酮等药物，也可诱发低钾性麻痹，应结合病史注意鉴别。

7. 重症肌无力 根据病变所累及的骨骼肌无力呈波动性和晨轻暮重特点，肌疲劳试验阳性，应考虑本病的可能；若具备新斯的明试验阳性和（或）神经电生理学特征（重复神经电刺激提示波幅呈递减现象；SFEMG 测定的"颤抖"增宽、伴或不伴有阻滞），可临床诊断本病；有条件的可检测血清 AChR 抗体，有助于进一步明确诊断。

【中医治疗】

（一）辨证论治

1. 脾虚胃热

主症：肢体酸软，麻木无力，甚至瘫痪，下肢较重，腹部胀满不适，口渴欲饮，心悸多汗，肌肉酸痛，严重者可有呼吸困难，大便稀溏，尿少黄赤。舌质淡苔薄黄，脉细数或弦细无力。

治法：健脾清胃。

主方：人参养荣汤合玉女煎加减。

基本处方：党参 15g，熟地黄 20g，当归 15g，白芍 12g，白术 15g，茯苓 20g，麦冬 20g，黄连 10g，生石膏 30g（先煎），丹参 20g，怀牛膝 15g，生甘草 10g。

加减：胃热、口渴甚者，加天花粉 20g，石斛 15g；恶心呕吐者，加竹茹 10g，姜半夏 10g；呼吸困难者，去党参，加人参 10g，五味子 10g，以大补元气，生津敛肺。

2. 肝肾两虚

主症：肢体酸痛，麻木无力，甚则四肢瘫痪，下肢较重，腰膝酸软，头晕耳鸣，尿少或无尿。舌质红或淡，苔薄黄或薄白，脉细数或无力。

治法：补益肝肾。

主方：健步虎潜丸加减。

基本处方：龟甲 30g（先煎），鹿角胶 10g（烊化），川牛膝 20g，炒杜仲 15g，锁阳 10g，熟地黄 30g，当归 10g，党参 15g，炒白术 15g，制附子 10g（先煎），何首乌 15g，木瓜 10g。

加减：尿少或无尿，加肉桂 3g（后下），车前子 10g；四肢无力加秦艽 10g，羌活 10g；口渴者，加天花粉 15g，麦冬 20g；畏寒肢冷，加肉桂 5g（后下），菟丝子 15g。

3. 寒湿阻络

主症：肢体软弱无力，行动不便，身体困重，肌肉酸痛，形寒肢冷，或恶寒发热，大便稀溏。舌淡苔白腻，脉濡滑。

治法：祛寒除湿，舒筋通络。

主方：薏苡仁汤加减。

基本处方：薏苡仁 15g，当归 10g，川芎 10g，生姜 10g，桂枝 10g，羌活 10g，独活 10g，防风 10g，白术 10g，萆薢 10g，川牛膝 10g。

加减：如痰湿甚，见胸脘痞闷，纳呆食少，咳白痰较多者，可加法半夏 10g，陈皮 10g，茯苓 10g；若发热，加柴胡 20g，黄芩 10g，葛根 20g；若便溏，加苍术 10g，党参 10g，茯苓 15g。

4. 湿热浸淫

主症：肢体麻木无力，甚至瘫痪。下肢重于上肢，筋脉弛缓，可有肢体酸痛、重胀、有针刺样或蚁走样感觉。关节酸痛，纳呆无力，便溏溲黄。舌体胖，苔黄或黄腻，脉滑数或濡数。

治法：清热利湿，通利经脉。

主方：宣痹汤合四妙丸加减。

基本处方：防己 10g，生薏苡仁 15g，滑石 10g，杏仁 10g，半夏 10g，赤小豆 15g，黄柏 10g，牛膝 20g，桑枝 15g。

加减：肢体麻木，加赤芍 10g，鸡血藤 20g；纳呆，加砂仁 5g（后下）。

5. 气血两虚

主症：病情日久不愈，反复发作，面色苍白无华，四肢麻木无力，呼吸短促气弱，动则气喘，头晕心悸，失眠。舌淡苔薄白，脉细弱无力。

治法：益气养血。

主方：八珍汤加减。

基本处方：党参 20g，白术 15g，茯苓 20g，当归 15g，熟地黄 15g，川芎 10g，白芍 15g，鸡血藤 30g，桂枝 5g，甘草 5g。

加减：气虚明显，少气懒言者，加黄芪 30g，重用白术 30g；血虚明显，症见怔忡、心悸、动则加剧者，加柏子仁 20g，龙眼肉 15g；头晕失眠者，加炒枣仁 20g，夜交藤 20g，阿胶 10g（烊化）。

（二）针灸治疗

1. 针灸辨证治疗

（1）脾虚胃热

治法：健脾清胃。

处方：取手阳明大肠经、足阳明胃经及背俞穴为主。曲池、合谷、中脘、建里、天枢、脾俞、胃俞、伏兔、足三里、阳陵泉、内庭、厉兑。

方义：治痿独取阳明，取足阳明经足三里、伏兔，健运脾胃，升清降浊；取手阳明经曲池、合谷清热通经。天枢穴属胃经，又是大肠经募穴，助阳明经气化。

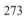

胃俞、脾俞为脾胃经气转输之所，补虚泻实，协调脾胃功能。中脘为胃之募穴、腑之会穴，清胃散邪，配建里调理脾胃。内庭为胃经荥穴，泻本经火热。厉兑为胃经井（金）穴，胃热，实则泻其子，以泻胃火。阳陵泉为筋之会穴，壮筋补虚，舒利下肢筋脉。

操作方法：脾俞、胃俞向脊柱斜刺，余穴直刺。曲池、合谷、内庭、厉兑针用泻法，余穴用补法。

（2）肝肾两虚

治法：补益肝肾。

处方：取足厥阴肝经、足少阴肾经及背俞穴为主。肝俞、肾俞、命门、关元、肩髃、曲池、合谷、足三里、伏兔、曲泉、阳陵泉、悬钟、三阴交、太溪、太冲。

方义：肝经原穴太冲、肾经原穴太溪，调补肝肾元气，配三阴交补益肝肾。肾俞、肝俞，益肝肾，养精血。督脉之命门穴，补肾培元；任脉之关元穴，启丹田元气，补下元虚损。曲泉为肝经合（水）穴，虚者补其母，补肝虚，治痿痹。筋会阳陵泉，壮筋补虚；髓会悬钟，补肾填髓。

操作方法：肝俞、肾俞向脊柱斜刺，余穴直刺，行补法。肝俞、肾俞、命门、关元等穴可加灸法。

（3）寒湿阻络

治法：祛寒除湿，舒筋通络。

处方：取手阳明大肠经、足阳明胃经、足太阴脾经穴为主。肩髃、曲池、手三里、合谷、外关、足三里、丰隆、风市、阴陵泉、三阴交。

方义：取手足阳明经诸穴以振奋阳气，散寒除湿，通利筋脉。外关为手少阳三焦经的络穴，通于阳维脉，宣阳达表，散寒通络。风市属足少阳胆经，温经散寒，配阴陵泉、三阴交健脾利湿。

操作方法：诸穴直刺，针用泻法或平补平泻，可加灸法。

（4）湿热浸淫

治法：清热利湿，通利经脉。

处方：取手阳明大肠经、足阳明胃经、足太阴脾经穴为主。肩髃、曲池、手三里、合谷、脾俞、伏兔、梁丘、足三里、丰隆、阴陵泉、三阴交、大都、内庭。

方义：取手足阳明经诸穴以疏通阳明气血，以润宗筋，曲池又清热利湿。脾俞、阴陵泉、三阴交运脾利湿。大都、内庭为足太阴、足阳明经之荥穴，泻之以清本经之热。

操作方法：脾俞向脊柱斜刺，余穴直刺。诸穴针用泻法，曲池、内庭可放血。

（5）气血两虚

治法：益气养血。

处方：取手阳明大肠经、足阳明胃经穴为主。肩髃、曲池、合谷、髀关、伏兔、关元、气海、血海、足三里、三阴交、太冲。

方义：阳明经为多气多血之经，取诸穴补益气血，疏通经脉，以润宗筋。气海大补元气，关元大补元阳，配足三里健脾补中，治脏腑虚惫。血海生血养血，配三阴交健脾补血。太冲为肝之原穴，调养肝血。

操作方法：诸穴直刺。针用补法，关元、气海、足三里等穴可加灸法。

2. 其他体针治疗

取穴以手足阳明经、任脉、督脉以及背俞穴为主。"治痿独取阳明"，取阳明润宗筋，利筋骨，利机关。取任、督二脉以调和阴阳。取背俞穴以健脾胃，益肝肾。

处方：合谷、曲池、足三里、上巨虚、下巨虚、中脘、脾俞、胃俞、气海、肾俞。

刺法：直刺法，或顺经刺法，以补法为主。任、督二脉穴位及背俞穴可加灸法。

3. 头针

（1）方法一

取穴：双侧运动区（多针刺）、足运感区（多针刺）。（焦氏头针）

方法：在双侧运动区及足运感区多针斜刺，快速进针，迅速推进至帽状腱膜下层，以200次/分钟频率捻转针体，持续1～3分钟。留针30分钟，每隔10分钟运针1次。每日1次，10次为一个疗程，各疗程间隔5～7天。

（2）方法二

取穴：双侧运动区上1/5、中2/5和足运感区。（焦氏头针）

方法：针刺到所需深度，以每分钟大于200次频率捻转2～3分钟，留针5～10分钟，以同样方式再捻转2次，然后取针，需较强刺激。若接上电针仪，可增加此效果。

（3）方法三

取穴：下肢瘫痪取顶中线、顶颞前斜线上1/5、顶旁1线；上肢瘫痪取顶中线、顶颞前斜线中2/5、顶旁2线。（国标头针）

方法：快速进针，针体进入帽状腱膜下层后，将针体卧倒，行抽气泻法。留针2～12小时，间歇动留针。每日或隔日1次，10次为1个疗程。

4. 耳针

（1）方法一

取穴：脾、胃、肝、肾、皮质下、内分泌、脊柱区。

配穴：上肢症状重，取肩、肘、腕、脊柱颈椎区；下肢症状重，取髋、膝、踝、脊柱腰椎和骶椎区。

方法：选 2 ～ 3 个主穴和 1 ～ 2 个配穴，交替使用。用毫针、揿针或压豆治疗。毫针隔日治疗 1 次，埋针不宜超过 3 天，压豆可 3 天换一次。

（2）方法二

取穴：相应肢体、脾、胃、睾丸。

方法：采用双侧耳穴埋针法或压豆治疗。用止血钳镊住 0.26×2mm 的揿针或 34 号的皮内针，对准所选耳穴进行针刺，而后以左手拇指压住揿针螺旋部，取胶布固定。需注意所埋耳针每日可自行按压 3 ～ 4 次，每次 1 ～ 2 分钟，埋针不宜超过 3 天。3 天后应调换耳穴。5 次为 1 个疗程，间隔 2 ～ 3 天。压豆一般用王不留行籽即可。最好用直径为 2mm 的磁化钢珠，可增强疗效。

5. 眼针

取穴：脾区、胃区、肝区、肾区。

配穴：上肢、下肢无力加上焦区、下焦区；气血不足加中焦区；肝肾不足加下焦区。

方法：用 0.5 寸 29 号毫针沿眼眶缘刺入相应区，避开神经血管，不行手法，让患者做肢体运动。

6. 穴位注射

（1）方法一

取穴：合谷、曲池、髀关、伏兔、梁丘、足三里、三阴交、解溪。肺胃热盛，加尺泽、太渊、肺俞、曲池；湿热浸淫，加大椎、阴陵泉、脾俞、胃俞。

药物：维生素 B 族类注射液与注射用水混合，或黄芪注射液和复方当归注射液混合。

方法：每次选用 4 ～ 6 个穴位，维生素 B 族类注射液与注射用水混合后注入上穴，每穴 1 ～ 1.5mL；亦可用黄芪注射液和复方当归注射液混合 8 ～ 10mL 注入上穴，每穴 1.5 ～ 2mL，每日或隔日 1 次，20 次为 1 个疗程。

（2）方法二

取穴：肩髃、肩髎、肩井、臂臑、曲池、手三里、外关、髀关、足三里、阳陵泉、绝骨、环跳、肾俞、伏兔、迈步。

药物：选用维生素 B_1 100mg、B_{12} 1mg、B_6 50mg 混合液；或当归注射液；或丹

参注射液。

方法：每次选 4 ～ 6 穴，维生素 B_1、B_{12}、B_6 混合液，每穴注入 0.5 ～ 1mL；当归注射液或丹参注射液 4 ～ 6mL，每穴注入 0.5 ～ 1mL；每日或隔日 1 次，10 次为 1 个疗程。

（3）方法三

取穴：足三里、阳陵泉、手三里、曲池。

药物：维生素 B_1、维生素 B_6、维生素 B_{12}、当归注射液、胎盘多肽注射液等。

方法：选择一种注射液，每次选 1 ～ 2 穴，每穴注射 1mL。

7. 灸法

取穴：中脘、气海、关元、足三里、肝俞、脾俞、肾俞。

方法：以隔姜灸法，令患者先取仰卧位，将鲜姜切成厚 0.3 ～ 0.4cm 的 5 分硬币大小（以针刺孔若干），分别置于中脘、气海、关元、足三里各穴，放上标准小艾炷点燃。各灸 5 壮。灸毕，令患者取俯卧位，如前法将生姜片分别置于双侧肝俞、脾俞、肾俞，取中等艾炷，每穴灸 5 壮。以上治疗 1 次 / 天，10 次为 1 个疗程，共 3 个疗程。

8. 电针

取穴：主穴取合谷、曲池、髀关、伏兔、梁丘、足三里、三阴交、解溪。配穴，肺胃热盛者，加尺泽、太渊、肺俞、曲池穴；湿热浸淫者，加大椎、阴陵泉、脾俞、胃俞。

方法：操作每次 4 ～ 6 穴，经行针得气后，对其中的 2 ～ 3 对腧穴，加用电针治疗，采用连续波，每分钟 50 ～ 60 次，以患者能耐受为宜。每日 1 次，20 次为 1 个疗程。

9. 梅花针 梅花针叩打夹脊穴加背部拔罐。

10. 穴位贴敷 四君子散（人参、炙甘草、茯苓、炒白术）加水调匀，敷于右足足底；四物散（当归、芍药、地黄、川芎）敷于左足足底，配合针刺治疗。

（三）其他外治法

1. 推拿 湿热内蕴者：摩按肋下，推下腹，搓揉股内，揉捏小腿内侧，梳足背，重压股后。

脾胃虚弱者：团摩上腹，横摩上腹，按腹中，拿提腹肌，点按背肋，揉膝周，推下肢外侧，揉足三里，掐阳陵泉。

肝肾亏虚者：横摩腰，摩揉臂部，揉腰背，团摩腰，揉肾俞，搓股内侧，揉三阴交，按跟腱。

2. 手足药浴 药方：党参 30g，白术 15g，茯苓 12g，青皮、陈皮、乌药、白芷各 18g，黄芪 90g，桑寄生 50g，当归 60g，丹参 30g。

用法：上药共入搪瓷盆中，加水 5000mL，放火炉上煮沸后，先熏手足 30 分钟，离火，待药液温度降至 50℃左右，再将手足入药液中浸泡 30 分钟。每日 2 次。每剂药可连用 2～3 日。

3. **刮痧**　刮痧顺序：项从刮 1 →项三线 2 →太阳刮 3 →肾俞 4 →骶丛刮 5 →膻中刮 6 →肩髃 7 →曲池 8 →外关 9 →合谷 10 →委中三线 11 →足三里 12 →阳陵泉 13 →悬钟 14。（见图 1）

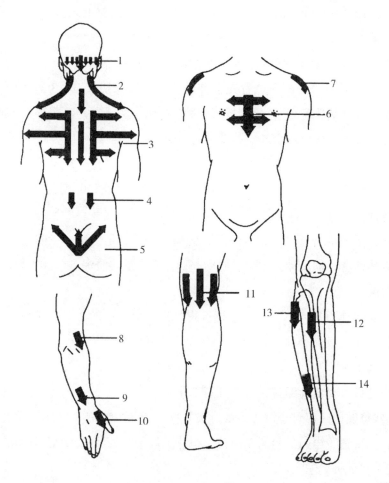

图 1　刮痧顺序

（四）单方验方

1. **四妙散加味**　苍术 12g，黄柏 10g，薏苡仁 15g，牛膝 12g，秦艽 12g，蚕沙 8g（包煎），鸡血藤 10g。水煎服，每日 1 剂。适用于风湿阻络型周期性麻痹。

2. **补脾维力丸**　生黄芪 12g，人参 10g，白术 10g，泽泻 10g，生薏苡仁 10g，升麻 10g。共研细末，制水丸，每次 10～12g，每日 3 次，温开水送服。适用于脾气亏虚型周期性麻痹。

3. **杜龙起痿汤**　杜仲、龙骨各 30g，海藻、昆布、黄芪、瞿麦各 20g，人参（另煎）10g。口唇发绀加三棱适量，面浮水肿加泽泻适量。

4. **参苓白术散合虎潜丸加减**　薏苡仁、牛膝各 30g，党参、山药、白芍各 20g，白术、扁豆、茯苓、黄柏、熟地黄各 15g，陈皮 12g，龟甲、知母、甘草各 10g，砂仁 6g。

5. **龟甲治痿汤**　炙龟甲 20～30g，党参 15～30g，怀牛膝、鸡血藤各 15～20g，狗脊、白术各 10～15g。随证加减。

（五）名医、专家经验方

1. **潘韵泉经验方**

组成：泔苍术、白术、白芍、泽泻、党参各 10g，炙黄芪、炒川黄柏、姜半夏、陈皮各 6g，川萆薢、茯苓各 12g，羌活、独活、防风、炙柴胡各 3g。

用法：水煎服。

主治：脾虚湿盛型周期性瘫痪。

2. **程益春经验方**

组成：人参 10g，生黄芪 30g，麦冬 30g，五味子 9g，山茱萸 15g，生地黄 30g，枸杞子 9g，制何首乌 15g，夏枯草 12g，浙贝母 9g，生牡蛎 30g（先煎），炒酸枣仁 30g，鳖甲 9g（打碎先煎），木瓜 9g。

用法：水煎服。

主治：甲亢合并周期性瘫痪（证型属气阴两虚，肝肾不足）。

3. **林贞慧经验方**

组成：黄芪 24g，黄精 24g，沙参 15g，麦冬 15g，玉竹 15g，桑枝 18g，木瓜 18g，五味子 6g，甘草 3g。

用法：水煎服。

主治：气阴两虚型周期性瘫痪。

【西医治疗】

（一）低钾型周期性瘫痪

发作时，给予 10% 氯化钾或 10% 枸橼酸钾 40～50mL 顿服，24 小时内再分次口服，一日总量为 10g。也可静脉滴注氯化钾溶液以纠正低血钾状态。对发作频繁者，在发作间期可给予长期口服钾盐 1g，3 次/日。如预防复发无效，可口服螺内酯 200mg，2 次/日；或乙酰唑胺 250mg，4 次/日。同时避免各种发病诱因如避免过度劳累、受冻及精神刺激，低钠饮食，忌摄入过多高碳水化合物等。严重患者出现呼吸肌麻痹时，应予辅助呼吸，严重心律失常应积极纠正。

（二）高钾型周期性瘫痪

对发作时间短，症状较轻的患者，一般不需特殊治疗。症状重时，可用 10％ 葡萄糖酸钙 10 ～ 20mL 静注，或 10％ 葡萄糖 500mL 加胰岛素 10 ～ 20U 静脉滴注以降低血钾。也可用呋塞米排钾。预防发作，可给予高碳水化合物饮食，避免过度劳累及寒冷刺激，口服氢氯噻嗪等利尿药，帮助排钾。

（三）正常钾型周期性瘫痪

1. 大量生理盐水静脉滴入。

2. 10％ 葡萄糖酸钙 10mL，2 次 / 日，静脉注射，或钙片每天 0.6 ～ 1.2g，分 1 ～ 2 次口服。

3. 每天服食盐 10 ～ 15g，必要时用氯化钠静脉滴注。

4. 乙酰唑胺 0.25g，2 次 / 日。预防发作，可在间歇期给予氟氢可的松和乙酰唑胺。

5. 避免进食含钾多的食物，如肉类、香蕉、菠菜、薯类，防止过劳或过度肌肉活动，注意寒冷或暑热的影响。

【预后与转归】

低血钾型周期性瘫痪，预后良好，随年龄增长，发作次数趋于减少。高血钾型周期性瘫痪，大多数在 30 岁后逐渐终止发作，少数在病程多年后，发生缓慢进展的肌病。正常钾型周期性瘫痪，大多数至中年以后发作逐步减少而停止。

【调摄与护理】

1. 心理调护上，要帮助患者解除心理压力，保持乐观心态，告诉患者本病随着年龄增长，发作频率会逐渐减少，树立信心。

2. 饮食指导因型而易。对于低钾型周期性瘫痪的患者，宜进食低钠、高钾的食物，少食多餐，多食蔬菜水果，忌高糖和高碳水化合物饮食，避免饱餐和酗酒；对于高血钾型周期性瘫痪的患者，宜进食高碳水化合物饮食；对于正常钾型周期性瘫痪患者，宜避免进食含钾多的食物。

3. 避免诱因，帮助患者建立健康的生活方式，坚持适当运动，避免寒冷刺激、过劳、感染、创伤、不当饮食、饱餐、酗酒等。

4. 发作期，指导患者卧床休息；肌力恢复初期，应避免过急、过猛的活动，防止跌伤。

【食疗方】

1. **莲子猪肚**　将水发莲实（去心）40 粒装入洗净的猪肚，用线缝合后，放入盒内，将盒放入锅内，隔水炖熟，捞出晾凉。将猪肚切成细丝，与莲实一起放入盘内，加麻油、盐、葱、姜、蒜拌匀后食用。

2. 花椒水 花椒 60g，加水 1 碗半，煎至大半碗，用布盖上，放屋外高处。次日清晨取回，冷服，盖被出汗，症状即减轻。

3. 鳝鱼羹 黄酒适量，将鳝鱼切丝略炒，入黄酒、葱姜、食盐，佐餐。

【医家经验】

（一）王兴臣经验

王兴臣认为，周期性麻痹的中医治疗应以调脾为主，临床常分三型论治。

1. 脾胃虚弱，四肢失养 该类患者多属低钾性麻痹。由于脾胃素虚，运化无权，湿聚成痰，脉道不畅，四肢肌肉不能得禀水谷精微。复遇劳累，气血被耗，肌肉四肢骤失所养，故见痿软无力，麻木胀痛。治当益气健脾，燥湿化痰。方以六君子汤加味治之。

2. 痰热中阻，清阳不实四肢 此类患者多形体肥胖，形盛气虚，多痰多湿，湿蕴生热，痰热阻于中焦，清阳被遏，四肢肌肉失却温养。复遇饱餐或生气，脾之运化失职，气机逆乱，痰热蒙窍阻络，肌肉四肢则骤然无气以用，故患者常于饱餐或生气后，突然四肢痿软不用，舌强不语。治当清热化痰，益气健脾。临床常以六君子汤合黄连温胆汤而收效。

3. 脾肾阳虚，寒湿阻络 此类患者多在少年起病，缘由先天禀赋不足或后天失养，致使肾阳虚，不能温养脾阳，或脾阳虚，不能充养肾阳，最后导致脾肾阳气俱虚，外不能温养肌肉四肢，内不能运化水湿。寒湿相合，客于经络，复受外寒，内外合邪，经络猝然不通，气滞血凝，肌肉四肢挛缩不伸，麻木沉重。故患者常于受寒后出现上症。治当温补脾肾，散寒除湿。临床常以六君子汤合理中汤而收效。

周期性麻痹属于中医学痿病的范畴。脾主运化，肌肉四肢有赖于脾消化饮食和输送水谷精微的功能正常。代谢障碍和钾离子浓度异常，系脾之运化功能太过和不及所致，可统称为脾不健运。脾不健运，则精微不布，聚而为湿，湿聚成痰，痰湿为患，脉道不利。脾虚和痰湿均为本病之本，因此，益气健脾，燥湿化痰为本病治疗大法，即所谓"治痿独取阳明"。临床选用六君子汤为基本方，辨证加减，谨守病机，治病求本，可取得满意疗效。

（二）王宝亮经验

王宝亮根据中医经典理论及多年临床经验，从病因病机出发，认为本病以五脏虚损为主，重在脾肾，重视风、湿、热、瘀在发病中的作用，以扶正补虚，兼

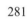

以清热化湿、疏风活血为治法，分期辨证施治。

1. 病因病机认识

（1）以"五脏虚损，重在脾肾"立论：本病属中医学痿病范畴，病变部位在筋脉肌肉，但根柢在于五脏虚损，重在脾肾。脾为后天之本，主运化，在体合肌肉而主四肢。水谷精微由脾气转输，化为精、气、血、津、液，内养五脏六腑，外养四肢百骸、皮毛筋肉。脾胃虚弱，四肢百骸无以为养，逐渐出现四肢痿软无力。肾为先天之本，主藏精，主水，主生长发育，在体合骨，生髓。肾者水脏也，肝肾阴虚，水不胜火，则骨枯而髓减，足不任身，发为骨痿。

（2）以虚为本，重视风、湿、热、瘀在疾病发展过程中的作用：王宝亮认为，低钾型周期性麻痹属中医痿病范畴，但又与传统意义上的痿病不同。本病发病迅速，症状多在短期内缓解，易反复发作，发作间歇期肌力正常，一般不伴有神志不清、言语不利、肌肉萎缩等症状。《灵枢·邪气脏腑病形》曰："风痿，四肢不用，心慧然若无病。"四肢不用，说明肢体功能障碍；心慧然若无病，说明患者神志清，无意识障碍，与本病症状相似。且本病发病迅速，易于反复，符合风邪"善行而数变"的特点，体现了风邪在本病发病过程中的作用。《素问·生气通天论》曰："因于湿，首如裹，湿热不攘，大筋软短，小筋弛长，软短为拘，弛长为痿。"《素问·痿论》曰："有渐于湿，以水为事，若有所留，居处相湿，肌肉濡渍，痹而不仁，发为肉痿。"均说明湿、热在痿病发病过程中的作用。疾病日久，气血运行不畅，瘀滞脉中，失却濡养筋脉的作用，进一步加重肌肉痿软无力的症状。

2. 分型论治　对低钾型周期性麻痹，根据其临床表现，分为发作期、缓解期。急性发作期，应及时补充氯化钾，缓解症状，以避免延误病情。缓解期，以扶正补虚为主，兼以清热化湿、疏风活血。肺热津伤者，宜清热润燥；脾胃虚弱者，宜健脾益气；肝肾亏虚者，宜滋养肝肾。

（1）肺热津伤

发病前，多有感冒发热、咳嗽病史。症见：热后突然出现肢体软弱无力，心烦口渴，咽燥呛咳，小便黄，大便干燥，舌质红，苔黄，脉细数。

治宜清热润燥，养阴生津。

药用：沙参 12g，麦冬 10g，玉竹 12g，百合 12g，防风 6g，生石膏 10g，桑叶 12g，杏仁 10g，枇杷叶 10g，生甘草 6g。伴咳嗽者加紫菀、百部，润肺止咳。在热郁阶段，酌加疏风开郁之品，待郁热解，再用甘润养阴之品。

（2）脾胃虚弱

症见：肢体肌肉软弱无力逐渐加重，神疲乏力，面色白或萎黄，舌质淡，苔薄白，脉细弱。

治宜健脾益气。

药用：黄芪 40g，炙甘草 12g，党参 20g，当归 12g，陈皮 12g，升麻 10g，柴胡 10g，白术 20g。脾胃虚弱，易兼夹食积者，酌加焦三仙；气血不足兼血瘀，舌质暗者，酌加丹参、川芎、川牛膝以行气化瘀；痰湿者，加茯苓、半夏健脾化痰。

（3）肝肾亏虚

症见：肢体痿软无力，下肢尤甚，伴腰膝酸软，不能久立，或伴眩晕耳鸣，遗精遗尿，舌红，少苔，脉细数。

药用：防风 6g，白术 15g，荆芥 10g，怀牛膝 20g，熟地黄 20g，桑寄生 25g，补骨脂 15g，当归 12g，白芍 20g，陈皮 12g，干姜 10g。有效者，采用丸药缓调。

（三）高维滨经验

1. 毫针疗法

治法：远近配穴法、补法。

处方：百会、大椎、曲池、合谷、足三里、三阴交。

操作：捻转进针，留针 10 分钟，每日 1 次，6 次一个疗程，休息 1 日。

2. 艾灸疗法

处方：百会、外关、足三里。

操作：用艾卷雀啄灸，每次 10 ～ 15 分钟，每日 1 次，愈后再灸 2 次，巩固疗效。

（四）吕少杰经验

穴位处方：

（1）天鼎穴（双侧）：在锁骨上窝上，扶突穴下 1 寸，胸锁乳突肌后缘处。取 30 号 1.5 寸毫针 2 根，局部常规消毒，向脊柱方向刺入约 1.4 寸。针感：向上臂及手部放散。

（2）曲池穴（双侧）：在肘部，屈肘，拱手体位，在肘横纹桡侧端的凹陷处。取 30 号 2 寸毫针 2 根，局部常规消毒，直刺约 1.8 寸。针感：局部胀痛。

（3）合谷穴（双侧）：在手背第 1、2 掌骨之间，近第 2 掌骨桡侧缘的中点处。取 30 号 2 寸毫针 2 根，局部常规消毒，向后溪穴方向刺入约 1.8 寸。针感：局部胀痛。

（4）伏兔穴（双侧）：在髂前上棘与髌骨外缘的连线上，髌骨上缘 6 寸处。取 30 号 2.5 寸毫针 2 根，局部常规消毒，向上斜刺入约 2.3 寸。针感：局部胀痛。

（5）足三里穴（双侧）：在膝下犊鼻穴下 3 寸，胫骨前嵴外开 1 横指（中指）处。取 30 号 2 寸毫针 2 根，局部常规消毒，直刺约 1.8 寸。针感：局部胀痛或向足背放散。

（6）内庭穴（双侧）：在足背2、3趾间缝纹端。取30号2寸毫针2根，局部常规消毒，向上斜刺约1.8寸。针感：局部胀痛。

治疗方法：患者取仰卧位，上穴如法刺入，加电针，留针40分钟，取针。对可拔火罐的穴位，拔火罐1分钟左右，每日1次，10次为1个疗程，休息5天再针。

【医家医案】

（一）范中林医案

刘某，男，45岁。辽宁省抚顺市某局干部。

1975年2月，患者参加抗震救灾工作，当时气温降至零下20℃，在雪地临时架设帐篷办公和食宿。2月17日深夜，起床接长途电话，衣着单薄，持续约20分钟，后感下肢冷麻。翌日，遂不能站立，经医疗队以抗风湿治疗无效，第五日即四肢瘫痪。2月24日被送回抚顺，经某职工医院外科诊断为"筋肌纤维质炎"。又转某医院治疗，当时膝关节红肿，诊断为"急性风湿症"。此后三年内，时好时坏，反复发作。多次住院，有一次长达200多天。1979年1月9日瘫痪复发后，病情加重，每日反复发病，大腿肌肉呈阵发性游走疼痛，轻则起立困难，重则卧床不起。经辽宁省某中医医院内科先后诊断为"痹证""痿证""痿痹兼证""风痹"。沈阳某医院内科、神经内科会诊，诊断为"发作性瘫痪待诊"，并建议转北京诊治。在北京某医学院附院确诊为"周期性麻痹"。1979年4月13日前来就诊。

初诊：由专人陪伴来诊，步履困难。周期性下肢瘫痪每日发作，轻时蹲下后即不能起立，重则四肢皆瘫。发作时间约半小时到1小时，有时长达8小时以上。不服药也可以暂行缓解，次日又突然发作。受凉或疲乏后较易引发。两腿肌肉游走疼痛，并有凉麻感，四肢关节及腰部亦时觉痛胀。头晕痛，口干，无汗。舌质稍红，根部薄黄苔，脉浮紧。此为太阳证风寒湿痹，外邪郁闭，阻滞经络，长期凝聚不解。法宜解表开闭，散寒除湿，以麻黄汤加减主之。

处方：麻黄10g，杏仁12g，苏叶10g，防风10g，法半夏12g，甘草15g。

因稍有热象，麻黄汤去桂枝，重用甘草；为加强祛风、散寒、除湿之力，加苏叶、防风、半夏以佐之。从4月13日至5月18日，月余内，每日一剂，基本以此方加减。犯病程度逐渐减轻，时间缩短，能独立自由行动。

从病因病机分析，此证乃从太阳伤寒传变而来。初诊证候尚具头痛、肢体关节痛、无汗、脉浮紧，表明太阳伤寒表邪郁滞未解。遵仲景"外证未解"，"当先解表"之旨，虽然本例表里相兼，亦应先解表而后治里，以期获"表解里自和"

或表轻里亦减之效。

二诊：近日来间隔二三日发作一次。未出现四肢瘫痪，仅下肢突然不能抬起，或蹲下不能站立，持续2～3小时缓解。两腿肌肉串痛，凉麻较甚，只上半身出汗。邪中血脉，气血凝滞之象仍重。法宜活血通络，温经散寒，以当归四逆汤加味主之。处方：当归12g，桂枝10g，白芍10g，辽细辛3g，木通10g，炙甘草6g，大枣20g，生姜10g，苏叶10g，防风10g，牛膝10g，木瓜10g。

三诊：从5月22日至6月13日，以上方随证加减治之。发病间隔延长至5～7天，发作时间缩短，仅感四肢痿软无力，疼痛与凉麻亦减轻。为增强疗效，改投桂枝附子汤，进一步温其经脉，逐其风寒。并配服针砂丸荡涤湿邪。

处方一：桂枝10g，制附片20g（久煎），生姜20g，炙甘草10g，大枣30g，茯苓18g，白术15g。

处方二：针砂、硼砂、绿矾、白矾、神曲、麦芽、木通、广木香、甘草各30g。研末为丸，每日1次，每次约5g。

服上方后，疼痛减，近日来仅有轻度发病。又间以麻黄汤、桂枝汤加减，散寒开闭，通阳解肌，以收通经络、开痹阻之效。

四诊：发病时，下肢疼痛、痿弱进一步减轻，可自行站立，发病时间缩短至1小时左右。7月11日犯病时，只觉左腿沉重，行步困难，半小时后即缓解。病现向愈之佳兆，以五通散加味，舒筋通络为治。

处方：血通（大血藤）12g，木通10g，通草6g，桂枝10g，茯苓20g，法半夏20g，苏叶10g，防风10g，牛膝12g，木瓜12g，薏苡仁15g，甘草3g，伸筋草15g，五加皮15g，丝瓜络10g。

上方加减连服27剂，30余日未犯病。其后，曾交替服用当归四逆汤、桂枝附子汤及五通散加减。共25日未发病。

五诊：9月以后，遇有外感或劳累，仅间有发病。平时下肢肌肉略有凉麻疼痛之感，腰微痛。10月中旬，病已显著好转，要求回单位工作。行前嘱其避风寒，忌生冷，注意调养，并拟五通散加味，令其缓服以资巩固。

处方：血通（大血藤）10g，木通10g，通草6g，桂枝6g，白芍10g，威灵仙15g，牛膝10g，木瓜10g，钩藤10g，防风10g，乳香10g，没药10g，茯苓20g，法半夏20g，甘草5g，生姜20g。

按语：本例周期性麻痹，前医曾众说纷纭。从中医临证看，主要分歧在于或痹或痿，或痹痿相兼。一般说来，"痹"与"痿"应属两类病变。痹属寒与实，痿属热与虚。患者虽有肢体痿弱之象，乃由痹病痛久而废用，并非"五脏因肺热叶焦，发为痿躄"。本案主要为"风、寒、湿三气杂至，合而为痹"，属太阳证。故坚持温通之法为治。

（二）陈景和医案

孙某，男，41岁，1980年1月4日初诊。

患者周身无力，双腿不能行走，伴有筋骨痛20余年，加重2年。

患者起病于1956年夏季，因天气炎热，在房檐下睡觉，醒后感觉手足麻木，继之不能走路，需人搀扶方能走短路，遂到医院检查诊治。20年来，曾就诊多家西医医院，均诊断为"低血钾型周期性麻痹"，经补钾治疗有效，每年坚持服钾治疗，如不坚持服钾，病即复发。1979年以来，发作频繁，不能做太多的活动，同时又发筋骨痛。就诊时，筋骨痛较为严重，虽每天服钾9g，尚不能缓解症状，故前来中医院请陈老治疗。查：面容憔悴，焦虑之状，两腿无力，不能走路，人搀扶可走短路，但步态蹒跚，两手尚有握力，舌苔薄白，舌质暗红，脉沉缓。

辨证系属痿病。由夏天贪凉睡觉，感受温热之邪，邪热灼伤阴液，筋脉失于濡养所致。《临证指南医案》认为："痿证之旨，不外乎肝肾肺胃四经之病，盖肝主筋，肝伤则四肢不为人用，而筋骨拘挛；肾藏精，精血相生，精虚不能灌溉四末，血虚则不能营养筋骨；肺主气，为高清之脏，肺虚则高源化绝，化绝则水涸，水涸则不能濡养筋骨；阳明为宗筋之长，阳明虚则宗筋纵，宗筋纵则不能束筋骨以利机关，此不能步履，痿弱筋缩之症作矣。"本病系外伤热邪，灼伤津液，筋脉失于濡养，病久影响肝肾肺胃，故上证作矣。陈老依其发病，两腿无力，不能走路，在屋檐下睡觉感受风热之邪而得，结合《灵枢·邪气脏腑病形》之论述"脾脉……微缓为风痿，四肢不用，心慧然若无病"，辨本病为痿病之风痿，治以疏风通络、补肾养肝法，处方当时命名为滋痿通痹汤。

处方：何首乌50g，薏苡仁15g，菟丝子20g，陈皮100g，千年健30g，地枫皮30g，赤芍30g，蜈蚣2条，女贞子20g，墨旱莲20g，生地黄、熟地黄各30g，水煎服。

本方特色用药在于陈皮用到100g，这是陈老考虑其低血钾的病变基础，用陈皮既能理气，又能补钾。

嘱先停口服补钾，单服中药3剂，以观疗效。

3天后二诊：诉服药1剂，病情无变化。2剂，自感症状减轻。3剂，明显减轻。予以继续服药7剂。

三诊时，自感身体有力，走路平稳，舌淡红、苔白，脉沉滑，再服前方7剂，嘱定期复诊。

直至是年8月19日，共服药240剂，以滋痿通痹方为基础，曾随证略有加减，直至无任何不适而停药。随访2年，无低钾、麻痹和疼痛出现，病告痊愈。

按语：滋痿通痹汤的功效为疏风通络，补肾养肝，滋痿通痹。主治痿病之风痿，痿病兼痹证之痿痹并病。方中千年健、地枫皮、赤芍、蜈蚣、薏苡仁疏风通络，除湿活血止痛；何首乌、菟丝子、女贞子、墨旱莲、生地黄、熟地黄均为滋补肝肾之品。肝肾得滋，阴精充足则气血旺盛，筋脉得养，逐渐强壮。

（三）郭维一医案

崔某，男，41岁。绥德县教师。1985年4月5日因"周期性麻痹"病复发，住院治疗。

1980年某月，患者无明显原因突然四肢软弱，上肢举动吃力，不能过肩，下肢步行艰难，不欲抬腿。曾住当地医院，诊为"周期性麻痹"，经中西药治疗，病愈出院。嗣后，间隔1月发作1次，病情同前。昨日来榆开会期间，旧病复发，专车送来医院急诊住院。入院化验查血钾3.4毫当量/升，余无异常。见症：上肢自举不能平肩，握力较差，下肢迈步吃力困难，脚跟不稳，左侧重于右侧，下肢重于上肢，伴嗜睡梦多，周身困倦。舌质淡，边有齿痕，苔白微腻，脉沉濡。证属脾虚失运，痰浊阻络。治宜益气健脾，清化痰浊，佐以通经活络。方用温胆汤加味。

处方：竹茹15g，枳实10g，陈皮10g，茯苓10g，半夏10g，红参须15g，地龙10g，丝瓜络12g，制天南星10g，焦白术10g，葛根12g。3剂，日1剂，水煎服。

4月8日复诊：药后症状消失，宗原方随证增损，先后服药40多剂，服药期间偶有痿软小发作先兆，短暂即失，余无异常，活动自如，舌苔褪化，脉象平缓。多次复查血钾为4.5毫当量/升，于5月20日病愈出院。

按语：周期性麻痹属中医"痿病"范畴，病因责之于脾。《素问·太阴阳明论》云："今脾病不能为胃行其津液，四肢不得禀水谷气，气日以衰，脉道不利，筋骨肌肉，皆无气以生，故不用焉。"本例脾虚失运是病之因，痰阻脉络是病之果。方中温胆汤伍天南星，清化痰浊治其标；四君配葛根，健脾益气，补阳生津求其本；丝瓜络、地龙相配，利于通经活络。因果同求，标本并治，故见效甚捷。

（四）丁锷医案

曹某，男，41岁，安徽舒城人。1998年9月9日初诊。

患者患低钾性周期性麻痹9年。初起于夜间睡醒后，突发两下肢无力，不能自主活动，渐及两上肢疲软，柔若无骨。约1天后，自行恢复。尔后每年发病1～2次。渐渐发作周期越来越短。直至近年来1～2月即发病1次，有时甚至1月2～3次。每次发病时间可持续2～3天，才能慢慢恢复，而且不仅四肢瘫痪，躯干和颈部亦痿软不用，躺卧不能转侧，饮食排便均需家人照料。自数年前明确诊断之后，即长期服用氯化钾，每日 3 次，每次 10mL。停药即发，以致身体日渐羸弱，纳差寐浅，不但不能从事生产劳作，连本人日常生活都难以自理。多处奔走就医，除补钾外，别无良药。亦服用中药，也未获效。不得已，求余诊治。刻见：神疲容倦，少气懒言，四肢不温，舌质淡苔白，脉沉细，一派脾肾阳虚之象。试予健脾益肾、温阳化气之方药，观其疗效，再议他法。

处方：生晒参 10g，焦白术 15g，广陈皮 10g，粉甘草 10g，炒谷芽、炒麦芽各 20g，白茯苓 10g，白扁豆 20g，淫羊藿 20g，菟丝子 15g，巴戟天 20g，制附片 10g，肉桂 10g。水煎服，每日 1 剂，15 剂。嘱其服药 1 周后，停服氯化钾。

1998 年 9 月 24 日二诊：氯化钾已停服 1 周，未复发。胃纳渐开，已知饥饿。药证不悖，初见效机，原方再服 2 周。

1998 年 10 月 9 日三诊：上方已服 1 个月，停钾 21 天，病情稳定，痿瘫未发，食香眠甜，四末渐温且感有力，神态怡然，舌淡红，苔薄白，脉沉细有力。复查心电图正常，血钾 3.5mmol/L。药中病机，脾肾运转日渐恢复，阴阳渐趋平衡。上方去生晒参、制附片，加党参、紫河车粉（冲服）。再进 30 剂。

2000 年春节来访，自述痿病未再复发，已停药 1 年 3 个月，身体早已完全康复。

按语：本例痿病，源于阴阳平衡失调，尤以脾肾阳虚为著。故投以健脾益肾、温阳化气之方药，疗效颇佳。盖脾居中州，主运化，主四肢，主肌肉，为五脏六腑之枢纽。健脾胃即可调整阴阳，所谓执中州以运四旁。经云："治痿独取阳明。"余之所以脾肾双补，因肾者主骨，作强之官，伎巧出焉，温肾阳，可以壮筋骨，利关节，使肢体活动敏捷。中医药治疗低钾性周期性麻痹，应着重辨证施治，切不可囿于"缺钾补钾"之见。

参考文献

[1] 贾建平，苏川. 神经病学 [M].8 版. 北京：人民卫生出版社，2018：420-423.

[2] 张洪斌. 中西医结合专科病诊疗大系——神经病学 [M]. 太原：山西科学技术出版社，1997：251-257.

[3] 周绍华，周佩云. 神经系统疾病中医证治精要 [M]. 北京：中国农业科技出版社，1997：160-163.

[4] 孙亮. 中医治疗周期性瘫痪浅析 [J]. 光明中医，2016，31（11）：1638-1639.

[5] 盛灿若，裴改玲. 针刺治愈周期性瘫痪 11 例小结 [J]. 江苏中医，1992，

（9）：19-20.

[6] 张英杰，周丽君.两仪守衡针灸法配合中药敷足治疗周期性瘫痪 36 例 [J].中国民间疗法，2006，14（1）：23-24.

[7] 王永炎，张伯礼.中医脑病学 [M].北京：人民卫生出版社，2007：744-752.

[8] 王照浩，林明花，王铠.实用神经针灸学 [M].广州：中山大学出版社，1993：218-219.

[9] 王学忠.瘫痪病中医治疗学 [M].武汉：湖北科学技术出版社，1995：313-315.

[10] 周幸来，周幸秋，孙冰.电针疗法大全 [M].长沙：湖南科学技术出版社，2010：202.

[11] 孔尧其，任兴生，沈斌.瘫痪病的针灸治疗 [M].北京：中医古籍出版社，1993：105.

[12] 沈克艰，郑圭范.图解刮痧疗法 [M].上海：上海科学技术出版社，2011：106.

[13] 肖国士，高积慧.代谢与内分泌疾病验方集锦 [M].北京：人民军医出版社，2014：263-265.

[14] 余传隆，吴旻，魏菊仙，等.食疗防治疾病宝典之对症饮食 [M].2 版.北京：中国医药科技出版社，2012：80.

[15] 韩吉淼，徐文倩.程益春治疗甲亢合并周期性麻痹经验拾零 [J].中国中医急症，2002，11（3）：205.

[16] 王兴臣.调脾为主辨治周期性麻痹经验 [J].中医杂志，2004，45（11）：824-825.

[17] 田丹珂，王宝亮.王宝亮教授治疗低钾型周期性麻痹的临床经验 [J].中国中医药现代远程教育，2017，15（11）：83-84.

[18] 高维滨，高金立.针灸六绝——针灸治疗神经疑难病 [M].北京：中国医药科技出版社，1999：261.

[19] 吕少杰.神经疾病针灸疗法 [M].北京：人民军医出版社，1999：161-163.

[20] 范学文，徐长卿.范中林六经辨证医案选 [M].北京：学苑出版社，2007：23-26.

[21] 陈素云，陈素玉，陈知行.中国百年百名中医临床家丛书——陈景河 [M].北京：中国中医药出版社，2006：121-123.

[22] 郭维一，郭补林.郭维一老中医临证实践录 [M].西安：陕西科学技术出版社，1994：202-203.

[23] 丁锷.丁锷骨科临证精华 [M].合肥：安徽科学技术出版社，2011：90-92.

多发性肌炎

多发性肌炎（PM）是一种以肌无力、肌痛为主要表现的自身免疫性疾病，病因不清，主要临床表现以对称性四肢近端、颈肌、咽部肌肉无力，肌肉压痛，血清酶增高为特征的弥漫性肌肉炎症性疾病。若皮肤和肌肉同时受累而表现为肌肉症状，伴有典型皮疹者，称皮肌炎（DM）。

本病多为亚急性起病，任何年龄均可发病，中年以上多见，女性略多。部分患者病前有恶性肿瘤，约 20% 患者合并红斑狼疮、硬皮病、类风湿关节炎、干燥综合征等其他自身免疫性疾病。由于受累范围不同，伴发病症差异较大，因而本病临床表现多样。通常本病在数周至数月内达高峰，全身肌肉无力，严重者呼吸肌无力，危及生命。

本病属中医学"痿病""痹证"范畴，多与脏腑失调、感受外邪相关。《素问·痿论》曰："肺热叶焦，则皮毛虚弱急薄，著则生痿躄也；……脾气热，则胃干而渴，肌肉不仁，发为肉痿。"《素问·长刺节论》载："病在肌肤，肌肤尽痛，名曰肌痹，伤于寒湿。"

【病因病机病理】

（一）中医

本病的发生多为风、寒、湿或风湿热毒之邪外袭，侵及肌腠之间，留于肌肉经络关节，以致经脉闭阻，气血运行不畅，进而筋肌失养；或因肺、脾、肝、肾功能失常，气血津液化生失司，或痰湿瘀热内生，阻滞脉络，筋脉失养，均可导致肢体痿而不用，亦可同时兼见不荣之痛，或不通之痛。

1. 感受外邪 平素卫阳亏虚，而致风寒湿之邪侵袭人体，经脉闭阻；或素体阳盛，或内有蕴热，或阴虚火旺，虽初始感受风寒湿之邪，但邪气易于入里化热，湿热闭阻筋脉；或风湿热邪侵犯人体，浸淫筋脉，导致筋脉失养，痿而不用。

2. 气血亏虚 素体禀赋不足或久病体虚，或病程日久，气血耗伤，肌肤失荣，则四肢不用，或发肌痛。

3. 脾肾阳虚 先天不足或病程日久，损及脾肾，脾肾阳虚，肌肤失于温煦，筋肌失于涵养，或因阳虚，水液失于蒸化，水湿内停，浸渍筋脉，阻于经络之间，均可见筋软肌痛、痿而不用。

4. 肝肾阴虚 热毒之邪，久蕴不消，正气日耗，阴精渐伤，而致肝肾阴虚。肝主筋，筋伤则四肢不用，筋脉拘挛或痿软；肾藏精，精血互生，精不足而血不充，精虚则不能灌溉四末，筋脉失于濡养则发为本病。

5. 痰瘀阻络 肺脾肾功能失常，水液代谢紊乱，水湿内停，化饮成痰，痰浊阻络，气血运行不畅，滞而成瘀，痰瘀互结，阻于脉络，筋脉失养，故见肢体痿废失用。

6. 气虚血瘀 素体正气不足或久病正气耗损，气为血之帅，气虚推动无力，血行不畅，滞而不前，瘀血内生，阻于脉络，筋肌失养，加之平素气虚，筋肌无力，故见肢体痿而不用。

本病多以正虚为本，邪实为标。发作期以邪实为主，或热毒炽盛、湿热浸淫，或风寒、寒湿侵袭。缓解期以脏腑精气亏虚为多见，常累及肝脾肾等脏，而兼见痰瘀等兼证。

（二）西医

多发性肌炎的发生可能与病毒感染有关。多数患者病前有流感病毒 A 和 B、HIV、ECHO、柯萨奇病毒感染史。遗传因素可能也增加本病的易患性，约半数患者与 HLA-DR3 相关，而 HLA-DR52 几乎见于所有患者，多发性肌炎家族也有报道，说明遗传因素参与了发病。

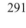

多发性肌炎的发病机制与免疫失调有关。部分患者的血清中可以检测到 Jo-1 抗体、SRP 抗体、Mi-2 抗体、抗核抗体等多种抗体，肌肉病理发现，肌组织内有活化的淋巴细胞浸润，外周血淋巴细胞对肌肉抗原敏感，并对培养的肌细胞有明显的细胞毒作用。这些均说明本病是一种自身免疫性疾病。

多发性肌炎的发病主要与细胞毒性介导的免疫反应有关，T 淋巴细胞可直接导致肌纤维的破坏，而细胞间黏附分子、白细胞介素 -1α 与炎性细胞的浸润密切相关。皮肌炎的发病则主要与体液免疫异常有关，肌组织内微血管直接受累，其上可见 IgM，IgG 和 C3、C5b-9 膜攻击复合物形成。据推测皮肌炎可能是一种补体介导的微血管病，肌纤维的损害是继发改变。目前尚不清楚可直接诱发多发性肌炎的自身免疫异常因素，只能推测某种病原体感染改变了肌纤维或内皮细胞的抗原性，从而引发免疫反应；或病毒感染后，启动了机体对某些病毒肽段的免疫应答，而这些肽段与肌细胞中的某些蛋白的肽段结构相似，通过交叉免疫，启动了自身免疫反应，进而攻击自身的肌细胞。

病理主要为骨骼肌的炎性改变，肌纤维变性、坏死、萎缩、再生和炎症细胞浸润。

【临床表现】

病前多有感染或低热，主要表现为亚急性至慢性进展的对称性近端肌无力，在数周至数月内，逐渐出现肩胛带和骨盆带及四肢近端无力，蹲位站立和双臂上举困难，常伴有肌肉关节部疼痛、酸痛和压痛。颈肌无力者抬头困难，咽喉部肌无力者表现为吞咽困难和构音障碍。如呼吸肌受累，可有胸闷及呼吸困难。少数患者可出现心肌受累。本病感觉障碍不明显，腱反射通常不减低，病后数周至数月可出现肌萎缩。

约有20%的多发性肌炎、皮肌炎患者合并红斑狼疮、类风湿关节炎、干燥综合征、风湿热和硬皮病等，约25%的患者可并发恶性肿瘤如肺癌等。40岁以上发生肌炎，尤其是皮肌炎者，须高度警惕潜在恶性肿瘤的可能性，应积极寻找原发病灶，一时不能发现病灶者应定期随访，有时需数月至数年才能发现病灶。

【辅助检查】

1. **血生化检测** 急性期周围血白细胞增高，血沉增快，C反应蛋白增高。血清 CK 明显增高，可达正常的 10 倍以上。肌炎特异性抗体 Jo-1、PL-7 等升高。1/3 患者类风湿因子和抗核抗体阳性，免疫球蛋白及抗肌球蛋白的抗体增高。

2. **尿检测** 24 小时尿肌酸增高，这是肌炎活动期的一个指标。部分患者可有肌红蛋白尿。

3. **肌电图** 肌电图可见自发性纤颤电位、正向尖波和多相波增多，呈肌源性损害表现。神经传导速度正常。

4. **肌活检** 肌肉皮肤的活组织检查是确诊多发性肌炎或皮肌炎的重要手段。显微镜下观察，多数可见典型的肌纤维变性及坏死、肌萎缩以及肌纤维再生等。肌纤维间质炎性细胞浸润，小血管阻塞，毛细血管内皮增生等病理改变。

5. **心电图** 52% ～ 75% 的患者有心电图异常，QT 间期延长，ST 段下降。

【诊断】

根据临床特点，表现为：①急性或亚急性四肢近端及骨盆带肌无力伴压痛，腱反射减弱或消失；②血清 CK 明显增高；③肌电图呈肌源性损害；④活检见典型肌炎病理表现；⑤伴有典型皮肤损害。

具有前 4 条者，诊断为多发性肌炎；前 4 条标准具有 3 条以上，并且同时具有第 5 条者，为皮肌炎。免疫抑制剂治疗有效支持诊断。40 岁以上患者应除外恶性肿瘤。

【鉴别诊断】

1. 包涵体肌炎 包涵体肌炎有肌肉炎性损害、吞咽困难，需与多发性肌炎鉴别。包涵体肌炎的肌无力呈非对称性，远端肌群受累常见，如屈腕屈指无力与足下垂，肌痛和肌肉压痛非常少见。血清 CK 正常或轻度升高，肌肉病理发现嗜酸性包涵体和激素治疗无效，可与多发性肌炎鉴别。

2. 肢带型肌营养不良症 因肢带型肌营养不良症有四肢近端和骨盆、肩胛带无力和萎缩，肌酶高而需与多发性肌炎鉴别。肢带型肌营养不良症常有家族史，无肌痛，病程更缓慢，肌肉病理表现以肌纤维变性、坏死、萎缩和脂肪组织替代为主而无明显炎症性细胞浸润，可资鉴别。

3. 重症肌无力 多发性肌炎晚期卧床不起，构音、吞咽困难，要与本病鉴别。可根据前者病情无明显波动、抗胆碱酯酶药物治疗不敏感、血清酶活性增高而排除重症肌无力。

4. 儿童急性良性肌炎 儿童急性良性肌炎的发病年龄主要为 5～13 岁，病前 2～5 天有上呼吸道感染的前驱症状，随后，常于晨起时突然出现下肢肌肉酸痛，主要表现为腓肠肌疼痛和肿胀，局部压痛明显，其次为大腿肌肉。因腿痛而致步态异常、跛行、拒绝行走，严重者行走困难。肌力下降不明显。一般于 3～7 天后症状缓解。实验室检查：血清 CK 显著增高，随着病情恢复，CK 迅速下降，并与临床恢复相平行。

【中医治疗】

（一）辨证论治

1. 热毒炽盛

主症：肌痛乏力，肿胀压痛，关节屈伸不利，头痛汗出，身热口渴，呼吸急促，心悸烦躁，或皮肤紫斑，溲黄便结。面赤，舌红绛，舌苔黄，脉数。

治法：清热解毒，凉血养阴。

主方：清瘟败毒饮加减。

基本处方：水牛角 30g（先煎），生地黄 15g，玄参 10g，石膏 30g（先煎），知母 15g，黄连 10g，黄芩 10，栀子 10g，赤芍 10g，连翘 10g，牡丹皮 10g，紫草 10g，大黄 10g，全蝎 5g（研末冲服）。

加减：若高热者，加羚羊角粉 1.5g（冲服）；若肌肉痛甚者，加鸡血藤 20g，秦艽 15g；若兼血瘀者，加丹参 30g，红花 10g；若热灼肺津者，加沙参 15g，麦冬 15g。

2. 湿热浸淫

主症：肌肉疼痛，酸楚无力，肢体沉重，不规则发热，皮肤暗红，或有斑块，身热不扬或低热不退，汗出不爽，溲黄便黏。舌质红，苔黄腻，脉滑数。

治法：利湿清热，通络止痛。

主方：当归拈痛汤加减。

基本处方：羌活 15g，甘草 15g，茵陈 15g，防风 10g，苍术 10g，当归 10g，知母 10g，猪苓 10g，泽泻 10g，葛根 10g，升麻 5g，白术 5g，黄芩 5g，苦参 5g，连翘 15g，赤小豆 20g。

加减：若身痛甚者，加姜黄 10g，海桐皮 10g；若脚膝肿甚，加防己 10g，木瓜 15g；若胸闷腹胀者，加瓜蒌 15g，枳壳 10g；若小便热痛者，加滑石 15g，竹叶 10g；若红斑肿胀明显者，加白茅根 10g，牡丹皮 10g。

3. 寒湿内阻

主症：全身肌肉关节疼痛，挛缩不可屈伸，手足肿胀，形寒肢冷，或皮肤暗红，少量脱屑，眼睑水肿性斑片，小溲清频，大便稀溏。舌质淡暗，苔白滑，脉弦缓。

治法：温阳散寒，除湿止痛。

主方：《备急千金要方》乌头汤加减。

基本处方：制川乌 5g（先煎），炮附子 10g（先煎），干姜 10g，桂枝 15g，白芍 15g，茯苓 15g，当归 15g，苍术 10g，独活 10g，秦艽 10g，防风 10g，川椒 10g，细辛 5g，炙甘草 10g。

加减：若无力明显者，加红参 10g，黄芪 30g，益气增力；若阴囊挛缩，鼠蹊胀痛，加乌药 10g，小茴香 10g；若寒凝血瘀者，加红花 10g，穿山龙 15g。

4. 气血亏虚

主症：病程较久，进展缓慢，神疲，面色少华，肌肉酸痛无力，不能久立，甚则肌肉渐脱，皮肤干燥，头晕自汗，失眠健忘，心悸气短，食少懒言，大便溏软。舌淡胖，苔白，脉细弱。

治法：气血双补。

主方：十全大补汤加减。

基本处方：人参 10g，黄芪 15g，茯苓 15g，炒白术 15g，怀山药 15g，当归 15g，白芍 15g，熟地黄 20g，生姜 10g，大枣 10g，炙甘草 10g。

加减：若脘腹痞满者，加木香 5g，枳壳 5g；若饮食不消者，加神曲 10g，炒麦芽 10g；若兼痰湿者，加陈皮 10g，姜半夏 10g。

5. 脾肾阳虚

主症：肌肉酸痛，拘挛萎缩，四肢厥冷，手足麻木，苍白发紫，继见潮红，或皮损暗红，小便频数，大便稀溏，面色㿠白。舌淡胖，有齿痕，苔薄白或水滑，脉沉细。

治法：补脾暖肾，温经通络。

主方：阳和汤加减。

基本处方：鹿角胶 10g（烊化），熟地黄 15g，肉桂 10g（后下），炮姜 10g，制附片 10g（先煎），巴戟天 15g，补骨脂 15g，肉豆蔻 10g，桂枝 10g，黄芪 15g，茯苓 10g，炒白术 10g，炙甘草 10g。

加减：若兼瘀血者，加红花 10g，鸡血藤 30g；若气短喘息者，加红参 10g，蛤蚧 10g；若大肉已脱者，加怀山药 30g，黄精 15g。

6. 阴虚内热

主症：消瘦，肌肉关节疼痛，痿软无力，局部皮肤暗红或不明显，心烦梦多，低热盗汗，小便黄少，大便干，舌质红，苔少或薄黄，脉细数。

治法：养阴清热。

主方：知柏地黄汤加减。

基本处方：知母 10g，黄柏 10g，熟地黄 15g，山茱萸 15g，怀山药 15g，泽泻 10g，茯苓 15g，怀牛膝 15g，女贞子 10g，旱莲草 10g，牡丹皮 10g，炙甘草 10g。

加减：腰背酸软，肌肉瘦削较明显者，加狗脊 15g，续断 15g，肉苁蓉 10g 以补肝肾，壮腰膝；病久阴损及阳，畏寒，阳痿，小便清长，舌淡，脉沉细无力者，加紫河车粉 5g（冲服）以温补肾阳。

7. 痰瘀阻络

主症：肌痛如刺，以夜间为重，肌肤甲错，关节疼痛而不移，肢端紫冷而痛，吞咽困难，或斑色晦暗，舌暗或有瘀点，苔白腻，脉弦滑。

治法：化痰活血，祛瘀通络。

主方：身痛逐瘀汤合导痰汤加减。

基本处方：川牛膝 15g，秦艽 10g，地龙 10g，桃仁 10g，红花 10g，川芎 10g，制没药 10g，香附 10g，羌活 10g，当归 15g，鸡血藤 15g，桂枝 10g，陈皮 10g，清半夏 10g，茯苓 10g，枳实 10g，胆南星 10g。

加减：若胸中满闷者，加瓜蒌 15g，桔梗 10g；若痰郁化热者，去桂枝，加竹茹 15g，黄芩 10g。

8. 气虚血瘀证

主症：肌肉疼痛，骨节酸楚，四肢倦怠，瘦削无力，手足麻木不仁，妇女闭经或月经量少，或肌肤红斑，青紫疼痛。舌质暗淡或有瘀点、瘀斑，脉细涩。

治法：益气活血通络。

主方：补阳还五汤加减。

基本处方：黄芪 30～120g，当归 15g，赤芍 10g，川牛膝 15g，地龙 10g，桃仁 10g，红花 10g，鸡血藤 15g，党参 15g，白术 15g，茯苓 15g，炙甘草 10g。

加减：若气虚重者，重用黄芪，加人参 10g；若瘀血重者，加丹参 20g，穿山甲（用猪蹄甲代）10g，三七 5g。

（二）针灸治疗

1. 针灸辨证治疗

（1）热毒炽盛

治法：清热解毒，凉血养阴。

处方：取手太阴肺经、手阳明大肠经、足少阳胆经穴为主。大椎、曲池、尺泽、孔最、鱼际、内庭、阴陵泉、合谷、三阴交、膈俞、委中、肩髃、环跳。

方义：大椎为手足三阳经与督脉交会穴，有解毒退热之功；曲池为手阳明大肠经的合穴，肺与大肠相表里，阳明为多气多血之经，取曲池上可清肺，下能泻大肠，既可清气分热邪，又能退血分热毒；尺泽为肺经合穴、子穴，实则泻其子，取尺泽有泻肺实，退肺热之功；孔最为手太阴之郄穴，能清泻肺热，《针灸大成》言其可治"热病汗不出，咳逆，肘臂厥痛屈伸难，手不及头，指不握，吐血，失音，咽肿，头痛"；鱼际为肺经荥穴，有退肺热，消皮炎之效；内庭为胃之荥穴，脾胃相表里，脾主肌肉，取其清解肌肉热毒；阴陵泉为脾经之合穴，有利湿消肿之效；合谷为手阳明大肠经之原穴，属阳主表，取其走表、宣泄气中之热、升清降浊、宣通气血之功；三阴交为足太阴脾经腧穴之一，为足三阴经（肝、脾、肾）的交会穴，可益阴清热；血会膈俞、血郄委中，均有活血化瘀之能；局部取肩髃、环跳，以通络调经，消肿止痛。

操作方法：诸穴均可直刺，行捻转提插泻法。

（2）湿热浸淫

治法：利湿清热，通络止痛。

处方：取手阳明大肠经、足阳明胃经穴为主。百会、大椎、人中、极泉、曲池、合谷、中脘、天枢、足三里、丰隆、阴陵泉、内庭。

方义：百会可调节机体的阴阳平衡。大椎能清里热，散表热，和解郁热，主治全身热病及外感之邪。人中又名水沟穴，可醒神开窍，清热息风，化痰利湿。

极泉除可疏通局部经络外，《针灸大成》言其"主目黄，胁下满痛，悲愁不乐"，皆为治疗湿热之证。曲池属于手阳明大肠经之合（水）穴，清热生津，调和气血，有疏经通络之功。中脘属任脉之穴，是任脉、手太阳与少阳、足阳明之会，胃之募穴，八会穴之腑会，有和胃健脾、利水化浊之功。天枢穴属于足阳明胃经，是手阳明大肠经募穴，主疏调肠腑、理气行滞、消食化湿。足三里是足阳明胃经之合穴，长于健脾化湿。丰隆穴系足阳明胃经的络穴，有调和胃气、祛湿化痰、通经活络之效。阴陵泉穴属足太阴脾经之合穴，具有清热利湿的作用。内庭是足阳明胃经的常用腧穴之一，可清降胃火、通腑排浊。

操作方法：中脘、天枢、丰隆、阴陵泉、内庭均直刺，行提插捻转泻法。足三里直刺，行提插捻转补法。

（3）寒湿内阻

治法：温阳散寒，除湿止痛。

处方：取手阳明大肠经、足阳明胃经穴为主。肩髃、手三里、血海、合谷、足三里、丰隆、上巨虚、解溪、气海、关元、脾俞、肾俞。

方义：肩髃属于手阳明大肠经，有疏经利节，祛风通络、理气化痰之能。手三里属于手阳明大肠经，有疏经通络，消肿止痛，清肠利腑，化浊除湿的作用，主要用于配合治疗手臂无力、上肢不遂。合谷具有镇静止痛，通经活络之用。血海穴为脾经所生之血聚集之处，灸之可温经散寒。足三里、丰隆除为局部疏经通络之外，尚有健脾除湿之效。脾俞、肾俞是背俞穴，为脾、肾经气聚集之处，灸之可温肾、脾之阳，而助卫阳以抵外寒侵袭，助水液代谢以除湿。气海、关元为任脉之穴，灸气海、关元可补元阳，暖丹田，以达散寒除湿之效。

操作方法：气海、关元用灸法，脾俞、肾俞向脊柱斜刺，行温针灸。余穴皆直刺，可加温针灸法。

（4）气血亏虚

治法：益气养血。

处方：取手阳明大肠经、任脉穴及背俞穴为主。百劳、脾俞、胃俞、膻中、气海、足三里、肩髃、手三里、合谷、环跳、承扶、公孙、天柱、廉泉。

方义：《针灸资生经》言："妇人产后浑身疼，针百劳穴。"百劳善益气养血、通络止痛。脾俞、胃俞、膻中、气海、足三里以健脾益气。肩髃、手三里、合谷、环跳、承扶均为通调经脉之穴。环跳为足少阳、太阳经交会穴，主治半身不遂、瘫痪、下肢痿痹、腰脊痛、腰胯疼痛、挫闪腰疼、膝踝肿痛不能转侧等。承扶属足太阳膀胱经，主治腰、骶、臀、股部疼痛，痔疾，大便难，坐骨神经痛，下肢麻痹或瘫痪等。公孙穴属足太阴之络穴，八脉交会穴之一，通冲脉，可健脾益胃，通调经脉。天柱、廉泉皆可通利咽喉，可治吞咽困难。

操作方法：廉泉向舌根斜刺，膻中平刺，脾俞、胃俞向脊柱斜刺，余穴均可直刺，行提插捻转补法，膻中、气海可灸。

（5）脾肾阳虚

治法：补脾暖肾，温经通络。

处方：取任脉、手阳明大肠经、足阳明胃经穴及背俞穴为主。脾俞、肾俞、关元、气海、命门、公孙、三阴交、足三里、丰隆、阳陵泉、血海、髀关、肩髃、手三里、合谷。

方义：脾俞、肾俞、关元、气海、三阴交、丰隆、足三里、血海、肩髃、手三里、合谷方义同前。命门属督脉，灸之可补肾壮阳、培元固本、强健腰膝。髀关穴隶属足阳明胃经，有健脾除湿，固化脾土之功，《针灸大成》说："主腰痛，足麻木，膝寒不仁，痿痹，股内筋络急，不屈伸，小腹引喉痛。"阳陵泉是八会穴之筋会，主治半身不遂，下肢痿痹，麻木，《铜人腧穴针灸图经》言其"治膝伸不得屈，冷痹脚不仁，偏风半身不遂，脚冷无血色"。

操作方法：背俞穴向脊柱斜刺，行温针灸。气海、关元、命门行灸法。余穴皆可直刺，可加温针灸。

（6）阴虚内热

治法：养阴清热。

处方：取足少阴肾经穴及背俞穴为主。肝俞、肾俞、膏肓俞、悬钟、三阴交、蠡沟、太溪、复溜、肩贞、曲池、孔最、合谷。

方义：肝俞、肾俞皆为背俞穴，是肝血、肾精在背部输注之处，刺之可补益肝肾之阴。膏肓俞主羸瘦虚损，劳伤积病，可益阴补气。悬钟为八会穴之髓会，有填精益髓之功，善治下肢痿痹。三阴交是足三阴经的交会穴，可滋阴清热，善治下肢痿痹，《针灸甲乙经》言其善治"足下热，痛不能久坐，湿痹不能行"。蠡沟属足厥阴肝经之络穴，具有养肝疏肝、滋阴养血之效。太溪为足少阴肾经之原穴、输穴，功能强健腰膝、滋阴补肾、调理冲任，主治肾虚证。复溜属足少阴肾经之经穴，配合三阴交重在滋补肝肾之阴。肩贞属手太阳小肠经，可散小肠之热，主治肩胛疼痛，手臂不举，上肢麻木。曲池、孔最、合谷方义同前。

操作方法：背俞穴向脊柱斜刺，行提插捻转补法，可行灸法。悬钟、三阴交、蠡沟、太溪、复溜等穴可直刺，行捻转补法。

（7）痰瘀阻络

治法：化痰活血，祛瘀通络。

处方：取手阳明大肠经、足阳明胃经、足太阴脾经穴为主。膈俞、天枢、血海、足三里、阴陵泉、丰隆、三阴交、内庭、太冲、臂臑、手三里、合谷。

方义：膈俞为背俞穴，八会穴之髓会，善于养血活血、理气止痛，治上半身瘀血以膈俞为主穴；治下半身瘀血常以血海为主穴；三阴交则主治全身瘀血证。天枢穴属于足阳明胃经，是手阳明大肠经募穴，主疏调肠腑、理气化痰、消食化湿。足三里是足阳明胃经之合穴，长于健脾助运，以达化痰除湿之效。丰隆穴系足阳明胃经的络穴，有调和胃气、祛湿化痰、通经活络之效。阴陵泉穴属足太阴脾经之合穴，具有利湿化痰的作用。内庭是足阳明胃经的常用腧穴之一，可通腑排浊。臂臑属手阳明大肠经，功能通经活络，理气消痰，善治上肢瘫痪或疼痛、肩周炎、颈项强急。手三里、合谷方义同前。太冲、合谷为四关穴，功能平肝阳，调气血，通经络。

操作方法：膈俞穴向脊柱斜刺，其余诸穴均可直刺，行平补平泻之法。

（8）气虚血瘀证

治法：益气活血通络。

处方：取手阳明大肠经、足阳明胃经、足太阴脾经、任脉穴及背俞穴为主。膈俞、膏肓俞、气海、关元、臂臑、手三里、合谷、血海、足三里、三阴交、太冲。

方义：膏肓俞、气海、关元、足三里以益气培元；臂臑、手三里通络止痛；合谷、太冲行气通经，助气血流行。膈俞、血海、三阴交以活血化瘀。

操作方法：合谷、太冲直刺，行平补平泻法。足三里直刺，行提插捻转补法或温针灸。膏肓俞、气海、关元行灸法。血海、三阴交直刺，行平补平泻法。膈俞向脊柱斜刺，行平补平泻法。

2.其他体针治疗　按发病部位取穴。

全身性：百会、大椎、合谷、太冲。

头颈部：上星、前顶、四神聪、玉枕、天柱、风池、新设、百劳、大椎等。

肩背部：大椎、肩井、天髎、天宗、支沟、大杼、肺俞、心俞、肝俞、脾俞等。

腰部：肾俞、膀胱俞、委中等。

上肢：肩髃、肩髎、天井、曲池、外关、合谷等。

下肢：环跳、风市、膝阳关、阳陵泉、绝骨、丘墟、阴陵泉、行间、膝眼、足三里、解溪、内庭、秩边、殷门、委中、承山、昆仑、申脉等。

足跟：昆仑、仆参、太溪、照海等。

肢端：八邪、八风、十二井。

刺法：在发病部位取有关穴位3～8个。迅速将针刺入，用提插手法取得针

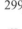

感后，施行滞针手法，持针手指向同一方向捻针，然后将针提动，手下有沉紧感且不易捻转及退针即可。左手食指、中指二指固定守气，右手中指向上刮针柄6次，重提轻插6次，行针反复进行3次。

3. 头针

取穴：运动区上 1/5、感觉区上 1/5，治疗对侧腰腿部肌肉无力、疼痛；运动区中 2/5、感觉区中 2/5，治疗对侧上肢肌无力、疼痛及呼吸肌无力；运动区下 2/5、感觉区下 2/5，治疗对侧面肌、咽喉部肌无力、疼痛。

方法：快速进针，迅速推进至帽状腱膜下层，以 200 次 / 分频率捻转针体，持续 1～3 分钟，留针 30 分钟，每隔 10 分钟运针 1 次，每日 1 次，10 次为一个疗程，各疗程间隔 5～7 天。

4. 耳针

（1）方法一

取穴：肺、脾、肾、交感、肾上腺、内分泌、皮质下、肩关节、膝、臀。

方法：分组交替，用毫针、揿针或压丸治疗，毫针隔日治疗 1 次，埋针不宜超过 3 天，压丸可 3 天换一次。

（2）方法二

取穴：肝肾不足者当滋补肝肾，取穴内分泌、神门、肝、肾、肾上腺；肺热津伤者当清热养阴，取穴内分泌、神门、肾上腺、肺、肢体（上肢或下肢）；脾胃气虚者当健脾益气，取穴脾、胃、神门、内分泌、肾上腺；湿热浸淫者当清热利湿，取穴同脾胃气虚型。

方法：取半寸毫针，针刺上述穴位，强刺激，久留针，可以留针 40～60 分钟。

5. 眼针

取穴：脾区、肝区、肾区。

配穴：病变部位涉及头面、上肢者，加上焦区；吞咽困难者，加胃区、中焦区；呼吸困难者，加肺区、上焦区；病变部位涉及腰腿者，加下焦区。

6. 穴位注射

取穴：上肢取肩髃、曲池，下肢取阳陵泉、足三里。

药物：维生素 B_1、B_6 或 B_{12} 注射液。

治疗方法：按穴位注射操作方法，每次分别注射 2 个穴位，每穴 0.5～1mL，每日 1 次至每 3 日 1 次。

7. 灸法

（1）方法一

取穴：气海穴。

治疗方法：艾条温和灸30分钟，每日2次，10天为1个疗程。

（2）方法二

主穴：大杼、悬钟、阳陵泉。

配穴：肩部配肩髃、肩髎；肘臂配天井、曲池、尺泽；腕部配阳池、外关；脊背配身柱、腰阳关；髀股部配环跳、承扶；膝部配犊鼻、梁丘；踝部配申脉、照海、昆仑等。另外，行痹加膈俞、血海；痛痹加肾俞、命门；着痹加三焦俞、阴陵泉；热痹加大椎、曲池等。

治疗方法：艾炷灸，取穴多少根据病证而定，艾炷如枣核大，每穴灸4～5壮，日灸1次，10次一个疗程。

8. 电针

取穴：选择痹痛感觉最强烈处（中心点）直刺进针，另在中心点的上、下、左、右各距中心点2～3横指处，呈25度角向中心点斜刺进针，均采用平补泻法，只捻转，不提插。连接治疗仪，通电10～20分钟后，去掉治疗仪，用艾条对针柄施灸，一般用回旋灸法。

（三）其他疗法

1. 中药湿渍、熏洗

（1）方法一

药物制备：生马钱子片30g，虎杖片50g，生甘草18g，每剂煎1小时，煎成药液，加陈醋100g（用陈醋增强脂溶性药物的溶解和吸收）。

用法：一剂分3天使用，用纱布外洗浸渍患处，每日3～5次。

（2）方法二

药物制备：丹参、红花、赤芍、路路通、川芎、伸筋草、丝瓜络、羌活、独活等，装入布袋，扎紧后，放到铁锅中，煎40～60分钟。待其释放出有效成分，再放入吸水毛巾3块，加热20～30分钟。

用法：协助患者取舒适体位，取出毛巾，拧至干湿适中，将湿热毛巾敷于患者肿胀疼痛部位，外包一次性治疗塑料中单，随时注意观察患者在湿热敷过程中的变化及感受。随毛巾的冷热变化而增减毛巾，毛巾的热度以患者的耐受力而定。每天1次，每次20～30分钟，15天为一个疗程。

（3）方法三

药物制备：海风藤30g，豨莶草30g，虎杖30g，络石藤30g，水煎。

用法：外洗，1日1次，适用于湿热证。

（4）方法四

药物制备：透骨草30g，桂枝20g，红花15g，细辛3g，防风15g。水煎。

用法：浸洗，1日1次，适用于病情较久者。

2. 蜂疗

主穴：05（调整人体中枢神经及其相关的运动系统功能）、07（恢复人体植物神经功能：包括全身气、血、各脏器，即九大系统）、肩2（主治胸腔及上肢、头、颈各症状的失衡）、T4（主治腰及下肢等的所有症状）、胆4（有利免疫提高）。

配穴：08（主管副交感神经、主脏器、脾胃肝胆、消化系统）、列缺（主管任脉，通喉、利咽、呼吸、发声等）、气海俞（强调气行则血行，滋养脏器，利于病愈）、肾俞（先天之本，有重要的强健作用）。

治疗方法：以上主穴与配穴辨证组合，予蜂针的点刺（即蜂毒穴位注射）。

（四）验方

1. **雷公藤配活血补气方**　雷公藤（福建产），去皮根茎，制成浆或片剂，每日服药总量相当于原生药30～45g（此处遵照原文献用量，较日常用量偏大，仅供参考），雷公藤糖浆（每mL含生药1mL）10～15mg口服，每日3次；雷公藤片（每片含生药3g），每次3～5片，口服，每日3次，1个月为一个疗程。

活血补气方：党参、黄芪、生地黄、红藤各15g，紫草9g，鸡血藤15g，白芍9g。每日1剂。

2. **益元清热祛湿汤**　黄芪100g，当归20g，金银花100g，紫花地丁50g，牡丹皮、马勃各20g，玄参25g，甘草15g，板蓝根20g，柴胡、鹿角胶各20g，黄柏50g，苍术50g。日1剂，水煎2次，早晚分服。

适用于皮肌炎以湿热浸淫为主者。

3. **八野抗炎保肌汤**　野菊花12g，野慈菇15g，野升麻6g，野马蹄根60g，野牡丹15g，野大黄10g，野冬青皮30g，野蔷薇根30g。水煎服，每日1剂，每剂煎2遍，分早晚2次服。适用于多发性肌炎以热毒炽盛为主者。

4. **补气解毒滋阴方**　黄芪、白花蛇舌草各30g，连翘10g，黄芩10g，苦参10g，白术10g，茯苓10g，赤芍10g，生地黄10g，牡丹皮10g，当归10g，知母10g，青蒿10g，女贞子10g，红花5g，甘草3g。日1剂，水煎2次，早晚分服。适用于多发性肌炎以热毒炽盛兼脾虚为主者。

5. **肌炎宁**　黄芪15g，党参15g，白术10g，茯苓10g，薏苡仁15g，桃仁10g，红花10g，升麻10g，桔梗10g，牛膝15g，甘草6g。日1剂，水煎200mL，顿服，1个月为1个疗程。

（五）名医经验方

1. 朱良春经验方

组成：醋制鳖甲 100g，败龟甲 30g，生山甲（猪蹄甲代）20g（猪蹄甲代），䗪虫、僵蚕、蝉蜕各 60g，乌梅肉 30g，当归、赤芍各 60g，生甘草 30g。

用法：共为一料，研粉，每服 5～6g，日 3 次，蜜水送服。

2. 周耀庭经验方

组成：防风、威灵仙、秦艽各 10g，生黄芪 20g，桂枝、赤芍、白芍、当归、桃仁、红花、黄芩各 10g，黄连 6g，连翘 15g，全蝎 6g，地龙 10g，肉桂 6g，菟丝子、补骨脂各 10g，生薏苡仁 15g，草薢、白蒺藜、川楝子各 10g。

用法：水煎，每日 1 剂，分 2 次服。

3. 刘福友经验方

组成：黄芪、生地黄各 20g，山茱萸、泽泻、升麻、牡丹皮、枸杞子各 10g，白芍、当归各 9g，女贞子、炙甘草、旱莲草、陈皮各 6g。

用法：水煎，每日 1 剂，分 2 次服。

4. 陈湘君经验方

组成：生黄芪 30g，当归 12g，白芍 60g，生地黄、熟地黄各 12g，山茱萸 9g，丹参 30g，地龙 15g，白术 10g，薏苡仁 12g，鸡血藤 30g，王不留行 15g，川芎 20g，山药 15g，西河柳 30g，木瓜、菟丝子、牛膝各 15g，红花 10g，延胡索 30g。

用法：水煎，每日 1 剂，分 2 次服。

5. 王占忠经验方

组成：党参、黄芪、菟丝子、生地黄各 30g，牡丹皮、巴戟天、女贞子各 20g，杏仁、桔梗各 15g。

用法：水煎，每日 1 剂，分 2 次服。

【**西医治疗**】

1. 肾上腺糖皮质激素　肾上腺糖皮质激素为多发性肌炎的首选药物。常用方法：泼尼松 1～1.5mg（kg·d），最大剂量 100mg/d。一般在使用 4～6 周之后，临床症状改善，CK 下降接近正常。应逐渐减量，一般每 2 周减 5mg，至 30mg/d 时，改为每 4～8 周减 2.5～5mg，最后达到维持量 10～20mg/d，维持 1～2 年。

应特别注意：激素量不足时，肌炎症状不易控制；减量太快则症状易波动。急性或重症患者，可首选大剂量甲泼尼龙 1000mg 静滴，1 次/日，连用 3～5 天，随后每日逐减半量，即 500mg、250mg、125mg，继之改为口服泼尼松 60mg，最后酌情逐渐减量。长期肾上腺糖皮质激素治疗，应预防其不良反应，给予低糖、低盐和高蛋白饮食，用抗酸剂保护胃黏膜，注意补充钾和维生素 D，对结核病患者应进行相应的治疗。

2. **免疫抑制剂** 当激素治疗不满意时，加用免疫抑制剂。首选甲氨蝶呤，其次为硫唑嘌呤、环磷酰胺、环孢素 A。用药期间，注意白细胞减少，定期进行肝肾功能的检查。

3. **免疫球蛋白** 在急性期，与其他治疗联合使用，效果较好。免疫球蛋白 1g/（kg·d），静滴连续 2 天；或 0.4g/（kg·d）静脉滴注，每月连续 5 天，4 个月为一个疗程。不良反应有恶心、呕吐、头晕，但能自行缓解。

4. **支持治疗** 给予高蛋白和高维生素饮食，进行适当体育锻炼和理疗。重症者应预防关节挛缩及失用性肌萎缩。

【预后与转归】

儿童预后较好。多发性肌炎患者中，半数可基本痊愈。伴肿瘤的老年患者，尤其是有明显的肺、心、胃肠受累者，预后差。

【调摄与护理】

1. 急性期患者卧床休息，为防止肌肉萎缩，医生可指导其做关节和肌肉被动运动，每天 2 次。恢复期，嘱患者进行适量活动，经常进行肢体功能锻炼，循序渐进，制定合理的功能锻炼计划，活动量以不劳累为度。

2. 饮食上，鼓励患者进食富含蛋白质、维生素的低盐、易消化食物，禁辛辣及刺激性食物，以保证营养，增强抵抗力。进食时取坐位或半卧位，进食不可过快，应少量、缓慢进食，以免呛咳引起吸入性肺炎而加重病情。

3. 重点教会患者掌握糖皮质激素的治疗方法，使患者了解缓慢减量的重要性，提高药物治疗的依从性，防止复发。嘱患者严格按医嘱服药，早餐后按时服药，规则服药，执行治疗方案，切忌自行减量、停药，以免出现药物"反跳"现象。

4. 精神调摄：要保持愉快心情，避免悲观、恐惧、忧郁、急躁等不良精神伤害，建立战胜疾病的信心，培养坚强的意志和乐观的精神。

5. 预防上呼吸道感染，保持口腔卫生，预防真菌感染；保持皮肤清洁干燥，防止破损；多饮水，预防泌尿系感染。

【食疗方】

1. **蒲公英粥** 干蒲公英 60g（鲜品为 90g），粳米 100g。取蒲公英带根的全草，洗净、切碎，煎取药汁，去渣，入粳米，同煮成粥。适用于本病热毒炽盛型。

2. **白术猪肚粥**　猪肚 1 个，白术 30g，槟榔 10g，粳米 100g，生姜少量。洗净猪肚，切成小块，同白术、槟榔、生姜煎煮取汁，去渣，用汁同米煮粥，猪肚可取出蘸麻油、酱油佐餐。适用于本病脾胃气虚型。

3. **杜仲炒腰花**　猪腰（或羊腰）250g，杜仲 15g，酱油 15g，料酒 10g，白糖 10g，水淀粉 100g，熟猪油 40g，植物油 500g（蚝油 50g），醋、味精、葱、姜末各少许。杜仲切丝，水煮取浓缩汁 15g。把腰子片成两片，挖掉腰臊，划成斜花刀，切成长 3 厘米、宽 1.5 厘米的长方形块，用水淀粉 80g 拌匀。将锅置于旺火上，倒入植物油，待油热到冒烟时，将腰花用筷子一块一块地放在油锅内（这样可以避免粘在一起）。如果火太旺，油太热，可把锅端到微火上缓炸一下，炸片刻，当外面呈焦黄色时，即可取出。将酱油、醋、白糖、料酒、味精、杜仲浓缩汁、水淀粉 20g 放在碗中调匀（作勾汁用）。把炒勺放在旺火上，倒入猪油，油热后，将葱、姜末放入，稍炸一下，随将调好的汁倒入，汁成稠糊后，将炸好的腰花倒入翻炒，使汁挂在腰花上即成。适用于本病肝肾阴虚型。

4. **砂锅牛尾**　带皮牛尾 1000g，净母鸡肉 300g，干贝 10g，熟火腿 30g，鸡汤 1500g，葱段 30g，姜块 10g，猪油 30g，精盐、味精、料酒、花椒适量。将牛尾用火燎去小毛，刷洗干净，剁成段（去掉尾根大骨）；火腿切成片；干贝去筋洗净；母鸡肉在开水锅中紧透，捞出洗去血沫。锅中放入猪油烧热，加入花椒、葱各 10g，姜 5g，煸出香味，把牛尾段放入锅内，用大火煸出血水后，烹入料酒，继续煸炒，至牛尾段完全断生，将锅离火，取出牛尾段，用水洗净，控干水分。砂锅内放入鸡汤，加入葱 15g，姜 10g，料酒、精盐，把牛尾段、火腿片、干贝和母鸡肉放在锅中，用小火炖 4 个小时（中间加一次汤）。待牛尾炖烂时，拣出葱、姜，倒出母鸡油，加入味精（可加少许汤），烧开，撇去浮沫即成。适用于本病脾肾阳虚型。

5. **山药面**　白面 500g，鸡蛋（去黄）2 个，三七粉 30g，山药 250g，羊肉 100g，姜、葱、盐适量。先将山药去皮，煮熟捣泥，与白面、蛋清、三七粉同和做面丝。另煮羊肉做汤煮面，放入姜、葱、盐适量。适用于本病气虚血瘀型。

6. **车前芦根粥**　新鲜车前叶约 60g，鲜芦根 90g，鲜竹叶 10g，粳米约 250g。将车前叶、竹叶洗净，切碎，同芦根煮汁后，去渣，放粳米煮粥。适用于本病湿热浸淫型。

【医家经验】

（一）朱良春经验

朱老认为，本病致病原因多为先天禀赋不足或后天失养，气血两虚，外邪乘虚而袭,"主客交病"之故。治疗须重视辨病和辨证相结合,注重调整整体机能。在辨证分型的基础上,分别采用追风化湿、搜风通络、清热透邪、活血化瘀、镇痛消肿、滋阴养血、扶正培本等法。

吴又可在《温疫论》中,首以"主客交病"之说,专论因营血不足,疫气内侵,客邪胶固于血脉,主客交混而致谷气暴绝,更加胸膈痞闷,身疼发热,彻夜不寐等病症,创立三甲散[鳖甲、龟甲、山甲(猪蹄甲代)、当归、川芎、甘草、䗪虫、僵蚕、蝉蜕、生牡蛎]治疗。此方滋阴养血,清热透邪,搜风通络,蠲痹消癥,扶正培本,面面兼顾,有滋透并行、攻补兼施之妙。朱老仿三甲散之意,随证增减,治疗皮肌炎收到满意疗效。

朱老认为,吴又可的三甲散之方意似从仲景升麻鳖甲汤悟出,相似之处是升麻鳖甲汤乃通络散结,由表透外之方,升麻和鳖甲同用,则深入阴分,透出阳分;三甲散中,鳖甲和蝉蜕、僵蚕同用,更有深入阴分,透毒邪外出之妙。后世杨栗山之《寒温条辨》首推蝉蜕、僵蚕为治疗时行温病之要药,乃取僵蚕功能散风降火,化痰软坚,解毒疗疮;蝉蜕轻清灵透,为治疗血病圣药,且能祛风胜湿,有透热解毒之功。三甲散中鳖甲、穿山甲(猪蹄甲代)、䗪虫同用,功能化瘀通络,消散结,对皮肌炎患者经检查有肝脾肿大者更为合拍。三甲散用归、草,乃祛邪不忘扶正也。

另外朱老认为,皮肌炎患者久用激素治疗,缠绵不愈,而致脾肾虚损者,非三甲散所能胜任,当从虚损论治。盖脾主四肢,主肌肉,又因肾阳虚衰,火不生土,四肢不得禀水谷之气,即出现神疲身倦,肌肤疼痛,四肢软弱无力,或眼睑红肿,甚至颜面浮肿,吞咽困难,毛发脱落,全身多汗。命火不足则不能暖脾以助运化,即有饮食少思,便溏频多。肾主骨,肾藏精,肾阴阳两虚,骨失所养,证见腿足软弱,四肢不举等象。因激素类似纯阳之品,久耗肾阴,致阴阳长期失调,病症往往呈进行性加重,甚至不能起床活动。朱老治疗此型皮肌炎,均从脾肾虚损、阴阳失衡论治,选金匮肾气丸加味治疗。金匮肾气丸中熟地黄、山药、山茱萸、牡丹皮均为益水润沃之品,乃补肾之体;桂、附化气宣阳,是益肾之用;重用熟地黄,伍用砂仁,使滋而不腻;附片、肉桂意在温而不烈,盖火能制水,少火生气;加红参提运中气,更有脾肾同治之妙,中气、肾气同复,阴阳即迅速调和;泽泻、茯苓下引下泄,使有形之水湿去,无形之真阴生,且能导引桂、附归根,不使飞扬上燔。阴升阳降,阴中求阳,寒热并投,动静结合,升降并用,此乃仲景组方之妙意,颇能平衡阴阳。方名肾气,肾气化,可通利小便,肾气化,可秘摄小便,此谓双向调治也。所谓双向调治,是用中药双向调节的特性,通过体内固有的调节系统,调节阴阳,使其平衡,以达到"阴阳自和者必自愈"的目的，故金匮肾气丸是治疗脾肾虚损型皮肌炎之妙方。

（二）陈湘君经验

陈湘君将本病分为发作期与缓解期。发作期又分为3型，即热毒炽盛蕴积肌肤型，治以清热解毒、凉血通络，方用犀角地黄汤合黄连解毒汤加减；素体阳虚寒湿入络型，治以散寒化湿、温阳通络，方用防己黄芪汤合乌头汤加减；邪热恋肺内陷心营型，治以清肺解毒、清心凉营，方用清瘟败毒饮合清营汤。

缓解期分为6型，即脾气亏虚型，治以益气健脾，方拟补中益气汤合黄芪防己汤加减；肝肾阴虚型，治以滋补肝肾、养阴和营，方拟六味地黄丸合大补阴丸加减；脾肾阳虚型，治以温肾健脾、通阳利水，方拟金匮肾气丸加减；气虚血瘀型，治以益气活血，方拟补阳还五汤加味；肝旺脾虚型，治以清肝柔肝、益气健脾，方拟清肝饮合二至丸加减；脾虚湿困型，治以健脾益气、化湿通络，方拟防己黄芪汤加味。

（三）刘友章经验

刘教授认为，多发性肌炎的病机为体虚卫外不固，湿毒之邪外侵，郁而化热，浸淫皮肉筋脉，侵犯脾胃；或恣食生冷，过食肥甘厚味，损伤脾胃，脾失健运，水谷不化，气血生化乏源，筋骨肌肉失养，发为本病。脾气亏虚为本，湿热浸淫为标。中医应从脾论治，病因辨证从湿热论治。

岭南地势低洼，依水傍海，湿气偏胜，湿邪易于蕴化而为患。湿邪重浊、黏腻，多侵犯皮肉筋脉，最易侵犯脾（胃）。湿为阴邪，"阴胜则阳病"，脾恶湿，湿困脾阳，则脾运化水谷功能失健，脾胃升降失常，出现胃纳呆滞、大便泄泻等症；脾虚失运，气血生化乏源，四肢肌肉失养，故四肢无力、萎缩；湿热内郁而蒸化，消烁津液，内滞肺脾之气，肺失清肃、布达之职，故见咳喘痰多、胸闷，又有发热、头痛、咽干、大便不爽等火热内灼之症；火热之邪入于血分，还可聚于局部，化腐成脓，形成痈肿疮疡。故湿热为病，导致肌肤皮损、水肿；湿热阻于经络、关节，"不通则痛"，故见肌肉痛、关节痛；脾气虚弱，运化无力，则血液化源不足，累及肝，肝主筋，肝血亏虚，则筋膜失养，而表现为筋力不健，运动不利，不能耐受疲劳等，甚至导致筋脉挛急等类病症；久病脾失健运，后天水谷精微化源匮乏，无以滋养先天，则肾精失养，表现为腰膝无力、阳痿不育、经少不孕；肾阳虚无以化气，脾阳虚无以运化，以致水湿潴留，泛溢肌表为患，形成水肿、小便不利等症；脾气虚弱，运化无能，水谷精气化源不足，无以上输益肺，导致肺气虚弱，卫外不固，故易外感。

本病虽属本虚标实之证，但虚多实少，热多寒少。清热利湿之品苦燥易伤阴，通络止痛之药均有一定的毒性，活血破血之品及虫甲腥秽之物，对胃肠有一定的刺激性，故治疗须注意顾护脾胃。根据"久病入络""久病必瘀"的理论，中医认为病久脾虚失运，气血生化乏源，"气为血帅"，气虚则运血无力而致血瘀，阻滞脉络，可见肌肉痛或关节痛、皮色暗红、舌暗、脉涩等血瘀证候。故疾病后期多加用活血祛瘀药，如丹参、桃仁、红花、赤芍、当归、川白芍等。

（四）张志礼经验

张老认为，本病急性发作时多以毒邪化热为主，乃风寒湿邪入里化热，侵入营血，化热化火所致。治法：清热凉血解毒，活血通络止痛。方药：生玳瑁面 3g（或羚羊角粉 0.6g）（分冲），忍冬藤 15g，鸡血藤 30g，牡丹皮 15g，赤芍 10g，生地黄 15g，白茅根 30g，板蓝根 30g，败酱草 15g，延胡索 10g，川楝子 10g，丹参15g 等。此型为急性发作，一般情况下，单纯中药对重症患者很难控制病情发展，配合西药皮质类固醇激素治疗，效果较为理想。

另有寒湿凝滞证，其病程迁延，治法：温化寒湿，理气活血，通络止痛。方药：黄芪 15g，党参 10g，白术 10g，茯苓 15g，桂枝 10g，白芥子 10g，延胡索10g，鸡血藤 30g，丹参 15g，首乌藤 30g，秦艽 15g，乌梢蛇 10g，仙灵脾 10g，菟丝子 15g 等。

本病后期，多见阴阳失调、气血两虚证，治法：益气养阴，调和阴阳，活血通络。方药：黄芪 15g，太子参 15g，白术 10g，茯苓 10g，首乌藤 30g，鸡血藤30g，天仙藤（用代用品）15g，钩藤 10g，丹参 15g，赤芍、白芍各 10g，当归10g，沙参 15g。

后两型，中医治疗的重点应放在扶正及活血通络散瘀上，相应减少皮质激素用量。

【医家医案】

（一）任贤斗医案

董达福，右臂胀痛，夜间更甚，药皆散寒祛风，其痛愈增，神气愈疲。余曰：此名痹痛，乃寒湿注于一处，散寒祛湿固宜，第未察究虚实耳。况年已七旬，体衰可知，又兼神气疲倦，正气不足更可知矣。前医之治，只知攻邪，不知药之攻邪，全仗元气之托逐，仅顾克伐，反损正气，是犹不虑我兵之羸弱，而急于杀敌也，无怪乎病愈增而神气愈疲也。治此只宜培补精气，精气充足，方能逐臂骨深潜之湿，出之于外也。与大营煎加附片、故纸（补骨脂），十余剂无效，即请更方。余曰：虽未见功，却亦无过，此非攻邪之品，乃养正化邪之药。夫养正之药难取速效，况七旬之人，培补又岂容易乎？不必猜疑，多服自效，实无他方可更。彼乃照原单，服三十余剂始效，六十余剂而大安。

大营煎：

熟地黄、当归、枸杞子、甘草、杜仲、牛膝、肉桂。

按语：任贤斗，清代医家，著有《瞻山医案》。本案患者右臂胀痛，符合多发性肌炎病以四肢近端肌肉疼痛无力为特点的临床表现。患者古稀之龄，体质虚弱，肝肾不足，阴阳俱衰，虽病因为寒湿注于臂，但不可一味攻邪，不然必致正气虚损，病进神疲。本案医者将其辨为肝肾亏虚，予大营煎加附片、补骨脂，守方迭进，终使病愈。大营煎出自《景岳全书》，方中熟地黄、枸杞子滋养肝肾；杜仲、牛膝强筋壮骨、通经活血；肉桂扶阳散寒；炙甘草调和诸药。全方配伍，共奏养血温经、扶阳散寒之功效。因患者乃寒湿为病，故加附子、补骨脂，散寒除湿，补肾壮阳。

（二）邓铁涛医案

梁某，男，14岁。1993年2月12日初诊。

患者面部皮肤蝶形红斑9年，四肢无力伴疼痛、触痛5月。患者5岁时因发热后，左侧脸部近颧骨处皮肤出现一小红斑，无痛痒，未系统治疗。后渐向鼻梁两侧颜面扩展，7岁时红斑已形成蝴蝶状。在某医院皮肤科经血、尿等相关检查，排除红斑狼疮病变。当年回乡下生活20余天，进食清凉之品，红斑曾一度消失，后又复发。1992年9月发热（体温38℃）后，出现四肢无力，伴肌肉疼痛，登高困难，双腿疼痛。1993年1月入住某医院，经检查诊为"皮肌炎"，并以激素治疗（强的松15mg，每天3次），症状未改善，兼见颈肌疼痛，要求出院找中医治疗。诊见：颜面对称性红斑，四肢肌力减弱，下蹲起立无力，需用上肢支撑，伴大腿肌肉疼痛，上楼困难、缓慢，需双手攀扶扶栏。双大腿肌肉瘦削，四肢肌肉压痛，颈肌疼痛，低热，体重下降，舌嫩红，苔白厚，脉细稍数无力。实验室检查：血清抗核抗体阳性，补体 C_4 0.7g/L，血沉34mm/h。心电图示：窦性心律不齐。肌电图示：肌源性损害。

中医诊断为肌痹。证型属气阴两虚，湿热郁结肌肤，痹阻经络。治以养阴益气，健脾祛湿，活络透邪。

处方：青蒿、牡丹皮、知母各10g，鳖甲（先煎）、地骨皮各20g，太子参24g，茯苓、白术各15g，甘草6g。7剂，每天1剂，水煎服。2月19日二诊：自觉下蹲活动时腿部肌肉疼痛减轻，体力增加，能独自登上六楼，但感气促，大便每天1次，颜面部皮肤红斑色变浅。舌边嫩红，苔白稍厚，脉细，重按无力。效不更方，守方，太子参、地骨皮、鳖甲用量增至30g，白术减为12g。

3月12日三诊：经1月治疗，面部红斑逐渐缩小，色变淡，双臂肌力及下肢肌力均增强，肌痛减，腿部肌肉增粗，唯下蹲稍乏力。强的松用量由半月前每次

15mg 减为 10mg，每天 3 次，现再减为早上 10mg，中午、晚上各 5mg。近 4 天来伴鼻塞、咳痰。舌嫩红，苔白，脉细右尺沉，左尺弱。守一诊方，加苦杏仁 10g，桔梗、橘络各 6g。

4 月 9 日四诊：上方加减，又服 1 月，面部红斑渐消失，肌肉复长，体重比入院时增加 7kg，肌力增强，下蹲时肌痛消失，动作灵便，行走不觉疲乏。强的松减至每次 5mg，每天 3 次。满月脸消减，半夜易醒，口干多饮，痤疮反复发作，舌略红，苔白，脉细尺弱。处方：青蒿、牡丹皮各 10g，鳖甲 20g（先煎），地骨皮、五爪龙、太子参各 30g，知母、生地黄、白术、茯苓各 12g，山药 18g，甘草 6g。

6 月 19 日五诊：共服中药 133 剂，强的松减至每次 5mg，每天 1 次。肌肉疼痛及面部红斑消失，四肢肌力已恢复，体重 53kg（符合标准体重），唯面部痤疮较多，口干，梦多，舌淡红质嫩、苔白，脉细。复查血、尿常规及相关检查，除血沉 27mm/1h 外，余未见异常。守一诊方，去白术、茯苓，加紫草、旱莲草各 10g，女贞子 16g。以后患者坚持服四君子汤合青蒿鳖甲汤为基本方，酌加太子参、五爪龙以益气；何首乌、夜交藤、楮实子以养心、肝、肾；或佐以丹参、鸡血藤活血养血；暑天选西瓜皮、冬瓜皮、苦参、紫草解暑清热治疗痤疮、毛囊炎。服药至 1994 年 1 月 1 日，强的松停用，症状消失，无复发，病告痊愈。其父母恐复发，让患者间断治疗至 1996 年，曾做多项相关检查，无异常。

按语： 本案患者 5 岁时，因发热出现面部红斑，不痛不痒，如《诸病源候论·卷三十一》所云："面及身体皮肉，与肉色不同，或如手大，或如钱大，亦不痒痛，谓之赤疵。此亦是风邪搏于皮肤，血气不和所生也。"加上失治，患者正气虚弱不足以御邪，故使病邪留恋，经久不愈，日渐加重，至 7 岁时形成蝶形红斑。关于经久不愈的蝶形红斑，《中医症状鉴别诊断学》在"皮肤红斑"条中归类为"虚斑"，病机属阴虚火旺。由于正气受损，病邪郁于肌表，延至 13 岁时，又复感外邪发热，时值 9 月，暑湿与内热相搏，使病由表及里，痹阻经脉，侵犯肌肉，致使肌肉疼痛，痿软无力，发为肌痹。

一诊见患者面部红斑，肌肉酸痛，痿软无力，舌质嫩红，脉细数无力，此乃气阴亏损、阴虚内热之候，舌苔白厚为湿邪内蕴之见证。病邪日久缠绵，肌肉萎缩无力，直接影响患者的生长和活动力，所以治疗肌肉病成了关键。根据"脾主肌肉四肢""脾主运化"理论，治疗以健脾为主，执中央以运四旁，生化气血以充养肌肤，运化水湿以祛湿邪，达到扶正祛邪目的。方选四君子汤健脾祛湿，化生气血。方中以太子参易党参，切合小儿稚阳之体，补气而不助火；因邪热深伏，日久伤阴，故选青蒿鳖甲汤养阴搜络透热，取青蒿芳香性散，能透络诱邪外出，鳖甲直入阴分，滋阴且入络搜邪，地骨皮、牡丹皮、知母凉血滋阴，清退虚热。诸药合用，共奏滋阴透邪之功。

在整个治疗过程中，以四君子汤合青蒿鳖甲汤为基本方，并针对病变过程中气阴的变化、虚热、湿邪孰多孰少、四时气候变化、标本缓急的不同，灵活加减。因药证相合，故获效。值得注意的是，本病缠绵难愈，后期患者体质多有虚损的一面，正虚难以御邪，病情反复，所以巩固治疗，扶正祛邪，补虚救损，是本病后期治疗必须注意的。

（三）周耀庭医案

白某，男，45岁。2003年6月19日初诊。

患者全身肌肉疼痛1年3个月，西医诊断为"多发性肌炎"。在西医某医院予激素及免疫抑制剂治疗，疗效不甚满意。患者肌肉疼痛，乏力倦怠，行步困难，每次至多能行走一二十米，需休息后，才能再走。口舌麻木，畏寒肢冷。经人介绍，慕名请周老诊治。刻诊：肌肉酸痛，畏寒，肢冷如冰，汗出较多，手足不温，二便调，盗汗，有头汗。舌边淡紫，舌苔腻，满布舌面。脉沉弦细。

中医诊断为肌痹。证型属风湿阻络，脾肺气虚。治以散风利湿，益气通络。

处方：防风、秦艽、威灵仙、桂枝各10g，白芍20g，生黄芪30g，当归、桃仁、红花、苍术、白术、黄柏、牛膝、续断各10g，生薏苡仁15g，地龙、浮小麦、五味子各10g，生牡蛎20g，菟丝子10g，麻黄根3g。水煎服。

守方治疗半个月，患者口木、舌尖麻有所好转，肌肉疼痛、肢体乏力等症状亦有减轻。口服强的松由服中药前的每日60mg（12片），减为每日10mg（2片），病情明显减轻。

2周后再诊：患者肌肉疼痛已消失，仍手足发凉，鼻干，口麻木，汗出，易疲劳，面部起红色小丘疹。舌尖红，苔腻。处方：上方加巴戟天6g，杜仲10g。水煎服。

服药14剂后，肌肉不痛，易疲乏，自汗盗汗，失眠，面部红斑，丘疹，舌尖红，舌苔灰黄褐，脉沉滑。肌力明显增强，原一次只能行走一二十米，现已能行走二三千米。

以上方为基本方，加减治疗1年后，肌力基本恢复正常，已能跑步，上山，除肢体仍感觉轻度发凉外，余无异常，基本痊愈。

按语：周老认为，此病具有"痹"与"痿"双重特点，肌肉无力，难以行走，是"痿"的表现，而同时又有周身肌肉疼痛，甚至关节疼痛，则为"痹"的特点。治疗必须将二者适当结合。患者周身疼痛，舌苔腻，乃风湿阻络之象；肢体无力为"痿"的表现，《素问·生气通天论》曰："湿热不攘，大筋软短，小筋弛长，软短为拘，弛长为痿。"由此则知湿邪伤筋，可致痿。叶天士云"湿盛则阳微"，湿久不去，必然伤阳，故患者又可以出现"沉寒痼冷"的阳虚证。综上分析，此证乃由风湿阻络、湿胜伤脾肾之阳所致。治以散风利湿，健脾温肾，益气温经通络为主，方以大秦艽汤、黄芪桂枝五物汤、当归四逆汤加减化裁治疗。

周老处方中，秦艽、防风、威灵仙散风通络，祛湿；桂枝温通经脉，化寒湿，补阳气，与黄芪配合，益气通脉；用生薏苡仁健脾利湿除痹；三妙散（苍术、黄柏、牛膝）除湿治痿痹；手足不温，乃阳气不足，用巴戟天、杜仲、菟丝子治疗；汗出，为气虚所致，用黄芪、麻黄根、生牡蛎、浮小麦、五味子益气止汗。周老在多发性肌炎治疗中，用药简约精当，药物之间相互联系，主次分明，构思巧妙，疗效显著。

（四）史载祥医案

某患者，男，38 岁。2005 年 7 月 21 日初诊。

患者全身乏力半年，加重 2 个月。半年前无明显诱因出现双下肢无力，咀嚼、抬头无力，舌淡暗，苔白微腻，脉沉细短数。每次进餐需中间休息 2 次，每次最多可步行 20 米。在外地某医院诊断为"多发性肌炎"。曾用胞二磷胆碱、肌苷、黄芪注射液、丹参注射液等治疗不效，并口服强的松治疗 2 个月无效。个人史：饮酒 10 余年，已戒除 4 年，有长期劳累及居住潮湿寒冷环境史。家族史：其兄 10 年前有类似病证，已治愈。实验室检查：乳酸脱氢酶（LDH）567IU/L，肌酸肌酶（CPK）500 IU/L，天冬氨酸氨基转移酶（AST）47 IU/L，α - 羟丁酸脱氢酶（HBD）485IU/L，丙氨酸氨基转移酶（ALT）47 IU/L，肌酸肌酶同工酶（CK–MB）47 IU/L，血尿酸（UA）8.7IU/L，血磷（IP）6.8 IU/L。血常规：白细胞 5.27×10⁹/L，中性粒细胞 39.7%，淋巴细胞 41.0%，血红蛋白 14.2 g/dl。尿常规：尿蛋白微量，尿比重 1.025；镜检：每高倍视野可见红细胞 0 ～ 2 个、白细胞 2 ～ 4 个。肌电图检查结论为肌原性损害。四肢神经传导速度正常。肌肉活检：取材肱三头肌，送检横纹肌组织，提示部分肌纤维轻度大小不一，以肌束周边部为明显；少数肌细胞核增生，呈串珠状，个别肌纤维变性，横纹不清；局灶肌束间小血管周围及少数肌纤维之间，可见少许散在 T 淋巴细胞浸润。病变符合轻度非特异性肌炎。胸部 CT 及腹部 B 超均未见异常。

中医诊断为肌痹。证型属脾虚湿阻，血行不畅。治以益气健脾，温阳活血。

处方：生黄芪 60g，党参 15g，苍术 15g，三棱 15g，莪术 15g，薏苡仁 30g，淡附片 10g，制马钱子粉 0.6g（冲服），茯苓 15g，炙甘草 6g。4 剂，水煎服。

二诊：症状有所好转，进餐不需休息，每次可步行 30 米。上方减制马钱子，加干姜 12g，杜仲 15g，川牛膝 15g。5 剂，水煎服。

三诊：症状继续好转，舌淡润，苔薄白。上方加生黄芪至80g，淡附片20g。3剂，水煎服。

四诊：上方加制马钱子0.6g（冲服），巴戟天10g。3剂，水煎服。

药后复查，心肌酶谱指标无明显变化。服药共2周，因感冒停上方。患者可绕天安门广场步行1周，无疲劳感。于8月11日出院。20天后电话随访，诉复查心肌酶谱，指标均在正常范围。嘱继用汤药巩固1个月。停药至今，随访3个月，可正常生活，上八层楼中间不需休息。

按语：本例患者有长期劳累及居住潮湿寒冷环境史，在外务工期间，饮食不节，导致脾肾阳虚，气虚血瘀，湿浊留驻肌肉。现全身无力，肢体痿废。治疗以益气温阳、祛湿活血为法，重用生黄芪、附子、党参，佐以活血药三棱、莪术，仿张锡纯用药配伍，使参、芪补而不滞，三棱、莪术通而不伤元气；用茯苓、苍术、薏苡仁健脾化湿；干姜、杜仲、巴戟天温补肾阳；川牛膝引经通下、强腰膝，同时加制马钱子粉0.6g吞服。《医学衷中参西录》言："马钱子即番木鳖，其性甚烈，而其毛与皮尤毒，然制之有法，则有毒可至无毒。而其开通经络、透达关节之力，实远胜于他药也。"张锡纯亦在治疗肢体痿废的振颓丸中使用制马钱子。

（五）杨继国医案

某患者，男，58岁。2016年3月6日初诊。

患者双下肢内、外侧疼痛、无力4年，加重1月余。4年前无明显诱因出现双下肢内、外侧疼痛、无力，口服甲钴胺片、扶他林片等药物，疗效不佳。1个月前症状加重。刻下症：双下肢内、外侧疼痛且无力，受寒、劳累时加重，遇热、休息时缓解；伴双目昏花，双侧上肢肌肉酸痛、无力，下肢肌肤甲错，背腰部怕冷，纳眠可，小便正常，大便溏薄，每日二三次；舌淡胖、苔薄白，脉沉弦。查体：双侧上肢肌力Ⅳ级、下肢肌力Ⅳ级，四肢肌张力正常。辅助检查：①白细胞$22.9×10^9/L$；肌酸激酶3810 U/L；乳酸脱氢酶567 U/L；C反应蛋白18.7mg/L；血沉34mm/1h。②肌电图检查示肌源性损害：腓肠肌、股四头肌、肱二头肌静息可见中量自发电位发放，肌肉收缩可募集大量短时限、低波幅新生电位。③肌活检（双侧腓肠肌）：肌束片状萎缩，肌束间胶原纤维增生，灶性淋巴细胞浸润。

西医诊断为多发性肌炎。中医诊断为寒湿内阻型肌痹。治以温阳散寒，通经活络。

处方：采用督灸配合针刺治疗。

操作：

（1）督灸疗法，嘱患者裸背俯卧，取督脉段大椎至腰俞，由脊柱向左右两旁各旁开1.5寸为施术部位，用75%乙醇沿脊柱消毒3遍，涂抹姜汁后，撒督灸粉

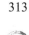

（药物组成：附子、肉桂、吴茱萸、川芎、延胡索等，总量约为 2g），呈线条状，敷贴桑皮纸，在纸上铺高约 2.5 cm、呈梯形的姜泥，放置长度约 4cm、中心切面直径约 1cm 的梭形艾炷于姜泥之上，点燃头、中、尾三点，任其自燃自灭，连灸3 壮，每壮 40 分钟，共 120 分钟，结束后移去姜泥，清理干净即可。

（2）待督灸治疗结束后，予以针刺疗法。取穴：合谷、曲池、手三里、血海、梁丘、阳陵泉、足三里、悬钟、地五会、足临泣。操作：采用 0.30mm×40mm 一次性毫针，常规针刺，得气后，行震颤手法 10 秒即出针。以上治疗每周 1 次，4次为一个疗程。

2 个疗程后，患者自述背腰部怕冷情况明显改善，颜面浮肿明显消退；3 个疗程后，上肢肌肉酸痛得到缓解，下肢疼痛无力情况减轻，颜面轻微浮肿，基本与常人无异；4 个疗程后，患者大便已成形，每日 1 ~ 2 次，右下肢肌力达到 V 级。为巩固疗效，又行 2 个疗程治疗，结束后随访半年，状态良好。

按语：此患者平素颜面浮肿、畏寒肢冷、腰膝酸软，且伴有久泻，证属脾肾阳虚，故治疗的根本在于通经络、补脾肾、调气血。督脉主干行于背部正中，督领全身阳气，统率诸阳经。《素问·骨空论》记载督脉"挟脊抵腰中，入循膂络肾"，督脉与肾联系密切。督灸粉中的附子、肉桂、吴茱萸、川芎、延胡索等药物，配合使用以活血通络、温补肾阳。生姜性辛温，将其捣烂为泥，置于药粉之上，可依其强烈的走窜力，起到温通散寒的作用。作为燃烧物质的艾绒，是艾叶的制成品。《本草纲目》认为："灸之则通透诸经而治百种病邪，起沉疴之人为康泰。"经过艾叶的燃烧力，可将药性渗入体内，达到温通经脉、散寒止痛的目的。督灸疗法集经脉、腧穴、药物、艾灸于一体，充分发挥温补肾阳、活血通络、逐瘀散寒的功效。对全身怕冷明显，且脾肾亏虚的患者，采取督灸疗法效果奇佳。快速针刺法即刺后不留针，短时间内施以一定的手法，得气后即出针，对于肢体痹痛弛缓者，可在速刺的基础上行高频震颤法，增大对穴位的刺激，使患者短时间内加强针感，从而兴奋机体。合谷、曲池、手三里善开泄，可通经活络；梁丘、足三里功主扶正培元、益气通经，此二穴与血海合用，加强健脾养血的功效；筋会阳陵泉有活血通络、疏调经脉的作用；髓会悬钟能填精益髓、祛风止痛；足临泣为足少阳胆经的输穴，主治经气凝滞，配合地五会，疗效甚佳。诸穴合用，共奏疏通经络、温阳散寒、调和气血之效。

参考文献

[1] 贾建平，苏川.神经病学 [M].8 版 .北京：人民卫生出版社，2015：423-

425.

[2] 王永炎，张伯礼．中医脑病学 [M]．北京：人民卫生出版社，2007：917-923.

[3] 张洪斌．中西医结合专科病诊疗大系神经病学 [M]．太原：山西科学技术出版社，1997：233-240.

[4] 王照浩．实用神经针灸学 [M]．广州：中山大学出版社，1993：214-217.

[5] 卢虹．多发性肌炎的中医探讨 [J]．辽宁中医药大学学报，2013，15（7）：40.

[6] 狄朋桃，彭江云．皮肌炎中医治疗进展 [J]．云南中医中药杂志，2007，28（6）：50-51.

[7] 毕向雁．皮肌炎中医药治疗研究进展 [J]．长春中医药大学学报，2014，30（1）：182-184.

[8] 杨晔颖，苏励．中医药治疗皮肌炎近况概述 [J]．世界中医药，2015，10（8）：1284-1287.

[9] 侯春英，田永萍．龙文君教授耳穴针刺治疗多发性肌炎经验拾萃 [J]．甘肃中医学院学报，2004，21（3）：1-2.

[10] 孟辉，孙忠人，栗莹波．穴位注射法治疗多发性肌炎 30 例 [J]．针灸临床杂志，2008，24（3）：28-29.

[11] 王洪生，韩洪遂，林树芬．灸气海穴治疗多发性肌炎 26 例 [J]．中西医结合心脑血管病杂志，2003，1（5）：310.

[12] 周仲瑜．艾灸疗法 [M]．武汉：湖北科学技术出版社，2003：64.

[13] 张丛笑．电针艾灸合用治疗肌痹证 86 例 [J]．时珍国医国药，2005，16（10）：1028.

[14] 邱志济，朱建平，马璇卿．朱良春治疗皮肌炎用药经验和特色选析 [J]．辽宁中医杂志，2003，30（10）：782-783.

[15] 陈柱花，马明菊．中药湿热敷配合涂药治疗皮肌炎的疗效观察及护理 [J]．中国民族民间医药杂志，2012，21（15）：95-97.

[16] 中华中医药学会．多发性肌炎诊疗指南 [J]．中国中医药现代远程教育，2011，9（11）：152-153.

[17] 林军庭．多发性肌炎的中西医治疗与辨证蜂疗 [J]．蜜蜂杂志，2015，12：25-26.

[18] 单一君．中医中药治疗皮肌炎 50 例临床观察及其机理研究 [J]．中医杂志，1985．（1）：40.

[19] 齐连仲. 皮肌炎治疗刍议 [J]. 辽宁中医杂志，1992，（3）：30.

[20] 刘书珍. 八野抗炎保肌汤治疗多发性肌炎/皮肌炎疗效观察 [J]. 光明中医，2008，23（7）：976–977.

[21] 孙剑虹，徐串联，严宇仙. 补气解毒滋阴方治疗皮肌炎临床疗效及对血清瘦素的影响 [J]. 中华中医药学刊，2012，30（1）：167–169.

[22] 左芳. 自拟肌炎宁配合激素治疗多发性肌炎和皮肌炎 32 例 [J]. 天津中医药，2009，26（3）：226.

[23] 商建军，庞秀花. 周耀庭治疗多发性肌炎经验举隅 [J]. 辽宁中医杂志，2005，32（7）：641.

[24] 翁柠，朱观祥，张岩. 刘福友教授治疗多发性肌炎经验介绍 [J]. 新中医，2007，39（12）：6–8.

[25] 茅建春. 陈湘君运用益气健脾治疗皮肌炎/多发性肌炎 [J]. 辽宁中医杂志，1999，26（4）：165–166.

[26] 王占忠. 中西医结合治疗皮肌炎初探 [J]. 黑龙江中医药，1990（2）：23–24.

[27] 李傲梅，李方，刘凌昕. 多发性肌炎/皮肌炎中西医结合辨证护理 [J]. 现代中西医结合杂志，2011，20（6）：743–744.

[28] 刘友章，姬爱冬，杨以琳. 多发性肌炎的中医证候特征与临床用药探讨 [J]. 福建中医药，2006，37（5）：1–4.

[29] 张志礼. 张志礼皮肤病临床经验辑要 [M]. 北京：中国医药科技出版社，2001，154.

[30] 瞿幸. 皮肌炎的中医辨证论治 [J]. 福建中医药，2006，37（5）：1–4.

[31] 鲁兆麟，杨思澍，王新佩，等. 二续名医类案 [M]. 沈阳：辽宁科学技术出版社，1996：2263.

[32] 邓中光. 邓铁涛教授治疗皮肌炎验案 1 则 [J]. 新中医，2002，34（12）：15–16.

[33] 李格. 史载祥治疗多发性肌炎医案 1 则 [J]. 北京中医，2006，25（11）：655–656.

[34] 罗丹妮，王金花，代凯凯，等. 多发性肌炎案 [J]. 中国针灸，2017，37（11）：1146.

进行性肌营养不良

进行性肌营养不良是一组遗传性肌肉变性疾病，主要临床特征为缓慢进行性对称性肌肉无力和萎缩。遗传方式主要为常染色体显性、隐性和 X 连锁隐性遗传。电生理表现主要为肌源性损害，神经传导速度正常。病理显示：广泛肌纤维萎缩，呈小圆形，伴肌纤维变性、坏死和再生，严重者伴大量脂肪及结缔组织增生。目前无特效治疗方法。

根据遗传方式、起病年龄、萎缩肌肉的分布、病程进展速度和预后，进行性肌营养不良可以分为 9 种类型：假肥大型肌营养不良 [包括 Duchenne 型肌营养不良（DMD）和 Becker 型肌营养不良（BMD）]、面肩肱型肌营养不良（FSHD）、肢带型肌营养不良（LGMD）、Emery-Dreifuss 肌营养不良（EDMD）、先天性肌营养不良（CMD）、眼咽型肌营养不良（OPMD）、眼肌型肌营养不良和远端型肌营养不良。

根据临床上渐进加重肌肉无力和萎缩的特征，应归属于中医学中的"五迟""五软""痿病"等范畴。

【病因病机病理】

（一）中医

本病有明显的家族遗传性，且以儿童多见，故其发病与先天禀赋不足有关。肾为先天之本，主藏精，主骨生髓。先天禀赋不足，肾精虚损，骨枯髓减，症见发育迟缓，立迟行迟，足不任地，腰脊不举。肝肾同源，肾亏则肝血不足，筋脉失养，症见诸筋松弛、无力，肝虚风动则行走摇摆如鸭。先天肾精不足，不能资助、推动脾气则脾虚，脾虚则不能化水谷为精微，气血生化乏源，四肢肌肉无以充养而痿软无力；脾虚失运致水湿内停，湿聚成痰，痰阻血瘀，痰瘀互结，停积于肌肉，而见肌肉假性肥大。肾虚也影响心气、血脉和肺的功能。心气来源于先天肾气和后天真气，心的功能有赖于肾气推动；脾肺之气形成的宗气是真气组成之一，宗气贯心脉而营运血液，为资充心气的物质来源。脾肾两虚，心气生化无源而心气虚衰，不仅使心之本身无以温煦充养，出现心悸、心慌，而且心气不足，鼓动血脉无力，则脉象沉细无力或结代。

肌营养不良的病机为先天不足，后天失养，起源于先天，可涉及五脏，与脾、肾、肝三脏关系密切，亦累及心、肺。本病以虚为主，多为肾精不足，脾气虚弱，肝血亏虚，在本虚的基础上，可兼夹痰湿瘀血之实。

（二）西医

各种类型的进行性肌营养不良的基因位置、突变类型和遗传方式均不相同，致病机制也不一样。实际上，各种类型均是一种独立的遗传病。

假肥大型肌营养不良症（DMD 和 BMD）的基因位于染色体 Xp21，属 X 连锁隐性遗传。该基因是迄今发现的人类最大基因，含 79 个外显子，编码细胞骨架蛋白 – 抗肌萎缩蛋白。该蛋白主要位于骨骼肌和心肌细胞膜的质膜面，具有细胞支架、抗牵拉、防止肌细胞膜在收缩活动时撕裂的功能。作为细胞骨架的主要成分，抗肌萎缩蛋白与肌纤维膜上的多种糖蛋白结合为抗肌萎缩蛋白相关蛋白复合体，这些复合体可与基膜层粘连蛋白连接，以维持肌纤维的稳定性。DMD 患者因基因缺陷而使肌细胞内缺乏抗肌萎缩蛋白，造成肌细胞膜不稳定并导致肌细胞坏死和功能缺失而发病。DMD 患者大脑皮质神经元突触区抗肌萎缩蛋白的缺乏可能是智力发育迟滞的原因。

面肩肱型肌营养不良基因定位在 4 号染色体长臂末端（4q35），在此区域有一与 KpnI 酶切位点相关的 3.3kb 重复片段。正常人该 3.3kb/KpnI 片段重复 10 ～ 150 次，而面肩肱型肌营养不良患者通常少于 8 次，故通过测定 3.3kb/KpnI 片段重复的次数，可作出基因诊断。

肢带型肌营养不良症是一类具有高度遗传异质性和表型异质性的常染色体遗传性肌病。根据遗传方式，常染色体显性遗传的称为 LGMD1，常染色体隐性遗传的称为 LGMD2。每种类型根据致病基因又分为具体临床亚型，其中，LGMD1 型包括 8 种亚型（LGMD1A–1H 型），LGMD2 型包括 26 种亚型（LGMD2A–2Z 型）。90% 以上的肢带型肌营养不良症是常染色体隐性遗传，以 LGMD2A 型最常见。肢带型肌营养不良的发病与肌膜蛋白和近膜蛋白的异常有关，直接影响肌细胞膜上的抗肌萎缩蛋白 – 糖蛋白复合体的结构和功能。复合体内各蛋白之间紧密结合，互相关联，作用为连接膜内骨架蛋白和膜外基质，以保持肌细胞膜的稳定性。任何一种蛋白的缺失均会影响到整个膜结构的稳定，导致肌细胞的坏死。

眼咽型肌营养不良症基因位于染色体 14q11.2–13，其蛋白产物为多聚腺苷酸结合蛋白 2（PABP2），故也称多聚腺苷酸结合蛋白 2 基因。PABP2 蛋白存在于细胞核中，对信使 RNA 起增加 poly（A）的作用。发病机制与 PABP2 基因 1 号外显子上的 GCG 重复突变增加有关，正常人仅 6 次重复，而眼咽型肌营养不良症患者 GCG 重复 8 ～ 13 次。编码异常的多聚丙氨酸链重复的次数越多，症状越重。

Emery-Dreifuss 肌营养不良症基因位于染色体 Xq28 和 1q21-23，分别编码 emerin 和核纤层蛋白 A/C（laminA/C），主要位于骨骼肌、心肌、平滑肌核膜。该基因异常导致核膜稳定性受损，造成骨骼肌和心肌的损害。

基本病理改变是肌纤维坏死、再生和肌膜核内移，出现肌细胞萎缩与代偿性增大相嵌分布的典型表现，随病情进展，肌细胞大小差异不断增加。肥大肌细胞横纹消失，光镜下呈玻璃样变，坏死肌细胞空泡增多，出现絮样变性、颗粒变性和吞噬现象等，肌细胞间质内可见大量脂肪和结缔组织增生。

【临床表现】

1. **假肥大型肌营养不良症**　肌肉假肥大是由于肌束内大量脂肪和结缔组织的堆积造成。根据抗肌萎缩蛋白疏水肽段是否存在，以及蛋白空间结构变化和功能丧失程度的不同，本型又可分为 DMD 和 BMD 两种类型。

（1）Duchenne 型肌营养不良症（DMD）

① DMD 是我国最常见的 X 连锁隐性遗传的肌病，发病率约 30/10 万男婴。女性为致病基因携带者，所生男孩 50% 发病，无明显地理和种族差异。

②通常 3～5 岁隐匿起病，突出症状为骨盆带肌肉无力，表现为走路慢、脚尖着地、易跌跤。由于髂腰肌和股四头肌无力而上楼及蹲位站立困难。背部伸肌无力，导致站立时腰椎过度前凸。臀中肌无力，导致行走时骨盆向两侧上下摆动，呈典型的"鸭步"。由于腹肌和髂腰肌无力，患儿自仰卧位起立时，必须先翻身转为俯卧位，依次屈膝关节和髋关节，并用手支撑躯干成俯跪位，然后以两手及双腿共同支撑躯干，再用手按压膝部以辅助股四头肌的肌力，身体呈深鞠躬位，最后双手攀附下肢缓慢地站立，因十分用力而出现面部发红。上述动作称为 Gower 征，为 DMD 的特征性表现。DMD 患儿坐在地板上，双手交叉抱肩则不能站起，而正常小儿很容易站起。

③肩胛带肌、上臂肌往往同时受累，但程度较轻。由于肩胛带松弛，形成游离肩。因前锯肌和斜方肌萎缩无力，举臂时肩胛骨内侧远离胸壁，两肩胛骨呈翼状竖起于背部，称为翼状肩胛，在两臂前推时最明显。

④ 90% 的患儿有肌肉假性肥大，触之坚韧，为首发症状之一。以腓肠肌最明显，三角肌、臀肌、股四头肌、冈下肌和肱三头肌等也可发生。因萎缩肌纤维周围被脂肪和结缔组织替代，故体积增大而肌力减弱。

⑤大多患者伴心肌损害，如心律不齐，右胸前导联出现高 R 波和左胸前导联出现深 Q 波；心脏扩大，心瓣膜关闭不全。约 30% 患儿有不同程度的智能障碍。平滑肌损害可有胃肠功能障碍，如呕吐、腹痛、腹泻、吸收不良、巨结肠等。面

肌、眼肌、吞咽肌、胸锁乳突肌和括约肌不受累。

⑥患儿病情发展至 12 岁时，不能行走，需坐轮椅，这是鉴别 DMD 和 BMD 的主要依据。晚期患者的下肢、躯干、上肢、髋和肩部肌肉均明显萎缩，腱反射消失；因肌肉挛缩致使膝、肘、髋关节屈曲不能伸直。最后因呼吸肌萎缩而出现呼吸变浅，咳嗽无力，多数患者在 20～30 岁因呼吸道感染，心力衰竭而死亡。

（2）Becker 型肌营养不良症（BMD）：BMD 的发病率为 DMD 患者的 1/10，呈 X 连锁隐性遗传。多在 5～15 岁起病，临床表现与 DMD 类似，首先累及骨盆带肌和下肢近端肌肉，逐渐波及肩胛带肌，有腓肠肌假性肥大。但进展速度缓慢，病情较轻，12 岁以后尚能行走，心肌很少受累，智力正常。存活期长，接近正常生命年限。

血清 CK 水平明显升高，尿中肌酸增加，肌酐减少。肌电图和肌活检均为肌源性损害。肌肉 MRI 检查示变性肌肉呈"虫蚀现象"。抗肌萎缩蛋白基因多为整码缺失突变，骨骼肌膜中的抗肌萎缩蛋白表达减少。

2. 面肩肱型肌营养不良症（FSHD）

（1）常染色体显性遗传，性别无差异。多在青少年期起病，但也可见儿童及中年发病者。

（2）面部和肩胛带肌肉最先受累，患者面部表情少，眼睑闭合无力或露出巩膜，吹口哨、鼓腮困难，逐渐延至肩胛带（翼状肩胛很明显）、三角肌、肱二头肌、肱三头肌和胸大肌上半部。肩胛带和上臂肌肉萎缩十分明显，常不对称。因口轮匝肌假性肥大，嘴唇增厚而微翘，称为"肌病面容"。可见三角肌假性肥大。

（3）病情缓慢进展，逐渐累及躯干和骨盆带肌肉，可有腓肠肌假性肥大，视网膜病变和听力障碍（神经性耳聋）。大约 20% 需坐轮椅，生命年限接近正常。

（4）肌电图为肌源性损害，血清酶正常或轻度升高。印迹杂交 DNA 分析可测定 4 号染色体长臂末端 3.3kb/KpnI 重复片段的多少来确诊。

3. 肢带型肌营养不良（LGMD）

（1）常染色体隐性或显性遗传，散发病例也较多。

（2）与显性遗传相比，隐性遗传的患者较常见，症状较重，起病较早。

（3）10～20 岁起病，首发症状多为骨盆带肌肉萎缩、腰椎前凸、鸭步，下肢近端无力出现上楼困难，可有腓肠肌假性肥大。

（4）逐渐发生肩胛带肌肉萎缩，抬臂、梳头困难，翼状肩胛。面肌一般不受累。

（5）血清 CK 明显升高，肌电图示肌源性损害，心电图正常。

（6）病情缓慢发展，平均起病后 20 年左右丧失劳动能力。

4. 眼咽型肌营养不良症

（1）常染色体显性遗传，也有散发病例。

（2）40 岁左右起病，首发症状为对称性上睑下垂和眼球运动障碍。逐步出现轻度面肌、眼肌无力和萎缩、吞咽困难、构音不清。

（3）血清 CK 正常或轻度升高。

5. Emery-Dreifuss 型肌营养不良症（EDMD）

（1）X 连锁隐性遗传，5 ～ 15 岁缓慢起病。

（2）临床特征为疾病早期出现肘部屈曲挛缩和跟腱缩短，颈部前屈受限，脊柱强直而弯腰、转身困难。

（3）受累肌群主要为肱二头肌、肱三头肌，腓骨肌和胫前肌，继之骨盆带肌和下肢近端肌肉无力和萎缩，腓肠肌无假性肥大，智力正常。

（4）心脏传导功能障碍，表现为心动过缓、晕厥、心房纤颤等，心肌损害明显，血清 CK 轻度增高。

（5）病情进展缓慢，症状轻重不等，重者不能行走，轻者无明显症状。患者常因心脏病而致死。

6. 眼肌型肌营养不良症　眼肌型肌营养不良症又称 kiloh-Nevin 型，较为少见。常染色体显性遗传，20 ～ 30 岁缓慢起病，表现为较缓慢的进展性双眼睑下垂和眼球活动障碍，一般没有复视。易误诊为重症肌无力。无肢体肌无力及肌萎缩。

7. 先天性肌营养不良症　出生时或婴儿期起病，表现为全身严重肌无力、肌张力低和骨关节挛缩。面肌可轻度受累，咽喉肌力弱，哭声小，吸吮力弱。可有眼外肌麻痹，腱反射减弱或消失。常见的亚型有 Fukuyama 型、Merosin 型、肌肉 - 眼 - 脑异常型（muscle-eye-brain disorder）等。

8. 远端型肌营养不良症　较少见，常染色体显性遗传。10 ～ 50 岁起病，肌无力和萎缩始于四肢远端、腕踝关节周围和手足的小肌肉，如大、小鱼际肌萎缩。伸肌受累明显，亦可向近端发展。无感觉障碍和自主神经损害。常见的亚型有 Welander 型（常染色体显性遗传，基因定位于 2p13），其次为芬兰型、Nonaka 型（常染色体隐性遗传）、Miyoshi 型（常染色体隐性遗传）等。

【辅助检查】

1. 血清酶学检测　常规的血清酶检测主要包括肌酸激酶（CK）、乳酸脱氢酶（LDH）和肌酸激酶同工酶（CK-MB）。显著升高（正常值的 20 ～ 100 倍）者见于 DMD、BMD、远端型肌营养不良症的 Miyoshi 亚型和 LGMD2C、2D、2E、2F 型。

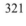

下篇　各论·进行性肌营养不良

其他类型的肌酶轻到中度升高。在 DMD 和 LGMD2 晚期，因患者肌肉严重萎缩，血清 CK 值可明显下降。其他血清酶如谷草转氨酶（GOT）、谷丙转氨酶（GPT）等，在进展期均可轻度升高。

2. 肌电图　肌电图具有典型的肌源性受损的表现。用针电极检查股四头肌或二角肌，静息时可见纤颤波和正锐波；轻收缩时可见运动单位时限缩短，波幅减低，多相波增多；大力收缩时可见强直样放电及病理干扰相。神经传导速度正常。

3. 肌肉活组织检查　大多数类型的进行性肌营养不良症患者的肌肉活检均表现为肌肉的坏死和再生、间质脂肪和结缔组织增生这一共性。本检查主要用于排除其他类型的肌病和通过特殊免疫组化方法确定本病的类型。如用抗肌萎缩蛋白抗体检测 DMD 和 BMD，用 dysferlin 检测 LGMD2B，γ-肌聚糖蛋白抗体检测 LGMD2C，用 α-肌聚糖蛋白抗体检测 LGMD2D，用 β-肌聚糖蛋白抗体检测 LGMD2E 等。

4. 基因检查　采用 PCR、MLPA、印迹杂交、DNA 测序等方法，可以发现基因突变，进行基因诊断。如用多重 PCR 或 MLPA 法，可检测 DMD 基因外显子的缺失；印迹杂交法可进行 FSHD 基因诊断；DNA 测序可明确 LGMD 等基因的突变碱基。

5. 其他检查　使用 X 线、心电图、超声心动图可早期发现进行性肌营养不良症患者的心脏受累的程度。CT 可发现骨骼肌受损的范围，MRI 可见变性肌肉呈不同程度的"蚕食现象"。DMD 和 BMD 患者应做智力检测。

【诊断】

根据临床表现、遗传方式、起病年龄、家族史，血清酶学测定、肌电图、肌肉病理检查和基因分析，可做出诊断。基因分析有助于区别不同的类型，但并非全都为阳性。

【鉴别诊断】

1. 运动神经元病　运动神经元病如少年型近端脊肌萎缩症，因多为青少年起病，有对称分布的四肢近端肌萎缩，需与肢带型肌营养不良鉴别。前者有肌束震颤，肌电图为神经源性损害。

肌萎缩侧索硬化患者因手部小肌肉无力和萎缩，需与远端型肌营养不良鉴别。前者除肌萎缩外，尚有肌肉跳动、肌张力高、腱反射亢进和病理反射阳性，以及肌电图提示广泛的神经源性受损表现。

2. 慢性多发性肌炎　慢性多发性肌炎因有对称性肢体近端无力，需与肢带型肌营养不良症鉴别。前者无遗传史，病情进展较快，常有肌痛、血清肌酶增高、肌肉病理符合肌炎改变，用肾上腺皮质激素治疗有效，故不难鉴别。

3. 重症肌无力　重症肌无力需要与眼咽型和眼肌型肌营养不良症鉴别。重症肌无力有易疲劳性和波动性的特点，新斯的明试验阳性，肌电图的低频重复电刺激检查也可资鉴别。

【中医治疗】

（一）辨证论治

1. 脾气虚弱

主症：渐感疲乏无力，行走困难，两手不能举重物，或伴不能紧闭双眼，少气懒言，饮食减少，大便溏薄，舌淡胖苔薄白，脉沉弱。

治法：益气健脾。

主方：补中益气汤加减。

基本处方：黄芪 30g，党参 20g，白术 15g，茯苓 20g，陈皮 10g，莲子肉 10g，升麻 9g，柴胡 5g，当归 10g，肉桂 3g（后下），炙甘草 5g。

加减：气虚较重者，生晒参 10g 易党参，加黄精 20g，山药 15g；下肢软弱者，加桑寄生 15g，续断 15g；食积不运，脘腹胀满者，加谷芽、麦芽各 30g，山楂 10g，神曲 10g；面色苍白无华，心悸气短者，可加熟地黄 20g，白芍 15g，柏子仁、首乌各 20g；畏寒、四肢不温者，加制附子 5g，干姜 5g。

2. 肝肾亏虚

主症：四肢进行性无力，肌肉萎缩，抬头无力，难于起立，鸭步态，甚至步履全废，头晕耳鸣，舌红少苔，脉沉细。

治法：补益肝肾。

主方：虎潜丸加减。

基本处方：黄柏 15g，山茱萸 15g，当归 15g，白芍 15g，龟甲 20g（先煎），鹿角胶 10g（烊化），紫河车 15g，陈皮 10g，知母 10g，锁阳 10g，杜仲 15g，熟地黄 30g，怀牛膝 15g，续断 15g。

加减：腰酸腿软，加狗脊 15g，桑寄生 15g；兼见心烦失眠，加地骨皮 15g，夜交藤 30g；久病阴阳俱虚，可予地黄饮子，或加用淫羊藿 10g，仙茅 10g，巴戟天 10g 等；智力下降，加远志 10g，石菖蒲 10g，益智仁 15g。

3. 脾肾阳虚

主症：四肢进行性无力，肌肉萎缩，抬头无力，腰背不举，面色苍白，畏寒肢冷，腰膝冷痛，纳差，下利清谷，舌淡胖苔白腻，脉沉。

治法：温肾健脾。

主方：右归丸加减。

基本处方：熟地黄40g，山药20g，山茱萸15g，枸杞子15g，鹿角胶15g（烊化），菟丝子20g，杜仲10g，当归15g，肉桂5g（后下），制附子10g（先煎），鸡血藤20g，地龙10g，川芎10g，炙甘草10g。

加减：大便稀溏，加炒白术15g，茯苓，干姜5g；纳差，加炒麦芽15g，炒谷芽15g；气短汗出，加黄芪15～30g，党参15g，炒白术15g，防风10g。

4. 肾元亏虚

主症：四肢进行性无力，肌肉萎缩，鸭步态，翼状肩胛，抬头无力，发育迟缓，耳鸣耳聋，恍惚健忘，动作缓慢，舌体瘦小而薄、苔薄，脉细弱。

治法：扶元起痿，养荣生肌。

主方：资生汤加减。

基本处方：当归10g，鸡内金10g，山药30g，玄参30g，牛蒡子10g，山茱萸10g，炙黄芪60g，紫河车30g，赤芍10g，地龙10g，怀牛膝20g，桑寄生10g，炙甘草10g。

加减：腰脊酸软，加狗脊15g，续断15g，补骨脂10g；遗尿，加桑螵蛸10g，覆盆子15g。

5. 心脾气虚

主症：肢体软弱无力，肌肉萎缩，面色无华，心悸心慌，头晕甚则晕厥，纳呆，寐差，便溏，舌淡苔薄白，脉沉细无力或结代。

治法：补益心脾。

主方：归脾汤加减。

基本处方：人参10g，黄芪50～100g，炒白术15g，茯苓20g，桂枝10g，当归10g，炒酸枣仁20g，龙眼肉15g，木香5g，炙甘草10g。

加减：纳呆腹胀，加陈皮10g，谷芽、麦芽各15g，鸡内金10g，枳壳10g；胸闷短气，加枳实10g，山茱萸15g，瓜蒌15g，半夏10g；多汗少气，加五味子10g，山茱萸15g，仙鹤草20g。

6. 痰湿阻滞

主症：以肢体软弱无力、假性肥大为主，或伴有脚膝疼痛不能步履，或食少身重，苔白腻，脉滑。

治法：化痰除湿，通经活络。

主方：七圣散加减。

基本处方：独活10g，怀牛膝20g，续断10g，浙贝母10g，半夏10g，萆薢

10g，防风 10g，杜仲 15g，白芥子 5g，炙甘草 5g。

加减：行走不正，舌红苔黄腻，加黄柏 10g，苍术 10g；伴胸闷脘痞，可加厚朴 10g，枳壳 10g，薏苡仁 15g，茯苓 20g；如肢体麻木、关节运动不利，舌质紫，脉细涩者，加赤芍 10g，丹参 20g，桃仁 10g，红花 10g；足跟着地不实，为筋脉挛急，加木瓜 10g，怀牛膝 20g 以缓急通络。

7. 气虚血瘀

主症：肌肉萎缩，肢体无力，行走困难，精神萎靡，面色苍白，静卧少语，胃纳少，舌淡暗或有瘀点、瘀斑，苔薄白，脉细涩。

治法：益气通络。

主方：补阳还五汤加减。

基本处方：黄芪 50～100g，五爪龙 30g，当归 10g，川芎 10g，桃仁 10g，地龙 10g，赤芍 10g。

加减：气虚重，加人参 10g；便溏，加炒白术 15g，茯苓 15g；少寐，加灵芝 15g，夜交藤 20g。

（二）针灸治疗

1. 针灸辨证治疗

（1）脾气虚弱

治法：补气健脾。

处方：取手足阳明经穴为主。肩髃、曲池、合谷、梁丘、伏兔、足三里、解溪、承山、阳陵泉、血海。

方义：取手足阳明经诸穴，阳明多气多血，主润宗筋，以补益气血，润泽筋脉。承山温经通络，补益筋脉。阳陵泉为筋之会穴，壮筋补虚。血海健脾益气，生血养血。

操作方法：针用提插捻转补法或加灸。

（2）肝肾亏虚

治法：补益肝肾。

处方：取足厥阴肝经、足少阴肾经穴为主。肝俞、肾俞、悬钟、阳陵泉、太溪、三阴交、曲池、合谷、足三里。

方义：肝俞、肾俞补益肝肾，强壮筋骨。悬钟为髓之会穴，有补髓壮骨之效。阳陵泉为筋之会穴，有舒筋壮筋之功。太溪、三阴交补益肝肾，调和气血。曲池、合谷、足三里为阳明经穴，益气行血，通畅经脉。

操作方法：背俞穴向脊柱斜刺，行捻转补法。四肢诸穴直刺，行提插捻转补法。可加灸。

（3）脾肾阳虚

治法：温补脾肾。

处方：取足太阴脾经、足少阴肾经、任脉穴及背俞穴为主。脾俞、肾俞、命门、气海、关元、曲池、合谷、足三里、三阴交、太溪。

方义：脾俞、肾俞补益脾肾。命门补肾培元，温阳益脾，益火生土。气海、关元大补元气。曲池、合谷、足三里等阳明经诸穴补益气血。三阴交、太溪补肾填精。

操作方法：背俞穴及命门、气海行捻转补法，余穴行提插捻转补法，可加灸。

（4）肾元亏虚

治法：补益肾元。

处方：取足少阴肾经、足少阳胆经、任脉穴及背俞穴为主。肾俞、关元、三阴交、太溪、足三里、阳陵泉、悬钟。

方义：肾俞、关元培元补肾。三阴交、太溪补肾填精。足三里补中益气，以后天补先天。阳陵泉为筋之会穴，悬钟为髓之会穴，二者补髓壮骨，舒经通络。

操作方法：肾俞行捻转补法，余穴提插捻转补法，可加灸。

（5）心脾气虚

治法：补益心脾。

处方：取手少阴心经、手厥阴心包经、足阳明胃经、足太阴脾经穴及背俞穴为主。神门、内关、足三里、三阴交、膻中、心俞、脾俞。

方义：神门为手少阴心经原穴，内关为手厥阴心包经之络穴，原络配穴有补心宁心、安神定悸之功。足三里为足阳明经之合穴，补脾益气。三阴交为肝、脾、肾三经之交，补益阴血。膻中补益宗气。心俞、脾俞补益心脾。

操作方法：背俞穴向脊柱斜刺，神门直刺，膻中平刺，行捻转补法。余穴直刺，行提插捻转补法。可加灸。

（6）痰湿阻滞

治法：化痰祛湿。

处方：取足阳明胃经、足太阴脾经为主。足三里、丰隆、阴陵泉、曲池、列缺、合谷、三阴交、太冲。

方义：足三里、丰隆健脾祛痰。阴陵泉、三阴交健脾祛湿。曲池、合谷宣通气机，畅行经脉。"肺为水之上源"，取手太阴肺经的络穴列缺，宣肺利气，通调水道而祛湿。太冲为足厥阴经原穴，疏肝行气，健脾化湿，与合谷相配称"四关"，条畅气血。

操作方法：列缺斜刺，捻转泻法。余穴直刺，提插捻转补法。

（7）气虚血瘀

治法：益气活血。

处方：取手厥阴心包经、手阳明大肠经、足阳明胃经、足太阴脾经穴为主。曲池、合谷、内关、足三里、血海、三阴交、膈俞、气海、关元。

方义：曲池、合谷、足三里等手足阳明经诸穴补益气血，通行经脉。血海、三阴交为足太阴经穴，补脾益气，生血行血。膈俞为血之会穴，行血祛瘀。气海、关元大补元气，使气行则血行。

操作方法：膈俞斜向脊柱方向斜刺，捻转泻法。气海、关元直刺，提插补法，可加灸。血海直刺，提插捻转泻法。余穴直刺，提插捻转补法。

2. 其他体针治疗

（1）合谷刺为主治疗假肥大型肌营养不良：选双下肢假性肥大的腓肠肌的最高点（约为承筋穴处）为主穴，以 28 号毫针行合谷刺法，即一支直刺，另两支交叉刺入两侧，使呈鸡爪形，如"个"字状，得气后留针。伴上肢萎缩者，配穴肩髃、曲池、手三里、外关、合谷；伴下肢萎缩者，配风市、阴市、阳陵泉、足三里、三阴交。每日 1 次，每次留针 20 分钟，中间行针 1 次，15 次为一个疗程。

（2）经验方

取穴：①面部病变：取穴分为两组，一组取四白、鱼腰、廉泉、下关、颊车；另一组取合谷、后溪、内关、曲池。两组穴位交替或同时取用。②颈部及上肢病变：取穴分为两组，第一组取颈及肩胛区内的穴位，如 C4～C7 夹脊穴、肩外俞、天宗、秉风等；第二组取上肢的穴位，如臂臑、曲池、内关、合谷、后溪。两组穴位交替取用。③下肢病变：取穴分为两组，第一组取病变部位及其以下的背俞穴、下肢的穴位，如肾俞、气海俞、大肠俞、关元俞、环跳、秩边、承山、太溪、公孙；第二组取下肢的伏兔、足三里、丰隆、绝骨、三阴交、陷谷、太冲。两组交替取用。

方法：向下平刺四白，横向平刺鱼腰，向舌根斜刺廉泉，直刺下关，斜刺颊车，直刺合谷、后溪、内关、曲池。向脊柱方向 45°角斜刺夹脊穴，向脊柱方向 15°角斜刺肩外俞，向外 30°角斜刺秉风，向下 30°角斜刺天宗，向上斜刺臂臑，向脊椎方向 45°角斜刺肾俞、气海俞、大肠俞、关元俞，直刺秩边、环跳、承山、太溪、公孙、伏兔、足三里、丰隆。

3. 电针

取穴：①面部病变：取穴分为两组，一组取四白、鱼腰、廉泉、下关、颊车；另一组取合谷、后溪、内关。两组穴位交替或同时取用。②颈部及上肢病变：分为两组。第一组取颈及肩胛区内的穴位，如 C4～C7 夹脊穴、肩外俞、天宗、秉风等；第二组取上肢的穴位，如臂臑、曲池、内关、合谷、后溪。两组穴位交替取用。③下肢病变：分为两组，第一组取病变部位及其以下的背俞穴、下肢的穴位，如肾俞、气海俞、大肠俞、关元俞、环跳、秩边、承山、太溪、公孙；第二组取下肢的伏兔、足三里、丰隆、绝骨、三阴交、陷谷、太冲。两组交替取用。

方法：分为两步，第一步进针操作与休针疗法一样，第二步为电针疗法操作方法。第一步操作完毕后，在相距较远的穴位之间，连接电针治疗仪的两极导线，采用疏密波，刺激量的大小以出现明显的局部肌肉颤动或患者能够耐受为宜。每次电针 8～12 个穴位。

4. 耳针

（1）方法一

取穴：①出现四肢症状：主穴取一侧的颈区、前臂、腕、手部的对应区；配穴取另一侧的脊柱对应区、膝、踝、脚。②出现面部症状：主穴取一侧的脑干、舌、咽喉、面颊；配穴取另一侧的脑点（缘中）、神门。

方法：用 28 号 0.5～1.0 寸毫针斜刺或平刺耳穴。每天针刺 1～2 次，每次留针 20 分钟，留针期间行针 2～3 次，采用强刺激手法行针，捻转的幅度为 3～4 圈，捻转的频率为每秒 3～5 个往复，每次行针 5～10 秒。

（2）方法二

取穴：肝、脾、肺、肾、胃、三焦。

方法：用 0.5～1.0 寸毫针，直刺达软骨，施小幅度捻转，每穴 1 分钟，留针 30 分钟，每 10 分钟捻转 1 次，每日 1 次；或用耳揿针埋藏，3 日 1 换。

5. 梅花针

取穴：华佗夹脊及膀胱经背部第一、第二侧线、手足阳明经循经线、萎缩肌肉局部。

方法：皮肤针常规叩刺以上部位，自上至下反复轻叩打刺 3 次。

6. 穴位注射

取穴：曲池、足三里、萎缩肌肉局部。

方法：用注射器抽取人参注射液、当归注射液或 10% 葡萄糖注射液。在曲池、足三里，取 5 毫升注射器，针头直刺穴位，稍提插，有针感后注入药液，每穴 1 毫升。萎缩肌肉局部，用 10 毫升注射器，刺入皮下，边退针边注药，每次注入 2～5 毫升。隔日治疗 1 次。

7. 敷贴疗法　药物制备：肉桂 6g，丁香 9g，草乌、川乌、乳香、没药各 7.5g，红花、当归、赤芍、川白芍、透骨草各 15g，共研末，蜜调。

方法：敷贴在两腿腓肠肌处，每日敷药 4～6 小时。

本方具有活血化瘀、软化和缓、解除腓肠肌拘急的功效，尤适用于假性肥大型肌营养不良症。

（三）单方验方

1. **复痿汤** 黄芪 20g，党参 12g，山药 20g，白术 12g，茯苓 10g，炙甘草 3g，当归 10g，丹参 12g，川芎 10g，赤芍 9g，熟地黄 20g，肉苁蓉 10g，地龙 9g，川牛膝 10g，桑寄生 12g，制马钱子粉 0.3～0.6g。每天 1 剂，水煎服。制马钱子粉不入煎，于饭后半小时至 1 小时冲服，每月服药 20 天，停服 10 天，为一个疗程，连续 3 个疗程。

2. **治痿汤** 党参 15g，黄芪 20g，熟地黄 9g，当归 9g，山药 15g，菟丝子 9g，枸杞子 9g，白术 9g，茯苓 9g，川芎 9g，赤芍 9g，牛膝 6g，地龙 9g，制马钱子 0.3g（冲服），甘草 30g。每日一剂，共服 20 剂。

3. **荣肌片** 黄芪 40g，当归 15g，白术 12g，菟丝子 20g，鸡内金 12g，全蝎 6g，用现代生产工艺进行加工，按片剂制备方法制成。每片 0.3g，相当于生药 3g。8～9 岁，每次 6 片，每日 3 次；不足 8 岁，每次减 1～2 片；10～15 岁每次加 2 片，16 岁以上每次加 4 片，每日 3 次。

4. **强力水丸** 熟地黄 30g，龟甲 20g，枸杞子 20g，黄精 30g，穿山甲（用猪蹄甲代）20g，黄芪 60g，白芍 30g 等。将上方药材粉碎，制成水丸。每日 3 次，每次 5～10g，小儿酌减。3 月为 1 个疗程。

5. **温肾荣筋汤** 熟地黄 15～30g，生杜仲 10～20g，桑寄生 10～30g，川续断 6～20g，巴戟天 6～20g，细辛 1～3g，怀牛膝 6～20g，山茱萸 6～15g，狗脊 6～15g，炙附片 3～10g(先煎)，当归 6～15g，白芍 6～15g，肉桂 3～6g，鹿角胶 6～15g（烊化）。每日一剂，水煎服，日服三次。

加减：便干，加肉苁蓉 6～30g 或麻子仁 6～10g；气虚明显者，加生黄芪 30～60g；若服基本方 100 剂后仍未见症状改善者，去炙附片、鹿角胶，加龟甲 10～30g，鹿茸粉 0.5～2g（冲服），仙灵脾 5～15g；服药后若出现咽痛、口舌生疮者，加川黄连 6～10g，玄参 6～15g。每服 30 剂后，暂停服 5 天，然后继服。总疗程半年至三年。

6. **人参增力口服液** 基本药物组成为人参、黄芪、杜仲、桂枝、白芍、甘草、生姜、大枣等。每支 10mL，含生药 10g。一次 2 支，每日 3 次。

【西医治疗】

西医对进行性肌营养不良症迄今无特异性治疗，只能对症治疗及支持治疗，如增加营养，适当锻炼。物理疗法和矫形治疗可预防和改善脊柱畸形及关节挛缩，对维持活动功能很重要。因为肌肉本身有病变，尤其是对进展较快者，不鼓励其做较剧烈运动，以免加重病情；但建议患者适当运动，不能长期卧床。药物可选用辅酶 Q10、ATP、肌苷、维生素 E 等。基因治疗及干细胞治疗有望成为有效的治疗方法。

由于西医目前尚无有效的治疗方法，因此检出携带者、进行产前诊断、人工流产患病胎儿就显得尤其重要。对于假肥大型肌营养不良症，首先应确定患儿的基因型，然后确定其母亲是否是携带者。当携带者怀孕以后，确定是男胎还是女胎，对男胎进行产前基因诊断，若是病胎则终止妊娠，防止患儿出生。

【预后与转归】

进行性肌营养不良由于没有特效的治疗方法，病情逐渐进展，多数患者预后差。DMD 患者至 12 岁时不能行走，20 多岁时多死于呼吸衰竭或心力衰竭；LGMD2C、LGMD2D、LGMD2E、LGMD2F 和先天性肌营养不良患者也预后不良。FSHD、BMD、眼肌型、眼咽型和远端型肌营养不良患者的预后较好，部分患者寿命可接近正常生命年限。

【调摄与护理】

1. 生活规律，起居有常，避免劳累，适当运动。

2. 饮食宜清淡，富营养，忌肥甘辛辣之品，忌烟酒，可配合食疗，辅助治疗。

3. 长期卧床的患者，应注意预防褥疮的发生，定时翻身，避免长时间保持一个体位。若出现褥疮，应该及时用药治疗。

4. 对于肢体瘫软不能自主活动的患者，还应让患肢进行被动运动，防止肌肉废用、关节挛缩。

5. 对行动不便的患者注意防护，避免跌伤。

6. 情志护理，避免悲观、恐惧、忧郁、急躁等不良情绪的伤害，耐心解释，悉心照顾，培养患者坚强的意志和乐观的精神。

【食疗方】

1. **枸杞粥**　取枸杞子 30g，加水及大米适量，煮粥，连续食用。适用于肝肾亏虚者。

2. **山药茯苓包子**　取山药、茯苓各 100g，加水捣成糊状，再加适量面粉，揉匀，包馅，上笼蒸熟即可。适用于脾胃虚弱者。

3. **黄芪黄肉粥**　取炙黄芪 30g，山茱萸 10g，淮山药 30g，党参 15g，芡实 15g，共水煎，去渣取汁备用。薏苡仁 30g 和药汁加适量清水煮粥。待温热，分 2

次服用。适用于脾肾两虚者。

4. **双仁粥** 取酸枣仁、柏子仁各 10g，红枣 5 枚，粳米 100g。将酸枣仁、柏子仁、红枣洗净，放入砂锅内，加水煎煮 20 分钟，去渣取汁，同洗净的粳米煮粥，粥熟调入红糖，稍煮即可。空腹温热食用，每日 1 ~ 2 次。适用于心脾两虚者。

5. **黄芪当归粥** 取黄芪 60g，当归 15g，粳米 100g。先将黄芪、当归加适量水煎煮 30 分钟，去渣取汁，用药汁把粳米煮成稀烂粥，调味即可服用。适用于气虚血瘀者。

【医家经验】

（一）邓铁涛经验

1. **病机为先天肾精亏损，后天脾虚痰瘀** 邓铁涛认为，本病应归属于中医痿证范畴。其病机为先天肾精亏损，后天脾虚痰瘀。肾藏精，精者，生之本也。肾之精气具有促进机体生长发育的功能。如父母精血有损，禀赋不足，致子代先天之精缺陷，肾精枯涸，肾气不充。由于五脏相关，而致五脏六腑不得肾精之滋养、肾气之推动，肌肉筋骨失养，逐渐虚衰而病痿。因此，先天因素是本病发病之关键。

本病亦与脾虚失运、痰瘀互结密切相关，属虚损范畴，包括形质亏损（肌萎缩）和功能虚衰（肌无力）以及因虚致实（假性肥大）三方面。脾为后天之本，气血生化之源，人体五脏六腑、四肢百骸、经脉筋骨皆赖于脾胃气血津液充养。脾又主肌肉和运化水湿。如脾胃亏虚，受纳、运化功能失常，津液精血生化之源不足，肌肉筋脉失养失充，则肌萎无力；脾虚失运致水湿内停，湿聚成痰，痰阻血瘀，痰瘀互结，停积于肌肉，而见假性肥大。可见脾虚痰瘀在本病发病中也尤为重要。

2. **治法重滋肾健脾，化痰消瘀** 邓铁涛认为，本病治法宜标本兼顾。治本注重滋肾健脾，使肾精气充，肌肉筋骨得养，肌肉坚实有力。健脾则气血生化有源，肌肉得益于气血滋养，则丰满健壮。此外，脾健运可绝生痰之源，利于祛痰。治标重在化痰消瘀，痰化瘀消，而利于治疗假性肥大，防止肌细胞脂肪变性与脂肪沉积。

邓铁涛临证以自拟经验方强肌健力 2 方治疗。方药组成：黄芪 60g，白术 10g，茯苓 10g，牡丹皮 10g，五爪龙 35g，熟地黄 24g，山茱萸 12g，土鳖虫 6g，山药 20g，菟丝子 15g，楮实子 15g，陈皮 3g，甘草 3g。方中重用黄芪补气，白术、茯苓、五爪龙、山药助黄芪补气健脾化湿，为君药，脾健则除生痰之源；熟地黄、山茱萸、菟丝子、楮实子补肾益精，为臣药，使肾精济脾土；土鳖虫、牡丹皮活血化瘀，陈皮理气化痰，为佐药；甘草调和诸药，为使药。

邓铁涛在诊疗中，还善于治疗变证。如兼风寒表证则去滋腻滞邪之熟地黄、山茱萸，加防风、豨莶草、辛夷花以疏风散寒，但中病即止，以免气随汗泄；上肢肌无力加桑寄生、千斤拔；下肢肌无力加牛大力、牛膝等。

（二）尚尔寿经验

1. 阐述病机以肝风为主　尚尔寿认为，本病与痿病虽有相似之处，但尚不能尽合。首先，根据本病有明显的家族遗传性，加之以儿童为多见的特点，当考虑为先天肾气不足。其次，发现大多数患儿均有偏食倾向，有部分患者缺乏微量元素"硒"，这与水土地域之间似有关系，结合临床见症，与脾胃虚弱亦有关。综上，由于肾虚而肝木失养，加之脾胃虚弱，土虚则肝木不荣，故横逆难制，遂成肝风，出现行走摇摆，呈鸭步状；肝木横逆，上以刑肺，中以乘脾，下以伐肾，导致气血阴液更加不足，形成恶性循环。因此，尚尔寿认为本病病机之本虽在肾、脾，但其标在肝，治疗需要标本兼顾，不能拘于"治痿独取阳明"之说而机械地套用。

2. 辨证施治以"留瘦"为主　根据本病走路摇摆呈鸭步态等症，均属"战""掉"之类，所谓"诸风掉眩，皆属于肝"，其病机当与肝有关。根据《素问·通评虚实论》"不从内外中风之病，故瘦留著也"及《素问·三部九候论》"留瘦不移，节而刺之"之说，可见"留瘦"是指病程长、风气邪毒滞留体内而致肌肉消瘦为主症的一类疾病，其病机与风邪内侵有关。因此，制定了以疏风通络、平肝潜镇、健脾益气为主的"复肌汤"作为基本方，及其粉剂（或片剂）"复肌宁"，方剂组成分别如下：

复肌汤方：胆南星10g，麦冬10g，石菖蒲15g，佛手10g，伸筋草15g，桃仁15g，党参15g，黄芪20g，珍珠母20g，牡蛎20g，白僵蚕10g，钩藤15g，枸杞子15g，杜仲炭15g，焦白术15g，焦三仙各10g，陈皮10g，姜半夏10g，甘草10g。

复肌宁粉（片）方：明天麻60g，全蝎60g，蜈蚣30条（去头足），地龙30g，牛膝20g，杜仲炭30g，黄芪30g。共为极细粉末，早晚各服2.5g。

根据临床所见，患者大多出现以下三种证型：

（1）肝风型：面色青暗无光，走路呈鸭步，摇摆不稳，常易跌跤，伴性急易怒，舌淡苔薄白或腻白，脉弦细无力或弦缓。病情重、病程短者，先予复肌汤，待病情有所控制，再改予复肌宁粉剂；对体质较强者，亦可汤、粉并用。

（2）肾阴阳两虚型：面色晦暗消瘦，腰部及下肢明显无力，有时遗尿，小便清长，不能久立，俯仰不便，脉沉细无力，舌淡苔薄白。可用上方配伍健步虎潜丸、右归丸等方，或加入巴戟天、补骨脂、黄精、狗脊、千年健、桑寄生等药。

（3）脾气虚型：面色萎黄，纳少便溏，神疲懒言，体倦嗜卧，四肢瘦削，舌淡苔白有齿痕，脉沉细而缓弱。可用上方配伍补中益气汤、香砂六君子汤或加入大剂黄芪、党参、薏苡仁、黄精等药。

以上三型，见证往往叠出并见，总宜肝、脾、肾标本兼顾，尤当时时以疏风通络为念，以复肌汤、粉加减化裁治之。

（三）沙海汶经验

1. 确立"本病属痿病，与五迟五软密不可分"的观点 本病属痿病，病机为先天肾精不足，肾精虚损而致肝血不足，筋膜失养，拘挛不利，失其柔和之性，导致中后期跟腱挛缩，行走时足后跟不着地。患者先天肾精不足，资助和推动脾气运化功能低下，脾气虚导致运化水谷精微功能降低，气血生成减少，四肢肌肉无以充养而痿软无力。从《黄帝内经》"治痿独取阳明"到五迟五软症之肾精不足，应全面认识本病，重视肾精虚损在病因病机上的重要性。沙海汶指出了病机重点是脾肾两虚，确立了健脾补肾、益气养血、活血通络、强健腰膝的治疗原则。重视脾胃在治疗上的重要作用，通过培补后天之本以达到滋补肾精肝血的作用，对临床治疗具有重要的指导意义。

2. 确立以复痿汤为基本方随证加减的治疗原则 沙海汶根据上述病机特点，结合多年临床经验，确立了治疗进行性肌营养不良症的基本方复痿汤。该方由四君子汤、四物汤合活血通络等药物组成，处方：黄芪20g，党参12g，山药20g，白术12g，茯苓12g，炙甘草3g，当归10g，丹参12g，川芎10g，赤芍9g，熟地黄20g，肉苁蓉10g，地龙10g，川牛膝10g，桑寄生12g，制马钱子粉0.3～0.6g。

全方既补先天，又补后天。补气养血，健脾补肾，以治其本虚；活血化瘀，通络散结，以治其标实。

进行性肌营养不良症以脾肾两虚为主证，尚兼有以下诸证，当在基本方的基础上随证加减：①兼痰湿内盛证：兼见形体肥胖，肉松身重，舌苔白腻，舌质淡润，舌体胖大，脉沉细兼滑。用复痿汤合二陈汤。②兼肺气虚损证：兼见咳嗽咯痰，痰色白黏，食少脘痞，易受外邪，反复感冒，舌淡苔白，脉象细弱。用复痿汤合六君子汤。③兼气阴两虚证：兼见自汗盗汗，气短乏力，手足心热，舌红苔薄，舌体瘦小，脉象细弱。用复痿汤合当归六黄汤。

3. 善于运用马钱子 沙海汶认为，马钱子能通关透络，运用马钱子治疗进行性肌营养不良症时，必须与大剂量补益药同时使用，如此使马钱子更具明显的通利关节作用。马钱子性苦、寒，有大毒，具有通络散结、止痛消肿的作用，《医学衷中参西录》认为"马钱子开通经络，透达关节之力，远胜它药"。沙海汶使用马钱子时，强调两点：①必须在大剂量补益药基础上使用马钱子，才能发挥作用，否则反增患者疲惫无力感；②必须严格掌握马钱子剂量，药典规定剂量为0.3～0.6g。临床运用时，须根据患者体重合理选择剂量，最大剂量不超过0.6g。研细末，不入煎，饭后与补益药同时服用，临床运用未发现毒副作用。

（四）李润泽经验

李润泽认为，本病多与脾肾相关。脾胃为后天之本，气血生化之源。胃主受纳、腐熟食物，其津液的输布有赖于脾之运化。水谷精微经脾内输五脏，外至筋肉。脾在体合肉，主四肢。脾脏虚损，四肢筋肉失于濡养，则倦怠无力，甚则痿废。肾为先天之本，五脏阴阳之根本。各脏腑精气有余，下输充养和封藏于肾，肾中之气亦可反补五脏，又能推动各脏腑正常机能的发挥。若余四脏久病难复，每多损及根本之脏；肾中元阴、元阳受损，其余脏腑机能同样受到抑制。

治疗本病，在补脾益肾的基础上，当辅以活血化瘀之品。痿病者，病程日久，长坐久卧，久卧伤气，气为血之帅，气滞则血瘀，血滞脉中，不达筋肉，故活血化瘀为治疗痿病之要法。李教授针对脾肾亏虚、血脉瘀滞病机，立补脾益肾、活血化瘀为法，常以黄芪、白术、太子参、山药补中益气、滋生气血，黄芪应当重用；常以熟地黄、菟丝子、枸杞子补肾填髓，以桑寄生、续断、巴戟天、牛膝补肾、强筋骨，以龟甲胶、鹿角胶补肾益精血，紫河车补肾益精，益气养血。另外，常用桃仁、红花、当归、丹参、鸡血藤、土鳖虫活血化瘀，地龙、全蝎、蜈蚣疏通经络，穿山甲（用猪蹄甲代）直达病所。肢体末端苍白、发绀者加用桂枝温经通络，纳差甚者加炒二芽、神曲、山楂消食健胃，痰湿内阻者加木瓜、防己。

【医家医案】

（一）董廷瑶医案

张某，男，5岁。

近二年来，患者两足渐见软弱。现虽能走步，但步态蹒跚，不能登楼，蹲下难起，胃纳尚可，二便亦通。西医检查：腓肠肌假性肥大，而大腿萎缩。

拟诊为进行性肌营养不良症。舌淡苔润，脉沉弱。气阳虚弱，宜予温阳振痿。

川椒1.5g（炒出汗），黄厚附片4.5g，党参、炙黄芪、焦白术各9g，清甘草3g，当归、赤芍各6g，鸡血藤、伸筋草各9g。7剂。

本方连续服用二月，症情显有好转。行走自如，步态稳健，并能登楼。

按语：本例之病，甚属棘手。董老汲取近代名家恽铁樵的经验，对痿弱之属于阳气虚弱者，采用温通之法，主以川椒为君，屡见奇功。盖川椒之性，辛热通络，长于振痿强筋。现将患儿辨为阳虚筋弱，故即以川椒、附片相合，配伍参、芪、术、草，振奋阳气；参入归、芍，活血养筋；佐以鸡血藤、伸筋草，通络除痿。两周微效，续用壮元气、补肝肾之剂，乃获初愈。

（二）李济仁医案

某男，31岁。2010年6月23日初诊。

患者四肢远端肌肉萎缩20年，加重七八年。患者四肢远端肌肉萎缩，逐渐加重，早期下肢远端易抽搐，随之双足抬起困难，步履艰辛，腓肠肌假性肥大，渐发展为远端肌肉萎缩，双手静止性震颤，痛觉减退。于2010年4月在广州某医院诊治，诊断为进行性肌营养不良，具体用药不详，疗效欠佳。诊见：四肢远端肌肉萎缩，步履艰辛，双手震颤，纳可，寐安，二便调，舌淡红、苔薄白，脉细弦。

中医诊断为痿病，证属肝肾两虚型。治以补益肝肾，舒筋活络。

处方：黄芪40g，生薏苡仁、炒薏苡仁、鸡血藤、活血藤各20g，炒白术、当归、穿山龙、五爪金龙、威灵仙、扦扦活、狗脊各15g，巴戟天、肉苁蓉、山茱萸各12g，土鳖虫10g，炮穿山甲（用猪蹄甲代，先煎）10g，全蝎6g。每天1剂，水煎服。

7月5日二诊：身体较前舒适，肌力增加。守上方加五加皮、补骨脂各15g。如法继服。

10月24日三诊：步履较前轻松，双足抬起较前有力，萎缩之肌肉并未进一步恶化，但近日常觉胃胀，偶有嗳气，余无不适主诉。守原方去山茱萸、威灵仙，加木香、陈皮各15g。如法加减，坚持服药，巩固疗效，控制病情。

按语： 本案患者因长期不能随意运动而肌肉萎缩松弛，筋脉失养则知觉迟钝无痛感。李教授认为，治疗痿病绝不能拘泥于"独取阳明"，应辨明病因，分清脏腑虚实，一方一法，辨证论治。然痿证病因复杂，诸如"肺热叶焦""因于湿……弛长为痿""脾虚致痿""痿乃肝、肾、肺、胃四经之病"等。故治疗痿病时，若在各证型所用方剂的基础上，配伍强筋骨、通经络药物，有助于增强肌力的恢复，提高疗效。亦不能只补阴而忘扶阳，不仅要温肾阳，还要扶脾阳。若单纯应用养阴之剂，无阳性流动之品，则药物之效难达病所。此即阴中求阳、阳中求阴之理也。投以肉苁蓉、山茱萸、狗脊温阳之品，温肾而不刚燥，无伤阴之弊，且有强筋骨、利机关之功。

"二八则肾气盛"，少年之际，生机旺盛，须有充足精血以供骨脉筋肉生长之需要。该患者10岁即抬腿困难，步履艰辛，乃骨软筋弱之象。其中虽有湿热为患，但至痿弱症状出现时，外邪多已不显，主要矛盾当是精血不足，筋脉失濡，脾虚不主四肢肌肉。故用黄芪、白术、当归、鸡血藤、活血藤，益气健脾，活血补血，养血通络。诸药配伍，乃"阴精得阳助而益充，得血养而益盛"之意。

（三）裘昌林医案

王某，男，22岁。2015年4月13日初诊。

双手无力伴肌肉萎缩10余年。

患者10余年前始出现双手肌无力，伴有肌肉萎缩，双上肢肱二头肌、肱三头肌、大小鱼际肌、骨间肌均见萎缩，翼状肩。肌电图呈肌源性损害。父母近亲婚配。刻诊：肌病面容，形体消瘦，上肢痿软无力，难以抬举，肌肉瘦削。平素食少便溏，睡眠尚可，舌淡、苔白腻，脉沉细。

中医诊断：痿病（脾肾两虚）；西医诊断：进行性肌营养不良症。治拟补肾强筋，健脾益气。二仙汤合参苓白术散加减。

党参、炙黄芪各30g，白术、炒当归、炒稻芽、麦芽、山楂炭、杜仲、川续断、牛膝各12g，炒扁豆、仙灵脾各15g，陈皮、炙甘草各6g，炒薏苡仁30g，鸡内金9g，仙茅10g。

2015年5月12日二诊：患者双上肢仍有乏力感，拿筷子使不上劲，常有腹泻，肌酶较高，舌脉同前。加芡实30g，垂盆草15g，五味子9g。

5月25日三诊：患者上肢稍有乏力感，晨起时出现双手关节疼痛，活动后好转，大便正常。减麦芽、川续断，加平地木、山药各15g。

至四诊，患者双手关节疼痛、上肢无力已不明显，肌酶已明显下降，诸症好转。以后则随证加减，病情稳定。

按语： 本案为年轻男性，肌肉无力，肌肉萎缩，逐渐加重，显现一派虚损之象，此乃患者先后天共同失养致病之果。患者父母近亲结婚，乃先天之不足。肾为先天之本，藏精主骨，肾虚则精血亏损；加之后天失养，脾胃功能不佳，中气受损，气血生化乏源，无以濡养五脏，运行气血，以致经脉失养，变生痿病。因此治当补肾强筋，健脾益气。方中二仙汤为"温柔之品"，温可壮阳振颓，柔可滋阴填精，温柔相合，刚柔相济，则阳气自复，精血自生。合用川续断、杜仲，共奏培补肾元、固本强筋之功；参苓白术散健脾养胃，益气生津，其中，黄芪与大剂量党参、白术、甘草合用，可增强补中益气之功；牛膝能引诸药下行，通达下肢，增强药力。诸药合用，使得肾气充盛，则阴精化生不息，肝得滋养，筋骨劲强，具阳生阴长之妙；使脾健运，胃纳佳，则后天生化无穷，以充养四肢肌肉。用方切中病机，故能显效。二诊腹泻明显，芡实益肾固精，补脾止泻；肌酶偏高，垂盆草、五味子保肝降酶。三诊仍感乏力，加山药健脾益气，平地木更添降酶之效。

（四）沙海汶医案

患者，男，11岁。2012年6月11日初诊。

全身无力5年，不能站立行走1年余。

就诊时不能行走、站立，不能自行坐起，在他人帮助下尚能翻身，肉松体胖，饮食尚可，大小便正常，舌体胖大，舌质淡红，苔白厚腻，脉沉细无力。查体：神志清楚，对答流畅，双上肢肌力Ⅱ级，双下肢肌力Ⅰ级，双膝、髋关节活动受限，跟腱挛缩，双足下垂，双腓肠肌假肥大、发硬。四肢肌肉萎缩，腱反射消失。行三角肌肌肉细胞活检，病理报告符合进行性肌营养不良症中期病变；肌电图为肌源性受损；心电图示大致正常。心肌酶谱：肌酸激酶1971 IU/L，乳酸脱氢酶259 IU/L，谷丙转氨酶98 IU/L，谷草转氨酶56 IU/L。

诊断：假肥大型进行性肌营养不良症。辨证属脾肾两虚，兼痰湿内盛型。

复痿汤合二陈汤治疗，马钱子粉由每天0.3g逐渐增至每天0.45g，分两次冲服，不入煎；配合每日全身按摩、隔日双小腿部拔罐；按计划进行上肢臂力、握力训练；双下肢打夹板训练站立、行走。1个月为一个疗程。

第一疗程症状减轻，打夹板后独立站立10分钟，扶走50米，双上肢握力增加，翻身动作较前灵活。

第二疗程症状较前明显改善，不打夹板可独自站立1小时，并扶走150米以上；双上肢肌力增加，翻身灵活，约20秒钟完成。腓肠肌部位变软。

第三疗程结束后复查，不打夹板可站立1小时，扶走500米以上，双上肢力量增加，可自行翻身，翻身时间10秒钟内完成。查双上肢肌力Ⅳ级，双下肢肌力Ⅲ级，跟腱挛缩减轻，行走足跟着地，腱反射引出。复查心肌酶谱：肌酸激酶1412 IU/L，乳酸脱氢酶129 IU/L，谷丙转氨酶59 IU/L，谷草转氨酶40 IU/L。治疗后肌容量测定，双上下肢肌容量增加，双腓肠肌周径减小，由原33cm减至30cm。临床症状减轻，肢体功能改善，肌容量增加，心肌酶谱下降，病情明显好转。

按语： 本案病机为脾肾两虚，痰湿内盛。故沙海汶采用复痿汤合二陈汤加减组方，具有健脾燥湿，益气补肾，活血通络，强健腰膝功效。马钱子粉作为药引，剂量由从小剂量0.3g逐渐增至0.45g，便于观察马钱子药物疗效和毒副反应。结合全身按摩、局部拔罐等外治法。肢体功能训练不仅有利于患者肢体功能增强，更有利于患者建立信心。诸法合用，收效理想。

（五）邓铁涛医案

范某，男，17岁。2004年3月15日初诊。

患者双下肢乏力、肌萎缩4年。于2000年初开始，无明显诱因出现双下肢乏力，当时症状较轻而未诊治，以致病情逐渐加重，出现双下肢肌萎缩。2003 年 3 月，在某大学附属医院住院治疗，诊为进行性肌营养不良症，经治疗（用药不详）自觉症状无明显好转，出院。2004 年初出现行走困难，不能坚持上学而前来求治，收入本院治疗。3 月 19 日，邓铁涛教授查房会诊。诊见：全身乏力，步行蹒跚呈鸭步，腰膝酸软，恶寒怕风，舌淡紫而胖、有齿痕、苔白滑，脉细涩。查体：四肢肌肉萎缩，以臀大肌、股四头肌、肱三头肌尤甚，双上肢肌力 III 级，双下肢肌力 III 级，下蹲后不能起立，腓肠肌可见假性肥大。实验室检查：AST 2100.42 nmol·s^{-1}/L，ALT 1867.04 nmol·s^{-1}/L，CK 3735 U/L。血、尿、粪常规检查均正常。

四诊合参，诊断为痿病。辨证属脾肾亏虚，痰瘀互结，本虚标实。治宜标本兼顾，补肾健脾，祛湿化痰，活血化瘀。方用强肌健力 2 方。

处方：黄芪、山药各 60g，白术、茯苓、牡丹皮各 10g，五爪龙 35g，熟地黄 24g，山茱萸 12g，土鳖虫 6g，菟丝子、楮实子各 15g，陈皮、甘草各 3g。每天 1 剂，水煎 2 次，每次文火煎 2 小时，分早晚 2 次温服。连服 15 剂。

2004 年 4 月 2 日邓铁涛教授二诊：患者肌力好转，腰膝酸软减轻，扶床下蹲可缓慢起立。近 3 天因感冒而鼻塞，打喷嚏，流清涕，舌淡、苔薄白，脉浮。实验室复查：AST 1266.92 nmol·s^{-1}/L，ALT 1516.97 nmol·s^{-1}/L，CK 2526 U/L。守方去熟地黄、山茱萸，加防风、辛夷花各 10g，豨莶草 12g，7 剂。

4 月 9 日邓铁涛教授三诊：鼻塞、打喷嚏、流涕等症消失，肌力改善不明显，舌淡紫、胖，有齿痕，苔白腻，脉细。实验室复查：AST 1300.26 nmol·s^{-1}/L，ALT 1466.96 nmol·s^{-1}/L，CK 512 U/L。守方去防风、豨莶草、辛夷花，拟强肌健力 2 方基本方加牛大力、千斤拔各 30g，再服 15 剂。

4 月 23 日邓铁涛教授四诊：肌力及腰膝酸软明显好转，下蹲可站起 2 次，腓肠肌假性肥大好转，舌淡红、苔薄白，脉细。实验室复查：AST 933.52 nmol·s^{-1}/L，ALT 1200.24 nmol·s^{-1}/L，CK 2123 U/L。效不更方，带三诊方 30 剂出院，继续服药治疗。

5 月 24 日回院复诊：肌力进一步好转，双上肢肌力 IV 级，双下肢肌力 III 级，下蹲后能起立 4 次，步态好转，腓肠肌假性肥大进一步改善，腰膝酸软基本消失，舌淡红、苔薄白，脉细。实验室复查：AST 833.5 nmol·s^{-1}/L，ALT 1050.21 nmol·s^{-1}/L，CK 1912 U/L。邓铁涛教授将汤方易为强肌健力胶囊，坚持服用，病情稳定。

按语： 本病辨证属本虚标实，以脾肾虚损为本，痰瘀互结为标，治宜标本兼顾。强肌健力 2 方以黄芪、山药，白术、茯苓、五爪龙补气健脾化湿，除生痰之源；熟地黄、山茱萸、菟丝子、楮实子补肾益精，使肾精济脾土；土鳖虫、牡丹皮活血化瘀；陈皮理气化痰；甘草调和诸药。二诊有外感，故去熟地黄、山茱萸之滋腻酸敛，有碍祛邪，加防风、辛夷花、豨莶草祛风解表。三诊外感已解，减祛外邪之品，加牛大力、千斤拔强筋活络，祛风利湿，继续巩固治疗。慢病缓图，后易汤药为胶囊剂，坚持服用，疗效稳固。

参考文献

[1] 贾建平，陈生弟.神经病学 [M].7 版.北京：人民卫生出版社，2013：375-380.

[2] 熊禄，沙力.沙海汶教授中医辨治假肥大型进行性肌营养不良症经验 [J].环球中医药，2014，7（1）：50-51.

[3] 俞萌，王朝霞.肢带型肌营养不良症临床特点及诊断与治疗进展 [J].中国现代神经疾病杂志，2017，17（8）：578-585.

[4] 吴江，贾建平.神经病学 [M].3 版.北京：人民卫生出版社，2015：433-437.

[5] 王永炎，张伯礼.中医脑病学 [M].北京：人民卫生出版社，2007：906-909.

[6] 宋秋云.进行性肌营养不良症辨治心得 [J].江西中医药，2004，35（8）：39-40.

[7] 石学敏.中医药学高级丛书针灸治疗学 [M].北京：人民卫生出版社，2001：683-684.

[8] 姜建勇.合谷刺为主治疗假肥大型肌营养不良 56 例 [J].中国针灸，2000，20（12）：745.

[9] 杨萌萌，孙晓伟.针灸治疗肌营养不良症临床研究 [J].世界最新医学信息文摘，2015，15（84）：95-96.

[10] 林昌松，张横柳.进行性肌营养不良症中医治疗 [J].新中医，1994，（S1）：86-87.

[11] 熊禄，沙海汶，黄晓洁.中医综合治疗假肥大型肌营养不良症 29 例 [J].环球中医药，2014，7（7）：539-541.

[12] 罗练华，徐万蕙，陈建萍."治痿汤"治疗进行性肌营养不良症的体会 [J].中国中西医结合杂志，1987，（4）：202.

[13] 李增富，李成文，李桂欣.荣肌片治疗进行性肌营养不良症临床观察 [J].

河南中医，1997，17（2）：93-94.

[14] 陈丽鸽. 自拟强力水丸治疗重症肌无力 101 例 [J]. 河南中医,2002,22(6)：58.

[15] 张光泰. 温肾荣筋汤治疗进行性肌营养不良 16 例 [J]. 北京中医杂志，1993，（5）：19-20.

[16] 赵学荣. 人参增力口服液辨证治疗脾胃亏虚证的 Duchenne 型肌营养不良症的临床研究 [D]. 石家庄：河北医科大学，2012：10.

[17] 熊文生，刘小斌. 邓铁涛教授治疗进行性肌营养不良症经验介绍 [J]. 新中医，2005，37（11）：9-10.

[18] 陈立华. 尚尔寿治疗进行性肌营养不良症的临床经验简介 [J]. 北京中医杂志，1988，（5）：5-7.

[19] 潘微. 李润泽运用补脾益肾活血法治疗进行性肌营养不良症经验 [J]. 实用中医药杂志，2015，31（4）：335.

[20] 王萍芬. 当代儿科名老中医经验集 [M]. 南京：江苏科学技术出版社，1999：347.

[21] 李振怡，舒春，李艳. 国医大师李济仁治疗进行性肌营养不良验案举隅 [J]. 中医药临床杂志，2012，24（5）：385-387.

[22] 陆佳宁，张丽萍，莫申申. 裘昌林从肾论治进行性肌营养不良症经验撷菁 [J]. 浙江中医杂志，2017，52（10）：708-709.

腓骨肌萎缩症

腓骨肌萎缩症（CMT）又称遗传性运动感觉神经病（HMSN），是一组具有高度遗传异质性的周围神经系统单基因遗传病，通常于儿童期或青少年期发病，临床主要表现为慢性进行性四肢远端肌无力和肌萎缩、感觉减退和腱反射消失，伴高弓足和脊柱侧弯等骨骼畸形，可呈典型的"鹤腿"样畸形。多数患者疾病进展缓慢，出现轻至中度功能损害，但不影响预期寿命。

国外文献报道，其发病率为 1/2500，临床上很多患者在 20 岁以前发病。其遗传方式大多数呈常染色体显性遗传，也可呈常染色体隐性遗传及 X 连锁遗传。

临床上，根据患者进行性肢体无力、肌萎缩特征，本病归属于中医"痿病"范畴。

【病因病机病理】

（一）中医

本病为有着高度遗传异质性的疾病，中医认为属先天不足。肾为先天之本，本病又以肢体无力、肌肉萎缩为主要表现，肝主筋，脾主肌肉，故临床与肾、肝、脾三脏功能失调密切相关。本病多以虚证为主，可虚实夹杂为病，早期多脾胃虚弱，肾气不足，同时可夹杂血瘀、痰浊。日久可出现肝、脾、肾俱虚、阴阳俱损等表现。

1. **脾胃虚弱**　脾为后天之本，是气血生化的源头，主肌肉、四肢。如果素体禀赋不足，或饮食劳倦所伤，导致脾胃虚弱，运化功能失调，气血生化乏源，不能营养五脏六腑、肌肉筋骨，可致肌肉失养，形成肌肉萎缩，出现肢体软弱无力，肌肉枯萎消瘦，患者神疲倦怠。

2. **肝肾亏虚**　肝藏血，主筋；肾藏精，主骨。先天不足，或久病伤正，肾气不足，因肝肾同源，以致肝肾亏虚，精血不足，使筋骨经脉失去滋养，而造成肌肉萎缩。表现为下肢无力，不能久立，腰脊酸软，脊柱侧弯、弓形足等。

3. **气虚血瘀**　气为血之帅，气虚则血行不畅。脾气亏虚，瘀血内生，阻碍脉络，经络失养，亦可出现肌肉萎缩。临床除肌肉萎缩外，还可伴有手足麻木之证。

4. **脾肾阳虚**　此证多见于久病之人，脾肾气虚，久则气虚及阳，脾肾阳虚，失于温煦濡养，血行瘀滞，临床可见肌肉萎缩、肌肤发凉、怕冷肢麻等症。

总之，腓骨肌萎缩症以肾虚或脾虚为基本病机，或见脾胃虚弱、肝肾亏虚、脾肾阳虚、气虚血瘀、痰湿阻络，以本虚为主，可兼夹实邪。

（二）西医

本病的病因为腓骨肌萎缩症各亚型特异基因的点突变或重复突变。不同的亚型有不同的基因位点和发病机制，如①CMT1A：占CMT1型的71%，基因位于染色体17p11.2-12，该基因编码22kD的周围神经髓鞘蛋白22（PMP22），主要分布在髓鞘施万细胞膜，其功能与维持髓鞘结构的完整性、调节细胞的增殖有关。它的重复突变导致PMP22基因过度表达（基因剂量效应）而使施万细胞的增值失调，故引起髓鞘脱失（节段性脱髓鞘）和髓鞘再生（洋葱头样结构）。PMP22基因重复突变的机制可能是父源精子生成过程中的PMP22基因的同源重组。另有一小部分患者因PMP22基因的点突变，产生异常PMP22蛋白而致病。②CMT1B：较少见，基因位于染色体1q22-23，该基因编码周围神经髓鞘蛋白零（PMP0），主要分布于髓鞘，占周围神经髓鞘蛋白的50%，其功能可能为髓鞘两个板层之间的黏附分子，以形成和维护髓鞘的致密结构，调节施万细胞的增殖。PMP0基因突变可使PMP0蛋白减少而导致髓鞘的形成障碍和施万细胞的增殖失调。③CMT1C：基因定位尚不明确。④CMT1D：基因位于10q21.1-22.1，为早生长反应2（EGR2）基因突变，造成施万细胞增殖紊乱和髓鞘的生长障碍。

CMT2型占CMT的20%～40%，主要为常染色体显性遗传，基因定在不同的染色体，如：染色体1p35-36（CMT2A）、3q13-22（CMT2B）、7p14（CMT2D）、8p21（CMT2E）和7q11-21（CMT2F）。CMT2E为神经丝轻链（NF-L）基因突变所致。正常时，该基因编码神经丝轻链蛋白，它是构成有髓轴突的细胞骨架成分，具有轴突再生和轴突寿命维持的功能。当该基因突变，引起神经丝轻链蛋白减少，则导致轴突的结构和功能障碍。

CMTX型，占CMT的10%～20%，主要为X连锁显性遗传，基因位于Xq13.1，该基因（Cx32）编码髓鞘间隙连接蛋白Cx32，分布在周围神经髓鞘和脑。目前发现Cx32基因有30多种突变，包括碱基置换、插入、缺失和移码突变等，大多发生在基因编码区，也可发生在启动子区和剪接位点，使Cx32蛋白减少，导致髓鞘的结构和功能障碍而引起周围神经损害。

CMT周围神经的病理表现为轴突和髓鞘均受累，远端重于近端。CMT1型的神经纤维呈对称性节段性脱髓鞘，部分髓鞘再生，施万细胞和成纤维细胞增生，形成"洋葱头样"结构，神经粗大。CMT2型为轴索变性和有髓纤维慢性进行性减少，前角细胞数量轻度减少，累及后根纤维时，薄束变性比楔束严重，自主神经系统相对保持完整，肌肉呈现失神经支配改变，有簇状萎缩和靶型肌纤维。CMT 的任何一型（包括脱髓鞘型）均存在轴索变性，且轴索丢失的程度是影响神经损伤的主要因素。

【临床表现】

1. CMT1 型（脱髓鞘型）

（1）本病于儿童晚期或青春期发病，周围神经对称性、进行性变性，导致远端肌萎缩，开始是足和下肢，数月至数年可波及手肌和前臂肌。仅少数病例先出现手肌和前臂肌肌萎缩，而后出现下肢远端肌萎缩。腓骨肌、趾长伸肌和足固有肌等伸肌早期受累，屈肌基本正常，故产生马蹄内翻足和爪形趾、锤状趾畸形。患者常伴有弓形足和脊柱侧弯，腓肠肌神经变性，行走时垂足，呈跨阈步态。

（2）体检可见小腿肌肉无力和萎缩明显，形似鹤腿；若大腿下 1/3 肌肉受累，也称"倒立的香槟酒瓶"状。足背屈力弱，甚至呈零级肌力，受累肢体腱反射消失。手肌萎缩，并波及前臂肌肉，变成爪形手。萎缩很少波及肘以上部分或大腿的中上 1/3 部分。深、浅感觉减退可从远端开始，呈手套–袜套样分布，伴有自主神经功能障碍和营养代谢障碍，但罕见严重的感觉缺失伴穿透性溃疡。部分患者伴有视神经萎缩、视网膜变性、眼震、眼肌麻痹、突眼、瞳孔不对称、神经性耳聋、共济失调和肢体震颤等。

（3）病程进展缓慢，在很长时期内都很稳定，颅神经通常不受累。部分患者虽然存在基因突变，但无肌无力和肌萎缩，仅有弓形足或神经传导速度减慢，有的甚至完全无临床症状。

（4）脑脊液正常，少数病例蛋白含量增高。

2. CMT2 型（轴索型）　发病晚，成年开始出现肌萎缩，部位和症状与 1 型相似，但程度较轻；脑脊液蛋白含量正常。

【辅助检查】

1. 肌电图和神经传导速度检测　肌电图示两型均有运动单位电位波幅下降，有纤颤或束颤电位，远端潜伏期延长，呈神经源性损害。多数患者的感觉电位消失。

检查神经传导速度（NCV）对分型至关重要。CMT1 型正中神经运动 NCV 从正常的 50 米/秒减慢为 38 米/秒以下，通常为 15 米/秒至 20 米/秒。在临床症状出现以前可检测到运动 NCV 减慢。CMT2 型 NCV 接近正常。

2. 诱发电位检测　X 连锁显性遗传患者脑干听觉诱发电位和视觉诱发电位异

常，躯体感觉诱发电位的中枢和周围神经传导速度减慢，说明患者中枢和周围神经传导通路受损。

3. 神经肌肉活检 肌肉活检可见神经源性肌萎缩表现。神经活检：CMT1 型周围神经病变主要是脱髓鞘和施万细胞增生形成洋葱头样改变；CMT2 型主要为轴索变性。神经活检可排除其他遗传性神经病，如代谢产物沉积在周围神经的 Refusum 病，以及淋巴细胞浸润和血管炎性自身免疫性神经病等。

4. 基因分析 临床上不易对 CMT1 型和 2 型进一步分出各亚型，需用基因分析的方法来确定各亚型。如 CMT1A 可用脉冲电场凝胶电泳法检测 PMP22 基因的重复突变，用 DNA 测序法检测其点突变；CMT1B 可用单链构象多态性（SSCP）法或 DNA 测序法检测 PMP0 基因的点突变；CMTX 可用 DNA 测序法检测 Cx32 基因的点突变。

5. 脑脊液 脑脊液检查通常为正常，少数病例蛋白含量可增高。血清肌酶正常或轻度升高。

【诊断】

1. 临床诊断依据

（1）儿童期或青春期出现缓慢进展的对称性双下肢无力。

（2）"鹤腿"，垂足、弓形足，可有脊柱侧弯。

（3）腱反射减弱或消失，常伴有感觉障碍。

（4）常有家族史。

（5）周围神经运动传导速度减慢，神经活检显示"洋葱头"样改变（1 型）或轴索变性（2 型）及神经源性肌萎缩。

（6）基因检测：CMT1A 基因重复及相应基因的点突变等。

2. CMT1 型与 CMT2 型的鉴别

（1）发病年龄：1 型 12 岁左右，2 型 25 岁左右。

（2）神经传导速度：1 型明显减慢，2 型正常或接近正常。

（3）基因诊断：二者基因突变位点不同。

【鉴别诊断】

1. 慢性炎症性脱髓鞘性多发神经病 慢性炎症性脱髓鞘性多发神经病的进展相对快，CSF 蛋白含量增多，泼尼松治疗有效，无足畸形，易与 CMT 鉴别。

2. 慢性进行性远端型脊肌萎缩症 慢性进行性远端型脊肌萎缩症的肌萎缩和病程与 CMT2 相似，但较罕见。主要表现为 15～30 岁隐袭起病，肢体远端慢性对称性肌无力和肌萎缩，下肢受累早，后累及手和前臂，约 1/3 病例踝反射消失，可有弓形足。肌束震颤明显，无感觉障碍、共济失调和锥体束征。EMG 显示前角损害，各种肌酶和 CFS 检查正常。腓肠神经活检：髓鞘及神经纤维均正常，原发病在脊髓前角。多为常染色体显性遗传，可有常染色体隐性遗传和散发病例。

3. 远端型肌营养不良症 远端型肌营养不良症表现为四肢远端逐渐向上发展的肌无力、肌萎缩，成年起病，肌电图呈肌源性损害，运动神经传导速度正常。

4. 遗传性共济失调伴肌萎缩症 遗传性共济失调伴肌萎缩症又称为 Roussy-Levy 综合征。儿童期缓慢起病，表现为腓肠肌萎缩、弓形足和脊柱侧凸，四肢腱反射减弱或消失，运动传导速度减慢，需与 CMT 鉴别。但有站立不稳、步态蹒跚、手震颤等共济失调表现，与 CMT 不同。

5. 家族性淀粉样多神经病 家族性淀粉样多神经病通常在 20～45 岁起病，以下肢感觉障碍和自主神经功能障碍为早期特征，多需借助神经活检或 DNA 分析加以鉴别。

6. 遗传性压迫易感性神经病 遗传性压迫易感性神经病又称为腊肠样神经病、家族复发性多发性神经病，是较罕见的复发性遗传性周围神经病，为常染色体显性遗传。本病家族史阳性率很高，男女发病均等，多在 10～30 岁发病。表现为反复发作的单神经病或多神经病，多于轻微牵拉、压迫或外伤后，反复出现肌无力、麻木和肌萎缩，症状多在数周或数月自行恢复，少数可残留神经系统体征。电生理检查可见弥漫性的神经传导速度（NCV）减慢，甚至在临床上没有症状的肢体也有 NCV 异常。病理改变主要为节段性脱髓鞘和局灶性髓鞘增厚，形似腊肠样结构，轴索完好，电镜可见髓鞘板层层数增多。

【中医治疗】

（一）辨证论治

1. 脾气虚弱

主症：进行性双下肢无力，儿童或青春期起病，行走费力，伴少气懒言，纳差形瘦，寐欠宁，大便溏薄，舌淡苔薄白，脉沉无力。

治法：益气健脾。

主方：补中益气汤加减。

基本处方：黄芪 30～100g，党参 20g，白术 15g，茯苓 20g，陈皮 10g，升麻 6g，柴胡 5g，当归 10g，肉桂 3g（后下），炙甘草 5g。

加减：气虚无力较重者，可重用黄芪，或生晒参 10g 易党参；兼有血虚者，见面色苍白，多思不寐，加阿胶 15g（烊化），山药 15g；食欲不振，不思饮食者，加炒麦芽 15～30g，焦山楂 15g，炒神曲 15g；情绪不畅，胸闷气短者，可加合欢皮 15g，淡豆豉 10g；肢体麻木者，加川芎 15g，丹参 30g。儿童起病者，剂量可根据体重酌减。

2. 肝肾亏虚

主症：成人起病，双下肢进行性无力，肌肉萎缩，行走费力，呈典型"鹤腿"，双上肢亦有无力，伴头晕耳鸣，腰膝酸软，不能久立，脊柱侧弯、弓形足，或见视力减退，耳鸣耳聋，舌质红或暗红，苔少或苔白，脉沉细。

治法：滋补肝肾。

主方：虎潜丸加减。

基本处方：黄柏 20g，山茱萸 15g，当归 15g，白芍 15g，龟甲 10g（先煎），鹿角胶 10g（烊化），陈皮 10g，知母 10g，杜仲 15g，熟地黄 30g，怀牛膝 15g，续断 15g。

加减：不能久立者，加补骨脂 10g，狗脊 15g，川牛膝 15g；肾虚重者，可加用仙灵脾 15g，仙茅 15g，杜仲 10g 等；口干便干者，加麦冬 10g，桃仁 10g；怕冷、肢麻可加桂枝 10g；耳鸣、耳聋加磁石 20g（先煎）；视力减退可加枸杞子 20g，菊花 10g。

3. 脾肾阳虚

主症：双下肢无力日久，渐累及上肢，肌肉萎缩，倦怠乏力，腰膝冷痛，便溏，遇冷加重，舌淡胖，苔白腻，脉沉。

治法：温肾健脾。

主方：右归丸加减。

基本处方：熟地黄 30g，山药 20g，山茱萸 15g，枸杞子 15g，鹿角胶 15g（烊化），菟丝子 20g，杜仲 10g，当归 15g，肉桂 5g（后下），制附子 10g（先煎），炙甘草 10g。

加减：便溏加炒白术 15g，扁豆 10g；溲频者加益智仁 10g，补骨脂 10g；纳差加炒麦芽 15g、炒谷芽 15g；气短、汗出加黄芪 30g，党参 15g，炒白术 15g。

4. 肾精不足

主症：肌无力累及四肢，垂足，步态不稳，肢体麻木，耳鸣耳聋，倦怠乏力，夜不安枕，溲频，舌质淡暗或暗红，苔薄白，脉沉细。

治法：补肾填精。

主方：左归丸加减。

基本处方：熟地黄 30g，菟丝子 10g，牛膝 20g，龟甲胶 10g（烊化），鹿角胶 10g（烊化），山药 15g，山茱萸 15g，枸杞子 15g。

加减：耳鸣、耳聋重者加磁石 20g（先煎），石菖蒲 10g；溲频者加桑螵蛸 10g，覆盆子 15g；夜寐欠宁加远志 10g，珍珠母 20g（先煎），心烦加合欢皮 15g，香附 10g。

5. 气阴两虚

主症：肢体软弱无力，肌肉萎缩，面色无华，心悸口干，头晕耳鸣，纳呆，寐差，便溏或便干，舌淡，苔薄白，脉沉细。

治法：益气养阴。

主方：生脉饮合归脾汤加减。

基本处方：人参 10g，麦冬 20g，五味子 10g，黄芪 30g，炒白术 10g，茯苓 20g，当归 10g，炒酸枣仁 20g，龙眼肉 15g，木香 5g，炙甘草 10g。

加减：便干加肉苁蓉 20g，生地黄 15g；纳呆加生麦芽、炒麦芽各 15g。

6. 痰湿阻滞

主症：肢体困重无力、肌肉萎缩，喜食肥甘，身重便溏，苔白腻，脉滑或弦滑。

治法：化痰除湿，行气导滞。

主方：导痰汤加减。

基本处方：姜半夏 10g，橘红 10g，茯苓 20g，胆南星 10g，枳实 10g，苍术 10g，牛膝 15g，炙甘草 5g。

加减：脾虚湿盛可加厚朴 10g，炒白术 10g，薏苡仁 20g；如肢体麻木、舌暗者，可加鸡血藤 30g，桃仁 10g，红花 10g；咳嗽痰多者，加杏仁 10g，紫菀 15g。

7. 气虚血瘀

主症：四肢无力，肌肉萎缩，甚则肢体青筋暴露，气短乏力，面色苍白，纳少，舌淡暗或有瘀点、瘀斑，苔薄白，脉细涩。

治法：益气活血。

主方：补阳还五汤加减。

基本处方：黄芪 50～100g，当归 15g，川芎 15g，桃仁 10g，地龙 15g，赤芍 15g，红花 10g。

加减：气虚重加人参 10g；便溏加炒白术 15g，茯苓 15g；怕冷加桂枝 10g；少寐加灵芝 15g，夜交藤 30g。

（二）针灸及熏蒸治疗

1. 针灸辨证治疗

（1）脾气虚弱

治法：补气健脾。

处方：取手阳明大肠经、足阳明胃经穴及任脉穴为主。膻中、气海、外关、合谷、血海、足三里、承山、阳陵泉、太冲。

方义：任脉为"阴经之海"，起于小腹内胞宫，可通调全身气血；足阳明经为多气多血之经，可益气养血，润泽筋脉。故临床取穴以任脉经穴及脾经穴为主。膻中、气海益气健脾，调整气机；承山温经通络，补益筋脉。阳陵泉为八脉交会穴之筋会，为筋脉为病之要穴；血海为调气调血之穴，可调整肢体气血运行；足三里益气健脾养血；合谷配太冲，开四关，调升降，理气血，和阴阳。

操作方法：膻中平刺，余穴均可直刺，针用提插捻转补法或加灸。

（2）肝肾亏虚

治法：补益肝肾。

处方：取背俞穴、足厥阴肝经、足少阴肾经穴为主。肝俞、肾俞、气海、关元、曲池、合谷、阳陵泉、三阴交、足三里、太溪。

方义：肝俞、肾俞补益肝肾，强壮筋骨。气海为元气聚集之处；关元可培补元气。二者配伍，可补肾固元。阳陵泉为筋之会穴，有舒筋壮筋之功。太溪、三阴交补益肝肾，调和气血。曲池、合谷、足三里为阳明经穴，益气行血，通畅经脉。

操作方法：背俞穴斜刺，行捻转补法。余穴均可直刺，行提插捻转补法。可加灸。

（3）脾肾阳虚

治法：温肾健脾。

处方：取任脉穴、足太阴脾经、足少阴肾经及背俞穴为主。三焦俞、脾俞、气海、关元、曲池、合谷、足三里、三阴交、太溪。

方义：三焦俞、脾俞可温补脾肾。关元配太溪，有补益肾气、温补肾阳作用；气海、关元补益元气。曲池为阳明经穴，可疏通局部经络气血；合谷为大肠经之原穴，气能升降，血能宣通。足三里为土中之土（胃经为戊土，足三里为胃经之合穴，亦为戊土），补之益气理中，泻之升阳降浊。三阴交、太溪补肾填精。

操作方法：背俞穴斜刺，余穴直刺，均可行补法。如有湿阻，合谷、足三里可用泻法。可加灸。

（4）肾精不足

治法：补肾填精。

处方：取足少阴肾经、任脉穴及背俞穴为主。肾俞、命门、关元、气海、三阴交、太溪、足三里、承山、悬钟。

方义：命门蕴藏先天之火，集中体现肾的功能，命门火旺，则肾精充沛。肾俞、关元培元补肾。三阴交为足太阴脾经、足少阴肾经、足厥阴肝经交会之处，除可健脾益血外，也可调肝补肾，有安神之效，可补肾填精。太溪补肾填精。足三里健运脾胃，补中益气，以后天补先天。悬钟为髓之会穴，补髓壮骨，疏经通络。承山可疏通局部经络气血。

操作方法：肾俞、命门可斜刺或直刺，余穴均直刺，可行提插捻转补法，可加灸。

（5）气阴两虚

治法：益气养阴。

处方：取足阳明胃经、足太阴脾经、手少阴心经、任脉经穴为主。气海、关元、神门、内关、手三里、足三里、商丘、血海、三阴交。

方义：气海、关元均为任脉经穴，任脉为阴经之海，有益气养阴之功。神门为手少阴心经原穴；内关为手厥阴心包经之络穴，原络配穴有养阴宁神之功。足三里为足阳明经之合穴，补脾益气。三阴交为肝脾肾三经之交，补益阴血。商丘配三阴交，有补脾益气的作用。

操作方法：背俞穴斜刺，余穴均可直刺，行捻转补法。可加灸。

（6）痰湿阻滞

治法：化痰祛湿。

处方：取足阳明胃经、足太阴脾经穴为主。足三里、丰隆、阴陵泉、曲池、合谷、三阴交、列缺、太冲。

方义：足三里为土中之土，补之益气理中，泻之升阳降浊。如有湿热壅遏，浊滞中宫，蓄食停饮，腹胀嗳气，可引湿浊下行，导浊降逆而安中宫。丰隆为足阳明络穴，本穴处于胃经下部，胃经及脾经水湿浊气汇合于此，有联络脾胃二经各部气血物质的作用，故丰隆有健脾祛痰之效。阴陵泉、三阴交健脾祛湿。曲池、合谷宣通气机，畅行经脉。"肺为水之上源"，取手太阴肺经的络穴列缺，宣肺利气，通调水道而祛湿。太冲为足厥阴经原穴，疏肝行气，健脾化湿，与合谷相配称为"四关"，可条畅气血。

操作方法：上穴均直刺，丰隆、太冲捻转泻法。余穴提插捻转补法。可加灸。

（7）气虚血瘀

治法：益气活血。

处方：取任脉、背俞穴、手足阳明胃经、足太阴脾经穴为主。气海、关元、膈俞、脾俞、肩髃、曲池、合谷、阳陵泉、足三里、血海、三阴交。

方义：气海、关元为任脉经穴，任脉为阴脉之海，有滋养一身之血脉的作用，故用气海、关元补益气血，通调经脉。膈俞、脾俞行气活血，健脾益气。肩髃、

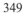

曲池调整局部之经络气血。足三里益气健脾。血海、三阴交为足太阴经穴，健脾养血，活血调气。膈俞为血之会穴，行血祛瘀。

操作方法：膈俞、脾俞斜刺，平补平泻法。气海、关元直刺，提插补法，可加灸。余穴直刺，提插捻转补法。

2. 眼针

取穴：脾区、肝区、肾区。

配穴：病变部位涉及上肢者，加上焦区；纳少气短者，加胃区、肺区；便秘或便溏均可加大肠区、下焦区。

3. 梅花针

可在四肢肌肉萎缩部位，以梅花针沿十二经循行路径行叩刺法，以微出血为度，每2日1次。

4. 穴位注射

取穴：阳陵泉、足三里、太冲、曲池。

治疗方法：用注射器抽取当归注射液，针头直刺穴位，有针感时，回抽无血后，注入药液，每穴1毫升。隔日治疗1次，10次为1个疗程，两个疗程间隔7天。或注射器抽取维生素 B_1、B_{12} 各1毫升进行穴位注射，隔日治疗1次，10次为1个疗程，两个疗程间隔7天。

5. 敷贴疗法

药物制备：肉桂6g，丁香9g，草乌、川乌、乳香、没药各7.5g，红花、当归、赤芍、川白芍、透骨草各15g，共研末，蜜调。

用法：敷贴在两腿腓肠肌处，每日敷药4～6小时。

此方具有活血化瘀、软化和缓、生肌的功效。

6. 中药熏蒸疗法

药物：麻黄、桂枝、当归、川芎、红花、苍术、秦艽、花椒各15g，细辛、川乌、草乌各10g，伸筋草、透骨草、威灵仙、艾叶各30g。

用法：水煎，先熏后洗，每次30分钟，每日1次。

7. 灸法

将大灸粉用陈醋和蜂蜜（比例7：3）适量调和，制成厚约1cm的长方体药饼，置于患者自大椎穴至腰俞的督脉经线上及患病部位，将纯艾绒捏紧成为长条状，放置在药饼上，点燃燃尽即可，交替应用，每周1次。

（三）验方

1. 参芪强力胶囊

组成：人参、黄芪、茯苓、白术、鸡血藤、桑枝、川牛膝、淫羊藿、杜仲、当归、肉桂等。口服每次6粒，每天3次。

2. 健步丸

防己、羌活、柴胡、炒滑石、炙甘草、天花粉各15g，泽泻、防风各9g，苦参、川乌各3g，肉桂1.5g。用法：上药为细末，酒煮糊为丸，梧桐子大，每服70丸。

3. **补脑振痿汤**　黄芪 60g，当归、龙眼肉各 24g，山茱萸、胡桃肉各 15g，䗪虫 3 枚，地龙、生乳香、生没药各 9g，鹿角胶 18g，制马钱子末 0.9g。用法：前 9 味水煎去渣，入鹿角胶烊化，分两次各送服制马钱子末 0.45g。

4. **清燥汤**　黄芪 4.5g，橘皮、白术、泽泻各 1.5g，茯苓、升麻各 0.9g，炙甘草、麦门冬、当归身、生地黄、神曲、猪苓各 0.6g，柴胡、黄柏、黄连、苍术各 0.3g。用法：上药为粗末，每服 15g，水煎服。现代用法：水煎服，用量酌增。

5. **玉锁润筋起痿汤**　玉竹 15g，锁阳 12g，怀牛膝 9g，龟甲 12g，淮山药 20g，天门冬 12g，麦冬、知母各 9g，炙黄柏 3g，木瓜 12g，枸杞子、甘草各 9g。用法：水煎服，每日 1 剂，日服 2 次。

6. **强肌健力汤**　黄芪 60g，党参 18g，白术 15g，甘草 3g，当归头 10g，陈皮 3g，柴胡、升麻各 10g，五爪龙 30g，首乌 20g，枸杞子 10g。用法：每日 1 剂，水煎服，日服 3 次。

7. **冯氏匡罢汤**　生地黄 12g，白芍、酸枣仁、麦冬、白附子、天竺黄、茯苓各 10g，石斛、石决明、天麻各 12g，石菖蒲、全蝎、炙甘草各 5g，僵蚕 6g。用法：每日 1 剂，水煎服，日服 2 次，早、晚分服。

8. **治痿汤**　淫羊藿 30g，熟地黄 18g，巴戟天 12g，附片（先煎）10g，龙骨（先煎）18g，天麻 12g，杜仲 12g，白蒺藜 30g，茯苓 18g，猪苓 12g，桂枝 15g，白术 24g，山药 18g。用法：水煎服。

【西医治疗】

目前尚无减慢或逆转本病发展的方法，主要是对症和支持疗法。

1. **药物治疗**　药物治疗可用维生素类，促进病变神经纤维再生。神经肌肉营养药也有一定帮助。

2. **康复治疗**　康复治疗在腓骨肌萎缩症管理中占主导地位，以改善行走能力和生活质量为基本目标，包括力量训练和拉伸训练，以维持肌力，防止肌萎缩；采用适当的辅具（矫形器）以鼓励患者活动并提高安全性。运动锻炼是康复治疗的重要环节，包括耐力训练、力量训练和拉伸训练，以维持肌力、改进体能、避免关节挛缩为目标。其中，耐力训练和力量训练以近端未受累肌肉为主，如膝关节伸曲、髋关节伸展和外展等，以增加行走过程中对远端肌无力的代偿，改善运动功能。有氧运动训练可以通过提高核心肌力、增强自我调整能力以降低跌倒风险。拉伸训练可以预防关节挛缩和维持关节活动度。由于足部畸形、足下垂和跟腱挛缩是腓骨肌萎缩症患者最显著的临床症状，个体化矫形器是康复治疗的基石。

3. **外科矫形手术**　腓骨肌萎缩症患者的足部畸形是逐步进展的过程，儿童期和青春期患儿表现为柔性高弓内翻足畸形，随着年龄增长进展为固定畸形。早期以穿戴矫形鞋联合物理治疗为主，尽量避免外科手术；而对于足踝畸形致功能障碍严重的患者，可早期予外科手术；已形成固定畸形或畸形严重的患者，应采取积极的外科手术治疗。手术治疗原则是纠正足部畸形，重建和平衡足踝肌力。由于持续进展的病程以及可能的骨关节病变可以导致疼痛，手术远期预后常不甚理想。

4. 基因治疗　目前正在研究 CMT 的基因治疗手段，但距临床应用尚有一定距离。

5. 预防　首先明确基因诊断，确定先证者的基因型。然后用胎儿绒毛、羊水或脐带血分析胎儿基因型，根据产前诊断，可终止妊娠，阻止患儿出生。

【预后与转归】

预后一般尚好，病程进展缓慢，大多数患者发病后仍可存活数十年，对症治疗可提高患者生活质量。

【调摄与护理】

1. 保持生活规律，起居有常，睡眠要充足，应多饮水，多吃纤维素食物，预防便秘。

2. 应加强肢体被动训练，可给予适当的按摩治疗，改善血液循环。指导患者进行康复训练，延缓肌肉萎缩，但需注意不负重及不要劳累。保持勿增加体重。

3. 患者常有肢体微循环障碍，步态异常，日常生活注意防护，避免发生跌倒及骨折。

4. 患者常合并感觉障碍，日常生活应避免烫伤。

5. 因本病发病较早，应注意心理调摄，要保持愉快心情，鼓励患者以积极心态面对疾病，并配合医生治疗。

【食疗方】

1. **地黄枸杞粥**　取干地黄、枸杞子各 30g，加水两碗，煎 30 分钟，滤汁去渣，加粳米 100g，熬成粥。

2. **杜仲鸡**　新母鸡（有乌骨鸡更好）一只 750g 左右，杜仲 30g，巴戟天、枸杞子各 15g。先将鸡洗净开膛，塞入中药，装进汤盆或小砂锅内，加水八成，置于大锅内，隔水蒸 2～3 小时，以鸡肉稍烂为度。食用时，另加调味品。

3. **龙眼甲鱼汤**　甲鱼一只（约 300g 左右）切成块，桂圆肉、山药各 20g，黄酒、葱、生姜少许，共入盆内，隔水蒸 1 小时，吃时加盐少许。

4. 蹄骨当归汤　猪蹄膀 1 只，猪排（或羊骨）、羊肉各 500g，当归 30g，加黄酒、生姜，煨烂，吃汤、肉及骨髓。

【医家经验】

李红霞经验：

李红霞提出了"奇经论治"的新观点，采用扶元起痿、养荣生肌治疗方法。

1. 腓骨肌萎缩症与"奇经虚损"关系密切　根据临床症状，腓骨肌萎缩症属于"痿病"范畴，痿病的发病与奇经功能失调密切相关。奇经八脉对调节、温煦、营养全身气血、阴阳、经络、脏腑均有重要作用，故奇经的虚损在痿病的发生和发展中起着重要的作用。《清代名医医话精华·徐玉台》有"筋痿、骨痿，皆属奇经络病"，亦指出奇经和痿病的密切联系。

腓骨肌萎缩症是一种遗传性疾病，中医认为遗传性疾病是先天不足所造成，先天不足包括以下两个方面：一是父母之精不足，故所形成的后代的元精亏损；另一方面是在胞胎的发育过程中，受到各种因素的影响，胞胎失养。

奇经八脉和这两方面均密切相关。①奇经八脉有藏精、运精之用，患者父母的奇经病损可以导致患者来自父母的先天之精不足。②从生理结构而言，奇经八脉中冲、任、督、带等经脉的循行均绕阴器或胞宫，为奇经与胞胎之间的相互联系提供了物质基础。从生理功能而言，奇经为胞胎之主，是胞胎生长发育的主要营养来源。冲、任、督、带之气充盛，是胞胎生长和发育的功能保障。奇经虚损可以导致胎儿的生长发育不良。

2. 奇经虚损、八脉失养是腓骨肌萎缩症临床表现的根本原因　腓骨肌萎缩症是一种慢性进行性发展的疾病。李时珍《奇经八脉考》说："其流溢之气，入于奇经，转相灌溉，内温脏腑，外濡腠理……盖正经犹夫沟渠，奇经犹夫湖泽，正经之脉隆盛，则溢于奇经。"是故奇经不足，必累及正经；正经不足，则奇经更虚。如此循环，则可出现病情进行性加重。因奇经累及正经与正经累及奇经需要一定的过程，所以病情呈现慢性进展。

奇经八脉通过自身的循环、流注发挥对全身气血的统领、联络和溢蓄、调节作用。其中，任、督二脉不仅有"阴脉之海""阳脉之海"之称，更是起到联系十二经与奇经八脉的枢纽作用。奇经不足，八脉失养，十二正经失于统领、溢蓄，则气血亏虚，肌肉失去气血的濡养，故可以发生全身的肌肉萎缩。腓骨肌萎缩症的"鹤腿"及感觉障碍，可以由奇经不足引起。奇经的流溢之气不足，十二正经气机失于调畅，肢体远端的气机不畅，使气血愈显不足，故出现小腿及大腿下 1/3 肌肉萎缩；气血不通，经络痹阻，故出现肢体远端的感觉障碍。

3. 从奇经论治，扶元起痿、养荣生肌是腓骨肌萎缩症的治疗方法 通过长期的临床实践，单纯从脏腑论治腓骨肌萎缩症疗效欠佳。因此，依据奇经虚损、八脉失养病理机制，制定了扶元起痿、养荣生肌的治疗大法，精选了人参、黄芪、杜仲、当归、鸡血藤、桑枝、川牛膝、淫羊藿、肉桂等药，制成参芪强力胶囊。

方中人参为君，既可大补元气，又可行气以帅血，补气以生血，气血充盛，则正经流溢之气溢入八脉，以充奇经，从而起到扶元固本之效。黄芪入督、维二脉，益气补中；杜仲入冲脉，杜仲、川牛膝、淫羊藿补肝肾，强筋骨。以上四味臣药，助人参以益气，起到营养精血、强壮筋骨之效。方中鸡血藤、当归为佐药。当归入冲、带二脉，具补血和血之效；鸡血藤行血补血，通络。二药合用，既能补奇经，又能和血通络，使补而不滞。桑枝佐人参、黄芪，使补而不热。方中肉桂为使药，严西亭《得配本草》称本品可通阴跷，可引诸药入于跷脉，而达调节机体表里，使机体运动跷捷之效。

【医家医案】

（一）李用粹医案

文学陆元振，经年伏枕，足膝枯细，耳轮焦薄，形容憔悴。历访名医，俱用四物、地黄汤，反觉胸膈凝滞，饮食减少，自谓此身永废，而心犹未慊，延予商治。诊两寸关俱见沉滞，独尺部洪大，重按若绝，此肾虚精耗、髓空骨痿之征也。盖肾者，作强之官也，居下而主阴气，藏精而充骨髓者也。故肾旺则精盈而肢节坚强，肾虚则髓竭而膝膑软弱。王太仆云：滋苗者必固其根，伐下者必枯其上。今坎水不能灌溉经络，滋养百骸，宜乎耳轮焦薄，足膝枯细也。《内经》所谓，肾气热则腰脊不举，足不任身，骨枯髓减，发为骨痿，端合此证。若徒事滋阴，恐用草木不能骤补精血，反壅滞阳气，以致中脘不舒，痿躄艰难耳。必用气血之属，同类相求，兼以报使之品，直抵下焦。譬之天雨，沟渠盈溢，滂沛河泽，奚虑隧道不行，足膝难步耳？

疏方用人参、白术、当归、地黄、茯苓、肉桂、鹿茸、龟甲、葳蕤、牛膝等重剂数帖，而稍能转舒，百帖而愈。

按语：李用粹，清代名医，其诊陆氏医案，患者足膝枯细，类似进行性腓骨肌萎缩症之"鹤腿"征，认为属髓空骨痿之征，为肾虚髓竭，不能滋养经络所致。故以补肾、填精、益气之法而治愈。

（二）张天文医案

马某，女，33岁。2016年8月20日初诊。

患者双下肢肌萎缩，足麻8年余。8年前，原因不明出现双小腿及脚掌麻木，并发现双小腿肌肉明显变细，其后逐渐加重，小腿呈倒置啤酒瓶样，伴麻木、无力、疼痛。自去年起，双手亦觉麻木。去市某医院行头 MRI、头 CT，未见异常，肌电图显示"萎缩肌肉失神经支配，运动传导速度减慢"，诊断为"腓骨肌萎缩症"。因无特效治疗，故建议转中医针灸，经友介绍来诊。来诊症见：面色偏黑，皮肤干燥，略显粗糙，四末麻木，趾呈爪形，双足下垂，小腿肌萎缩，呈鹤腿状，步态跨越，胃纳正常，大便时溏，小便清长，月经量少。脉沉细，舌淡白。

中医诊断为痿病，证型为脾肾两虚、血虚不荣。治疗：益脾肾，荣气血。

取穴：关元、气海、足三里、三阴交、太溪、光明、合谷、太冲、解溪、侠溪、曲池、外关。

针法：关元与气海交替选用，足三里、三阴交、太溪、光明、合谷等穴，针用补法；太冲、解溪、侠溪、曲池、外关等穴，用平补平泻法。留针 30 分钟，中间行针 2 次。隔日治疗 1 次。

针刺共计 6 个月，基本痊愈。肢体麻痛消退，步履行走几如常人，唯足趾屈曲不能自如，小腿之肌萎缩未能完全复原。

按语：本案在中医属"痿病"范畴，常与脾肾相关，《素问·痿论》："脾主身之肌肉，肾主身之骨髓。"本例患者辨证为脾肾两虚，血虚不荣。脾虚则肌肉失养，肾虚则骨弱，血虚则气血不荣，而见肢体麻木疼痛。针刺治疗需脏腑辨证与经络理论结合。临床取脾、肾、胃经，任脉以及下肢局部循经取穴。取任脉经穴关元、气海交替应用，关元培元固本，补益先天之精气；气海为任脉水气之地，有"气海一穴暖全身"之誉称。二穴有温阳益气、扶正固本的功效。再加可补足太阴脾经、足少阴肾经、足厥阴肝经之交会穴三阴交，肾经之原穴太溪以补脾益肾，生肌固本。下肢经穴取足阳明胃经之合穴足三里、胃经之经穴解溪，阳明经为多气多血之经，取其调气行血，健运脾胃，荣养肌肉。取足少阳胆经之络穴光明、胆经之荥穴侠溪，疏通局部经络气血。上肢取手阳明之合谷、曲池，调气行血，疏经通络。合谷与太冲相配，又有调整阴阳、调和气机、调畅气血之功。上穴配合应用，可补脾益肾，调畅气血，养血荣肌，疗效良好。

（三）公维志医案

李某，男，49 岁。2003 年 3 月 12 日初诊。

患者自述双下肢远端无力伴肌肉萎缩 5 年。患者 5 年前无明显诱因逐渐出现双下肢远端无力，以左足背伸为重，同时伴有双小腿前外侧轻度肌肉萎缩和麻木感。经外院诊断为"腓骨肌萎缩症"，经采用营养神经、激素、免疫疗法等西药及理疗等，病情无好转，也无明显进展，遂来我院寻求针灸治疗。查体：左足背伸 Ⅰ～Ⅱ级，余下肢远端肌力 Ⅲ～Ⅳ级，双下肢腱反射减弱，双侧胫骨前肌略萎缩，双足背、小腿前外侧痛觉轻度减退，胸12至腰1段脊柱向右侧侧弯。实验室检查：肌电图、诱发电位均示双侧胫前肌神经源性损害，双侧胫肌前运动单位减少，SCV、MCV减低，左侧M波未引出。

中医辨病为痿病。

针灸取穴：百会、大椎、阳陵泉、悬钟、三阴交、肾俞、太溪、太冲、足三里等，留针30分钟，每分钟行针1次，日1次。并取阳陵泉、足三里、悬钟、太冲，以维生素 B_1、B_{12} 各1mL穴位注射，于针刺后进行，隔日1次，10次为1个疗程，疗程间隔为7日。3个月后，患者自觉双下肢远端无力有所减轻，查体：左足背伸达Ⅲ级，余远端肌力亦有所提高。实验室检查较前无明显改变。

按语：病属"痿病"范畴，《素问·痿论》："……肝主身之筋膜，脾主身之肌肉，肾主身之骨髓……"，故针刺结合经络、脏腑辨证，重在足三阳经及肝、脾、肾三脏。百会为"三阳五会"之穴，督脉、足太阳、手足少阳、足厥阴俱会于此，针刺可达益气升阳治痿之功。大椎为手足三阳、督脉之会穴，且取筋会阳陵泉，髓会悬钟，三穴配合，具有疏通经络，气至病所，坚强筋骨的作用。三阴交为足三阴经之交会穴，辅以肾俞、太溪、太冲、足三里，调补肝、脾、肾三脏功能，以达治病目的。诸穴配合，加局部穴位注射，疗效尚可。针刺治疗本病，通过激发经气，调整阴阳、脏腑气血，辅以穴位注射营养神经，为该病提供了一条新的治疗思路。

参考文献

[1]Dyck PJ，Thomas PK.Peripheral Neuropathy[M].4th ed.Philadelphia: Elsevier Saunders，2005: 1623-1804.

[2] 张如旭，唐北沙，贺晓宏.定位于12 q 24 的腓骨肌萎缩症2 L型10个候选基因的排除克隆[J].中华医学遗传学杂志，2006，4（23）：189-191.

[3] 吴江，贾建平.神经病学[M].3 版.北京：人民卫生出版社，2015：397-399.

[4] 王维治，万琪等.神经病学[M].北京：人民卫生出版社，2006：421-423.

[5] 吴相春，陈金亮，吴相锋.针药并用治疗进行性腓骨肌萎缩症168例临床观察[J].针灸临床杂志，1998，14（4）：14-16.

[6] 岳珊.针药结合治疗腓骨肌萎缩症1例[J].河南中医，2014，34（4）：743-744.

[7] 杨晓黎，陈金亮，杜雅洁.参芪强力胶囊治疗腓骨肌萎缩症120例疗效观

察 [J]. 新中医，2010，42（10）：23-24.

[8]Kenis-Coskun O，Matthews DJ.Rehabilitation issues in Charcot-Marie-Tooth disease[J].J Pediatr Rehabil Med，2016，9:31-34.

[9] Lindeman E，Spaans F，Reulen J，Leffers P，Drukker J.Progressive resistance training in neuromuscular patients:effects on force and surface EMG[J].J Electromyogr Kinesiol，1999，9:379-384.

[10] Lou JS，Weiss MD，Carter GT.Assessment and management offatigue in neuromuscular disease[J].Am J Hosp Palliat Care，2010，27:145-157.

[11] Vinci P，Perelli SL，Esposito C.Charcot-Marie-Tooth disease:poor balance and rehabilitation[J].J Peripher Nerv Syst，2001，6:58.

[12] Rose KJ，Raymond J，Refshauge K，North KN，Burns J.Serialnight casting increases ankle dorsiflexion range in children andyoung adults with Charcot- Marie-Tooth disease: a randomisedtrial[J].J Physiother，2010，56:113-119.

[13] 李红霞，张月敬. 从奇经论治进行性腓肌萎缩症 [J]. 辽宁中医药大学学报，2010，12（6）：242-243.

[14] 鲁兆麟，杨思澍，王新佩，等. 二续名医类案 [M]. 沈阳：辽宁科学技术出版社，1996：2334-2335.

[15] 张天文. 针髓：张天文临床针灸经验集 [M]. 北京：中国中医药出版社，2018：222-224.

[16] 公维志，李丽秋，东贵荣. 针刺加穴位注射治疗腓骨肌萎缩症 1 例 [J]. 针灸临床杂志，2004，20（5）：15.

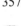

癔症性瘫痪

癔症性瘫痪是癔症性躯体运动障碍的一种表现，约占癔病各种表现的8%～15%，是指在意识清晰的背景下，一个或几个肢体全部或部分丧失运动能力，体格检查和辅助检查不能发现有相应的器质性损害，其神经症状也不符合神经解剖生理特点，是一种与器质性瘫痪有本质区别的功能性瘫痪。但与诈病不同，患者没有故意伪造的特征。此病的发生往往存在有癔症特殊性格基础，由于精神刺激、不良的环境暗示和自我暗示的作用而发病。

本病发病年龄为9～75岁，以16～45岁多见，无明显性别差异。瘫痪是运动抑制性躯体症状，多累及一个或几个肢体，多见不全瘫、截瘫。根据其"手不能提、足不任地""手足痿软无力"的临床表现，总体属于中医"痿病"范畴。

【病因病机病理】

（一）中医

情志因素是癔症性瘫痪的主要病因，患者的性情禀赋往往构成发病的内因。诸如过度的恼怒、忧愁、惊恐、悲伤等因素，使脏气郁结，气机紊乱，阴阳失调。如《素问·举痛论》说："怒则气上，喜则气缓，悲则气消，恐则气下，寒则气收，炅则气泄，惊则气乱，劳则气耗，思则气结。"这些情感过激，引起气机运行失常，或郁而化火，或郁而生痰，上蒙清窍，神明被扰，使心失所主，经脉瘀滞，气机逆乱，邪气阻于四肢，则出现瘫痪，是本病的基本病机。

（二）西医

一般认为，社会心理因素是本病的主要病因。急性的、能导致强烈的精神紧张、恐惧或尴尬难堪的应激事件是引起本病的重要因素，如战争期间的急性癔症性反应。而成年期的创伤性经历，如遭受精神虐待、躯体或性的摧残等，则是成年后发生分离或转换性障碍的重要原因之一。其中躯体方面的诱因在这一类型的癔症中占重要地位，如22.9%的患者在外伤后，11.1%在手术后，18.9%在躯体疾病后，突然发病。而具有情感反应强烈、易于接受暗示、表情夸张做作、喜欢寻求别人注意和自我中心等表演性人格特征的人，在受到挫折、出现心理冲突或接受暗示后，容易产生癔症。

癔症的发病机理尚不完全清楚，较有影响的观点大致可以归纳为以下几种：

Janet 的意识分离理论：认为意识状态的改变是癔症发病的神经生理学基础。随着患者意识的分离，正常的认知功能受损，大脑皮层对传入刺激的抑制增强，患者自我意识减弱并有暗示性增高。此时，当个体出现急性应激时，就会表现出类似于动物在遇到危险时所做出的各种本能反应，包括抑制性反应，如昏睡、木僵、瘫痪、失明、失声、失聪等。

巴甫洛夫学说：认为癔症的发病机理是有害因素作用于神经类型为弱型的人，引起高级神经活动第一和第二信号系统之间、皮层和皮层下之间功能的分离或不协调。患者的第一信号系统和皮层下部的功能相对占优势。在外界应激的作用下，大脑皮层处于保护性抑制，皮层下功能亢进，而表现出癔症的各种症状。

精神分析理论：认为癔症是一种有目的性的反应，但这种目的是无意识的。癔症的转换症状是性心理发展固着于早期阶段，是被压抑的性冲动这一精神能量的转化形式。躯体症状的出现不仅保护了患者，使他不能意识到性冲动的存在，且常常是患者内心冲突的一种象征性表达，从而使患者免于焦虑（原发性获益）。患者对躯体症状的漠视，则被认为是患者想通过症状的保留来获取某种社会利益（继发获益）。症状的出现，就使患者具有患者的身份，享受患者的权利，从而摆脱某些困境，获得支持帮助，免去某些义务。

行为主义理论：认为转换症状是患者对遭受挫折的生活经历的适应方式，而病后的获益则通过操作性条件反射使症状强化。

【临床表现】

瘫痪或无力是癔病常见的症状。癔症性肢体瘫痪多为急性或亚急性起病，少数亦可慢性发病。一般有明显诱因，常因精神因素或不良的暗示起病。有资料表明，1000 例癔症性瘫痪中，有 54.9% 为截瘫，23.9% 为单肢瘫，并以下肢多见，14.0% 为偏瘫，不含面、舌瘫。此外，还有双上肢瘫、上下肢交叉瘫、三肢瘫、四肢瘫等形式。其肢体瘫痪程度以肌力 2～4 级的不完全性瘫痪居多。肌力可因暗示的影响而变化，在不同体位、不同环境表现出不一致性，这种肌力的"分离"性特征，对癔瘫的诊断有重要价值。在肌张力方面，增强、弛缓均可见到，以弛缓者居多。对于肌张力弛缓的肢体，当检查者抬起其手或足时，会感到毫不费力。说明在抬起肢体的动作中，患者自己也在用力。癔病性软瘫患者的肢体常常处于功能位置，如像腕、踝关节常保持一种中间位置，说明这些关节的伸肌是处于收缩状态的。如果检查者突然撒手，其肢体不会突然沉重地下落，而是轻轻地、慢慢地落下去。肌张力增高者可见于任何肢体，表现为肢体呈现不同程度的伸直或屈曲状态。处于伸直位时则像木棍样，被动屈曲十分困难，检查者用力越大，则阻力也越大，对被动运动表现抗拒。患肢呈屈曲状态，多见于膝、肘、腕、踝等大关节，欲使其伸直几乎不可能。这与锥体束受损呈折刀样或锥体外系损害呈铅管样、齿轮样改变完全不同。癔症性瘫痪如果发生在一侧下肢，步态则表现为拖拉式，健肢向前迈步，患肢则呈斜拉式向前跟进。这与神经科常见的典型器质性步态完全不同。病程持久者可有废用性肌萎缩，呈均匀弥漫性，无局部肌群的萎缩，程度一般较轻，不随病程延长而进行性加重。

癔瘫伴发的其他癔症症状：

（1）感觉障碍：约 60% 的患者有不同形式的感觉障碍，表现为深、浅感觉的减退或消失，有麻木、烧灼感、蚁走感及自发性疼痛等。

（2）癔症性失明：表现为弱视或黑蒙，多与癔瘫同时发生，亦可在瘫痪之前或之后出现，可采用等值正负镜片检查以发现视力的不一致性。

（3）癔症性震颤：约占 1%，多见于瘫痪轻者或瘫肢以外的其他肢体、头部、全身。表现为振幅粗大，无固定节律，常随情绪变化而波动。

（4）癔症性痉挛：发作在瘫痪前或瘫痪后均可出现，约占 11%，常反复发作，与癫痫不难鉴别。

（5）语言障碍：约占 3%。表现为不言症、失声、口吃或发音不清。

（6）精神障碍：约占 8%。表现为情感暴发、意识蒙眬、昏睡状态或假性痴呆等。

【体格检查】

1. **Hoover 氏试验**　本试验适用于下肢完全瘫痪者。患者仰卧，医师双手分别置于其足跟下，若为器质性瘫痪，抬起健侧肢体时，患肢下压力弱；让患者抬患肢时，健侧下压力明显。癔瘫患者则与此相反。

2. **肢体落鞭试验（落鞭征）**　完全性瘫痪者，被动举起患肢，如为器质性瘫痪，肢体则迅速落下；而癔瘫患者，则缓慢下落。

3. **瘫肢重力下垂试验**　本试验适用于下肢肌张力不高，肌力 0～2 级的患者。让患者俯卧，小腿被动屈曲，紧贴大腿，依据重力下垂的原则，如果为器质性瘫痪，小腿会贴在大腿上；而癔瘫患者，小腿则自动伸向远端，提示肌力应在 3 级以上。这对鉴别功能性还是器质性瘫痪有重要价值。

此外，在检查癔瘫患者时，还可见"力的避开"现象，即与要求患者所做的动作无关的肌肉发生收缩。如手臂瘫痪的患者，当叫他用手抓住检查者的手指时，患者好像是尽了最大的力量，但不见其手指用力。与此同时，可以明显地看到患者肩部肌肉及其他远离手部的肌肉在强烈地收缩。

【诊断】

癔症性瘫痪的诊断是建立在癔症诊断的基础上。CCMD-3 关于癔症的诊断标准如下：

1. 症状标准

（1）有心理社会因素作为诱因，至少有下列一项综合征：癔症性遗忘；癔症性漫游；癔症性多重人格；癔症性精神病；癔症性运动和感觉障碍；其他癔症形式。

（2）没有可以解释上述症状的躯体疾病。

2. 严重程度标准　社会功能受损。

3. 病程标准　起病与应激事件之间有明确关系，病程多反复迁延。

4. 排除标准　有充分依据，可排除器质性病变和其他精神病、诈病。

对癔瘫的诊断目前尚无统一的标准，下述标准可供参考：

（1）瘫痪肢体与神经的解剖部位不符，并不伴有相应的神经、肌肉病理性损伤体征。

（2）伴有典型的癔症症状。

（3）如果伴有感觉障碍，也不符合神经分布的规律。

（4）瘫痪肢体肌力的分离性特征。

【鉴别诊断】

1. 吉兰 – 巴雷综合征　具有对称性肢体瘫痪并伴有手套 – 袜套样感觉障碍的患者，应考虑吉兰 – 巴雷综合征。病前的感染史，腱反射的减低或消失，脑脊液蛋白细胞分离，有助于与癔瘫区别。

2. 周期性瘫痪　周期性瘫痪常反复发作，但肢体瘫痪近端重于远端，感觉正常，腱反射减低或消失，血清钾减低和心电图改变有助于本病诊断。

3. 重症肌无力　癔瘫患者出现四肢肌无力时，易与本病混淆，但癔病性肌无力与情绪变化有关，易接受暗示，借助疲劳试验或抗胆碱酯酶药物可鉴别。

4. 急性脊髓炎　急性脊髓炎在病前数天可有发热、上呼吸道感染等病史。起病急，常先有背痛或胸腰部束带感，随后出现麻木、无力等症状，多于数小时至数天内症状发展至高峰，出现脊髓横贯性损害症状。而癔病性截瘫没有括约肌障碍，睡眠中瘫肢能活动，腱反射与浅反射正常，无 babinski 征，通过脊髓 MRI 可鉴别。

【中医治疗】

（一）辨证论治

1. 痰火扰神

主症：多在情感爆发时突发晕厥，肢体瘫痪无力，语无伦次或有失语失明，头晕头痛，心烦易怒，噩梦连连，恶心纳呆。舌红苔黄腻，脉弦滑数。

治法：清热化痰，安神定志。

主方：导痰汤合礞石滚痰汤化裁。

基本处方：半夏 10g，胆南星 15g，枳实 15g，茯苓 15g，橘红 15g，竹茹 10g，礞石 30g（先煎），黄芩 15g，酒大黄 10g（后下），远志 10g，天竺黄 10g，石菖蒲 15g，甘草 10g。

加减：若热势较甚，情绪激动，面赤口苦者，加莲子心 3g，龙胆草 5g；火盛伤阴而见咽干、便秘者，加玄参 10g，酒大黄改生大黄以通腑泻热；痰湿壅盛，胸脘痞闷，口多痰涎者，加苍术 10g，厚朴 10g。

2. 肝气郁结

主症：暴怒或情绪激动时出现肢体痉挛或瘫痪。平素精神抑郁，多虑善疑，胸胁胀痛，善怒易哭，时时太息，妇女多伴乳房胀痛，月经不调。舌淡苔白，脉弦。

治法：疏肝理气，解郁安神。

主方：柴胡疏肝散加减。

基本处方：柴胡 10g，白芍 15g，川芎 15g，枳壳 15g，陈皮 15g，香附 15g，郁金 15g，栀子 15g，合欢皮 15g，远志 10g，茯神 15g，炒麦芽 15g，甘草 10g。

加减：若气结不行，气机升降失司，见嗳气频频，脘闷不适，胁肋痛甚者，加青皮 10g，川楝子 10g，苏梗 10g；若见胸胁刺痛，肢体麻木，舌下青紫之气滞血瘀者，加莪术 10g，郁金 10g；若兼有面白少华、失眠多梦之心血不足者，加当归 10g，夜交藤 20g，党参 10g；若气滞痰阻，见咽部异物感，咳之不出，咽之不下者，加半夏 10g，厚朴 10g，苏梗 10g。

3. 痰瘀阻络

主症：精神恍惚，心悸不宁，躁扰不安，头痛胸痛，胸脘满闷，或突然瘫痪，肢体活动不利，或突然失明，突然失音。舌质紫黯有瘀斑，苔白腻，脉弦涩。

治法：活血化瘀，祛痰通络。

主方：癫狂梦醒汤加减。

基本处方：桃仁 15g，红花 15g，赤芍 15g，川芎 15g，半夏 10g，陈皮 10g，青皮 10g，柴胡 10g，香附 15g，郁金 15g，大腹皮 15g，茯神 15g，地龙 10g，鸡血藤 30g。

加减：皮肤感觉异常者，加丹参 15g，牡丹皮 10g；突然失明者，加决明子 10g，菊花 10g，密蒙花 10g；失音者，加桔梗 10g，诃子 10g；失聪者，加蝉蜕 5g，石菖蒲 10g，路路通 10g。

4. 气滞血瘀

主症：精神抑郁，性情急躁，面色暗滞，头痛或胸胁胀痛，情志不遂致肢体瘫痪，妇女可见经少色暗。舌质紫暗或有瘀斑、瘀点，脉弦或涩。

治法：理气行滞，化瘀通络。

主方：血府逐瘀汤加减。

基本处方：柴胡 10g，枳壳 10g，香附 10g，郁金 10g，当归 10g，川芎 10g，桃仁 10g，红花 10g，赤芍 10g，甘草 10g。

加减：头痛甚者，加天麻 10g，川芎加至 50g；胸胁胀痛甚者，加青皮 10g，川楝子 10g；便秘者，加酒大黄 10g，莪术 10g。

5. 心神惑乱

主症：心神不宁，多疑易惊，喜怒无常，肢体瘫痪如神灵所作，时发时止，过后如常。常有心悸失眠，头晕目眩，潮热盗汗。舌红少苔，脉细数无力。

治法：滋阴益气，养心安神。

主方：定志汤合甘麦大枣汤加减。

基本处方：炙甘草 15g，浮小麦 30g，大枣 10 枚，生晒参 10g，茯神 15g，麦冬 10g，五味子 10g，远志 10g，石菖蒲 15g，柏子仁 15g，琥珀 3g（冲服）。

加减：烦躁失眠者，加夜交藤 20g，酸枣仁 20g；惊悸不安者，加珍珠母 25g；汗出甚者，加生龙骨、生牡蛎各 30g；兼有阳虚、心悸、畏寒者，加桂枝 10g，干姜 10g。

（二）针灸治疗

1. 针灸辨证治疗

（1）痰火扰神

治法：清热化痰，安神定志。

处方：取手阳明大肠经、足阳明胃经、手少阴心经穴为主。曲池、合谷、丰隆、神门、内关、印堂。

方义：丰隆祛痰，曲池、合谷清热，且刺手足阳明经穴，以兴阳助动。神门配印堂可安神定志。内关理气散滞，畅心安神。

操作方法：印堂平刺，余穴直刺，选粗针强刺激，均用泻法。

（2）肝气郁结

治法：疏肝理气，解郁安神。

处方：取足厥阴肝经穴为主。肝俞、期门、膻中、内关、太冲。

方义：肝俞、期门为俞募相配，疏肝解郁，调畅气机。膻中为气之会穴，宽胸利膈，理气通络。太冲乃肝经原穴，可疏肝泻火。刺内关以宁心安神。

操作方法：期门浅斜刺，膻中平刺，肝俞向脊柱斜刺，内关、太冲直刺。针用泻法。

（3）痰瘀阻窍

治法：活血化瘀，祛痰通络。

处方：取督脉、足太阴脾经穴为主。百会、龈交、合谷、血海、丰隆、三阴交。

方义：百会通督醒脑。龈交乃阴阳交会之处，是醒脑通络之要穴。合谷通关启闭，开窍醒志。丰隆祛痰，血海、三阴交活血祛瘀，诸穴相伍，痰瘀可通。

操作方法：百会向后平刺，龈交向上斜刺，余穴直刺。皆用泻法，强刺激。

（4）气滞血瘀

治法：理气行滞，化瘀通络。

处方：取背俞穴、足厥阴肝经、足太阴脾经穴为主。膻中、内关、合谷、肝俞、膈俞、血海、三阴交、太冲。

方义：膻中为气会，调理气机，行气导滞。内关通阴维脉，宣通上、中二焦气机，宽胸理气。肝俞疏肝理气。膈俞为血会，血海为血归之海，可活血祛瘀。三阴交为足三阴经交会之处，行气血散瘀结。合谷、太冲为四关穴，行气理血。

操作方法：膻中平刺，肝俞、膈俞向脊柱斜刺，余穴直刺。均用泻法。

（5）心神惑乱

治法：滋阴益气，养心安神。

处方：取手少阴心经、手厥阴心包经穴为主。心俞、内关、神门、足三里、三阴交。

方义：心俞为心气注输之处，养心血，滋心阴，益心气。神门为心经原穴，宁心安神。内关为心包、阴维之会，调血脉益心阴。足三里为胃之合穴，生化气血，补益心气。三阴交为足三阴之会，补养阴血。

操作方法：心俞向脊柱斜刺，余穴直刺。皆用补法。

2.其他体针治疗

（1）方法一

取穴：主穴取双侧少商和隐白。配穴：根据病之所在部位，取相关的十二井穴。

方法：重手法大幅度捻转，同时呼叫患者活动肢体，行针3～5分钟即可取针，等待10分钟后，再次如上法治疗，根据患者情况可反复数次。如伴有失语者，取1.5寸毫针从廉泉穴向咽部刺入，行提插捻转手法后出针。

（2）方法二

取穴：取身体最敏感的穴位，如上肢瘫取寸平穴（相当于内关穴），下肢瘫取泉中穴（涌泉下一寸）。

方法：用22～26号2寸长的针刺入穴位，采用提插与捻转的方法，不断加强刺激。刺入后一旦出现针感，说明感觉已恢复，可让其活动患肢。若患者无感觉障碍，进针后就可主动活动患肢，也可先被动活动，然后不起针，做主动运动。在床上反复活动自如后，即可起针，下床行走。针刺时患者虽有单纯针感但针后肢体感觉无恢复或不能主动运动时，可加用电针，输出电压6伏，直至见效后停用。

（3）方法三

取穴：涌泉穴，单侧瘫痪取患肢，双侧瘫痪取双肢。

方法：患者取仰卧位，双下肢自然伸直，皮肤常规消毒后，用毫针直刺8分至1寸深，先施提插手法，得气后施大幅度捻转手法，反复操作3～5分钟，以患者不能忍受为度。然后再留针15～20分钟，同时让患者活动肢体，自如后起针，下床有人搀扶站立行走。

3. 电针

取穴：头维、颔厌、悬厘。若情绪不稳，加百会、神庭；意识模糊，加人中；睡眠障碍，加印堂。

方法：用0.35×25mm毫针，常规消毒，头维穴直刺，针尖达骨膜，颔厌向下斜刺至悬厘。得气后通以脉冲电流，脉冲率50～60次/分钟，强度以患者能耐受为限，每次20～30次/分钟出针。

4. 头针

（1）方法一

取穴：顶颞前斜线（对侧或双侧）。（国标头针）

方法：针入帽状腱膜下层后，行抽气法，持续行手法1～3分钟，留针至患者症状得到控制。

（2）处方二

取穴：双侧运动区、足运感区。（焦氏头针）

方法：快速进针，迅速将针体推进至帽状腱膜下层，行快速捻转法，每分钟

200～300次，持续1～3分钟。然后留针30分钟，其间行针1次。

5. 耳针

取穴：神门。

方法：神门穴敏感点直刺2～3分（深度根据患者耳郭厚薄掌握），刺激强度以患者能耐受为准，留针10～20分钟，可反复刺激直至恢复。留针期间，取得患者信任和配合，做肢体运动，由被动到主动，直至活动正常。

6. 眼针

取穴：心区、肝区。

配穴：上肢瘫加上焦区，下肢瘫加下焦区、肾区。

7. 足针

取穴：3号穴（足底后缘的中点直上3寸）、27号穴（太白与公孙穴连线的中点）。

方法：常规消毒后，用1.5寸毫针垂直快速刺入穴位1寸左右，单侧有病刺病侧，两侧有病刺双侧，行大幅度捻转强刺激手法，每日1次。

（三）单方验方

1. **加味甘麦大枣汤**　甘草9g，小麦、桑寄生各30g，大枣5枚，麦冬、白芍、茯神各12g，生地黄、柏子仁各10g，续断、杜仲各15g。每日1剂，水煎服。

2. **芝麻核桃茴香膏**　蜂蜜150g，麻油150g，冰糖150g，黑芝麻150g，核桃仁150g，鲜牛奶150g，大茴香15g，小茴香15g。

先把黑芝麻，核桃仁，大、小茴香研为细末，然后加入蜂蜜、麻油、冰糖、鲜牛奶，置文火上炖约2小时，令之成膏，冷后贮于干净瓷器中，备用。每天3次，每次取核桃大一块，开水送服，无禁忌。适用于肝气郁结证。

【西医治疗】

癔症性瘫痪的症状是功能性的，因此心理治疗有重要作用。药物治疗主要是适当服用抗焦虑、抗抑郁药，一方面可以强化心理治疗效果；另外，通过药物消除伴发的焦虑、抑郁和躯体不适症状，从而减少癔症患者的自我暗示。

【预后与转归】

癔症性瘫痪患者一般预后良好，60%～80%可以在一年内自发缓解。但预后取决于多种因素。病因明确，能及时合理解决问题，病程短暂，治疗及时，病前无明显人格缺陷的患者，多数能获得良好的结局。如果患者生病后心理冲突未得到缓解，又出现了焦虑，并给患者带来了"原发性获益"；或者在疾病同时，令患者从外界环境获得了更多的好处，如受到亲人的关怀、照顾，免除很多工作负担和责任等，患者得到了"继发性获益"。这两种"获益"，虽然给患者带来了眼前的利益，却延缓了症状的消除，导致病程迁延，疾病经久不愈。

【调摄与护理】

由于本病多由精神刺激引起，所以，注意保持心情舒畅对预防和控制本病的发作格外重要。这就需要平时注意加强心理素质的锻炼，做到遇事不惊，处事不乱，安排起居生活要有条理，同时要有积极乐观的生活态度，建立良好的人际关系，尽量避免和减少不良精神因素的刺激。

在发病时，可用心理暗示法使患者情绪好转，症状减轻或消失；在缓解期，患者应消除思想顾虑，本病并无神经系统或其他器官的器质性损害，只要注意调养，完全可以康复。患者可通过与他人诚恳交谈，摆脱思想负担，使情绪平稳，同时可以通过静坐、散步等方法平定情绪，使心平气和，则病自消除。

饮食宜清淡，营养丰富且易消化，忌辛辣肥甘厚味。对于拒食者，应耐心说服，解除顾虑；拒食两餐以上或食量明显不足者，应鼻饲高营养、高热量流质饮食。对于暴食、贪食者，则应控制其饮食。睡眠不佳时，可配合服用适当的安眠药。

【食疗方】

1. **萝卜猪心汤** 取萝卜 100g，猪心一具，洗净切块，香菇 30g，茯苓 50g，合欢花 5g，洗净，一起放入瓦锅内，文火煮 1 小时，放入紫苏 5g，再煮 10 分钟，加盐调味，饮汤吃肉。本汤功能为疏肝理气，解郁安神，适用于肝气郁结者。

2. **枣仁百合粥** 先将酸枣仁 60g 炒熟后，与百合 50g，大米 200g，小麦 200g，同熬成粥，每次 1 碗，每日 3 次分食之。本粥滋阴益气，养心安神，适用于心神惑乱者。

3. **竹茹苦丁茶** 取陈皮 10g，竹茹 5g，苦丁茶 5g，开水冲泡代茶饮。本方清心火，祛痰热，用于痰火扰神者。

【医家经验】

（一）汤明甫经验

汤明甫善用柴胡加龙骨牡蛎汤加减治疗癔病。癔病属中医七情郁结而肝气不舒所造成的疾病。肝藏血，主疏泄，性喜条达。若精神抑郁或遭受某种程度的刺激而肝气不能正常运行，则见胸胁胀满、口苦咽干、易怒等症状。治当疏肝理气，代表方剂有小柴胡汤和逍遥散等。柴胡加龙骨牡蛎汤原载《伤寒论》，为治"伤寒八九日，下之，胸满烦惊，小便不利，谵语，一身尽重，不可转侧者"。此方是救治伤寒误下而见坏证的变法，为什么可以用来治疗癫病呢？这是因为肝郁化火，耗伤阴液，阴虚而肝阳愈亢，则病情变化更为错综复杂。联系现代医学对本病的认识——乃神经性机能障碍，即大脑皮层功能失调的神经官能症，这与中医所说的"肝主怒""肝主筋"和"诸风掉眩皆属于肝"等一致，能阐释患者情感暴发而哭闹、抽搐、挛急、眩晕等症状。至于一时性失语、痿痹等，当与其体内阴血亏损，不能濡养筋肌有关。由此可知，清除肝胆积热亦为要途，应用柴胡加龙骨牡蛎汤加减治疗本病获得一定效果。方中柴胡具有疏肝解郁、退热升阳的作用，加黄芩作用于胸胁（上焦），解热、疏通、镇静效果尤强；大黄荡涤胃肠积热，桂枝通阳，生姜、大枣调和营卫，茯苓、半夏淡渗降逆而去停水，共达调整神经功能的效用。龙骨、牡蛎为镇静安神的常用药物，尤易解除癫病性心悸、失眠、惊狂等症状。

（二）武连仲经验

武连仲认为，癔症性瘫痪主要为神气逆乱，失去对四肢的支配作用，从而导致肢体痿废不用，属于"痿病"范畴。其病机有二：一是内因，肝胆气郁或阴虚有热；二是因突受外惊和情志不遂。因此，中医的气厥、郁症、脏躁、百合病等，均为西医的癔病的不同表现。一般可分为肝胆气郁证、阴虚内热证和痰浊内阻证等证型。

武连仲认为，在治疗时应标本同治。先取治本的穴位，如开窍醒神以取"五心穴"，即双涌泉（足心）、双劳宫穴（手心）及水沟穴（头心）为主，然后取治标的穴，以局部取穴、阿是穴为主，如头部症状取上星透百会、印堂；有语言、口舌症状的，取前廉泉，并舌面舌下点刺，取郄门以增强清心泻火之功，再配以丰隆和足三里，达到降火化痰、通腑散结的作用。

武连仲强调，针刺时应掌握以下要领：①手法要重，针感要强，务必使针感贯通整个患肢；②首次治疗，效果一定要明显；③要标本兼治，醒神开窍与疏通四肢经络相结合；④在治疗过程中，要与命令、暗示、诱导相结合。

【医家医案】

（一）谢海洲医案

张某，男，50岁。1989年8月30日初诊。

患者反复周身瘫痪20余年。20多年前的一天，患者突发手脚行动不便，未经治疗，数天后恢复如常人。但此后反复发作，一般三五天一次，遇外界刺激，发作更趋频繁。每次发作前出现头沉闷，如同醉酒般难受，尿黄，口苦。发作时，轻则手脚或全身活动困难；重则瘫痪三四天，且夜间梦多。不服药物多半能自行恢复如常。诊查：周身瘫痪，疲乏困倦，头沉闷，口苦，尿赤，睡差梦多，纳可便调。舌质红，苔薄黄，脉细数。

辨证：阴虚内热，心神不宁。治法：滋阴清热，养心安神。处方：百合地黄汤、黄连阿胶汤、甘麦大枣汤合方化裁。

百合 15g，黄柏 10g，炙甘草 10g，生地黄 15g，白芍 12g，肥大枣 7 枚，黄连 6g，黄芩 10g，阿胶珠 10g，浮小麦 30g。水煎服，14 剂。

二诊：1989 年 9 月 13 日。服上药 13 剂，困倦疲乏、头沉闷等症明显减轻，口苦、尿赤基本消失，但有腿重脚轻之感。继用前方去黄芩、黄柏，加首乌藤 20g，莲子心 5g，合欢皮 10g，鸡子黄 2 个（分冲），以增强养心安神之功，并加肉桂 5g，合黄连交通心肾。同时嘱患者注意精神愉快、心情舒畅，避免外界刺激。

三诊：1989 年 9 月 28 日。上药服 14 剂，瘫痪已解，手脚活动如常，病情显著好转。为巩固疗效，再投滋阴液、清余邪、安心神、健脾胃之品。

竹叶 6g，生石膏 24g，芦根 15g，大枣 7 枚，浮小麦 30g，知母 9g，远志 9g，合欢皮 9g，生地黄 15g，麦冬 9g，炙甘草 9g，百合 12g。水煎服，14 剂。

香砂六君子丸 5 袋，一次服 1/3 袋，一日 2 次。

按语：本例患者反复发作周身瘫痪，多半无须服药亦能自行恢复，且发作与外界刺激有关，经多家医院理化检查，均无异常发现，因而有似"癔症性瘫痪"，属中医情志疾病，多因脏阴不足、阴虚内热、心神不宁所致。心主血脉而藏神，肺主治节朝百脉。心肺阴虚则心神被扰，百脉俱受其累，故见眠差梦多、周身瘫痪行动不便；阴虚生内热，则见头沉闷，如醉酒状，口苦，尿赤。正如《金匮要略·百合狐惑阴阳毒病脉证治》所述"百合病者……欲行不能行……口苦，小便赤……"之证。舌红、脉细数为阴虚内热之象，故治疗始终以滋阴清热、养心安神为主，用百合地黄汤、黄连阿胶汤、甘麦大枣汤为主方化裁。方中百合润肺清心，益气安神；生地黄滋阴凉血，除血中之热；黄芩、黄连苦以清热；鸡子黄、阿胶甘以补血；白芍酸以收阴气而泄邪热；炙甘草、浮小麦、大枣补益心脾，安神宁心。初诊时，因邪热较甚，故去鸡子黄，加黄柏坚阴清热。复诊时，邪热已去大半，因而又去黄芩、黄柏，加鸡子黄两枚以养血滋阴；加首乌藤、莲子心、合欢皮以增强养心安神之功，并加肉桂与黄连，共成交泰丸而交通心肾。因本病属情志疾病，故又以情治情，令患者心胸舒畅，密切配合，发挥其主观能动作用，俾阴液复、邪热去、心神宁，诸症悉除而向愈。最后为巩固疗效，再投滋阴祛邪、安神健脾之品，善后调理，以恢复健康，渐臻佳途。

（二）高体三医案

李某，男，50岁。1980年11月6日初诊。

患者下肢瘫痪2月。患者素体虚弱，又加房劳过度，损伤肾精。次日自觉下肢软弱，不能步履，住某医院诊断为"癔病性瘫痪"。曾用暗示疗法，效果不显，又服药月余，仍不好转。现症：下肢软瘫，不能站立，腰酸无力，食少便溏，面色不华。舌苔薄白，脉沉细。

辨证：脾肾阳虚，精血不足。治法：补益脾肾，温通经脉。方药：人参汤合真武汤加减。

附子10g，干姜10g，党参15g，白术15g，桂枝10g，白芍15g，大枣10g，炙甘草10g，肉苁蓉15g，补骨脂15g，茯神15g。

二诊：11月10日。上方服药3剂，扶助能走，食欲增加。但肢体软弱无力。脉舌同上。照上方加黄芪30g，当归15g。续服。

三诊：11月25日。上方服药10剂，肢体有力，能自己行走。诸症减轻，脉较有力。照上方续服。

四诊：12月3日。又服药12剂，面色红润，肢体恢复正常。

按语：本例因素体虚弱，房劳失精，辨证责之脾肾之虚。脾虚则气血生化之源不足，肾虚则阴精匮乏。"二本"俱伤，精血无源，筋骨失于充养，故腰膝无力，不能站立，成为痿病。方以党参、黄芪、白术、炙甘草，益气健脾；以当归、白芍、补骨脂、肉苁蓉、大枣，养血补肾；复以附子、干姜，温补脾肾之阳，使阴精得以化生。如此则阳旺、气足、精充，筋骨得养，而痿起矣。

（三）张家驹医案

张某，女，24岁。1978年4月12日初诊。

患者平素体健，半月前顺产一女，因夫家重男轻女，不仅服侍怠慢，且时时恶语相加，致使精神抑郁，头痛失眠，饮食俱废。1周前其母前来探望，患者突然失语，两下肢痿软，不能行走。患者口微干，欲饮水，面赤，两足欠温，但不畏寒，纳差溲清，大便偏干。查体无阳性体征。血压、脑脊液化验及脑电图正常。舌红，苔黄，脉弦略数。

证属产后阴分偏虚，情志怫郁，五志化火，风火上冲，归逆于心，热闭心窍，故失语，下焦阳气暂空，故足痿。予风引汤加减，以清热镇心，收摄浮阳。

处方：炒大黄9g，生石膏30g，寒水石30g，滑石18g，生龙骨、生牡蛎各30g，桂枝9g，紫石英30g，生甘草5g，干姜5g，朱砂（分冲）0.6g，琥珀粉（分冲）6g，雄鸡冠血1盅（趁热兑服），水煎服。

服药4剂，药后5天，患者突然说话，且下地行走。继以养血调肝之剂，调理旬日而愈。

按语：本例西医诊断为"癔病性失语瘫痪"，辨证要点在于面赤足凉，但不畏寒，大便反干，为气郁化火，热壅心窍，故以《金匮》风引汤为主，加朱砂、琥珀镇心安神；雄鸡冠血，民间用治失语，能从阳引阴，通利血脉；以其体虚纳少，故少佐干姜，予护中阳，防清之太过，寒从中生。全方寒热杂投，清固并用，用治外风化热或内热生风之瘫痫诸疾，颇可效法。

（四）孙纪常医案

栾某，女，28 岁。1978 年 9 月 5 日初诊。

患者两下肢瘫痪、不能走路已半年，时发时止。患者意识清晰，面色萎黄，少气懒言，善忧虑，易激动。脉滑无力，舌淡红、体胖，薄白苔，二便正常，膝腱反射亢进，病理反射未引出。西医诊断为癔病性瘫痪。

患者素喜怒善忧，损及肝脾。脾为后天之本。脾虚则生化之源不足，气虚血少，肝筋失养，终成痿病。宜益气健脾，佐以疏肝柔筋之法。

处方：黄芪 50g，木瓜 25g，当归 15g，白芍 25g，川楝子 25g，龟甲 15g，巴戟天 15g。水煎服。

10 日二诊。服前方 5 剂，能独立行走 20 米，但走时有些蹒跚，活动后心跳气短，自汗多。前方加党参 25g，牡蛎 40g。

21 日三诊。又服 10 剂，患者能步行就医。嘱服归脾丸，每次 1 丸，1 日 3 次，温水送下。

服丸药观察三个月，一切正常，停药上班，再未复发。

按语：《素问·痿论篇》指出"治痿者独取阳明"。阳明者，胃也，为五脏六腑之海，主润宗筋，宗筋主束骨而利关节。脾胃功能健旺，则脏腑气血旺盛，筋脉得以濡养。本例虽属忧思为患，但病已久，且属痿病，故治疗着眼于脾胃。

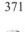

参考文献

[1] 郝伟 . 精神病学 [M].5 版 . 北京：人民卫生出版社，2004：207–212.

[2] 袁玉民 . 癔症性瘫痪的诊断和治疗 [J]. 人民军医，2005，（11）：48–50.

[3] 张振秋 . 癔病的临床表现、诊断及治疗 [J]. 人民军医，1979，（11）：61–64.

[4] 袁德基 . 癔病的临床症状 [J]. 国外医学参考资料 . 精神病学分册，1977，（2）：74–78.

[5] 王永炎，张伯礼 . 中医脑病学 [M]. 北京：人民卫生出版社，2007：931–933.

[6] 张弛，周章玲 . 针刺井穴治疗癔瘫 32 例临床观察 [J]. 中国中医药现代远程

教育，2009，7（8）：110–111.

[7] 赵吉民，田亚琴，阎炳文．针刺治疗癔病性瘫痪 1443 例临床分析 [J]．中国康复医学杂志，1987，2（1）：19–20.

[8] 李倩．针刺涌泉穴治疗癔病性瘫痪 20 例 [J]．中国实用医药杂志，2007，2（10）：103–104.

[9] 徐玉梅．电针治疗癔症性瘫痪 40 例 [J]．陕西中医，1994，15（11）：517.

[10] 王富春，于仙玫，邓瑜．头针疗法 [M]．北京：人民卫生出版社，2003：151.

[11] 赵慧玲，郭文瑞．头针与耳针的临床应用 [M]．北京：中医古籍出版社，1999：238.

[12] 申保红，李瑞芳．耳针神门穴治疗癔症性瘫痪 [J]．中国乡村医药杂志，2002，9（9）：9.

[13] 郭茂楠，王鹏琴．眼针治愈癔病性瘫痪 2 例 [J]．实用中医内科杂志，2012，26（3）：82–83.

[14] 孟庆良．足针治疗癔病性瘫痪 30 例 [J]．医学理论与实践，1992，5（1）：33.

[15] 李英才，郭学民，赵国朝．加味甘麦大枣汤配合针刺治疗癔病性瘫痪二十八例 [J]．浙江中医杂志，1995（05）：201.

[16] 李凌江，陆林．精神病学 [M]．3 版．北京：人民卫生出版社，2015：385.

[17] 汤明甫，李月波．柴胡加龙骨牡蛎汤加减治疗癔病 [J]．河南中医学院学报，1977，（1）：28–29.

[18] 王永，王舒．武连仲教授针刺治疗癔病性瘫痪 1 例 [J]．针灸临床杂志，2012，28（10）：24–25.

[19] 潘莹，武连仲．简介武老针刺治疗癔病的精要 [J]．中国民族民间医药杂志，2006，（4）：226–227.

[20] 董建华，王永炎．中国现代名中医医案精粹：第 4 集 [M]．北京：人民卫生出版社，2004：482–483.

[21] 河南省卫生厅．河南省名老中医经验集锦 [M]．郑州：河南科学技术出版社，1988：379–380.

[22] 蔡剑前．诊籍续焰——山东中医验案选 [M]．青岛：青岛出版社，1992：494–495.

[23] 柯利民．老中医医案选 [M]．哈尔滨：黑龙江科学技术出版社，1981：170–171.

编后语

医有"风、痨、臌、膈"四大难医之说。然痿病如何？痿病后期形体尪羸，骨瘦如柴，渐及瘫痪，足不任地，手不握物。究其原因，乃脏腑虚损，气血亏虚使然，故称之为"虚劳"不为不可。就其瘫痪而言，似与"风病"相近，曾一度为古医界争论之焦点，相互混淆者有之。虽痿病是"四不像"，然就其难医之程度，不亚于"风、痨"，故明代李中梓谓"痿病，重疾也"。

当今言之，部分痿病乃世间"不治之症"，譬如运动神经元病、多系统萎缩等，治愈者寥寥。然也有拨云见日者，如重症肌无力、吉兰-巴雷综合征、急性脊髓炎等诸痿，经中医辨治而起沉疴者，比比皆是。或从脾论治，从肾论治，从肺论治，从肝论治，从寒论治，从热论治，从湿论治，从痰论治，从气血论治；或用针，用药，针药并用，中西结合，其法多多。并非独尊肺热叶焦之理、治痿独取阳明之法。以临床为基础，博采众长，不拘经典之约束，方能出新，痿病可治，顽疾可痊。

综观诸医家之案例，古今之痿，不尽相同。古之痿病范围较广，几乎下肢无力者，皆可言痿，并常与他病混淆，名痿而实不痿者，亦不少见。由于认知不同，又无明确之标准，仅凭己见，虚夸者有之，偏差者有之。以清代名医医案为例，在马培之案中，首先定调"经曰诸痿起于肺""治痿独取阳明"，再言"阴虚热蕴阳明，肺受炎蒸，阴津不能下输，带脉拘急，腰如束带，二便不利，腿足麻木而无力"，即诊为痿躄。从案中看不出肺热叶焦之证，难道凡腰以下无力麻木者，就可认定是"肺热所致"？实在过于勉强，也过于泥古。在王九峰案中，"久嗽不止，脉弱形尪，两足环跳抚之则疼，不能步履。肺热叶焦，则生痿躄"，可见其同样认为肺热是痿病之因。不过，久嗽不止，肺气不足，形体瘦弱，外受寒侵，阻塞络脉，为何言痿，而非痹症？

时至现代，国内医者以临床实践为基础，对痿病的诊治大部分摆脱了单纯肺热叶焦、治痿独取阳明的束缚，也有了大致的规范。在国家颁布的中医药行业标准——《中医内科病证诊断疗效标准》中，明确了痿病的诊断依据、证候分类、疗效评定。至此，痿病诊治有规可循，这是可喜的进步。中医临床核心是辨证论治，然辨证是灵活的，当结合四时气候、社会环境、家庭生活、个人好恶等诸多因素，通过四诊八纲综合分析，得出个体化的诊治方案。若一味追求辨证分型，忽视个性，仅仅局限在分型标准上，实质是脱离了辨证的灵魂，重回机械唯物主义的圈子。辨证若与临床实践相结合，与经验、灵性相结合，就能如虎添翼。辨证论治要灵活，然也不可偏离正轨，唯有遵循痿病诊治现有的标准，在一定的框架下自由发挥，方能开创出新天地。推陈出新要有基础，要有底蕴，吾认为要"衷中参西，洋为中用，古为今用"，一切从临床实践出发，运用理论指导实践，从实践中总结经验，再使理论得以丰富升华，方为正途。

张天文

2019 年 6 月 10 日